Casuïstiek in de dermatologie
deel 2

Casuïstiek in de dermatologie
deel 2

Dr. A.C. de Groot
Dr. J. Toonstra

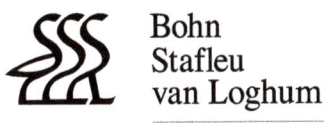

Houten 2010

© 2010 Bohn Stafleu van Loghum, onderdeel van Springer Uitgeverij
Alle rechten voorbehouden. Niets uit deze uitgave mag worden verveelvoudigd, opgeslagen in een geautomatiseerd gegevensbestand, of openbaar gemaakt, in enige vorm of op enige wijze, hetzij elektronisch, mechanisch, door fotokopieën of opnamen, hetzij op enige andere manier, zonder voorafgaande schriftelijke toestemming van de uitgever.

Voor zover het maken van kopieën uit deze uitgave is toegestaan op grond van artikel 16b Auteurswet 1912 j° het Besluit van 20 juni 1974, Stb. 351, zoals gewijzigd bij het Besluit van 23 augustus 1985, Stb. 471 en artikel 17 Auteurswet 1912, dient men de daarvoor wettelijk verschuldigde vergoedingen te voldoen aan de Stichting Reprorecht (Postbus 3051, 2130 KB Hoofddorp). Voor het overnemen van (een) gedeelte(n) uit deze uitgave in bloemlezingen, readers en andere compilatiewerken (artikel 16 Auteurswet 1912) dient men zich tot de uitgever te wenden.

Samensteller(s) en uitgever zijn zich volledig bewust van hun taak een betrouwbare uitgave te verzorgen. Niettemin kunnen zij geen aansprakelijkheid aanvaarden voor drukfouten en andere onjuistheden die eventueel in deze uitgave voorkomen.

ISBN 978 90 313 8457 0
NUR 870

Ontwerp omslag: Boekhorst design, Culemborg
Ontwerp binnenwerk: Pre Press Media Groep BV, Zeist

Bohn Stafleu van Loghum
Het Spoor 2
Postbus 246
3990 GA Houten

www.bsl.nl

Over de auteurs

Dr. Anton C. de Groot (1951) heeft van 1980-2002 als dermatoloog gepraktiseerd in het Carolus Ziekenhuis en het Willem-Alexander Ziekenhuis te 's-Hertogenbosch. In 1988 promoveerde hij op het proefschrift *'Adverse reactions to cosmetics'*. Hij was in 1990 medeoprichter van het *Nederlands Tijdschrift voor Dermatologie en Venereologie*, waarvan hij tussen 1990 en 2005 gedurende 10 jaar hoofdredacteur is geweest. De Groot heeft twee internationale boeken geschreven, *'Unwanted effects of cosmetics and drugs used in dermatology'* en *'Patch Testing'*, die beide drie edities hebben gehad, de meest recente (*Patch Testing*) in 2008 (www.patchtesting. info). Onlangs verschenen van zijn hand drie Nederlandstalige boektitels, die hij samen met dr. J. Toonstra schreef: *Casuïstiek in de dermatologie deel 1* (voor huisartsen, 2009), *Voeten en Huid* (voor pedicures en podotherapeuten, 2009) en *Kanker en Huid* (voor huisartsen, 2010). Daarnaast heeft hij meer dan 350 andere publicaties op zijn naam, waaronder – meestal als enige of eerste auteur - meer dan 50 hoofdstukken in internationale boeken, zoals in de bekende *'Meyler's Side Effects of Drugs'*-serie. Zijn speciale interessegebieden zijn contactallergie, bijwerkingen van cosmetica en ongewenste effecten van geneesmiddelen die in de dermatologie gebruikt worden. In de Nederlandstalige literatuur heeft hij – onder meer in tijdschriften geheel gericht op huisartsen - over een breed scala aan dermatologische onderwerpen geschreven.

Dr. Johan Toonstra (1949) is sinds 1983 als dermatoloog verbonden aan het Meander Medisch Centrum, eerst op de locaties Soest en Baarn en sinds 2005 in Baarn en Amersfoort. Tevens is hij sinds 1983 werkzaam in het Universitair Medisch Centrum Utrecht als parttime staflid, waar hij de SUMMA-poli leidt voor 2e jaarsstudenten geneeskunde die een verkorte artsenopleiding volgen. In 1991 promoveerde hij op het proefschrift *'Differential diagnostic aspects of acute and chronic photodermatoses'*. In 1994 was hij met H. van Weelden redacteur van het boek 'Licht en huid' ter gelegenheid van het 75-jarig bestaan van de kliniek in Utrecht. Momenteel is hij redacteur van de rubrieken 'Leerzame Ziektegeschiedenissen' en 'Quiz' van het *Nederlands Tijdschrift voor Dermatologie en Venereologie*. Toonstra heeft zo'n 160 publicaties op zijn naam staan over een breed palet aan onderwerpen in de dermatologie, waaronder bijdragen voor een tiental handboeken, met het *Textbook of Pediatric Dermatology* (2006) als meest recente. Onlangs verschenen van zijn hand drie Nederlandstalige boektitels, die hij samen met dr. A.C. de Groot schreef: *Casuïstiek in de dermatologie deel 1* (voor huisartsen, 2009), *Voeten en Huid* (voor pedicures en podotherapeuten, 2009) en *Kanker en Huid* (voor huisartsen, 2010). Zijn speciale aandachtsgebieden zijn fotodermatosen, dermatopathologie en de relatie tussen huid en interne aandoeningen. Tijdens de PAOH-nascholingsdagen heeft hij de afgelopen jaren verscheidene keren voordrachten gehouden of een quiz verzorgd voor huisartsen.

Inleiding

In *Casuïstiek in de dermatologie deel I* werd de aanstaande geboorte van deel 2 al aangekondigd en die is – zoals u hier kunt zien – vlot verlopen. De Casuïstiekserie heeft een heel andere invalshoek dan de handboeken, die eigenlijk alleen als naslagwerk dienst doen. Onze boeken gaan uit van en sluiten aan op het welbekende gegeven dat artsen het gemakkelijkst leren en onthouden van patiëntencasussen, waarvan er in dit boek 110 worden gepresenteerd. Aan de hand van een of twee afbeeldingen van de huidaandoening, aangevuld met relevante informatie uit anamnese (die ook in een bij uitstek aanschouwelijk vak als de dermatologie van groot belang is) en lichamelijk onderzoek, wordt de lezer gevraagd om een diagnose te stellen. Daarnaast kan zij of hij door het beantwoorden van vragen over oorzaak, beloop, epidemiologie, differentiële diagnose, laboratoriumonderzoek et cetera voor zichzelf duidelijk krijgen of de kennis over dat ziektebeeld voldoende is om het te herkennen en patiënten ermee op de juiste manier te begeleiden.
Terwijl men nooit spontaan in een naslagwerk zal kijken, nodigt dit boek bij uitstek uit om in (een al dan niet verloren) 5-10 minuten een casus ter hand te nemen. Met opzet beginnen wij elke ziektegeschiedenis met een meestal *grote* afbeelding *met hoge resolutie* van een *klassiek beeld* van de betreffende aandoening, om de kans op een latere 'Aha-erlebnis' in de praktijk te vergroten. En dan is het boek ook zeer geschikt als naslagwerk (de betreffende casus kan in het alfabetische register gemakkelijk opgezocht worden), omdat in de meeste gevallen voor de praktijk belangrijke gegevens over differentiële diagnostiek, diagnostisch onderzoek en therapie in de antwoorden verwerkt zijn en meestal zelfs (veel) gedetailleerder dan in de bekende dermatologiehandboeken.
De meeste hier gepresenteerde ziektebeelden komen regelmatig in de praktijk voor. De wat zeldzamere diagnoses hebben we geselecteerd op specifieke kenmerken die de huisarts na eenmalige lezing niet gemakkelijk zal vergeten, zoals de pigmentvlekjes op de lippen en in de mond bij patiënten met het peutz-jegherssyndroom en de angiofibromen op het centrale deel van het gezicht bij het tubereuze sclerosecomplex (ziekte van Pringle-Bourneville). Ook maken we regelmatig een zijuitstapje aan de hand van een gepresenteerde casus. Zo leidt een geval van atrofia cutis door dermatocorticosteroïden tot bespreking van de lokale en systemische bijwerkingen van deze voor de huisarts en dermatoloog zo belangrijke geneesmiddelen. En bij de patiënt met bullosis diabeticorum worden ook de andere huidziekten besproken die men frequent bij diabetes kan aantreffen en die de arts op het spoor van een nog niet gediagnosticeerde suikerziekte kunnen zetten of kunnen duiden op complicaties van een al bekende diabetes. Ten slotte wordt een enkele maal uw kennis getoetst van de NHG-Standaarden of de CBO-Richtlijnen.

De door ons gehanteerde formule lijkt gewaardeerd te worden, getuige het succes van deel 1, de aanbeveling 'niet te missen' in een boekbespreking in *Huisarts & Wetenschap* (2010;53(4):240-241) en de evaluatie van de geaccrediteerde nascholingsbijeenkomsten in het gehele land gebaseerd op de casussen uit Casuïstiek deel 1.

Dit deel van de Casuïstiekserie is – wederom - primair gericht op de praktijk van de huisarts en de huisarts in opleiding. Theoretische bespiegelingen, uitgebreide histopathologische beschrijvingen, nosologische overwegingen en basaalwetenschappelijke gegevens zult u er niet in aantreffen. Maar wel bevatten de besprekingen zoveel (praktische) informatie, dat dermatologen en zeker artsen in opleiding tot dermatoloog er hun voordeel mee kunnen doen.

Dr. Anton C. de Groot, arts, voormalig dermatoloog, Wapserveen
Dr. Johan Toonstra, dermatoloog, Amersfoort

1

Anamnese
Een 26-jarige man vertelt sinds enkele jaren witte vlekken te hebben op zijn armen en benen. Er is geen duidelijke seizoensinvloed, maar bij koude zijn de vlekken wel wat opvallender aanwezig. Patiënt vertelt erbij dat de vlekken verdwijnen, wanneer hij zijn armen omhoog doet.

Lichamelijk onderzoek
Bij onderzoek ziet u op de benen, armen en handruggen een uitgebreid beeld van bleke, niet-schilferende vlekjes op een huid die wat erythemateus en licht-cyanotisch lijkt. U vraagt patiënt op de onderzoektafel te gaan liggen en tilt een been omhoog: langzaam verdwijnen de witte vlekken. Wanneer u op de huid drukt, bleekt die op en verdwijnen de kleurverschillen.

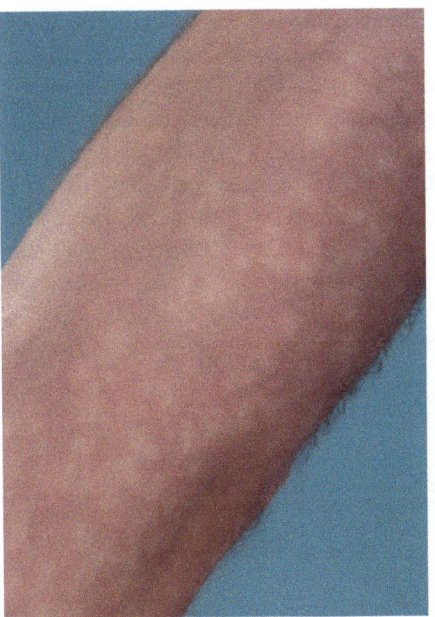

Figuur 1.1

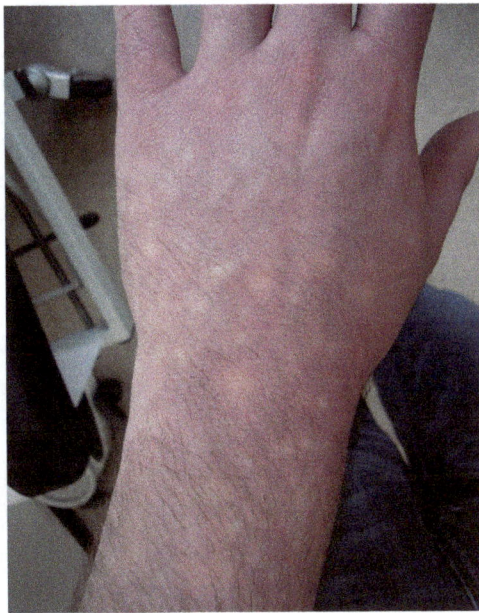

Figuur 1.2

Vragen
1. Aan wat voor *soort* afwijking denkt u bij deze vlekken?
2. Als dit beeld van witte vlekjes op de romp gelokaliseerd zou zijn, aan welk ziektebeeld denkt u dan en hoe stelt u die diagnose?

Antwoorden

1. U zou kunnen denken aan een afwijking van het vaatsysteem. Deze patiënt heeft zogeheten 'BIERSE VLEKKEN', genoemd naar August Bier, die deze vlekken in 1898 observeerde tijdens zijn onderzoek naar de fysiologie van perifere vasculatuur. De Bierse vlekken komen regelmatig voor, maar zijn relatief onbekend, ook bij dermatologen. Het is echter een kenmerkend beeld waarvoor de tweede Cruijffiaanse wijsheid geldt: 'je gaat het pas zien, als je het doorhebt'. Bierse vlekken komen vooral voor op de extremiteiten van jonge volwassenen als bleke maculae op een erythematocyanotische ondergrond. Opheffen van arm of been leidt tot verdwijnen van de kleurverschillen, waarmee direct duidelijk wordt dat er geen sprake is van een afwijking met hypopigmentatie. De oorzaak is waarschijnlijk gelegen in veneuze hypertensie, die bij een patiënt met Bierse vlekken aanleiding geeft tot disregulatie van de vaattonus. De bleke maculae, waarin - in tegenstelling tot wat men zou verwachten - een *toegenomen* bloeddoorstroming is - representeren elk het verzorgingsgebied van één huidarteriole. Er is geen effectieve therapie en het normale beloop is niet bekend. Het fenomeen kan worden opgewekt door tijdelijke occlusie van de arteria brachialis met behulp van een bloeddrukmetermanchet.

2. Als dit beeld van witte vlekjes op de romp zou zijn gelokaliseerd (figuur 1.3) zult u direct aan een pityriasis versicolor denken (deel 1, casus 88). Bij deze aandoening is wel sprake van een echte hypopigmentatie. De vlekken schilferen licht en dat wordt wat duidelijker door over de lichte vlekjes te krabben. De diagnose wordt gesteld op een microscopisch preparaat: er wordt een paar keer plakband op de huid gedrukt, eraf getrokken en vervolgens op een objectglaasje met wat kaliloog- of methyleenblauwoplossing vastgeplakt. Bij pityriasis versicolor is er dan microscopisch een klassiek beeld van sporen en schimmeldraden (hyfen) te zien, bekend als 'spaghetti and meat balls'. Onder de lamp van Wood ('blacklight', ultraviolet licht) zijn vaak meer lichte vlekjes te zien dan klinisch het geval is en soms is een gelige fluorescentie zichtbaar.

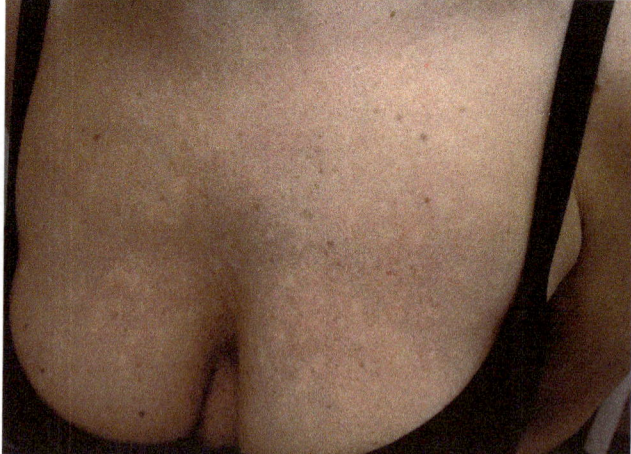

Figuur 1.3
Bierse vlekken op de romp.

2

Anamnese
Een 2-jarige jongen heeft vanaf de geboorte een kleine huidafwijking midden op de neus. Soms lijkt het een 'putje' in de huid te zijn, maar er kan volgens de ouders ook een puistje ontstaan waaruit wat vocht komt. Het kind is verder goed gezond.

Lichamelijk onderzoek
Bij onderzoek ziet u midden op de neus halverwege de neusrug een inflammatoir papeltje met enige schilfering.

Vragen
1. Welke diagnose stelt u?
2. Wat is uw beleid?

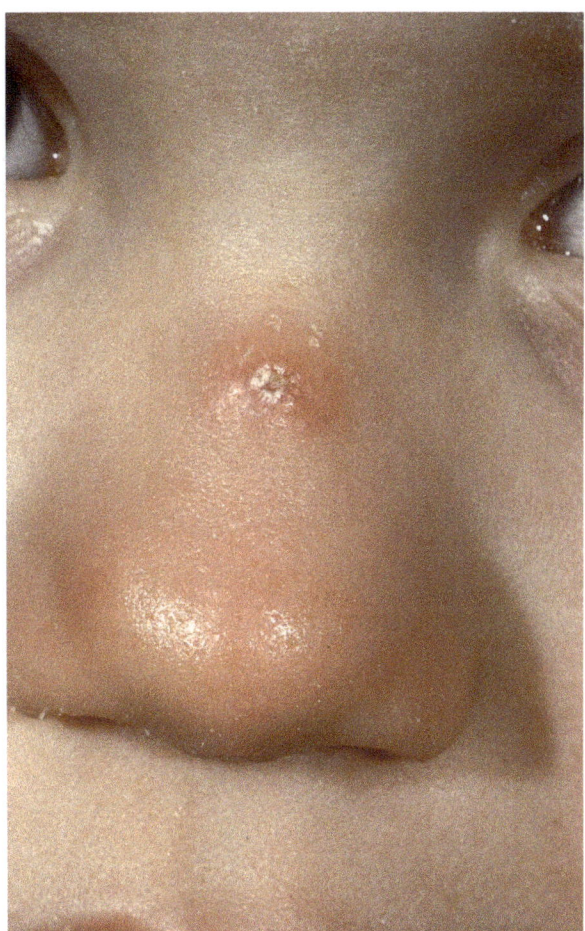

Figuur 2.1

Antwoorden

1. U stelt de diagnose SLUITINGSDEFECT. Sluitingsdefecten (dysrafieën) vormen een heterogene groep afwijkingen die samenhangen met een onvolledige of verkeerde sluiting van een embryonale buis. Bij een sluitingsdefect in het verloop van de craniospinale as ontstaat een neurale dysrafie, zoals de spina bifida. Doordat de huid en het zenuwweefsel embryonaal beide van ectodermale oorsprong zijn, komen gecombineerde neurodermale sluitingsdefecten vaak voor. Men onderscheidt aperta- en occultavormen. Apertadysrafieën zijn direct na de geboorte duidelijk herkenbaar, doordat ze niet met huid zijn bedekt. Occulte (verborgen) sluitingsdefecten zijn veel moeilijker te herkennen doordat ze met huid bedekt zijn en worden soms pas na jaren of zelfs in het geheel niet als dusdanig herkend.

Bij ongeveer 65% van de patiënten met een occult neuraal sluitingsdefect worden mediaan of naast de mediaanlijn een of meer congenitale huidafwijkingen gevonden. Deze huidafwijkingen komen voor bij 2-7% van alle als gezond beoordeelde neonaten en 20% ervan verdwijnt spontaan gedurende het eerste levensjaar. Van alle kinderen met een dergelijke huidafwijking heeft 7-26% een occult neurodermaal sluitingsdefect, dat oploopt tot 60% bij 2 of meer huidafwijkingen. Diverse congenitale, mediaan of paramediaan gelegen huidafwijkingen worden in verband gebracht met occulte neurale sluitingsdefecten zoals huidintrekking (figuur 2.2), subcutaan lipoom, fibroom, dermale sinus, staart, lokale hypertrichose (figuur 2.3), hyperpigmentatie, wijnvlek, hemangioom (figuur 2.4) of afwezigheid van huid bij aplasia cutis congenita.

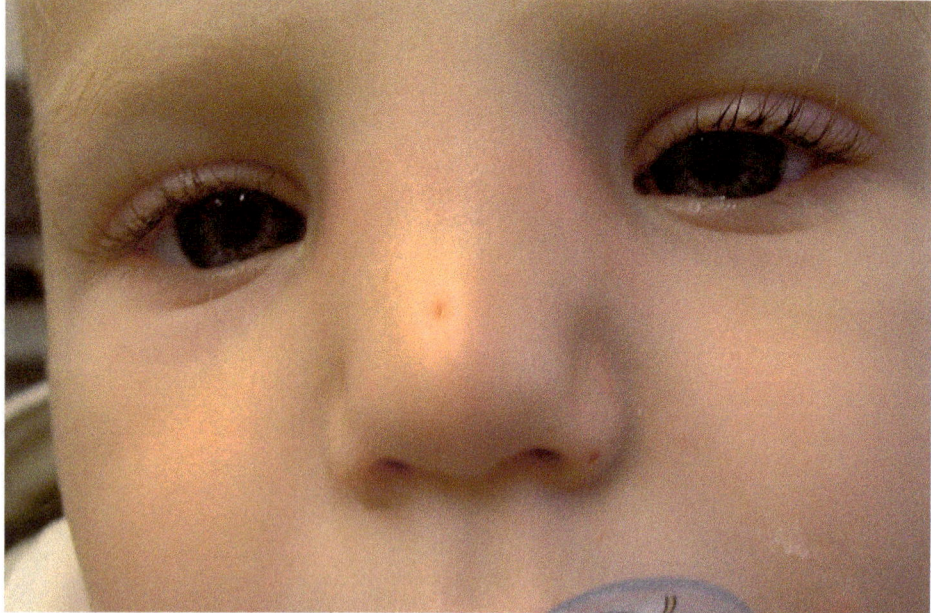

Figuur 2.2
Putje centraal op de neus met een fistelopening.

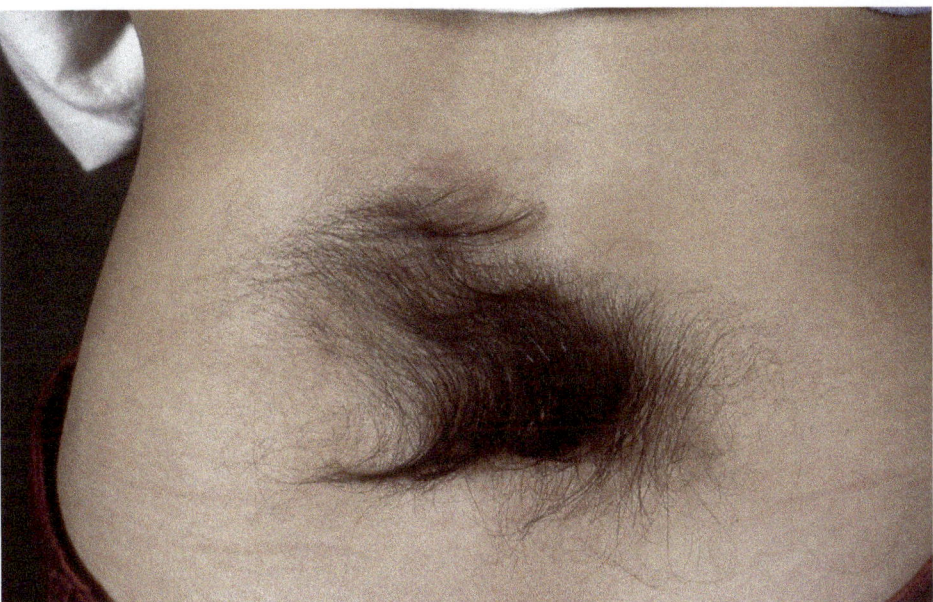

Figuur 2.3
Karakteristieke hypertrichose als aanduiding van een mogelijk onderliggend neuraal sluitingsdefect.

Een veel voorkomende aandoening bij een sluitingsdefect, zoals ook bij dit patiëntje, is de dermale sinus. De sinusopening bevindt zich meestal in of net lateraal van de mediaanlijn en is vaak bedekt door haar, een huidintrekking of een wijnvlek. Dermale sinussen variëren van een simpele epitheliale buis die blind eindigt in de subcutane weke delen tot een buis die intraduraal eindigt; bij deze laatste spreekt men van een neurodermale sinus. Vaak is daarbij ook een (epi)dermoïdcyste aanwezig. Een neurodermale sinus kan een bron van infectie vormen, variërend van een oppervlakkige infectie tot een soms letaal verlopende meningitis of een epi- of subduraal abces.

2. Kinderen met een mogelijk sluitingsdefect moeten altijd naar een neurochirurgisch centrum verwezen worden. Daar zal met behulp van MRI een occult neurodermaal sluitingsdefect aangetoond dan wel uitgesloten worden. Dit patiëntje bleek een neurodermale sinus te hebben, die later door de plastisch chirurg en de neurochirurg in een gezamenlijke zitting werd geëxcideerd.

Bleeker FE, Furth WR van, Horst CMAM van der, Majoie CBLM, Koot RW. Subtiele huidafwijkingen in de mediaanlijn als aanduiding van een neurodermaal sluitingsdefect. Ned Tijdschr Geneeskd. 2006;150:2061-6.

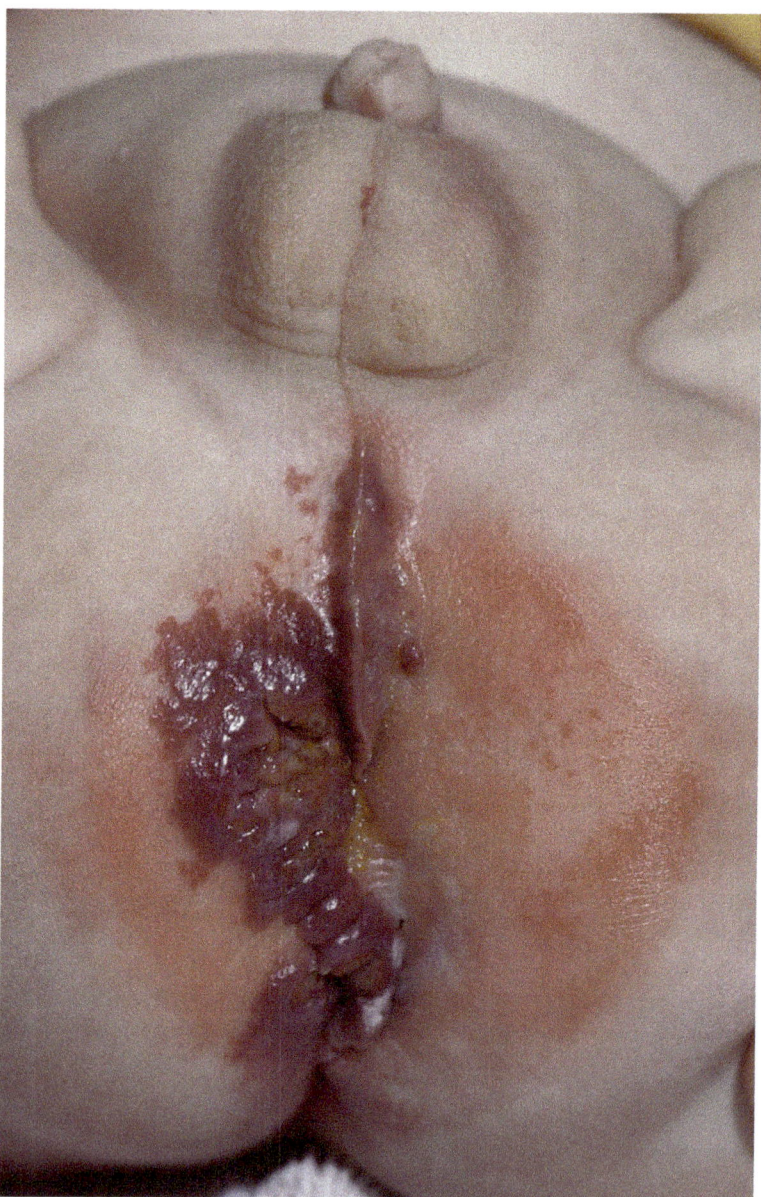

Figuur 2.4
Uitgebreid hemangioom bij een ernstig neuraal sluitingsdefect.

3

Anamnese
Een 64-jarige vrouw, bekend met obesitas en suikerziekte, klaagt over pijn in haar rechteronderbeen, die ze eigenlijk al heel lang heeft. Ook wordt het been steeds bruiner, is haar opgevallen.

Lichamelijk onderzoek
U ziet aan de mediale zijde van het rechteronderbeen doorlopend naar de kuit een bruine verkleuring met enig erytheem. De plek voelt hard aan, is pijnlijk bij palpatie en heeft een scherpe begrenzing. U kunt er geen putjes in drukken, maar dat lukt gemakkelijk in de huid erboven en eronder. Op het scheenbeen voelt u enkele inzinkingen, waarbij u direct aan spataderen van het type 'blow-out' denkt.

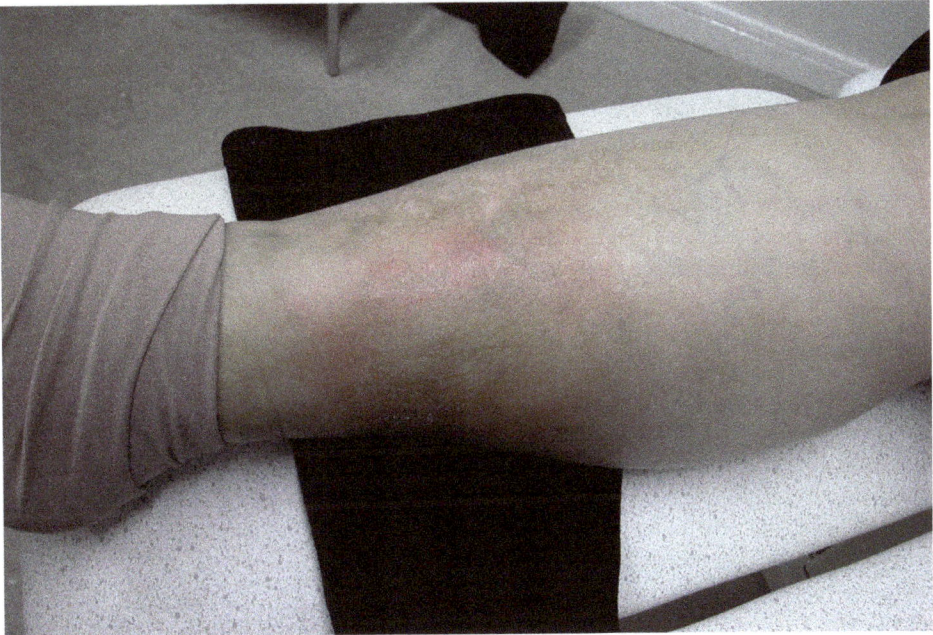

Figuur 3.1

Vragen
1. Welke diagnose stelt u?
2. Wat is de oorzaak en welke andere afwijkingen zou u dus aan de benen kunnen aantreffen?
3. Welke behandeling stelt u patiënte voor?

Antwoorden

1. U stelt de diagnose chronische LIPODERMATOSCLEROSE. Dit beeld wordt vooral gezien bij oudere vrouwen met overgewicht. De afwijking is gelokaliseerd aan de onderbenen, meestal mediaal, in ongeveer de helft van de gevallen dubbelzijdig. Lipodermatosclerose is een 'scleroserende panniculitis', een ontsteking van het subcutane vet met sclerosering (verharding door fibrosering) van de subcutis en cutis. In de vroege ('acute') fase is er oedeem, erytheem en klaagt de patiënt over pijn, het beeld van een 'cellulitis'. Er is echter geen koorts. Er kan dan al wat diepgelegen induratie voelbaar zijn. In de chronische fase is de huid hard geworden (gescleroseerd) en niet meer beweeglijk. De verharding heeft een scherpe begrenzing met de omgevende normale huid. Er is vaak een bruine verkleuring door afzetting van hemosiderinepigment. Er is geen oedeem, maar dat is wel het geval boven en onder de laesie, waardoor het been de vorm krijgt van een 'omgekeerde champagnefles' (figuur 3.2).

2. De exacte oorzaak is onbekend, maar de meeste patiënten lijden aan chronische veneuze insufficiëntie. U zou kunnen vragen naar diepe veneuze trombose in het verleden en u kunt eventueel oedeem, varices, corona phlebectatica (uitgezette aderen aan de mediale voetranden) of een ulcus cruris aantreffen. Niet bij alle patiënten zijn tekenen van chronische veneuze insufficiëntie aanwezig. Verondersteld wordt dat de meesten bij wie dat niet het geval is door obesitas en beperkte activiteit veneuze hypertensie in de benen hebben, die aanleiding geeft tot het ontwikkelen van lipodermatosclerose.

3. De behandeling bestaat uit gewichtsvermindering en ambulante compressietherapie, eerst met zwachtels en – nadat het oedeem verdwenen is – therapeutische elastische kousen. Dit kan de pijn verminderen en eventueel verergering tegengaan, maar de bestaande afwijkingen zullen aanwezig blijven. Voorzichtigheid is geboden (niet stoten!), want wanneer een ulcus cruris in een gebied van lipodermatosclerose ontstaat, zal dat zeer moeizaam genezen.

Veraart JCJM. Chronische veneuze insufficiëntie. Ned Tijdschr Geneeskd. 2002;146:199-203.

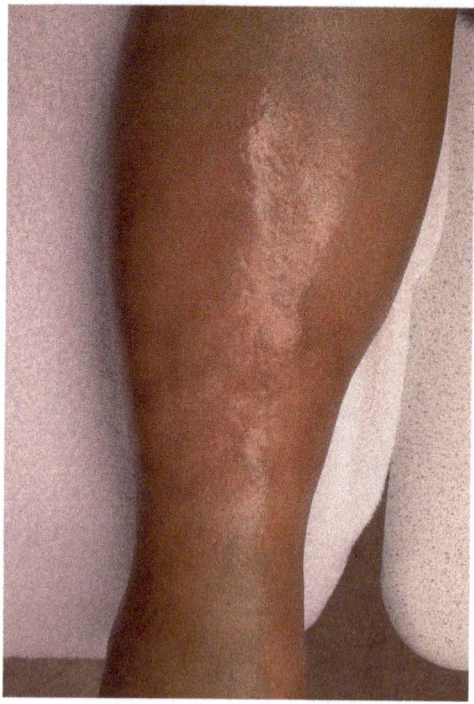

Figuur 3.2
Lipodermatosclerose met erytheem: typische omgekeerde champagneflesvorm.

4

Anamnese
Een voormalige bouwvakker van 69 jaar vertelt al jaren een ruwe onderlip te hebben met schilfertjes, die hij er soms 'afplukt'. Nu zijn er echter korsten ontstaan, zodat hij van zijn vrouw een afspraak bij de dokter moest maken.

Lichamelijk onderzoek
Bij onderzoek ziet u drie korsten centraal op de onderlip. De huid eromheen voelt geïndureerd aan.

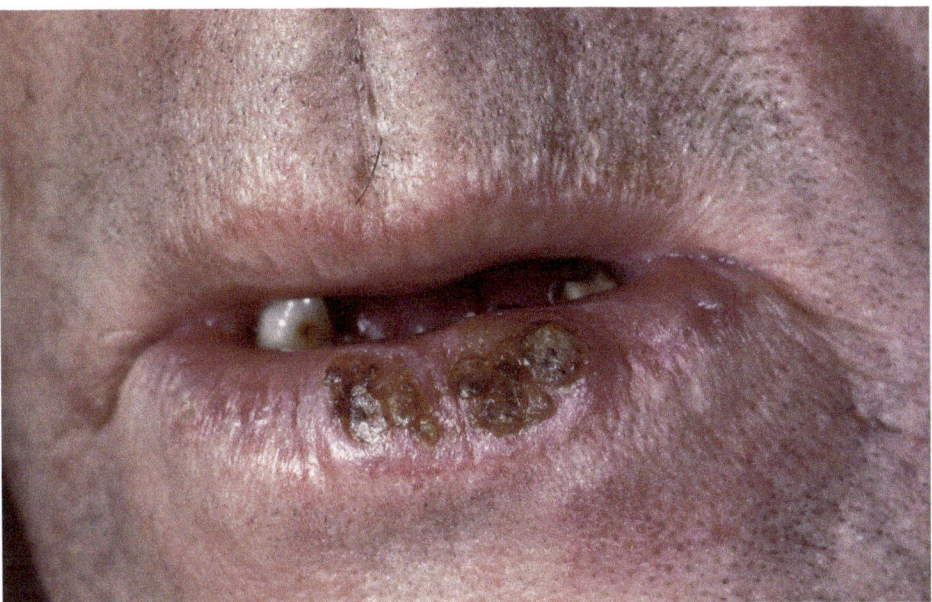

Figuur 4.1

Vragen
1. Waaruit bestaat uw lichamelijk onderzoek nog meer?
2. Hoe heet de aandoening met de schilfertjes, waarover patiënt vertelt?
3. Wat is uw waarschijnlijkheidsdiagnose?
4. Waaruit kan deze aandoening ontstaan?
5. Hoe schat u de prognose in?
6. Welke actie onderneemt u?

Antwoorden

1. Omdat u aan een maligniteit denkt, bekijkt u ook de andere aan het zonlicht blootgestelde delen van de huid: gehele gezicht, oren, onbehaarde hoofd, handruggen, onderarmen en – wanneer patiënt uw vraag of hij vroeger met ontbloot bovenlijf heeft gewerkt bevestigend beantwoordt – de romp. Tevens palpeert u de regionale klierstations.

2. Eerder had hij een cheilitis actinica (actinische cheilitis), een premaligne afwijking van de lippen (vooral de onderlip, omdat die het meeste zonlicht vangt) waaruit een plaveiselcelcarcinoom kan ontstaan. Een cheilitis actinica (deel 1, casus 5) wordt gekenmerkt door ruwe lippen, atrofische plekjes, oppervlakkige korstjes, onregelmatige wittige verkleuring en vage begrenzing van het lippenrood (figuur 4.2).

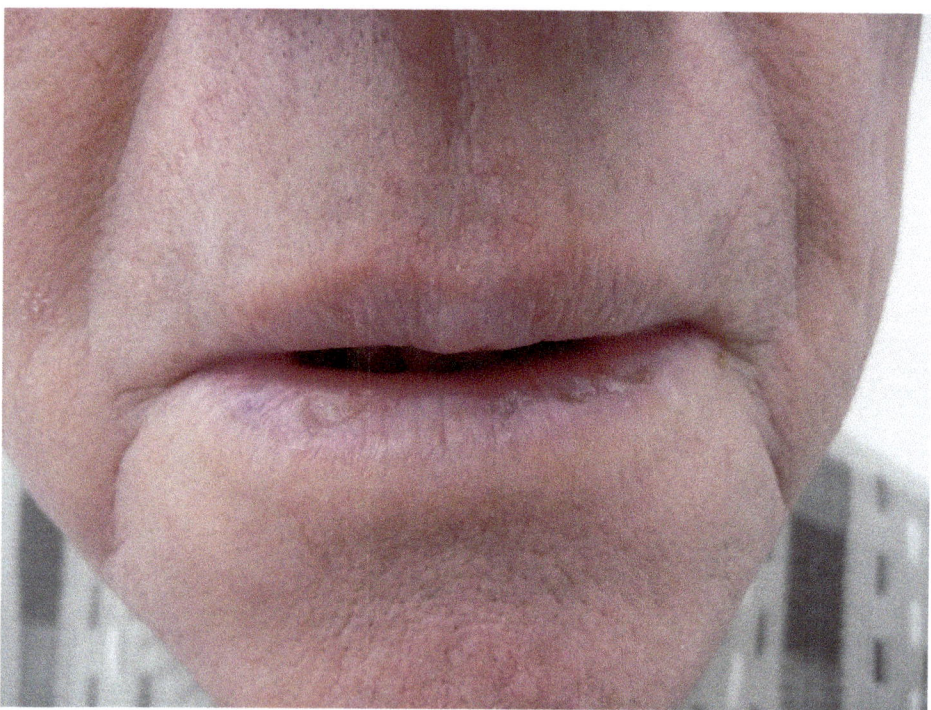

Figuur 4.2
Actinische cheilitis met vage begrenzing van het lippenrood, atrofische plekjes en enige schilfering.

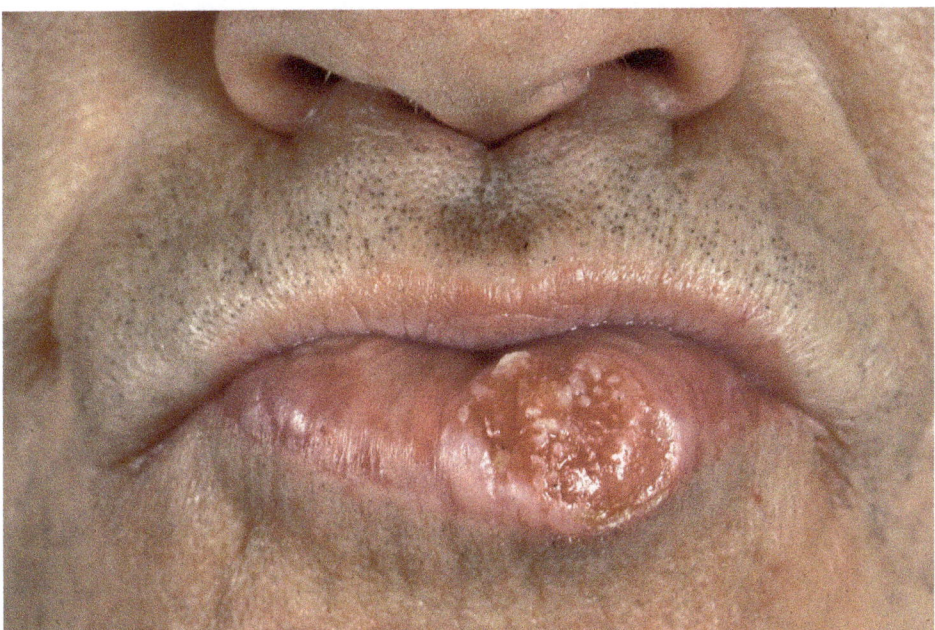

Figuur 4.3
Tumoreuze groei van plaveiselcelcarcinoom op de lip.

3. U vermoedt dat hier sprake is van een PLAVEISELCELCARCINOOM. Deze maligne tumoren zijn meestal gelokaliseerd in het hoofd-halsgebied (bij mannen vooral op de onderlip en de oren), op de handruggen en de onderarmen. De tumor ontstaat zelden op een normale, gezond uitziende huid. Meestal zijn er tekenen van cutane beschadiging door ultraviolet licht en zijn er multipele actinische keratosen. Het eerste teken van een beginnend plaveiselcelcarcinoom is verdikking van de huid (induratie), vaak is er hyperkeratose. Plaveiselcelcarcinomen kunnen plaquevormig zijn, verruceus, een tumoreuze groei vertonen (papel, nodulus, nodus) (figuur 4.3) of ulcereren. In alle gevallen voelt de laesie stevig aan. De begrenzing van de induratie is onscherp en strekt zich veelal uit buiten de grenzen van de zichtbare afwijking. Het weefsel rondom is ontstoken. Op de lip is er soms alleen een fissuur of een kleine erosie of ulcus zichtbaar (figuur 4.4). Ook kunnen plaveiselcelcarcinomen voorkomen op de orale en genitale slijmvliezen.

4. Op de lippen ontstaat een plaveiselcelcarcinoom vaak uit de cheilitis actinica (zie vraag 2). Deze aandoening is vergelijkbaar met de actinische keratose op de huid, de meest frequente premaligniteit die kan degenereren tot een plaveiselcelcarcinoom. Andere zogeheten 'precursor' (voorloper) laesies zijn een intra-epidermaal plaveiselcelcarcinoom in de huid (ziekte van Bowen) of de slijmvliezen (erytroplasie van Queyrat; deel 1, casus 49). Ook kan de tumor zijn oorsprong hebben in premaligne teer- of arsenicumkeratosen, röntgendermatitis, chronische ulcera, langjarig bestaande littekens (brandwonden, littekens van huidaandoeningen) en beschadiging van de huid door warmte (erythema ab igne) (deel 1, casus 100).

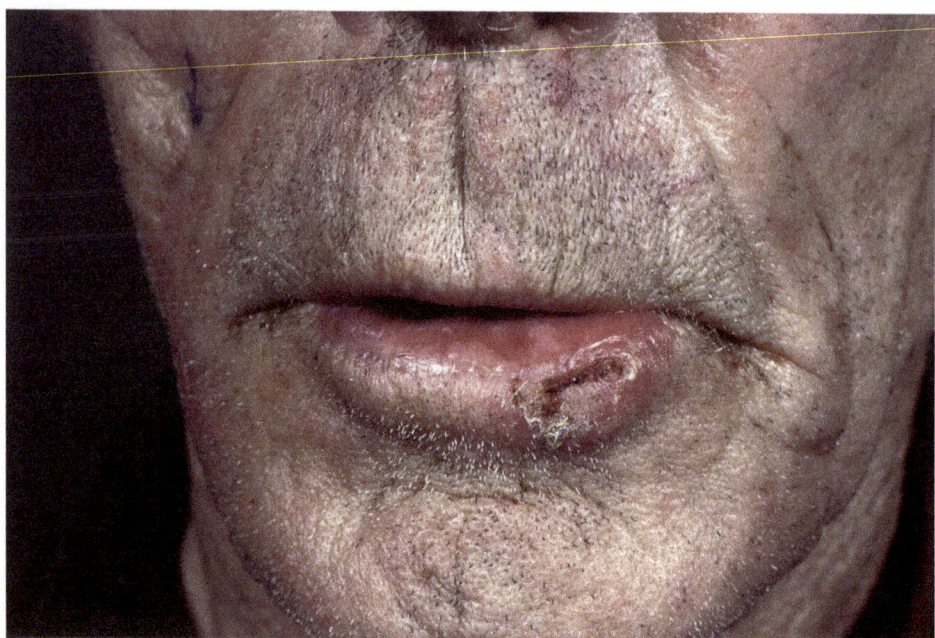

Figuur 4.4
Kleine erosie: toch plaveiselcelcarcinoom. Zie ook de onregelmatige witte verkleuring en vage begrenzing van het lippenrood: actinische cheilitis.

5. Plaveiselcelcarcinomen kunnen lymfogeen metastaseren; uitzaaiing via de bloedvaten komt heel weinig voor. De vijfjaarsoverleving van patiënten met een plaveiselcelcarcinoom is 95%. De kans op metastasering is afhankelijk van de lokalisatie (oor, lippen, genitalia en slijmvliezen hebben een slechtere prognose) en infiltratiediepte van de tumor. Tumoren op de handruggen die ontstaan uit actinische keratosen groeien langzaam en metastaseren niet snel.

6. Omdat het hier waarschijnlijk een plaveiselcelcarcinoom betreft op een hoog-risicolokalisatie, maakt u voor patiënt een spoedafspraak bij de dermatoloog.

Heer AR de, Bouman H, Gerritsen MJP, et al. Regionale metastasen van plaveiselcelcarcinoom van de huid in het hoofd-halsgebied. Ned Tijdschr Geneeskd. 2008;152:2645-9.
De Groot AC, Toonstra J. Kanker en Huid. Dermato-oncologie voor de huisarts. Houten: Bohn Stafleu van Loghum, 2010 (ISBN 9789031377503).

5

Anamnese
Twee weken geleden heeft u de 76-jarige patiënte die tegenover u zit een calciumantagonist voorgeschreven vanwege haar hoge bloeddruk. Het kwam in de plaats van het thiazide-diureticum waarmee ze net zelf gestopt was vanwege bijwerkingen. Nu komt ze vóór de afgesproken controle, omdat ze een blaar heeft ontwikkeld aan haar rechterbeen.

Lichamelijk onderzoek
U ziet inderdaad aan de mediale zijde van het rechteronderbeen een gespannen blaar van ongeveer 4x2 centimeter met heldere inhoud. Distaal ervan zijn nog enkele kleine vesikels te zien. Er is beiderzijds flink oedeem.

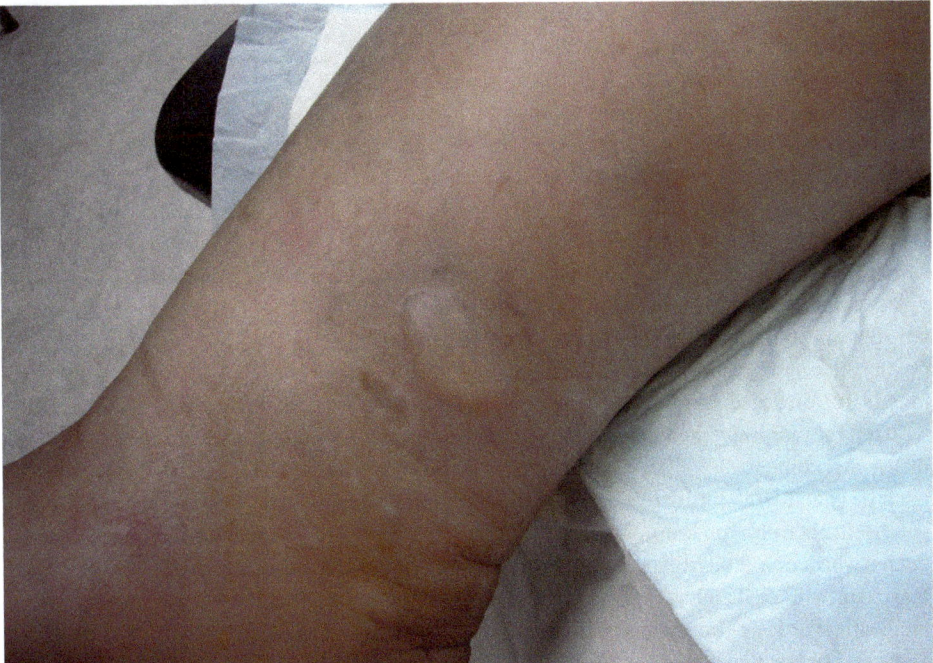

Figuur 5.1

Vragen
1. Welke vraag stelt u en wat is uw diagnose wanneer de vraag bevestigend wordt beantwoord?
2. Als patiënte bekend was geweest met instabiele diabetes of ernstige depressie en de blaar zou op een drukpunt hebben gezeten, waar zou u dan aan moeten denken?

Antwoorden

1. U vraagt of het been in de afgelopen 14 dagen snel dikker geworden is. Het antwoord is 'ja, beide benen' en u stelt de diagnose OEDEEMBLAREN. Bij oudere mensen die *plotseling* oedeem in hun onderbenen krijgen of een acute verergering van bestaand oedeem hebben, kunnen blaren ontstaan. Mogelijke oorzaken van plotseling(e) oedeem(toename) zijn behandeling met calciumantagonisten voor hypertensie of angina pectoris, staken van diuretica of verlagen van de dosis daarvan, verergering van decompensatio cordis, diepe veneuze trombose (in welk geval het oedeem eenzijdig zal zijn) en immobiliteit. Het gaat niet zozeer om de mate van oedeem, maar om de snelheid van het ontstaan of verergeren daarvan. De blaren zijn vooral gelokaliseerd rond de enkels en op de voetruggen, worden gedurende enkele dagen groter, meten 1-5 centimeter en hebben meestal een heldere en soms bloederige inhoud. De huid rondom de blaren is normaal. Wanneer het oedeem behandeld wordt, genezen de blaren snel en zonder littekens en komen ook niet meer terug.

2. We doelen hier op het fenomeen comablaren, blaren bij patiënten die in coma zijn geweest. Het gaat vooral om mensen die een overdosis barbituraten, slaapmiddelen of tricyclische antidepressiva hebben genomen en daardoor uren in coma liggen zonder te bewegen (figuur 5.2). Ook langdurige narcose tijdens een operatie is een bekende oorzaak. Verder kunnen comablaren optreden bij koolmonoxidevergiftiging, bij diabetisch coma en bij andere vormen van coma. Door de langdurige druk op de – niet-bewegende – huid worden de bloedvaten dichtgedrukt, waardoor in het weefsel zuurstofgebrek optreedt. Dit veroorzaakt weefselbeschadiging – het meest in de zweetklieren van de huid - resulterend in een blaar. De meest voorkomende lokalisaties daarvan zijn de billen, de schouderbladen en de schouders, maar de comablaren kunnen overal ontstaan, afhankelijk van hoe de comateuze patiënt gelegen heeft. Naast blaren kunnen ook ontvellingen en bloeduitstortingen op de drukplaatsen gezien worden. Het ontstaan van comablaren is te vergelijken met decubitus, maar de comablaren ontwikkelen zich veel sneller dan bij doorliggen. De snelheid is – in het geval van een medicatieoverdosis - onder meer afhankelijk van de mate van ophoping van de medicijnen in de zweetklieren: hoe hoger de concentratie, des te groter de beschadiging van de huid. Soms ontstaan de blaren al enkele uren na inname van de geneesmiddelen.

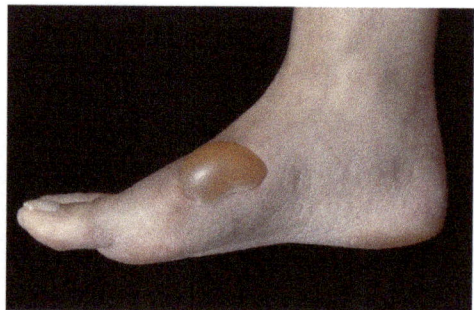

Figuur 5.2
Comablaar.

6

Anamnese

Een 23-jarige man is bekend met acne conglobata van de romp en het gelaat. U heeft hem de afgelopen 3 maanden met 100 mg doxycycline per dag oraal en benzoylperoxide 5% (gelaat) en 10% (romp) lokaal behandeld. Patiënt vertelt nu, bij de tweede controle, dat de acne wel beter is geworden, maar dat er nog steeds veel activiteit in zit. En bovendien 'kost het me een kapitaal aan kleren doordat dat spul overal witte vlekken in maakt'.

Lichamelijk onderzoek

U ziet dat de acne inderdaad wel rustiger is geworden, maar er zijn ook nog veel pustels en inflammatoire noduli en infiltraten te zien naast een groot aantal iets ingezonken littekens (waarvan u uit ervaring weet dat veel daarvan na verloop van tijd nog zullen bijtrekken).

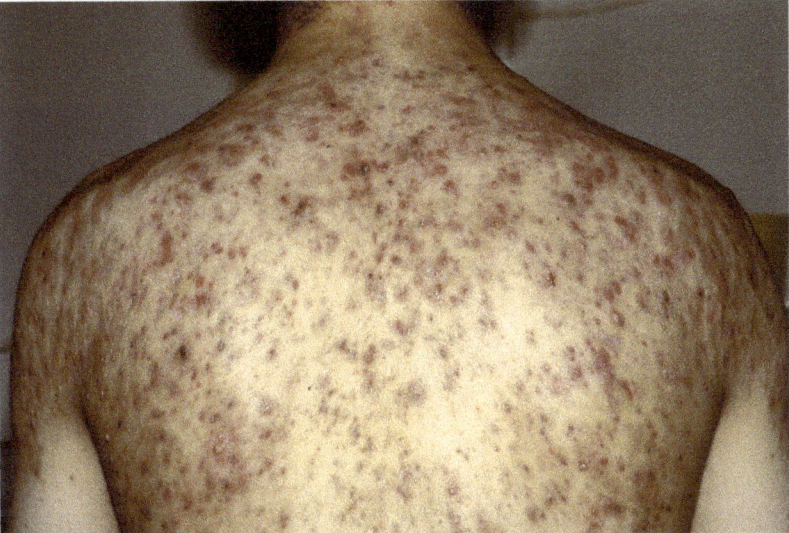

Figuur 6.1

Vragen

1. Hoe onderscheidt u acne conglobata van acne vulgaris?
2. Komt behandeling met isotretinoïne bij deze patiënt nu in aanmerking?
3. Wat vertelt u over de bijwerkingen daarvan?
4. Welke maatregelen treft u in het geval uw patiënt een vrouw in de vruchtbare leeftijd is?
5. Wat is het doseringsschema van isotretinoïne?
6. Welk laboratoriumonderzoek laat u uitvoeren en in welk schema?
7. Er is ook een ernstige vorm van acne die gepaard gaat met koorts en gewrichtsklachten. Hoe heet deze aandoening?

Antwoorden

1. Acne vulgaris wordt gekenmerkt door een polymorf beeld van comedonen, papels, pustels en soms ook noduli en cysten. Meestal manifesteert de aandoening zich aan het begin van de puberteit. ACNE CONGLOBATA is een ernstige vorm van acne, die meer bij mannen voorkomt. In het gelaat, in de nek, op de borst en op de rug en billen kunnen behalve de efflorescenties van acne vulgaris ook dubbel- en reuzencomedonen, infiltraten, abcessen en fistels voorkomen. Bij de genezing ontstaan er atrofische of hypertrofische littekens.

2. Ja, isotretinoïne is zeer effectief tegen acne en is hier zeker een goede keuze (veel dermatologen hebben voorkeur voor het merkpreparaat Roaccutane). Het middel dient volgens de NHG-Standaard Acne (nhg.artsennet.nl) gereserveerd te worden voor ernstige en/of therapieresistente vormen van acne. De toepassing van isotretinoïne wordt beperkt door de teratogeniteit en de kans op ernstige bijwerkingen. Combineren met lokale behandeling is niet nodig. Indien de huisarts bereid is om volgens de voorwaarden van voorschrijven te werken, hoeft hij de patiënt niet te verwijzen naar een dermatoloog. Overigens neigen dermatologen er toe om ook wat minder ernstige acne met isotretinoïne te behandelen, bijvoorbeeld bij langdurig bestaan of wanneer de patiënt erg gebukt gaat onder zijn of haar acne. Groot voordeel is dat een kuur isotretinoïne in 75-80% van de gevallen curatief is, terwijl elke andere vorm van therapie, waaronder orale antibiotica, de aandoening slechts onderdrukt. Hoe langer een acne bestaat, hoe groter de kans op irreversibele littekens (figuur 6.2). Feitelijk had deze patiënt beter direct al met isotretinoïne behandeld kunnen worden.

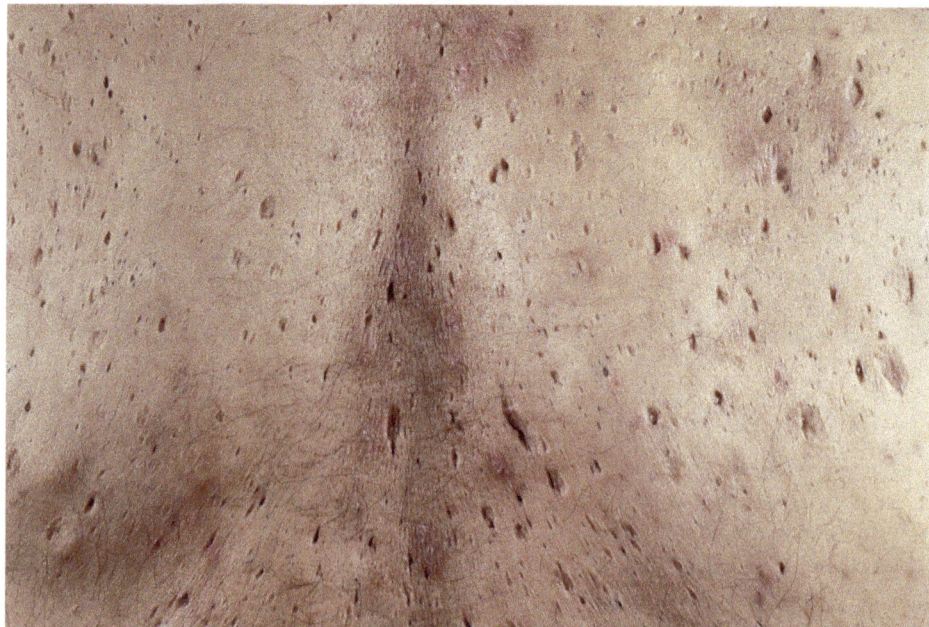

Figuur 6.2
Uitgebreide 'ice-pick' littekens als restverschijnsel van langdurig bestaande inadequaat behandelde acne.

3. Het is zeer belangrijk om de patiënt direct te vertellen dat er altijd bijwerkingen zullen optreden. Laat u dit na en de patiënt leest de bijsluiter, dan is de kans groot dat hij er niet aan zal beginnen. Leest de patiënt de bijsluiter *niet* en begint hij met de isotretinoïne, dan zal hij zo van de bijwerkingen kunnen schrikken dat hij misschien het gebruik ervan stopt. De meeste bijwerkingen zijn dosisafhankelijk en reversibel. Zeer vaak ontstaat er een droge en/of schilferende en/of rode huid, droge slijmvliezen (lippen, neus, conjunctivae), jeuk, spier-, gewrichts-, hoofd- en rugpijn. Andere bijwerkingen zijn onder meer voorbijgaand wazig zien, 's nachts slechter zien en neusbloeding. Een enkele maal komen psychiatrische beelden voor, zoals depressie of psychose, ofschoon de causale relatie met isotretinoïne niet onomstotelijk bewezen is. De acne kan in het begin van de behandeling tijdelijk toenemen, waarbij incidenteel gemakkelijk bloedende, op granuloma pyogenicum gelijkende laesies ontstaan (figuur 6.3). U dient uw patiënt te instrueren dat blootstelling aan zonlicht vermeden moet worden en dat hij zich zo nodig moet beschermen met een zonnebrandmiddel met een beschermingsfactor van ten minste 15. Alcoholgebruik tijdens de behandeling moet – in verband met mogelijk optredende leverfunctiestoornissen – worden ontraden.

4. Vanwege de teratogeniteit dient men zeer voorzichtig te zijn bij het voorschrijven van isotretinoïne aan vrouwen in de vruchtbare periode. De huisarts dient de vrouw te wijzen op de absolute noodzaak van afdoende anticonceptie en zij moet, in overleg met de huisarts, zorg dragen voor een effectieve anticonceptie. De arts moet voorafgaand aan de behandeling een zwangerschap uitsluiten en maandelijks de kans op zwangerschap met de patiënt bespreken. Bij twijfel over eventuele zwangerschap dient zwangerschap opnieuw te worden uitgesloten. Anticonceptie is nodig vanaf minimaal 1 maand voor de behandeling tot minimaal 1 maand na de behandeling.

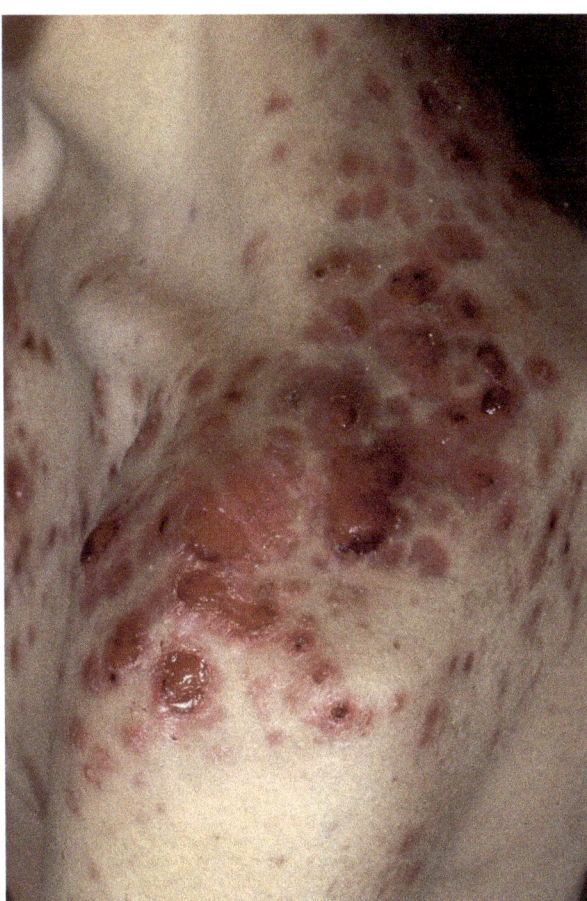

Figuur 6.3
Verergering van acne conglobata na starten van isotretinoïne met granuloma pyogenicum-achtige afwijkingen op de schouders.

5. Start met 0,5 mg per kg lichaamsgewicht per dag in 1 of 2 doses tijdens de maaltijd gedurende 4 weken. Na deze maand komt de patiënt voor controle terug; bij onvoldoende reactie de dosis verhogen, bij ernstige bijwerkingen de dosering verlagen. De onderhoudsdosering bedraagt 0,1-1 mg per kg lichaamsgewicht per dag. De totale behandelingsduur bedraagt gewoonlijk 4 tot 6 maanden, tot een cumulatieve dosis van 120 tot 150 mg per kg lichaamsgewicht is bereikt. Vervolgens stoppen en het resultaat afwachten. Bij recidief een tussenpoos van 2 maanden in acht nemen alvorens een nieuwe kuur te starten. Controle vindt plaats elke 4 weken.

6. Voor en 1 maand na het begin van het isotretinoïnegebruik, en daarna eenmaal per 3 maanden, moet het bloed gecontroleerd worden op Hb, MCV, leukocyten, trombocyten, BSE, creatinine, ALAT, gamma-GT, cholesterol, nuchtere triglyceriden (indien de lipidenspiegel na 1 maand niet verhoogd blijkt, is geen verdere bepaling nodig), glucose op indicatie.

7. Deze vorm heet acne fulminans, een zeer heftige, acuut beginnende vorm van acne, die vooral bij jongens optreedt en die gepaard gaat met algemene malaise, koorts en gewrichtsklachten.

nhg.artsennet.nl: NHG-Standaard Acne 2007.

7

Anamnese
Een man van 43 jaar komt met een mistroostig gezicht binnen en laat zich met een zucht op de stoel zakken. 'Het is weer zover, dokter, ik heb weer wondroos aan mijn linkeroor. Dit keer heb ik er gelukkig geen koorts bij. Ik zal wel weer aan de antibiotica moeten. Maar ik begrijp niet goed waarom dit telkens terugkomt. En wat ik ook niet snap is dat ik het soms aan twee oren tegelijk heb. Ik ben tijdens de vakantie in een ziekenhuis geweest, omdat ik opeens verschrikkelijke pijn in mijn neus had, maar daar zeiden ze dat wondroos niet aan twee oren tegelijk optreedt. Wordt het misschien tijd dat ik naar de kno-arts of naar de dermatoloog ga?'

Lichamelijk onderzoek
U ziet de bekende roodheid en zwelling van het linkeroor. Het valt u op (en u weet nog dat u dit de vorige keer ook al gezien heeft) dat de roodheid beperkt is tot de oorschelp, de oorlel is helemaal normaal.

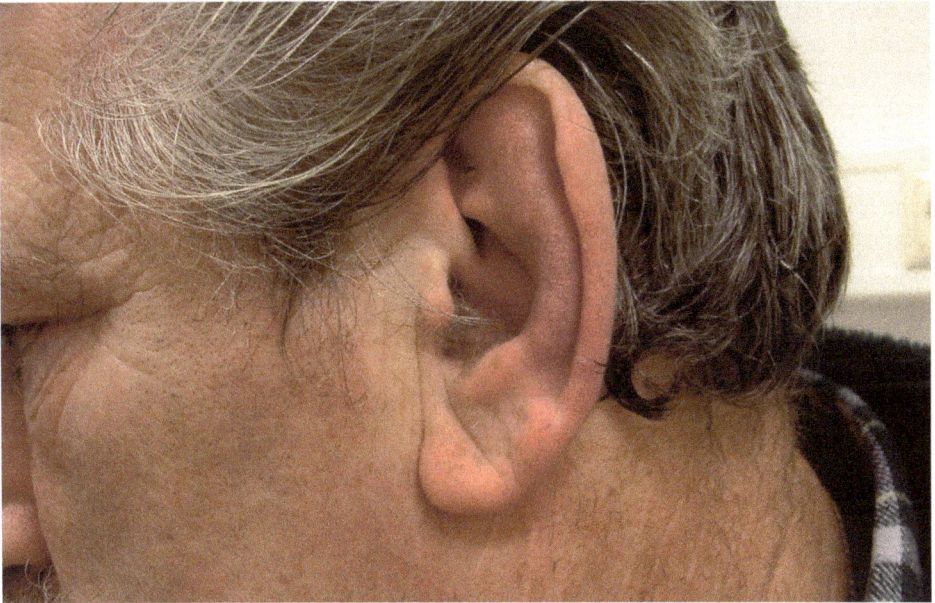

Figuur 7.1

Vragen
1. Kent u de naam van deze aandoening, en wat weet u van de oorzaak, symptomen en prognose?

Antwoorden

1. Deze aandoening heet CHRONISCH RECIDIVERENDE POLYCHONDRITIS (CRP). De oorzaak van deze potentieel ernstige ziekte van kraakbeen en bindweefsel is onbekend. Het is mogelijk een auto-immuunziekte, waarbij antistoffen tegen collageen type-II, dat alleen aanwezig is in kraakbeen, een belangrijke rol spelen. CRP treedt vooral op bij patiënten tussen de 30 en de 50 jaar. De meest voorkomende klachten en verschijnselen zijn chondritis van de oorschelpen, gewrichtsklachten, chondritis van de neus, oogontstekingen, laryngotracheale chondritis, cochleaire schade, huidafwijkingen, nierafwijkingen, vestibulaire schade, aneurysmata en arteriitis.

Chondritis van de oorschelpen. Recidiverende ontstekingen van de oorschelpen, in 95% van de gevallen dubbelzijdig, is het meest frequente en karakteristieke symptoom. Omdat patiënten ook ziek kunnen zijn met koorts, wordt bijna altijd gedacht aan erysipelas en de patiënt wordt behandeld met antibiotica. Kenmerkend is dat de oorlellen gespaard blijven, omdat die geen kraakbeen bevatten. Op termijn kunnen de oren gedeformeerd raken ('bloemkooloren').
Gewrichtsaantasting kan zich presenteren als niet-erosieve, niet-nodulaire, asymmetrische artralgieën en artritiden, vooral van de centrale thoracale gewrichten (sternoclaviculair, manubriosternaal en costochondraal); voorts enkels, polsen, proximale interfalangeale en metacarpofalangeale gewrichten, ellebogen en metatarsofalangeale gewrichten.
Chondritis van de neus kenmerkt zich door een acuut optredende heftige pijn in de neus, eventueel in combinatie met rinorroe en neusbloeding. Recidiverende ontsteking van het kraakbenige neusseptum kan leiden tot inzakking van de neusrug en het typische aspect van een zadelneus.
Oogontstekingen. Alle oogheelkundige structuren kunnen bij het ziekteproces betrokken zijn. Het frequentst treedt (epi)scleritis op, al dan niet met uveitis.
Respiratoire klachten, die ontstaan door ontsteking en destructie van de kraakbeenringen rond trachea en bronchi, betreffen onder andere heesheid, pijnlijke trachea, hoesten, dyspnoe en luchtweginfecties.
Cochleaire schade kan leiden tot gehoorverlies; mogelijke vestibulaire klachten en verschijnselen zijn vertigo, ataxie, misselijkheid en braken.
Huidafwijkingen die kunnen optreden bij CRP zijn niet-specifieke erupties, erythema nodosum-achtige afwijkingen, op vasculitiden gelijkende afwijkingen, urticaria, erythema multiforme, livedo reticularis, panniculitis, tromboflebitis en leukocytoclastische vasculitis.

Ongeveer 30% van de patiënten heeft ook een reumatische of auto-immuunaandoening, vooral reumatoïde artritis, SLE of het sjögrensyndroom.
CRP heeft een onvoorspelbaar verloop met exacerbaties en remissies. Na het stellen van de diagnose is de 5- en 10-jaarsoverleving respectievelijk 74 en 55%. De meest voorkomende doodsoorzaken zijn luchtweginfecties, pulmonale insufficiëntie ten gevolge van collaps van de luchtwegen, systemische vasculitiden, aneurysmata, klepafwijkingen en nierinsufficiëntie. De behandeling is symptomatisch. Bij lichte ontsteking van de oorschelpen of neus of bij artritis kan worden volstaan met NSAID's. Bij een meer uitgebreide aandoening zijn corticosteroïden, eventueel in combinatie met immunosuppressiva, noodzakelijk.

8

Anamnese
Een 63-jarige man heeft twee 'schimmelplekken' onder zijn tong ontdekt. Patiënt is bekend met diabetes mellitus type 2. U kent hem als een stevige roker, die ook graag een 'volwassen borrel' drinkt.

Lichamelijk onderzoek
Bij onderzoek ziet u onder de tong twee opvallend witte scherp begrensde iets verheven plaques. U probeert ze met een gaasje van het slijmvlies af te vegen, maar dat lukt niet.

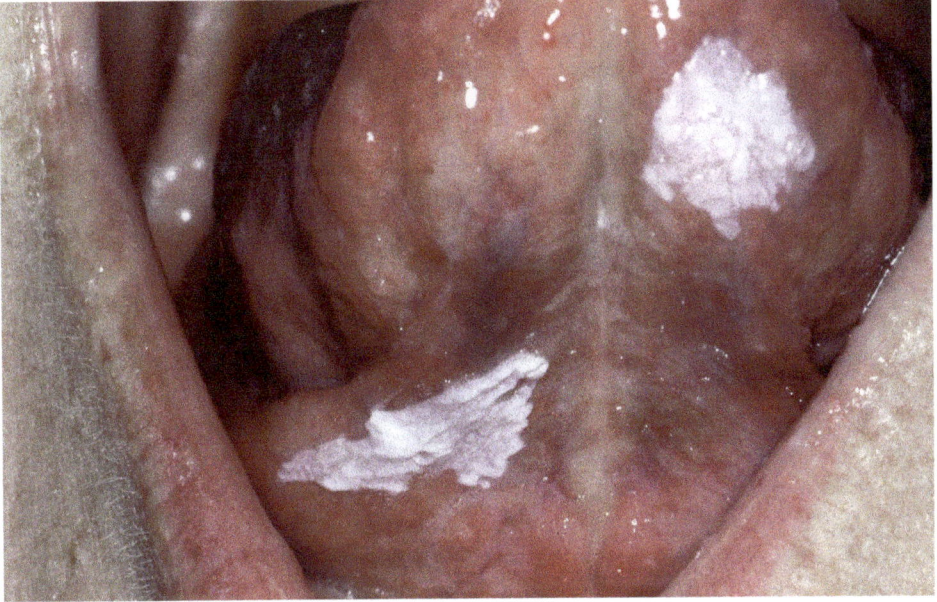

Figuur 8.1

Vragen
1. Welke klinische diagnose vindt u het meest waarschijnlijk?
2. Welke rol spelen diabetes, roken en alcohol in de etiologie van deze aandoening?
3. Hoe groot is de kans op maligne ontaarding?
4. Wat is uw beleid?
5. Kan dit een orale candida-infectie zijn?
6. Kent u nog een andere witte afwijking in de mond?

Antwoorden

1. U stelt de waarschijnlijkheidsdiagnose LEUKOPLAKIE. Leukoplakie wordt gekenmerkt door één of meer witte plekken of plaques op de slijmvliezen die niet weggewreven kunnen worden en die niet als een specifieke ziekte-entiteit herkend kunnen worden. Het is daarmee een diagnose *per exclusionem*. Leukoplakie kan een benigne of een potentieel premaligne aandoening zijn. De witte kleur is gemacereerde keratine (hyperkeratose). De plekken kunnen klein of (heel) groot zijn. De klinische presentatie varieert van homogene nauwelijks verheven vaagwitte plekken tot zeer dikke opaque en zelfs nodulaire of verruceuze laesies. Soms zijn er in de afwijkingen rode veelal erosieve stukjes slijmvlies te zien (erytroplasie). Deze vormen worden 'gespikkelde leukoplakie' of ook wel erytroleukoplakie genoemd.

2. De oorzaak van veel leukoplakieën is onbekend. Diabetes speelt geen rol. Roken is de belangrijkste etiologische factor. In een aantal gevallen speelt chronische irritatie een rol zoals trauma/wrijving (gebitsafwijkingen, excessief tandenpoetsen) en alcohol wordt als risicofactor beschouwd. Ook infecties zoals met het humaan papillomavirus (HPV), candida of het Epstein-Barr-virus (oral hairy leukoplakia, vooral bij patiënten met hiv-infectie) kunnen een belangrijke etiologische rol spelen.

3. Ofschoon men bij leukoplakie meestal direct aan een gevaarlijke premaligne aandoening denkt, is er bij deze homogene leukoplakie slechts een kleine kans op maligne degeneratie. Ongeveer 15-30% van de laesies zal verdwijnen na het opheffen van etiologische factoren of zelfs spontaan in remissie gaan. Het zijn vooral de niet-homogene laesies met rood slijmvlies (erytroleukoplakie) die een grotere kans hebben om maligne te degenereren tot een plaveiselcelcarcinoom. Dat geldt ook voor de vormen van leukoplakie die met HPV en chronische candida-infecties geassocieerd zijn. Hoogrisico-lokalisaties zijn het zachte palatum, de zijkanten en onderzijde van de tong en de mondbodem.

4. In eerste instantie moeten mogelijk etiologische factoren – in dit geval roken en alcohol – worden opgeheven. Daar u dit bij deze patiënt ondenkbaar acht, verwijst u hem naar de mondarts of naar de dermatoloog, die in eerste instantie één of meer biopten zal nemen. Hoogrisico-afwijkingen worden chirurgisch geëxcideerd, met cryotherapie behandeld of verwijderd met de CO_2-laser.

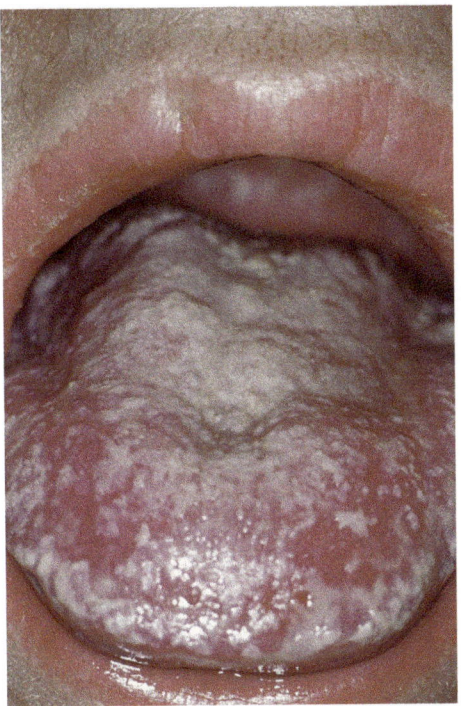 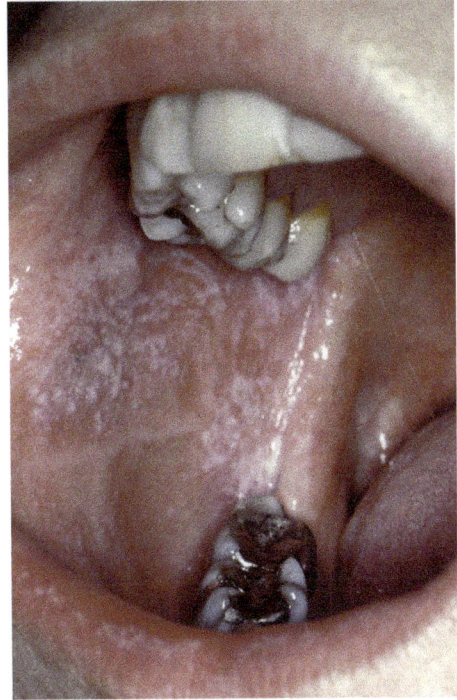

Figuur 8.2
Candidiasis oralis bij chronische mucocutane candidiasis.

Figuur 8.3
Lichen (planus) oris: netwerk van witte lijntjes.

5. Het antwoord is ja: ofschoon de kans niet erg groot is, dit kan een infectie met *Candida albicans* zijn. In de meeste gevallen zijn er dan multipele bolletjes en plaques (die wat lijken op de vaste delen van zure melk), die gemakkelijk van het slijmvlies zijn af te vegen (figuur 8.2). Er zijn echter diverse andere verschijningsvormen van candidiasis oralis, waaronder de chronisch hyperplastische vorm met één of enkele aan het slijmvlies vastzittende witte plaques.

6. Een andere bekende afwijking in de mond is de lichen planus van het mondslijmvlies, lichen oris (deel 1, casus 25). Deze aandoening wordt gekenmerkt door een netwerk van witte lijntjes die niet verheven zijn (figuur 8.3). Irritatie door of allergie voor metalen vullingen in de mond kunnen daarbij een rol spelen.

Gielkens PFM, Visscher JGAM de, Waal I van der. Een orale witte slijmvliesafwijking: leukoplakie? Ned Tijdschr Geneeskd. 2003;147:2197-201.
De Groot AC, Toonstra J. Kanker en Huid. Dermato-oncologie voor de huisarts. Houten: Bohn Stafleu van Loghum, 2010 (ISBN 9789031377503).

9

Anamnese
Drie maanden geleden heeft u bij deze 36-jarige man een grote dermale naevus hoog op de voorzijde van de thorax chirurgisch verwijderd. Nu heeft patiënt daar een litteken dat hij lelijk vindt en waar hij bovendien last van heeft in de zin van irritatie en jeuk. Hij is weliswaar blij 'dat die grote moedervlek weg is' maar is gelijktijdig van mening dat u 'uw werk wel netjes moet afmaken'.

Lichamelijk onderzoek
Bij onderzoek ziet u inderdaad dat het litteken van de excisie wel erg groot en verheven is. Het ziet er wat geïrriteerd en rood uit met een duidelijke vasculaire component en voelt stevig aan.

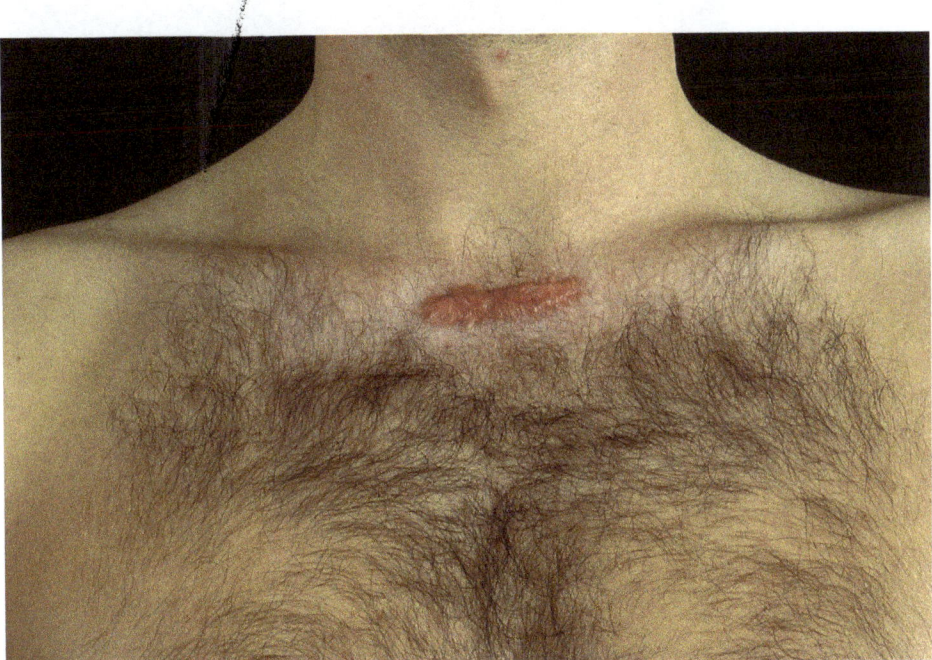

Figuur 9.1

Vragen
1. Is dit een hypertrofisch litteken of een keloïd?
2. Wat zijn de klinische verschillen tussen deze twee vormen van littekens?
3. Wat zijn risicofactoren voor het optreden daarvan?
4. Wat doet u om 'uw werk netjes af te maken'?

Antwoorden

1. Dit litteken is een klassiek HYPERTROFISCH LITTEKEN.

2. Het belangrijkste klinische verschil tussen een hypertrofisch litteken en een keloïd is dat het hypertrofische litteken zich beperkt tot het oorspronkelijke litteken of huiddefect (bijvoorbeeld een brandwond), terwijl het keloïd daarbuiten treedt (figuur 9.2). Hypertrofische littekens leiden vaak niet tot lokale klachten en gaan veelal 12-18 maanden na het bereiken van hun maximale grootte spontaan in regressie. Keloïden daarentegen geven regelmatig aanleiding tot jeuk en pijn en verdwijnen over het algemeen niet vanzelf.

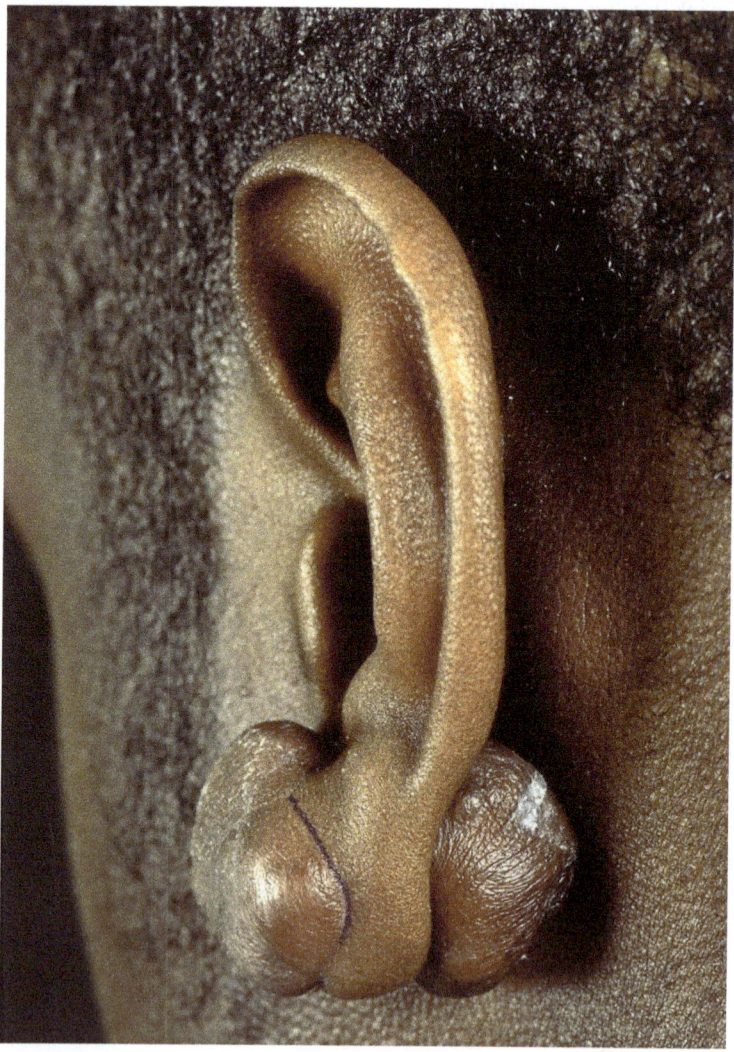

Figuur 9.2
Grote keloïdale littekens op de oorlel na het schieten van gaatjes voor oorbellen.

3. Risicofactoren voor het optreden van hypertrofische littekens of keloïden zijn een donkergepigmenteerde huid, brandwonden, geïnfecteerde laesies, de aanwezigheid van vreemdlichaammateriaal (bijvoorbeeld restjes van hechtingen, ingroeiende haren), lokalisatie op de oorlellen, het presternale gebied, de deltoïdregio en ter plaatse van de schouderbladen, het eerder opgetreden zijn van dergelijke littekens, leeftijd tussen 15 en 30 jaar en een positieve familieanamnese.

4. Voor recente en niet al te ernstige littekens, zoals bij deze patiënt, komen siliconenpreparaten als eerste in aanmerking. U schrijft derhalve siliconenverbanden of -pleisters (sheets) voor (de niet-occlusieve siliconengels, -crèmes en -zalven zijn minder effectief). Het is goed aangetoond dat deze middelen het aspect van hypertrofische littekens en keloïden aanzienlijk kunnen verbeteren (kleiner, minder rood, vlakker, soepeler) en de symptomen zoals jeuk en irritatie kunnen verminderen. Ook zijn ze effectief in het voorkomen van beide afwijkingen, wanneer ze 2 weken na de verwonding (op intacte huid) worden aangebracht. De verbanden/pleisters moeten minimaal 12 uur per dag op de huid blijven zitten (12-23 uur) en de behandelduur zal tenminste 2-3 maanden zijn. Ernstige bijwerkingen zijn niet beschreven. Eventueel optredende jeuk, huiduitslag, kapotte huid, maceratie onder het siliconenmateriaal of een onaangename geur zullen binnen 1-2 dagen verdwijnen, wanneer de behandeling tijdelijk gestaakt wordt en de patiënt de huid en het siliconenmateriaal regelmatig wast. Deze middelen worden op recept vergoed.
Andere mogelijkheden om keloïden of hypertrofische littekens te behandelen zijn intralesionale injectie van corticosteroïden, röntgenbestraling, laserbehandeling, chirurgische excisie, cryotherapie en druktherapie. Deze hebben zonder uitzondering nadelen (bijvoorbeeld depigmentatie bij intralesionale corticosteroïden en cryotherapie en hoge recidiefpercentages bij excisie en lasertherapie) en worden alleen toegepast bij therapieresistente en grote littekens, eventueel in combinatie met siliconenmateriaal.

Meijer RH. Hypertrofische littekens en keloïd. In: JAH Eekhof, A Knuistingh Neven, W Opstelten, redactie. Kleine kwalen in de huisartspraktijk, 5e druk. Maarssen: Elsevier Gezondheidszorg, 2007. p. 86-90.

10

Anamnese
Een 41-jarige man heeft al jaren 'eeltige en schrale' handen. Sinds een jaar krijgt hij er kloven in, die zeer pijnlijk zijn. Uw vraag of hij psoriasis heeft (gehad) en of dat in de familie voorkomt wordt ontkennend beantwoord. Patiënt heeft alleen pijn, geen jeuk. U vraagt of er eerst blaasjes zijn geweest of andere verschijnselen: neen, altijd eelt geweest, nu kloven. Als hobby's heeft hij 'voetballen en bierdrinken'.

Lichamelijk onderzoek
Bij onderzoek ziet u in beide handpalmen en aan de buigzijden van alle vingers velden van hyperkeratose, deels scherp en deels vaag begrensd, met een groot aantal – soms erg diepe – kloven.

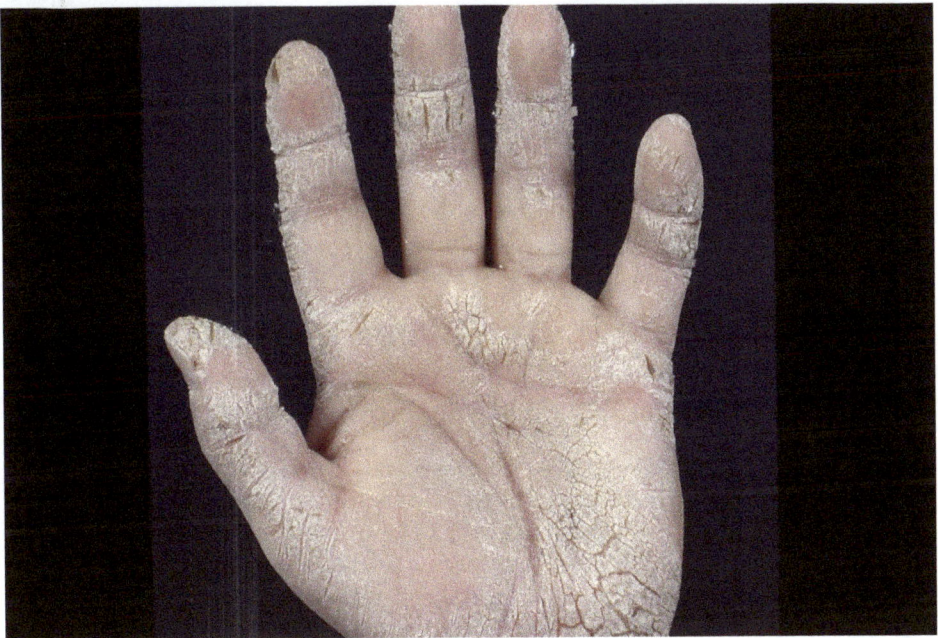

Figuur 10.1

Vragen
1. Wat wilt u nog meer van deze patiënt weten?
2. Onderzoekt u nog andere delen van het lichaam en zo ja, waarom?
3. Wat is uw differentiële diagnose en welke aandoening acht u het meest waarschijnlijk?
4. Welke adviezen geeft u?

Antwoorden

1. U vraagt of hij iets soortgelijks aan zijn voeten heeft, of hij als kind eczeem heeft gehad (of astma, of hooikoorts) en welk beroep hij uitoefent. Patiënt vertelt ijzervlechter te zijn in de bouw (hij komt niet in contact met nat cement) en anamnestisch is hij niet atopisch.

2. Ja, u bekijkt het gehele lichaam. Het beeld zou namelijk kunnen passen bij psoriasis, zodat u – na naar de voeten gekeken te hebben – vooral ook kijkt naar de ellebogen, knieën, onderrug, behaarde hoofd en nagels. Patiënt blijkt soortgelijke hyperkeratotische en klovende afwijkingen aan zijn voeten te hebben (figuur 10.2), maar elders op het lichaam geen aanwijzingen voor psoriasis.

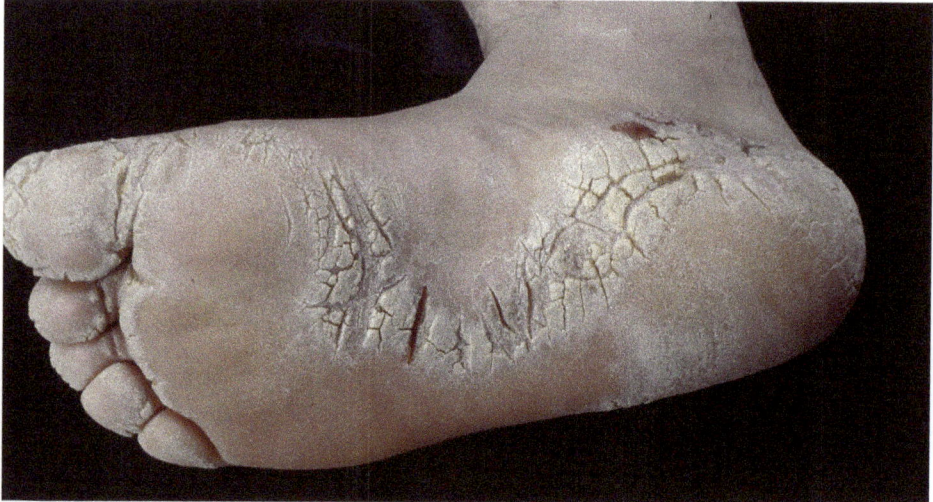

Figuur 10.2
De voeten van deze patiënt.

3. De differentiële diagnose wordt gevormd door eczema hyperkeratoticum et rhagadiforme, psoriasis en chronisch eczeem (van vooralsnog onbekende origine). Uw waarschijnlijkheidsdiagnose is ECZEMA HYPERKERATOTICUM ET RHAGADIFORME. Tegen psoriasis pleiten de afwezigheid van karakteristieke laesies elders, de negatieve (familie-)anamnese, het geheel ontbreken van erytheem (psoriasis is immers een erythematosquameuze aandoening) en de vage begrenzing van veel laesies. Tegen eczeem pleiten de negatieve atopie-anamnese, het ontbreken van voorafgaande laesies die kunnen duiden op – acuut of subacuut – eczeem (erytheem, oedeem, blaasjes, papels), de volledige afwezigheid van jeuk en het ontbreken van potentieel allergene contactstoffen in hobby of beroep. Het onderscheid met vooral psoriasis is vaak moeilijk (figuur 10.3 en 10.4).

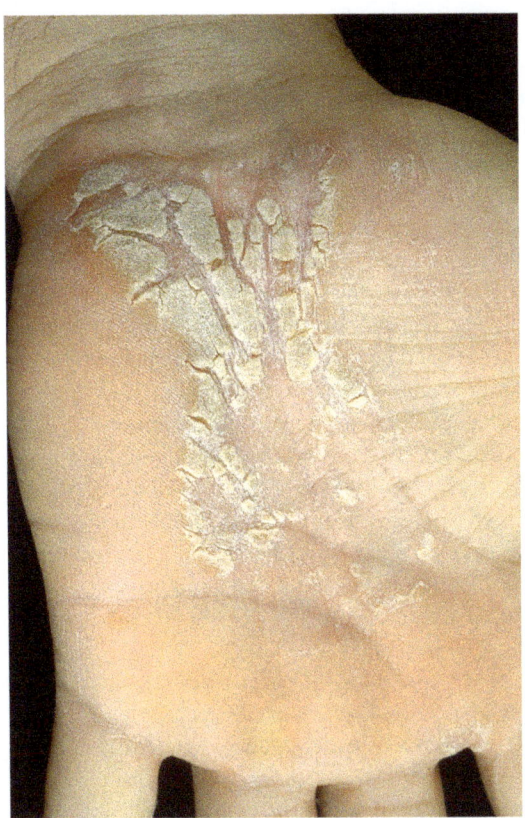

Figuur 10.3
Op psoriasis lijkend hyperkeratotisch eczeem met scherpe begrenzing en proximaal enig erytheem.

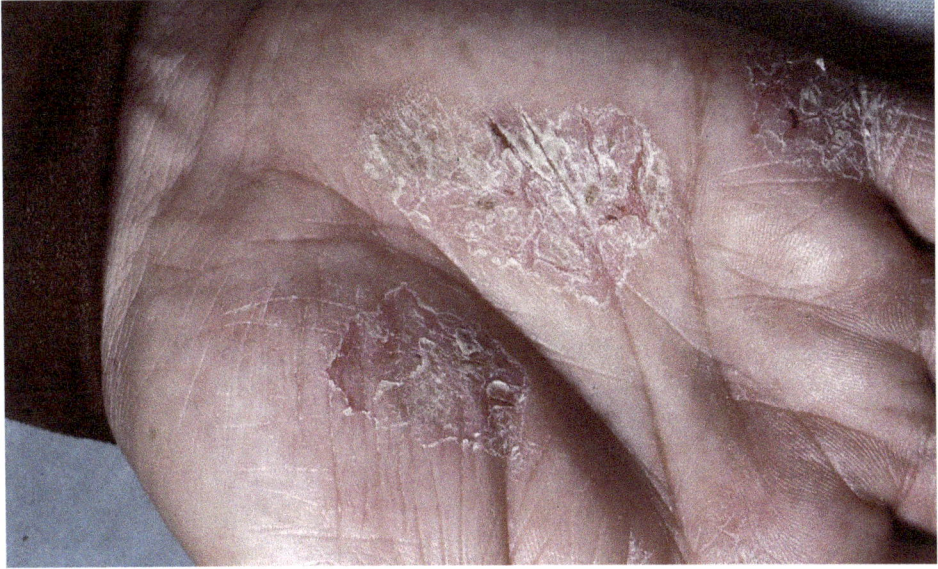

Figuur 10.4
Psoriasis van de handpalm.

De naam eczema hyperkeratoticum et rhagadiforme beschrijft precies het klinische beeld van deze aandoening: eczeem met eelt en kloven. Een andere veelgebruikte naam is tylotisch eczeem. De afwijking is gelokaliseerd in de handpalmen, aan de buigzijde van de vingers en onder de voeten. Ze komt vooral bij mannen van middelbare leeftijd en ouder voor. Er zijn plekken met schilfering, eelt en opvallend diepe kloven, andere tekenen van eczeem zoals roodheid of blaasjes ontbreken. Er is weinig of geen jeuk, maar de kloven veroorzaken heftige pijn bij druk. De oorzaak is onbekend. Bij een aantal mannen die met hun handen zwaar werk doen (zoals deze patiënt) speelt druk en wrijving ongetwijfeld een rol.

4. U adviseert patiënt om het werk tijdelijk te staken en schrijft een corticosteroïdpreparaat voor met salicylzuuur in een vette basis, bijvoorbeeld betamethasondipropionaatzalf met 3% salicylzuur. Dit wordt 2-3 maal daags aangebracht, waarbij in eerste instantie 24 uur per dag katoenen handschoenen gedragen worden. Er kan afgewisseld worden met 10-20% salicylzuur in vaseline. Eczema hyperkeratoticum et rhagadiforme is echter een zeer hardnekkige en moeilijk te behandelen aandoening, zodat de patiënten bijna altijd bij de dermatoloog terecht komen. Mogelijke behandelingen in de tweede lijn zijn teerpreparaten, orale of lokale fotochemotherapie (PUVA) of oraal retinoïden zoals acitretine. De prognose is slecht: 10 jaar na het stellen van de diagnose heeft bijna 90% van de patiënten nog steeds last. De aandoening leidt niet zelden tot arbeidsongeschiktheid.

Rijn CJW van. Vinger- en handkloven/tylotisch eczeem. In: JAH Eekhof, A Knuistingh Neven, W Opstelten, redactie. Kleine kwalen in de huisartspraktijk, 5e druk. Maarssen: Elsevier Gezondheidszorg, 2007. p. 696-9.
Dirven-Meijer PC, De Jong-Tieben LM, Besselink HJ, Jongh TOH de. Eczeem. Huisarts Wet. 2004;47(10):472-7.

11

Anamnese

Een 11-jarige jongen van Hindoestaanse afkomst heeft witte vlekken op de wangen, waarvan hij – behalve dat hij ze lelijk vindt – geen last heeft. Hij vertelt ook een paar lichtere vlekken op de rug te hebben. Als kind heeft patiënt dauwworm gehad. Hij en zijn familie gaan geregeld naar Suriname op familiebezoek. Zijn moeder had er met een speld overheen gekrast en dat voelde normaal aan.

Lichamelijk onderzoek

Bij onderzoek ziet u een aantal gehypopigmenteerde vlekken op de wangen met op enkele daarvan enige zeer fijne schilfering. Op de rug noch de borst ziet u afwijkingen, met name geen pigmentverschillen.

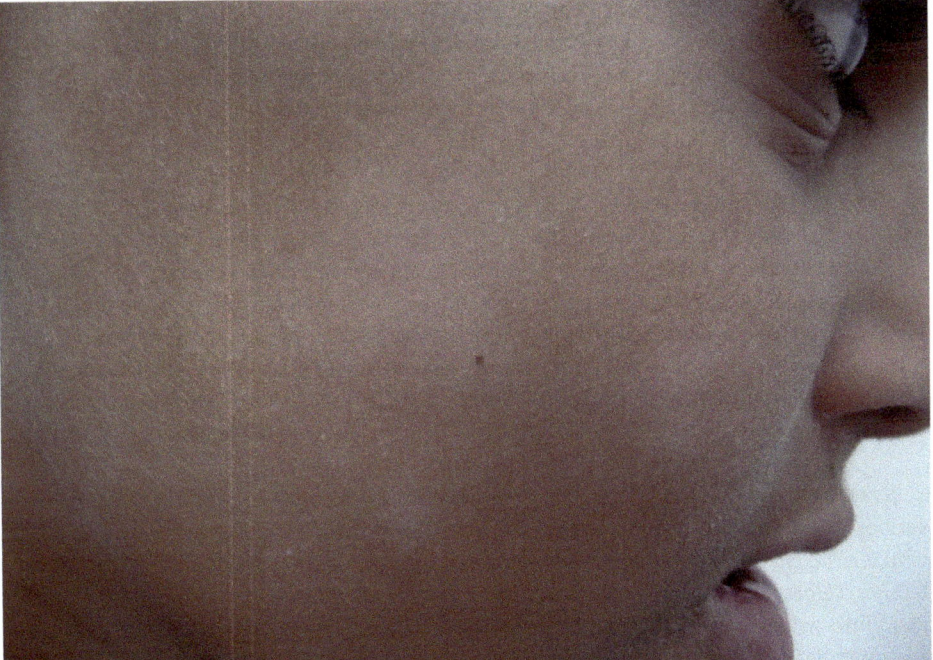

Figuur 11.1

Vragen

1. Waarom heeft zijn moeder de speld ter hand genomen?
2. Wat is uw diagnose?
3. Welke andere beelden geven ook lichtere vlekken en wat zijn van die ziekten de kenmerken?
4. Wat vertelt u aan patiënt en zijn ouders over therapie en prognose?

Antwoorden

1. Lichte vlekken bij gepigmenteerde mensen in de tropen kunnen duiden op de tuberculoïde vorm van lepra, waarbij er een verminderde sensibiliteit in de plekken optreedt. Ofschoon veel mensen denken dat lepra in Suriname niet meer voorkomt, worden er – zo wist de moeder – jaarlijks nog ongeveer vijftig gevallen gediagnosticeerd. Deze vorm van lepra heet in Suriname Kokobé.

2. U stelt de diagnose PITYRIASIS ALBA, dat letterlijk vertaald 'fijnschilferend wit' betekent. Het is een aandoening die vooral voorkomt bij kinderen tussen de 3 en 16 jaar en bijna altijd is gelokaliseerd in het gelaat, vooral op de wangen. Bij ongeveer 20% van de kinderen zijn er ook wat vlekjes in de hals, op de armen of de schouders. Het gaat om gehypopigmenteerde vaagbegrensde vlekjes, soms met zeer fijne schilfering, rond of ovaal van vorm en met een diameter van 0,5-2 cm of meer. De vlekjes vallen het meest op bij kinderen met een donkerder huidskleur. Bij een lichtere huid zijn ze het meest opvallend in de zomer, wanneer de omgevende huid wat bruiner wordt.
Pityriasis alba wordt beschouwd als een vorm van eczeem. Aan het ontstaan van de witte vlekken gaat vaak een fase met wat erytheem en schilfering vooraf. De lichtere kleur is een vorm van postinflammatoire hypopigmentatie, die vooral goed zichtbaar is op de gepigmenteerde huid. Het beeld is vaak een vorm van atopisch (constitutioneel) eczeem, maar het is zeker niet beperkt tot atopische patiënten. Volgens sommigen zou het ook een uiting van seborroïsch eczeem kunnen zijn.

3. Andere aandoeningen met lichtere vlekken zijn onder meer vitiligo en pityriasis versicolor (deel 1, casus 88). Bij vitiligo is het pigment helemaal weg (depigmentatie) en zijn de vlekken dus echt wit. De begrenzing is zeer scherp en er is nooit schilfering of erytheem. De afwijkingen zijn vaak gelokaliseerd aan de handen en voeten, maar ook in het gelaat. Pityriasis versicolor ('lichte schilfering met tegenovergestelde kleur') is wat donkerder op een lichte huid en lichter op een donkerder gekleurde huid. De afwijking schilfert en dat kan versterkt worden door eroverheen te krabben. Deze infectie komt het meest bij volwassenen voor en is gelokaliseerd op de romp en in de hals, veel minder vaak in het gezicht.

4. Naast uitleg over de aard van de aandoening vertelt u dat deze onschuldige vlekken na verloop van tijd vanzelf zullen verdwijnen, maar dat dit langer dan een jaar kan duren. Ook vertelt u dat er regelmatig nog nieuwe plekjes bij kunnen komen. Behandeling met indifferente crèmes kunnen de eventuele schilfering wat verminderen. Er zijn aanwijzingen dat tacrolimuszalf en pimecrolimuscrème (niet geregistreerd voor deze aandoening) in combinatie met indifferente middelen en bescherming met een antizonnebrandmiddel met een hoge beschermingsfactor (SPF >20) het proces van repigmentatie kunnen versnellen. Lokale corticosteroïden zijn alleen zinvol in de actievere erythemateuze fase van het proces.

Dirven-Meijer PC, Jong-Tieben LM de, Besselink HJ, Jongh TOH de. Eczeem. Huisarts Wet. 2004;47(10):472-7.

12

Anamnese
De ouders van een kind van 1,5 jaar komen nog weer eens advies vragen over de blauwe plekken op de zijkant van zijn linkerbovenbeen. De afwijking was al bij de geboorte aanwezig en is met het kind meegegroeid en iets lichter van kleur geworden. Hij lijkt er geen last van te hebben, maar de ouders zijn bang dat hun zoon er op school mee gepest gaat worden.

Lichamelijk onderzoek
Bij onderzoek ziet u dat nagenoeg de gehele zijkant van het linkerbovenbeen blauw is door vaatstructuren. Bij drukken worden ze wat lichter en dat gebeurt ook bij opheffen van het been. U voelt geen abnormale pulsaties. Het linkerbeen is langer noch dikker dan het rechter.

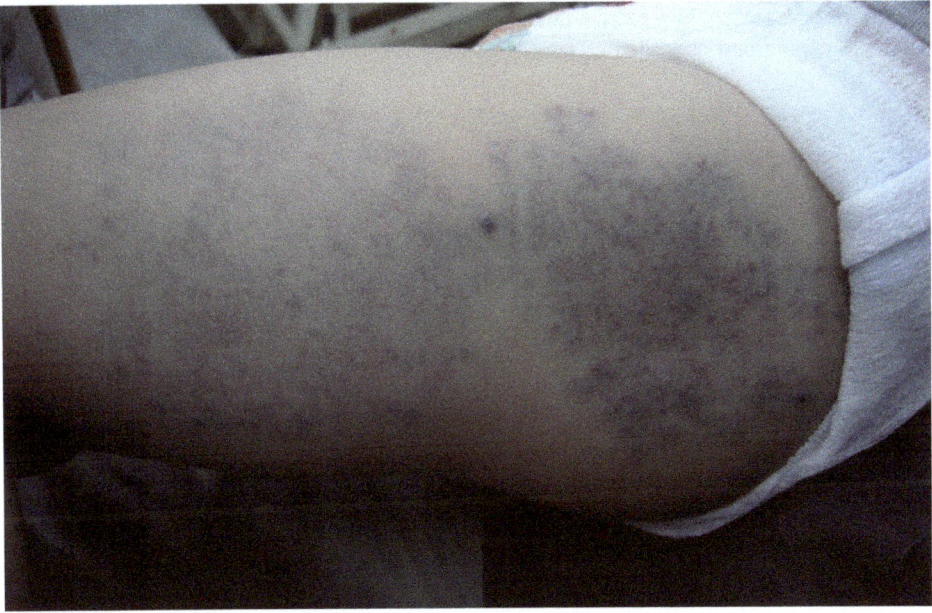

Figuur 12.1

Vragen
1. Uit wat voor soort bloedvaten bestaat deze afwijking?
2. Wat zijn de meest voorkomende congenitale vasculaire malformaties en wat zijn hun onderscheidende kenmerken?
3. Kan dit kind het syndroom van Klippel-Trenaunay hebben?
4. Moet er bij dit patiëntje nader onderzoek gedaan of therapeutisch ingegrepen worden?

Antwoorden

1. Dit is een VENEUZE MALFORMATIE, die bestaat uit niet-prolifererende, abnormale, uitgezette veneuze structuren in de dermis. De blauwe kleur en het gedeeltelijk verdwijnen bij opheffen van het been (en daarmee de druk in de aderen) zijn karakteristiek. Uitzetting van capillairen geeft een rode kleur en bij arterioveneuze malformaties zou u ergens pulsaties moeten voelen.

Veneuze malformaties komen meestal sporadisch voor; er zijn zeldzame autosomaal dominant erfelijke varianten. De afwijking is aanwezig bij de geboorte en wordt meestal in de tijd duidelijker, vooral tot de puberteit. Het zijn blauwe, zachte, wegdrukbare massa's, die groter worden in afhangende positie (figuur 12.2 en 12.3) of bij inspanning. Er is geen toename van de temperatuur en er zijn geen pulsaties te palperen. Veneuze malformaties kunnen overal optreden en kunnen klein maar ook zeer uitgebreid zijn. Bij lokalisatie in het hoofd-halsgebied is er vaak diepere uitbreiding dan aanvankelijk klinisch zichtbaar, bijvoorbeeld in de spieren, de larynx en de farynx. Ze kunnen daar problemen geven zoals bloedingen en luchtwegobstructie.

Uitgebreide veneuze malformaties op de ledematen kunnen soms doorlopen tot in de spieren of gewrichten. Veel patiënten klagen over pijn. Andere mogelijke complicaties zijn lokale veneuze trombose, calcificaties (flebolieten) en bloeding.

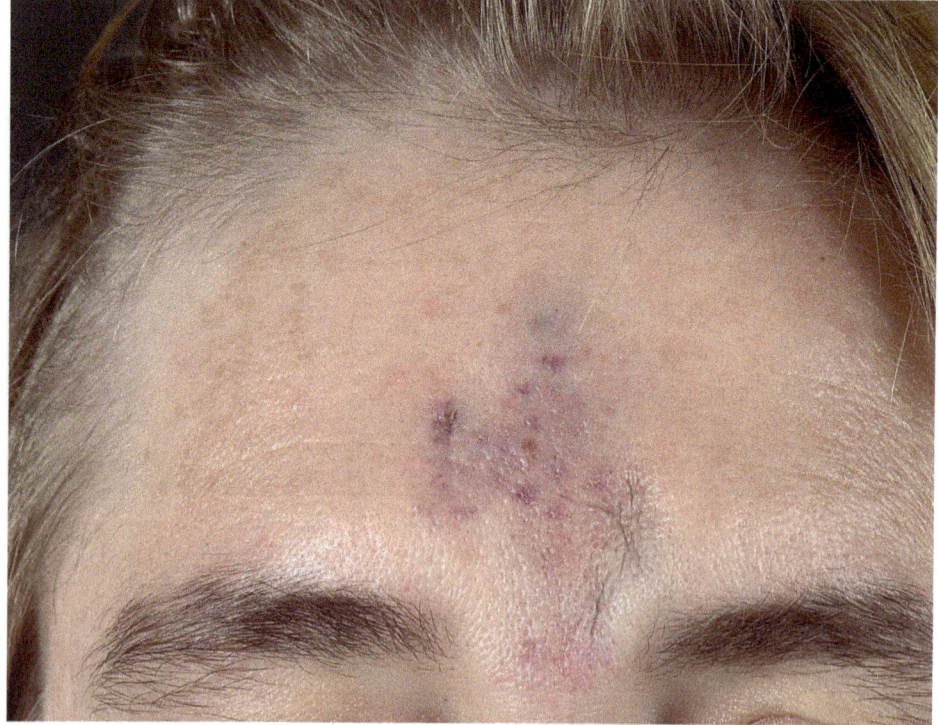

Figuur 12.2
Weinig opvallende veneuze malformatie op het voorhoofd.

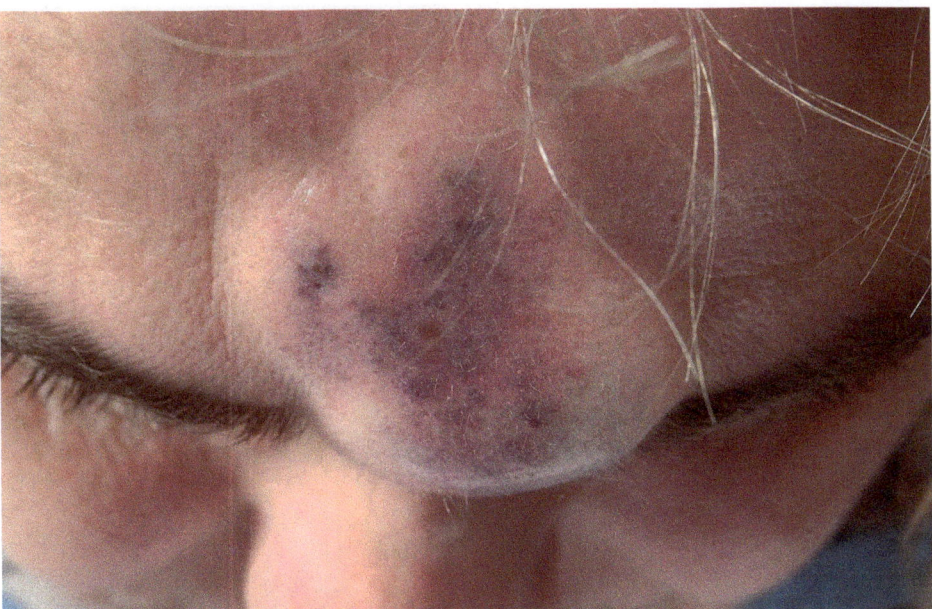

Figuur 12.3
Forse zwelling bij vooroverbuigen door vollopen met veneus bloed.

2. De meest voorkomende congenitale vasculaire malformaties zijn teleangiëctasieën, wijnvlekken en hemangiomen. Zeer frequent zijn kleine vlekjes van teleangiëctasieën in het centrale deel van het gezicht (tussen de wenkbrauwen, oogleden, neus, bovenlip); in het merendeel van de gevallen worden ze in de loop van enkele jaren aanzienlijk lichter van kleur of verdwijnen ze helemaal.
Wijnvlekken (naevus flammeus) zijn vasculaire malformaties, die nagenoeg altijd bij de geboorte aanwezig zijn, met uitzetting van de capillairen in de oppervlakkige dermis; ze worden klinisch gekenmerkt door persisterend maculeus erytheem. Hun kleur varieert van bleekroze tot dieprood of zelfs paars en hun afmeting van enkele millimeters tot vele centimeters. De meeste wijnvlekken zijn gelokaliseerd op het gezicht. Kleine wijnvlekjes in de nek of op het achterhoofd worden 'ooievaarsbeet' genoemd, en tussen de ogen 'angel's kiss'. Op het gezicht worden ze in de loop van de jaren langzaam progressief donkerder en soms wat verheven en verdikt. Er kunnen dan ook angiomateuze papels ontstaan. Soms is er sprake van het Sturge-Webersyndroom, gekenmerkt door een naevus flammeus in het gezicht (gebied van de eerste en soms tweede tak van de nervus trigeminus) die gepaard gaat met een ipsilaterale vasculaire malformatie in de leptomeningen.
De derde veelvoorkomende congenitale proliferatief vasculaire malformatie (prevalentie 1-3% na de eerste levensdagen, oplopend tot wel 10% na een jaar) zijn de hemangiomen. De meeste hemangiomen (90%) ontstaan in de eerste levensmaand of zijn al bij de geboorte aanwezig. Ze kunnen oppervlakkig zijn (haemangioma fructuosum), diep (haemangioma cavernosum) of gemengd. Oppervlakkige hemangiomen zijn scherpbegrensde, ronde of ovale, zachte, koepelvormige tumoren met een vuurrode kleur (figuur 12.4). Het oppervlak kan glad zijn of multilobulair. Incidenteel is er alleen een dunne vasculaire plaque. Diepe hemangiomen zijn zachte, warm aanvoelende, ronde blauwig doorschijnende zwellingen onder een huid die normaal is of waarop enkele teleangiëctasieën of andere vaatstructuren

te zien zijn (figuur 12.4). Ze kunnen tot ongeveer de helft van hun grootte ingedrukt worden, en na opheffen van de compressie vult de tumor zich weer snel. Ze worden vaak groter en donkerder wanneer het kind huilt.

3. Neen, dit is geen syndroom van Klippel-Trenaunay. Daarbij zal ook altijd een capillaire component (wijnvlek) aanwezig zijn. Ook wordt bij deze patiënten het aangedane been progressief dikker en langer ten opzichte van het niet-aangedane been door hypertrofie van weke delen en botten.

4. Er lijkt hier alleen sprake te zijn van een oppervlakkig gelegen vasculaire malformatie, het beloop is ongecompliceerd en het kind heeft er geen last van. Het beleid kan daarom expectatief zijn. Op termijn kan behandeling met sclerotherapie overwogen worden.

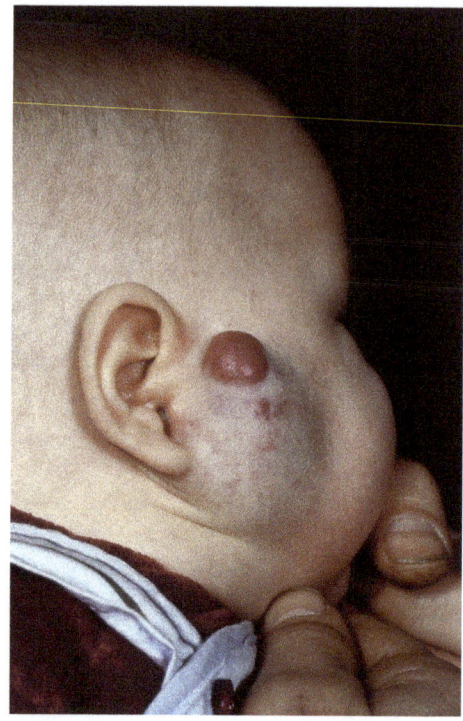

Figuur 12.4
Hemangioom: gemengd type met oppervlakkige (de rode nodus) en diepe (de blauwige zwelling met teleangiëctasieën) component.

13

Anamnese

Het is oktober en een gezonde stevige plattelandsvrouw van 23 jaar komt vanwege 'paarse plakkaten' op haar beide bovenbenen. Ze heeft het al twee keer eerder gehad, en het zou toen wel 2-3 weken geduurd hebben voordat alles weer weg was. U kent haar ook omdat ze uw dochter paardrijles geeft. 'Heeft het met paardrijden te maken, denk je?' vraagt u dan ook. 'Ik denk het niet', antwoordt Henriëtte, 'want ik heb er een halfjaar geen last van gehad, en ik zit eigenlijk elke dag wel een paar uur op mijn paard'. Patiënte is verder gezond en gebruikt geen medicijnen. Ze is niet bekend met afwijkingen aan de bloedvaten.

Lichamelijk onderzoek

U ziet op de zijkanten van beide bovenbenen overlopend naar de billen een onregelmatige iets verheven blauwrode verkleuring. Bij palpatie voelt het gebied geïndureerd aan.

Vragen

1. Aan wat voor soort reactie denkt u?

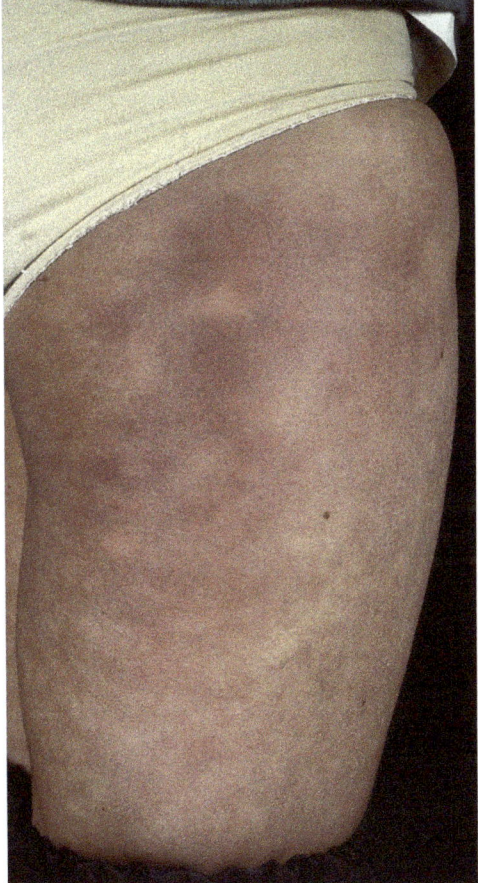

Figuur 13.1

Antwoorden

1. U zou kunnen denken aan een reactie op de kou. Het heeft wel degelijk, althans indirect, te maken met het paardrijden, maar dat ze het afgelopen halfjaar geen last heeft gehad komt door het warme seizoen mei tot september. Er zijn hier twee diagnoses mogelijk: KOUDE PANNICULITIS of PERNIONES (of een combinatie van de twee).

Koude panniculitis is een ontstekingsreactie op door de kou veroorzaakte necrose van vetcellen. Het fenomeen wordt niet alleen bij volwassenen gezien, maar ook bij kinderen en neonaten, bij wie het veroorzaakt kan worden door een ijsblokje, het eten van ijs, ijspakkingen of koude omgevingstemperatuur. Ongeveer 2-3 dagen na expositie aan de kou treedt een vaagbegrensde induratie op van het aangedane gebied. De huid is rood of blauwig en voelt vaak koud aan. De patiënt kan klagen over kou of over een doffe pijn. Wanneer het gebied warm gehouden wordt, zullen de subcutane plaques binnen enkele weken zonder littekenvorming genezen. Koude panniculitis van de dijen, heupen of billen wordt vooral gezien bij volwassenen die paardrijden of geskied hebben (figuur 13.2).

Perniones is beter bekend als wintervoeten (deel 1, casus 13). Dit is een abnormale reactie op koude omgevingstemperatuur boven het vriespunt. Bij gezonde individuen induceert kou vasoconstrictie, maar die wordt gevolgd door vasodilatatie om de doorbloeding op peil te houden. Bij perniones evenwel is er een *persisterende* vasoconstrictie van de grote arteriolen in de huid, terwijl de kleinere oppervlakkiger gelegen vaten uitgezet zijn en dat ook blijven. Een diepe vorm van perniones kan voorkomen op de kuiten, bovenbenen en billen en manifesteert zich als jeukende, branderige of pijnlijke erytrocyanotische plaques, die na 1-3 weken verdwijnen wanneer expositie aan kou stopt.

Bij deze patiënte is het op grond van het beeld niet eenvoudig om onderscheid te maken tussen koude panniculitis en perniones. Als patiënte ook last van wintervoeten zou hebben, pleit dat uiteraard voor perniones, zoniet, dan is koude panniculitis waarschijnlijker. In beide gevallen zullen de afwijkingen na enkele weken verdwijnen, wanneer de huid goed warm gehouden wordt. Patiënte krijgt het advies om een warmere, maar ook losser zittende paardrijbroek te gaan dragen.

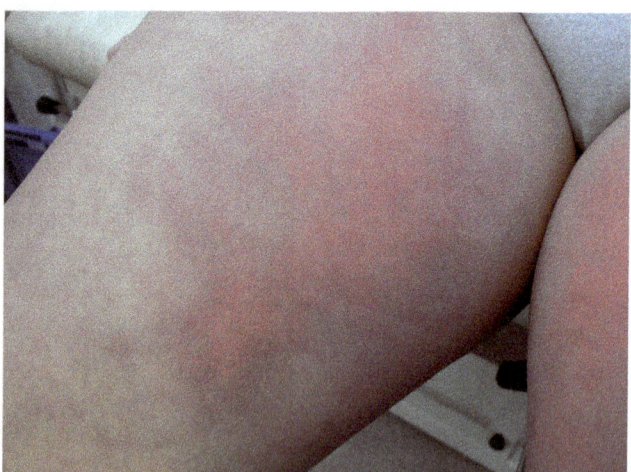

Souwer IH, Lagro-Janssen ALM. Perniones. Winterhanden, wintertenen en 'winterdijen'. HuisartsWet 2004;47(12):594-6.

Figuur 13.2
Koude panniculitis op de dijen van een vrouw na skiën.

14

Anamnese
Een 32-jarige man heeft sinds enkele maanden afwijkingen onder en naast zijn rechteroog. De plekjes irriteren soms wat. Hij is verder gezond en gebruikt geen medicijnen.

Lichamelijk onderzoek
Bij onderzoek ziet u onder en naast het rechteroog een aantal inflammatoire vlakke papels en plaques met een livide kleur. Vooral op de plaques is er enige hyperkeratose.

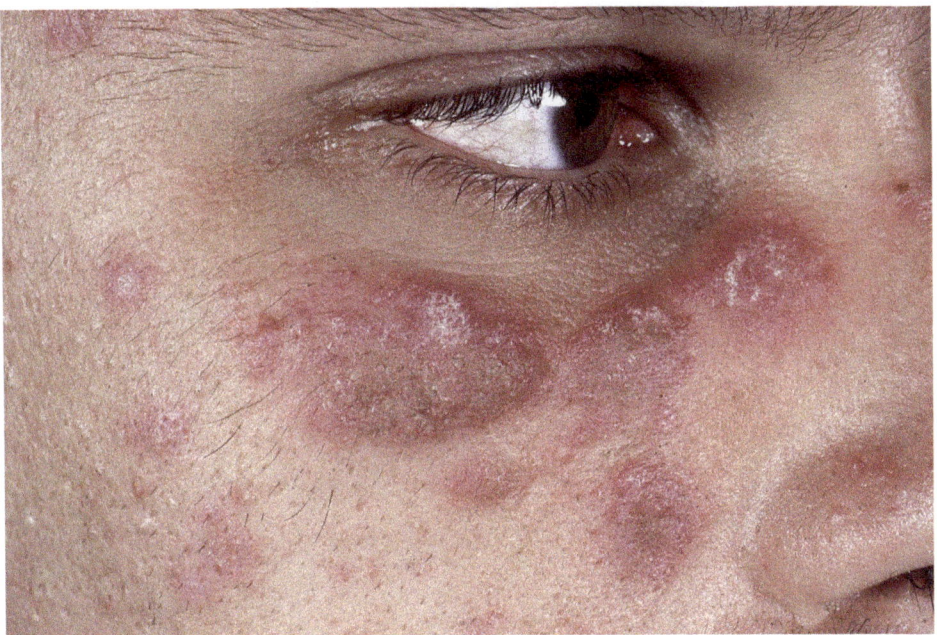

Figuur 14.1

Vragen
1. Aan welke inflammatoire aandoening denkt u?
2. Er is ook een systemische variant van deze ziekte. Welke symptomen daarvan kent u?
3. Wat weet u van de prognose van deze cutane aandoening?
4. Wat is uw advies aan de patiënt?

Antwoorden

1. U zou hier moeten denken aan de CHRONISCH DISCOÏDE LUPUS ERYTHEMATODES (CDLE). Dit is een inflammatoire aandoening van de huid van onbekende oorzaak. CDLE is meestal gelokaliseerd op het gezicht, het behaarde hoofd en de oren, minder vaak op de romp en ledematen. De laesies beginnen als geïndureerde vlakke papels (figuur 14.2), die uitgroeien of conflueren tot plaques. Karakteristiek voor CDLE zijn vastzittende keratose op de laesies en keratotische pluggen in verwijde follikelopeningen. Door diepe ontstekingen kunnen adnexen verdwijnen, wat op het behaarde hoofd aanleiding geeft tot kale plekken (cicatriciële alopecie, figuur 14.3). In de centrale delen van de laesies treedt niet zelden littekenvorming op. Wanneer de laesies bedekt zijn met een dikke laag keratose, spreekt men van hypertrofische CDLE, die vaak is gelokaliseerd op de strekzijde van de armen.

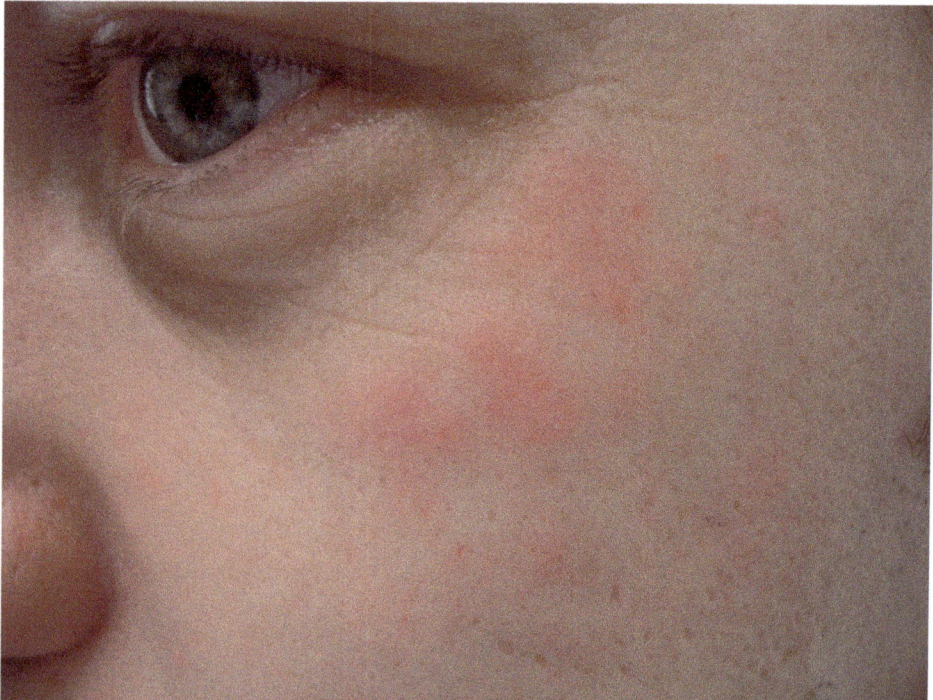

Figuur 14.2
Beginnende chronisch discoïde lupus erythematodes: erytheem en enige infiltratie.

2. We doelen hier op de systemische lupus erythematodes (SLE). De belangrijkste symptomen zijn hieronder opgesomd. Deze worden ook als diagnostische criteria gebruikt: wanneer een patiënt vier of meer van deze symptomen (gelijktijdig of opeenvolgend) heeft (gehad), kan de diagnose SLE worden gesteld.

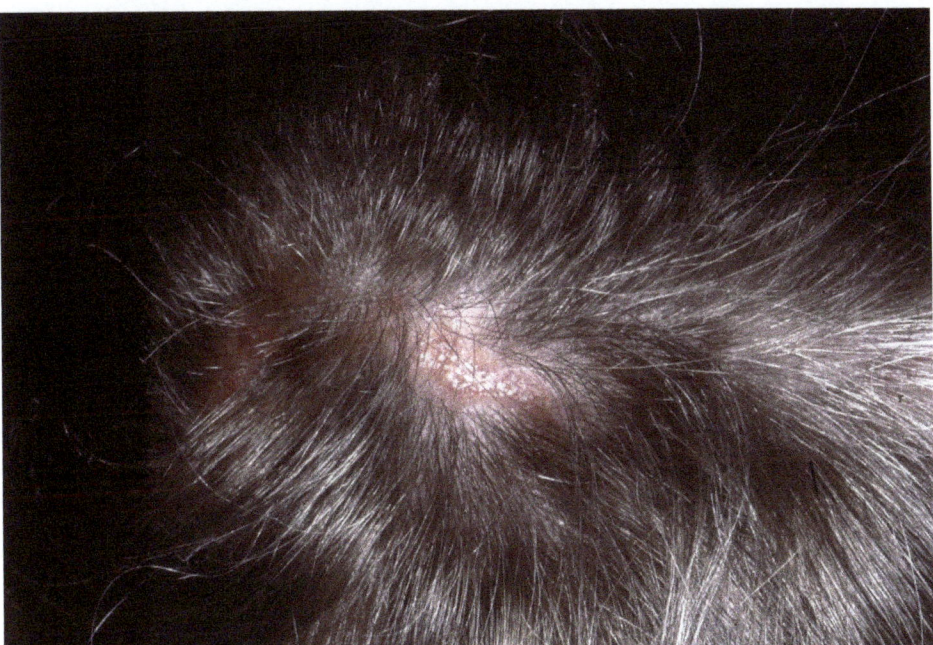

Figuur 14.3
Kale plek door CDLE op het behaarde hoofd: cicatriciële alopecie.

Criterium	Definitie
1. Butterfly rash	Erytheem op de wangen, vaak acuut optredend, vlak of verheven, meestal niet in de nasolabiaalplooien
2. Discoïde uitslag	Laesies van CDLE: verheven erythemateuze plaques met vastzittende keratose, folliculaire keratose en eventueel littekenvorming
3. Lichtgevoeligheid	Huiduitslag als ongewone reactie op zonlicht
4. Orale ulcera	Ulcera in de mond of de nasofarynx
5. Artritis	Niet-erosieve artritis van twee of meer perifere gewrichten
6. Serositis	Pleuritis of pericarditis
7. Nierafwijkingen	Proteïnurie >0,5 gram/dag *of* cylinders
8. Neurologische afwijkingen	Epileptische aanvallen *of* psychose
9. Hematologische afwijkingen	Hemolytische anemie *of* leukopenie *of* lymfopenie *of* trombopenie
10. Immunologische afwijkingen	Anti-DNA- *of* Anti-Sm- *of* antifosfolipiden-antilichamen
11. Antinucleaire antilichamen	Abnormale titer van antinucleaire antilichamen

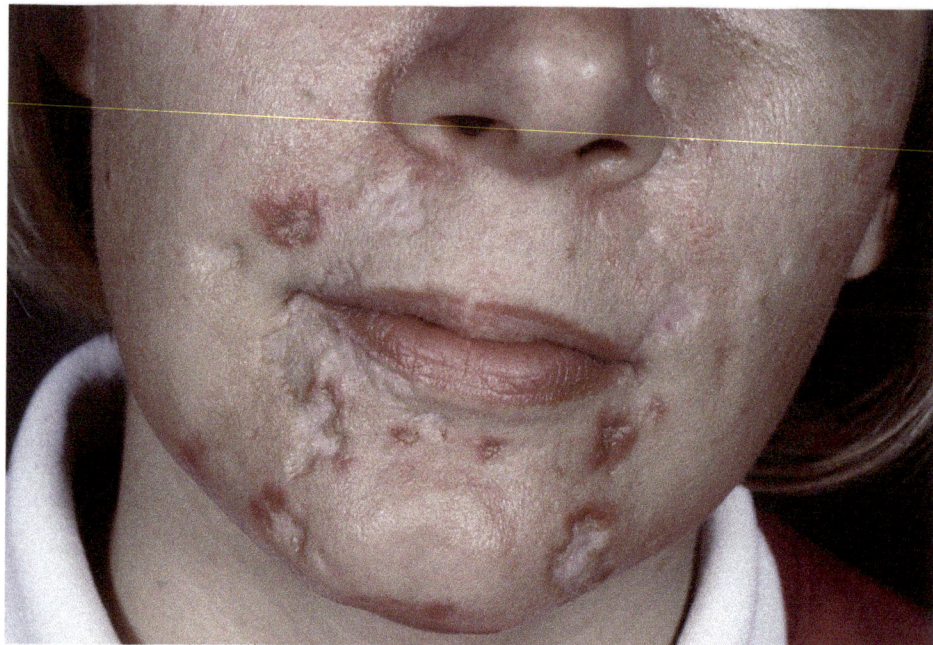

Figuur 14.4
Ernstige littekenvorming. Er is ook nog inflammatoire activiteit te zien.

3. Chronisch discoïde lupus erythematodes is vaak – *nomen est omen* – een chronisch of chronisch recidiverend verlopende huidaandoening. Bij geen of onvoldoende behandeling is er een groot risico op het ontstaan van lelijke atrofische littekens (figuur 14.4). De kans dat CDLE 'overgaat' in SLE wordt op langere termijn geschat op 5-10%.

4. Uw advies aan deze patiënt is om een afspraak te maken bij de dermatoloog. Er zal een biopt worden genomen om de klinische waarschijnlijkheidsdiagnose chronisch discoïde lupus erythematodes te bevestigen. De behandeling bestaat in eerste instantie uit sterkwerkende dermatocorticosteroïden, bij therapieresistentie in combinatie met orale antimalariamiddelen (hydroxychloroquine). Ook zal de patiënt zijn huid moeten beschermen met een antizonnebrandmiddel met een hoge beschermingsfactor (SPF>20).

15

Anamnese
Een 56-jarige man vertelt dat hij geel wordt onder zijn oog. Patiënt is verder gezond en gebruikt geen medicijnen.

Lichamelijk onderzoek
Bij onderzoek ziet u inderdaad een gelige verkleuring onder zijn linkeroog en een klein geel vlekje boven de mediale ooghoek.

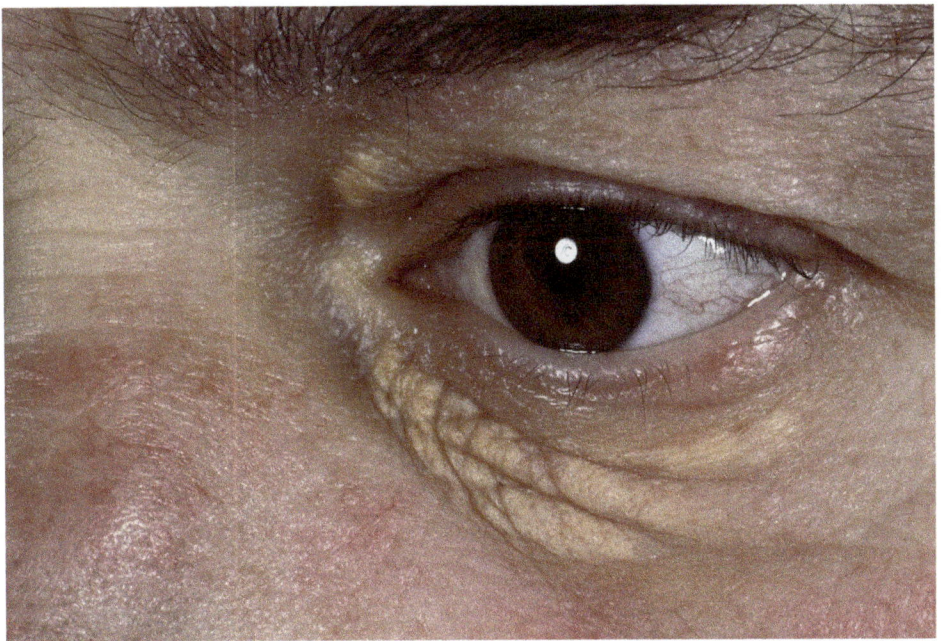

Afbeelding 15.1

Vragen
1. Welke diagnose stelt u?
2. Vraagt u laboratoriumonderzoek aan?
3. Hoe behandelt u deze cosmetisch ontsierende aandoening?
4. Wat wilt u nog meer weten van deze patiënt?

Antwoorden

1. U stelt de diagnose XANTHELASMA (ook wel xanthelasma palpebrarum genoemd, meervoud: xanthelasmata). Dit zijn vetophopingen in macrofagen van de huid ('schuimcellen'), gekenmerkt door geelwitte zachte fluweelachtige papels en plaques rond de ogen. De meest voorkomende lokalisaties zijn het bovenooglid en het gebied rond de mediale ooghoek.

2. Ja. Bij xanthelasmata kan er sprake zijn van een geïsoleerd cutaan fenomeen, maar de patiënt kan ook een (ernstige) vetstofwisselingsstoornis hebben. U laat dus bloed prikken op het lipidenspectrum (triglyceriden en cholesterol).

3. Xanthelasmata kunnen over het algemeen goed behandeld worden met verzadigde trichloorazijnzuuroplossing, met een wattenstokje – zeer voorzichtig – aan te brengen. De laesie wordt direct wit. Na verloop van tijd ontstaat een korst die er vanzelf af zal vallen. De huid daaronder is vaak iets atrofisch. Recidieven treden frequent op. Andere behandelingsmogelijkheden zijn vernietiging met de elektrocauter (lokaalanesthesie vereist), vloeibare stikstof, laser, of verwijdering door een excisie.

4. U hebt – als toevalsbevinding - in de wenkbrauw van uw patiënt licht erytheem en schilfering gezien. U vraagt dus of patiënt tekenen van psoriasis of seborroïsch eczeem heeft (gehad).

16

Anamnese
Een 23-jarige jongen komt op het spreekuur, omdat hij sinds een dag twee branderige en jeukende vlekken op zijn penis heeft. Patiënt heeft een vaste relatie en 'het kan dus geen geslachtsziekte zijn' (waar zijn vriendin hem overigens wel van verdacht). Hij was 3 dagen geleden ook al bij u, u hebt hem toen oraal tetracyclinehydrochloride voorgeschreven vanwege acne vulgaris.

Lichamelijk onderzoek
Bij onderzoek ziet u op de glans penis en op het preputium twee kleine rode plekjes, waarvan één iets verheven is, met een scherpe begrenzing. U zoekt elders op het lichaam naar tekenen van psoriasis of seborroïsch eczeem, maar kunt die niet vinden.

Anamnese (vervolg)
U overweegt een balanitis plasmocellularis (erytroplasie van Zoon) of een erytroplasie van Queyrat, maar acht dit zeer onwaarschijnlijk gelet op zijn jeugdige leeftijd. U vraagt of patiënt dit wel eens eerder gehad heeft en hij meent zich te herinneren van wel, een jaar of drie geleden. U kijkt in uw papieren en ziet een notitie staan, dat patiënt destijds een rode vlek op zijn penis had gekregen na behandeling van een *Chlamydia trachomatis* infectie bij de dermatoloog met doxycycline. Patiënt herinnert zich nu dat daar nog heel lang een bruin vlekje van over was gebleven.

Vragen
1. Welke diagnose stelt u?
2. Wat is uw beleid?

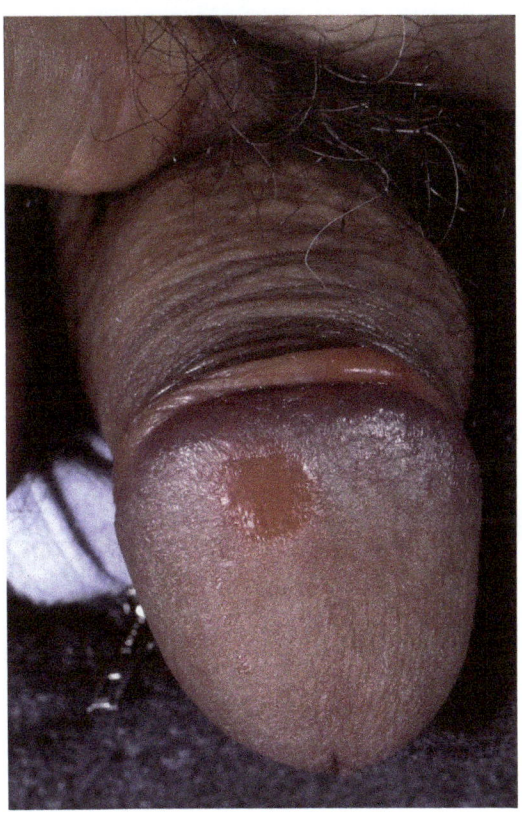

Figuur 16.1

Antwoorden

1. U stelt de diagnose FIXED DRUG ERUPTION door tetracycline. Het kenmerk van deze vorm van geneesmiddelexantheem is dat de uitslag bij hernieuwde toediening van het veroorzakende medicament op dezelfde plaats weer terugkomt. Bij herhaalde expositie kan het aantal laesies toenemen en uitgebreide exanthemen komen voor ('gegeneraliseerde' fixed drug eruption). Een fixed drug eruption ontstaat de eerste keer doorgaans 1-2 weken na eerste expositie aan het geneesmiddel, bij een volgende aanval na 1-2 dagen, in acute gevallen zelfs al na 30 minuten tot 8 uur. Er ontwikkelen zich een of enkele scherpbegrensde, ronde of ovale plaques van erytheem en oedeem, in grootte variërend van enkele millimeters tot vele centimeters, waarbij de kleur verandert in donkerpaars tot bruin, soms met blaasjes of blaren (figuur 16.2), waarin erosies kunnen optreden (figuur 16.3). Bij genezing blijft meestal langdurig (postinflammatoire) hyperpigmentatie achter, vooral bij mensen met donkerder huidtypen (figuur 16.3). Er zijn echter ook fixed drug eruptions die in het geheel geen pigmentatie achterlaten.
Een fixed drug eruption kan overal op het lichaam voorkomen; in de helft van de gevallen zijn de slijmvliezen aangedaan. Voorkeurslokalisaties zijn het gezicht, de lippen, de handen en voeten, genitalia en het gebied rond de anus. Het aantal geneesmiddelen waarvan dergelijke 'fixed' erupties zijn beschreven is zeer groot; de meeste worden veroorzaakt door sulfonamides (vooral co-trimoxazol), tetracyclines, barbituraten, anti-epileptica (vooral carbamazepine), NSAID's en antimycotica.

2. U laat patiënt stoppen met het gebruik van tetracyclinehydrochloride, omdat de afwijking zich daardoor zou kunnen uitbreiden. Van nu af aan zijn alle tetracyclines (tetracyclinehydrochloride, doxycycline, minocycline) gecontra-indiceerd (ofschoon herintroductie soms probleemloos verdragen wordt). Patiënt heeft namelijk eerst een reactie gehad op doxycycline en nu op tetracycline, zodat er sprake lijkt te zijn van 'kruisreactiviteit'. Een type-IV-allergie volgens Gell en Coombs (vertraagd-type allergie, cellulaire immuniteit) ligt aan de basis van een fixed drug eruption. De diagnose kan vaak bevestigd worden met epicutane allergietesten met de verdachte medicijnen. Karakteristiek voor de fixed drug eruption is dat de plakproef alleen positief is op die delen van de huid waar uitslag zat en *niet* op gezonde huid. De diagnose bij deze patiënt is echter nagenoeg zeker, zodat verwijzing niet noodzakelijk is. Bovendien sluit een negatieve plakproefreactie het bestaan van fixed drug eruption niet uit.

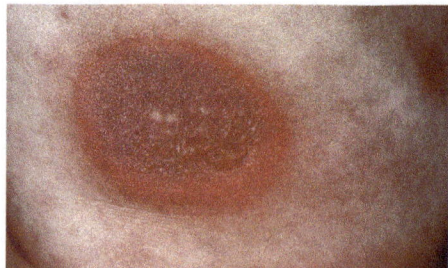

Figuur 16.2
Fixed drug eruption: ovale bruinrode oedemateuze plaque met blaasjes.

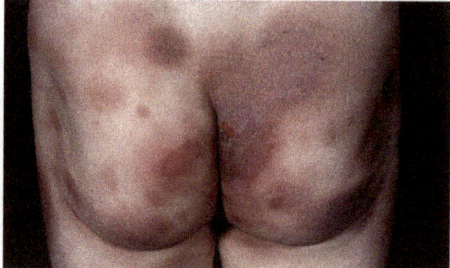

Figuur 16.3
Gegeneraliseerde fixed drug eruption met erosies en postinflammatoire hyperpigmentatie.

17

Anamnese

Een zenuwachtige tot licht paniekerige moeder komt met haar – van gezondheid blakende – baby van 4 maanden op uw spreekuur. 'Myrthe wordt helemaal kaal, dokter, terwijl ze bij de geboorte zo'n mooie bos donker haar had. Iedereen zegt dat het vanzelf wel weer goed komt, maar ik maak me er heel veel zorgen over. En het lijkt wel besmettelijk, want ik heb het zelf ook!'

Lichamelijk onderzoek

Bij onderzoek ziet u dat de haarinplant bij Myrthe bovenop dun is, inderdaad veel dunner dan direct na de geboorte, toen u haar ook gezien heeft. Het occipitale deel van het hoofd is geheel kaal, aan de onderste rand is nog wel veel terminaal haar aanwezig. Aan de weelderige haardos van mama ziet u niets bijzonders, maar wanneer u er aan trekt, hebt u wel een flinke pluk haren in uw hand ('ziet u wel').

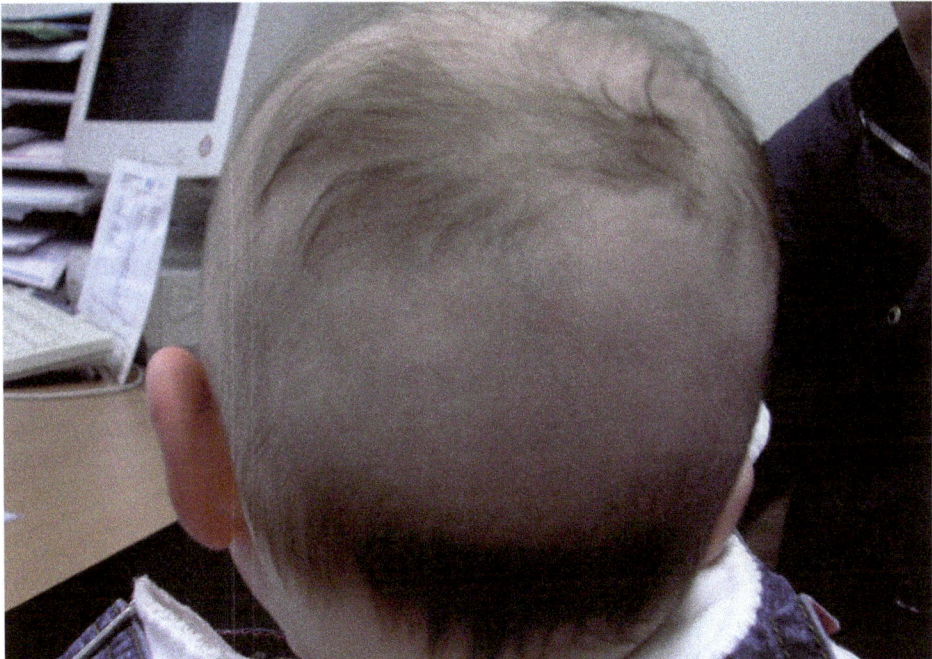

Afbeelding 17.1

Vragen

1. Welke diagnoses stelt u bij dit dubbelconsult?
2. Kunt u de moeder geruststellen?

Antwoorden

1. U stelt bij beide dames de diagnose TELOGEEN EFFLUVIUM. Bij Myrthe is de haaruitval fysiologisch. Na de geboorte gaan de haren in een 'golf' van voor naar achteren gelijktijdig over in de telogene fase, de laatste fase van de haargroeicyclus. Na ongeveer 2-3 maanden vallen de telogene haren uit. Bij baby's is de haaruitval op het achterhoofd vaak het ergste; velen menen dat druk en wrijving, doordat het kind vaak op de rug (en dus het achterhoofd) ligt, hierbij een rol spelen.
De moeder heeft de post-partum vorm van telogeen effluvium, de meest voorkomende oorzaak daarvan. Eigenlijk is dit ook een fysiologisch fenomeen: nagenoeg alle vrouwen die bevallen zijn hebben hiermee te maken, maar bij veel van hen verloopt de haaruitval subklinisch. Er moet namelijk meer dan 20% van de haren zijn uitgevallen voordat het echt dunner lijkt.

2. Ja, u kunt de moeder geruststellen. Zowel bij haar als bij Myrthe zal de beharing weer terugkomen. Bij haarzelf zal de uitval binnen 3-6 maanden stoppen, waarna binnen een jaar een spontaan en compleet herstel optreedt. Bij Myrthe zal dat sneller gaan.

Duijn HJ van. Haaruitval/alopecia. In: JAH Eekhof, A Knuistingh Neven, W Opstelten, redactie. Kleine kwalen in de huisartspraktijk, 5e druk. Maarssen: Elsevier Gezondheidszorg, 2007. p. 321-6.

Anamnese

Een jongen van 18 jaar komt vanwege rugklachten. Wanneer u hem onderzoekt ziet u op zijn rug een uitgebreide eruptie van moedervlekken. Sommige daarvan zijn groot en onregelmatig van kleur en/of vorm – en 'nu u het zegt: mijn vriendin zegt dat die ene onder op mijn rug groter wordt' (figuur 18.2). Ook op de voorzijde van de romp, in de hals en op de ledematen heeft hij veel moedervlekken, zeker 75 in totaal.

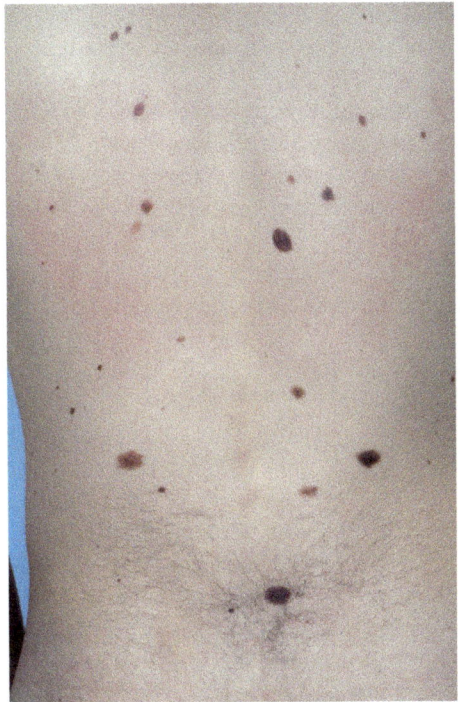

Figuur 18.1

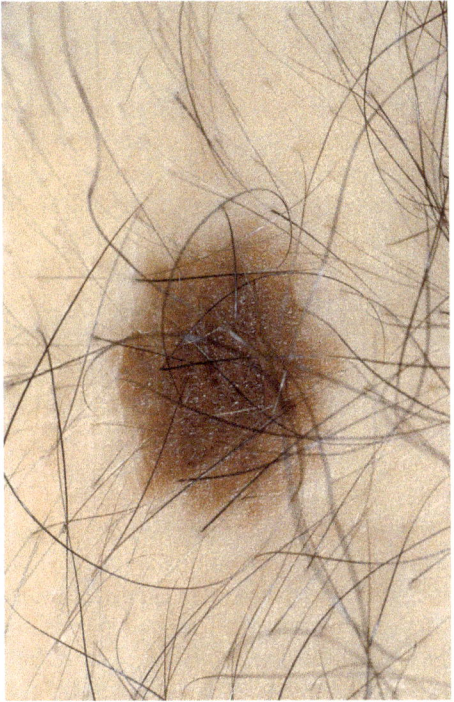

Figuur 18.2

Vragen

1. Welke vragen stelt u?
2. Hoe heten de grote en onregelmatige moedervlekken?
3. Wat zijn hiervoor de klinische criteria?
4. Deze moedervlekken komen soms familiair voor. Hoe heet deze aandoening en wanneer kan de betreffende diagnose gesteld worden?
5. Wat adviseert u deze patiënt?

Antwoorden

1. U stelt een aantal vragen op grond waarvan u het risico op het ontwikkelen van een melanoom probeert in te schatten. Zo wilt u weten:
   - of patiënt gemakkelijk verbrandt door de zon;
   - of hij als kind vaak verbrand is geweest;
   - of er nog meer moedervlekken bijkomen;
   - of een of meer moedervlekken – naast de groter wordende naevus onder op de rug – veranderen of veranderd zijn: groter, donkerder, lichter, onregelmatig van kleur of van vorm, jeuken, bloeden;
   - of hij ooit een melanoom gehad heeft;
   - of er bij hem ooit moedervlekken zijn verwijderd en zo ja, wat de histopathologische diagnose was (indien het preparaat 'nagekeken' is);
   - of er familieleden zijn met veel moedervlekken of bij wie een melanoom is vastgesteld.

2. De grote en onregelmatige moedervlekken zijn waarschijnlijk zogeheten DYSPLASTISCHE MOEDERVLEKKEN (NAEVI). Dit is eigenlijk een histopathologische diagnose, zodat wij de voorkeur geven aan de naam KLINISCH ATYPISCHE NAEVUS. Patiënten met ten minste vijf dysplastische naevi naevocellulares hebben een verhoogd risico op het ontwikkelen van een melanoom.

3. De diagnose klinisch atypische naevus berust op ten minste drie van de volgende criteria:
   - ≥ 5 mm in doorsnede;
   - vage begrenzing;
   - onregelmatige vorm;
   - onregelmatige pigmentatie;
   - erytheem (bij diascopie).

4. De erfelijke aandoening heet het familiair dysplastisch naevussyndroom (Engels: FAMMM-syndrome = Familial Atypical Multiple Mole/Melanoma syndrome). Deze diagnose mag alleen gesteld worden in het geval van een of meer melanomen met of zonder dysplastische naevi naevocellulares bij tenminste twee eerstegraads familieleden of drie melanomen bij tweedegraads familieleden. Meer dan 30% van de patiënten met een familiair dysplastisch naevussyndroom ontwikkelt meerdere melanomen. Aanwezigheid van klinisch atypische naevi bij mensen in families met dit syndroom pleit voor gendragerschap, maar afwezigheid sluit dragerschap van de aanleg voor melanoom niet uit.

5. U adviseert deze patiënt om een afspraak te maken bij de dermatoloog. Elke gepigmenteerde afwijking of moedervlek die verandert moet als 'verdacht' worden beschouwd en verdient nader onderzoek of controle. Naast de anamnese (groei, verandering van kleur en vorm) zijn bij het onderzoek vooral de grootte (≥ 0,6 cm), onregelmatige kleur, vorm en begrenzing en een eventuele rode hof rondom belangrijk. In een beginstadium is een melanoom vaak moeilijk – ook voor dermatologen met veel ervaring op dit gebied - betrouwbaar te onderscheiden van een goedaardige moedervlek, een klinisch atypische naevus of een andere gepigmenteerde afwijking (figuur 18.3). De sensitiviteit van klinische

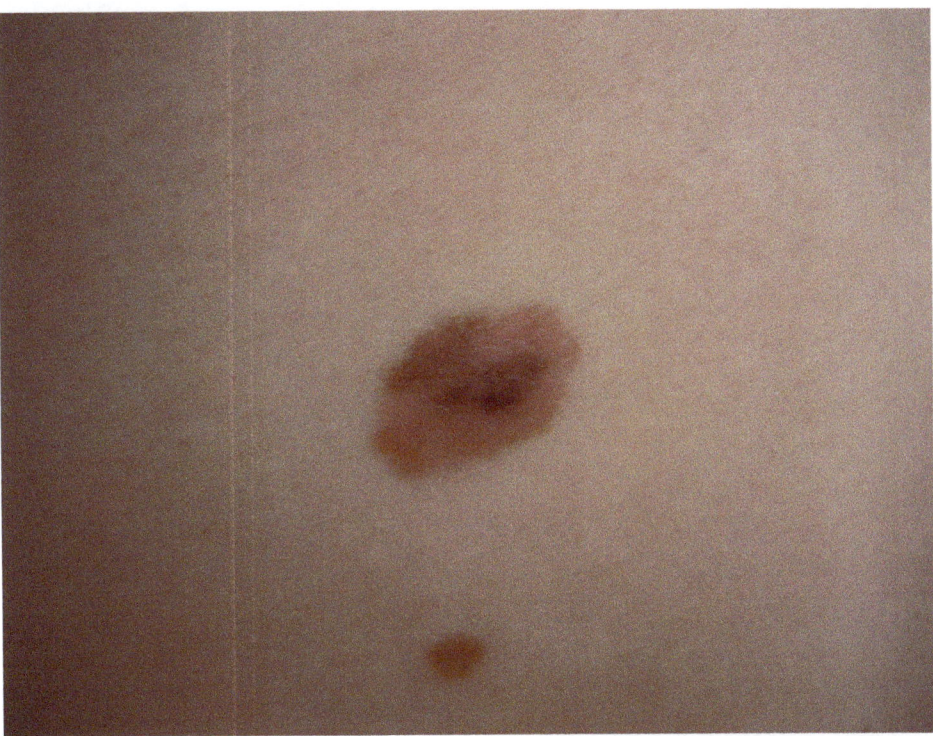

Figuur 18.3
Tamelijk 'rustig' uitziende klinisch atypische naevus, die bij histopathologisch onderzoek toch een melanoom bleek te zijn.

diagnostiek varieert van ongeveer 50% tot 80%, afhankelijk van de ervaring van de clinicus. Met behulp van dermatoscopie kan de klinische diagnostiek aanzienlijk betrouwbaarder gemaakt worden. Hierbij wordt de huid ingesmeerd met olie, waarna door een vergrootglas gekoppeld aan een speciale belichting de tienmaal vergrote pigmentlaesie wordt bekeken. Deze techniek verhoogt de sensitiviteit tot 90% (d.w.z. dat de onderzoeker 90% van de melanomen identificeert), terwijl in ervaren handen de specificiteit ook 90% is (d.w.z. dat histopathologisch onderzoek in 90% van de gevallen de klinisch gestelde diagnose 'melanoom' bevestigt). Voor histologie moet altijd (indien mogelijk) de gehele laesie chirurgisch verwijderd worden met een krappe marge normale huid rondom (excisiebiopt).
De dermatoloog zal een risico-inschatting maken, patiënt instrueren met betrekking tot zelfonderzoek en controle door zijn vriendin op delen van het lichaam waar hij zelf niet goed kan kijken, hem uitleg geven over bescherming tegen de zon, overleggen of periodieke controle noodzakelijk is en zonodig verzoeken familieleden een afspraak te laten maken.

www.cbo.nl: CBO-Richtlijn melanoom van de huid 2004.
De Groot AC, Toonstra J. Kanker en Huid. Dermato-oncologie voor de huisarts. Houten: Bohn Stafleu van Loghum, 2010 (ISBN 9789031377503).

19

Anamnese
Een man van 92 jaar komt, ondersteund door zijn 69-jarige zoon, op uw spreekuur in Mariaheide (NB). 'Meneer dokter', zegt de jongste van de AOW-gerechtigden, 'ons pap barst van de jeuk over zijn hele lichaam. Hij heeft het al jaren, maar hij is te eigenwijs om bij u te komen'. Patiënt blijkt 20 jaar geleden voor het laatst bij u geweest te zijn vanwege depressieve klachten na het overlijden van zijn vrouw en gebruikt geen medicijnen.

Lichamelijk onderzoek
U ziet een huid die past bij zijn leeftijd: gerimpeld, atrofisch, wat droog. Verder zijn er vele krabeffecten, crustae, en gedepigmenteerde littekens. Onderliggende huidziekten die de jeuk veroorzaken treft u niet aan. Bij verder lichamelijk onderzoek vindt u geen belangrijke afwijkingen.

Vragen
1. Gegeneraliseerde jeuk op oudere leeftijd, waarbij geen primaire huidziekten zichtbaar zijn, komt veel voor en wordt vaak pruritus senilis genoemd. Wat is daarvan meestal de oorzaak en hoe behandelt u deze aandoening?
2. Mocht dat niet helpen, aan welke andere oorzaken moet dan gedacht worden?
3. Doet u bij deze patiënt laboratoriumonderzoek?

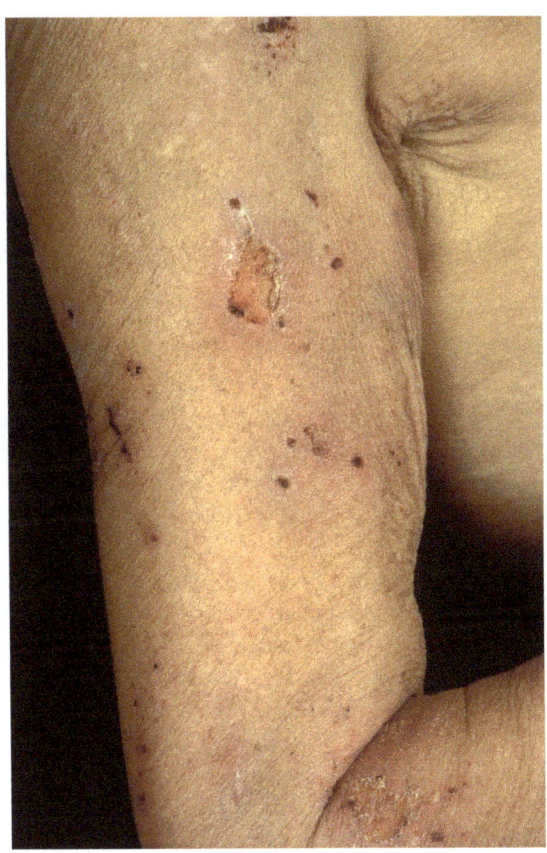

Figuur 19.1

Antwoorden

1. Ongeveer 30-60% van de oudere populatie zou in meer of mindere mate last van jeuk hebben. Aan de basis van de pruritus senilis ligt meestal uitdroging van de huid (xerosis cutis) en een verhoogde gevoeligheid van de verouderde huid voor invloeden die jeuk kunnen verergeren, zoals wol, warmte, zweten, extreme kou, warm water, zeep, harige dieren, lokale preparaten en geneesmiddelen, huisstofmijt, alcohol, hete dranken en gekruid eten. Ook emotionele stress en depressie kunnen een verergerende rol spelen.
Belangrijke therapeutische maatregelen zijn: zeep, badschuim, doucheschuim en dergelijke beperken tot plaatsen waar het nodig is, niet in bad of baden met olie, en tenminste eenmaal daags (liever vaker) indifferent invetten met bijvoorbeeld vaselinelanettecrème FNA of lanettezalf FNA (of vergelijkbare cetomacrogolpreparaten). Lokale corticosteroïden zijn in afwezigheid van inflammatoire huidziekten niet effectief en dat geldt ook voor lokale preparaten met antihistaminica, die bovendien kunnen sensibiliseren. Oraal komen de sederende antihistaminica in aanmerking, bijvoorbeeld hydroxyzinedihydrochloride of promethazinehydrochloride. Uiteraard worden jeuk-verergerende factoren zoveel mogelijk vermeden.

2. Gegeneraliseerde jeuk kan veroorzaakt worden door de volgende systemische aandoeningen:

Nieren	eindstadium chronisch nierfalen
Lever	cholestase, primaire bilaire cirrose, hepatitis C, zwangerschapscholestase
Hemopoëtisch systeem	polycythemia vera, ijzergebrekanemie, multipel myeloom, mastocytose, hodgkin- en non-hodgkinlymfoom, vormen van leukemie
Endocrinologisch	hyperthyreoïdie, hypothyreoïdie, carcinoïd
Overige	anorexia nervosa, niet-hemopoëtische maligniteiten, hemochromatose, hiv-infectie

Daarnaast kunnen vele medicijnen gegeneraliseerde jeuk zonder huiduitslag veroorzaken (pruritus sine materia) en deze oorzaak wordt vaak over het hoofd gezien. Hiertoe behoren ACE-remmers, acetylsalicylzuur, amiodaron, bleomycine, chloroquine, goud, interferon, isotretinoïne, opiaten en penicillines.

3. Vanwege de ernst van de jeuk, het langdurige bestaan ervan en het feit dat deze patiënt al 20 jaar niet medisch onderzocht is, ligt het voor de hand om laboratoriumonderzoek aan te vragen om onderliggende aandoeningen uit te sluiten: Hb, Ht, leukocyten + differentiatie, BSE, ureum, creatinine, alkalische fosfatase, LDH, bilirubine, TSH, IgE, serumijzer, feces op parasieten en een röntgenfoto van de thorax.

Pingen FG. Jeuk. Huisarts Wet. 2004;47(5):239-42.

20

Anamnese
Een 32-jarige vrouw heeft een afwijking op haar rechterkuit, die sinds ongeveer een jaar bestaat, maar die in enkele maanden snel groter is geworden. Het is destijds begonnen na een wondje, opgelopen tijdens het tuinieren. Er heeft daar nooit een moedervlek gezeten. De plek heeft enkele malen gebloed bij het aantrekken van haar therapeutische steunkousen voor (mild) congenitaal lymfoedeem. Patiënte is bang voor een melanoom.

Lichamelijk onderzoek
U ziet een onregelmatige plaquevormige afwijking van ongeveer 5 x 3,5 cm op het distale deel van de rechterkuit. Het centrum is verheven met multipele papels en een prominent aanwezige hyperkeratose, de kleur is blauwzwart. De randen zijn deels maculeus, deels papuleus, dofrood van kleur en u ziet er diverse puntjes in.

Vragen
Probeer elke vraag te beantwoorden voordat u naar de volgende vraag kijkt.
1. Denkt u ook aan een melanoom?
2. Uit welk weefsel zou deze afwijking kunnen bestaan?
3. Histopathologisch onderzoek van een biopt gaf het beeld van multipele uitgezette bloedvaten in de papillaire dermis met acanthose, papillomatose en uitgebreide hyperkeratose van de overliggende epidermis. Bij welke benigne tumor past deze histopathologie?
4. Er zijn diverse aandoeningen die gepaard gaan met angiokeratomen op de huid. Een onschuldige variant komt veel voor bij mannen. Waarop doelen we?
5. Ook is er een erfelijke ernstige ziekte die gepaard gaat met angiokeratomen op de huid. Wat is de naam van deze aandoening en welke dermatologische en niet-cutane afwijkingen treden hierbij op?

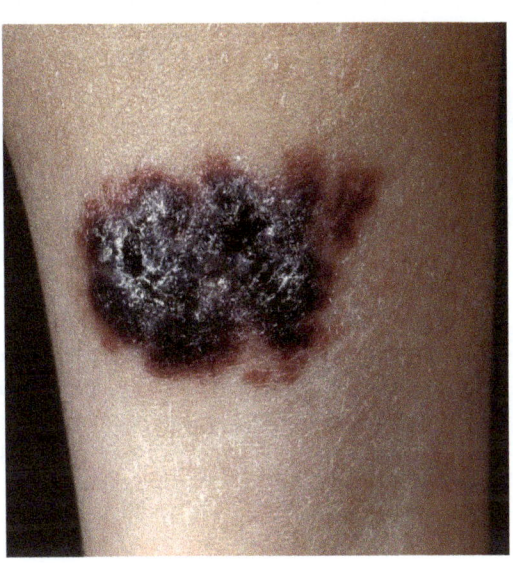

Figuur 20.1

Antwoorden

1. Er zijn diverse argumenten die pleiten tegen een melanoom, waaronder de snelle groei in enkele maanden (ofschoon met name amelanotische melanomen wel snel groter kunnen worden). De prominent aanwezige hyperkeratose past daar ook niet goed bij. Bij een melanoom kunnen vele kleuren gezien worden (wit, roze, bruin, zwart, blauw), maar de egaal dofrode kleur met puntjes erin aan de randen pleit sterk tegen een melanoom. Ook is er uit een gevorderd stadium van een melanoom wel eens enig bloedverlies, maar regelmatige bloedingen bij trauma suggereren een ander weefselsubstraat.

2. Vanwege de dofrode kleur, de puntjes en de bloedingen zou u moeten denken aan vaatweefsel.

3. Dit histopathologisch beeld met uitgezette bloedvaten en hyperkeratose past bij een ANGIOKERATOOM.

4. We doelen hier op de angiokeratomen van het scrotum, ook wel angiokeratoma Fordyce genoemd. Het gaat om 1-4 mm grote, rode tot paarse vasculaire papeltjes op het scrotum. Soortgelijke laesies kunnen incidenteel op de glans en de schacht van de penis gezien worden. Sommige patiënten klagen over jeuk, pijn of bloeding. De angiokeratomen kunnen al ontstaan in de adolescentie. Met het stijgen der jaren neemt hun aantal toe en worden ze groter en donkerder (figuur 20.2). Op de leeftijd van 16 jaar heeft 1 op de 150 jongens al een of meer angiokeratomen, boven de 70 jaar is dat bij 1 op de 6 mannen het geval. Het is waarschijnlijk een degeneratieve aandoening, waarbij lokale veneuze hypertensie een rol lijkt te spelen. Het is dan ook verstandig te zoeken naar een eventueel bestaande varikocèle; het behandelen daarvan kan resulteren in regressie van de angiokeratomen. Symptomatische laesies kunnen eventueel behandeld worden met de hyfrecator.

5. Een ernstige ziekte die zich kan presenteren met angiokeratomen is het angiokeratoma corporis diffusum, beter bekend als de ziekte van Fabry (of Anderson-Fabry). Dit is een aan chromosoom X gebonden recessieve aandoening, waarin deficiëntie van het lysosomale enzym α-galactosidase A leidt tot progressieve stapeling van globotriaosylceramide in de lysosomen van endotheliale en gladde spiercellen. Ofschoon gebonden aan het X-chromosoom, komt de aandoening ook regelmatig bij vrouwen voor, maar meestal met mildere manifestaties.

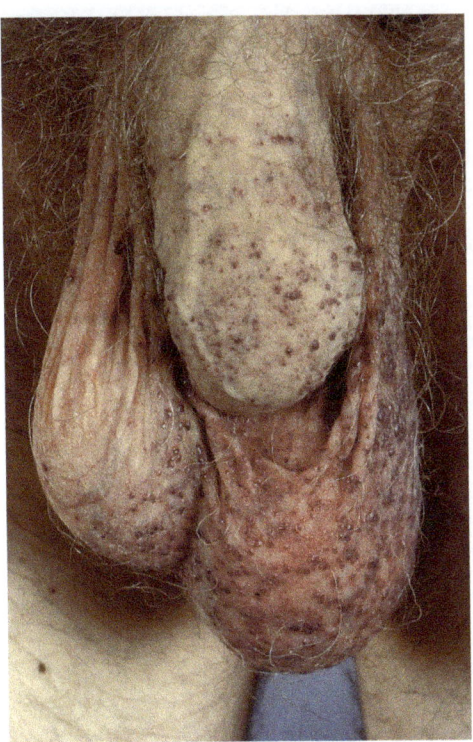

Figuur 20.2
Zeer uitgebreide angiokeratomen van Fordyce op scrotum en penis.

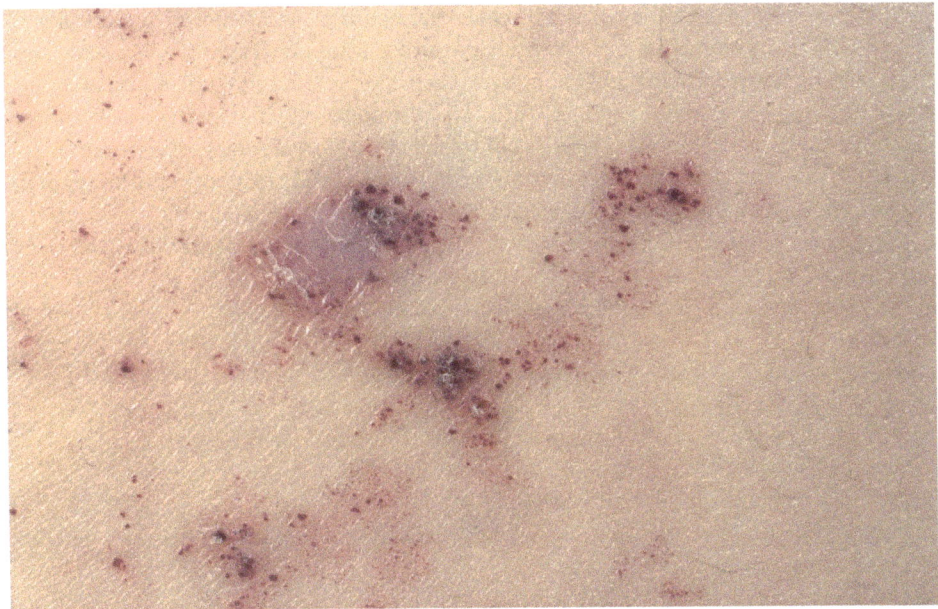

Figuur 20.3
Detailopname van gegroepeerde kleine angiokeratomen.

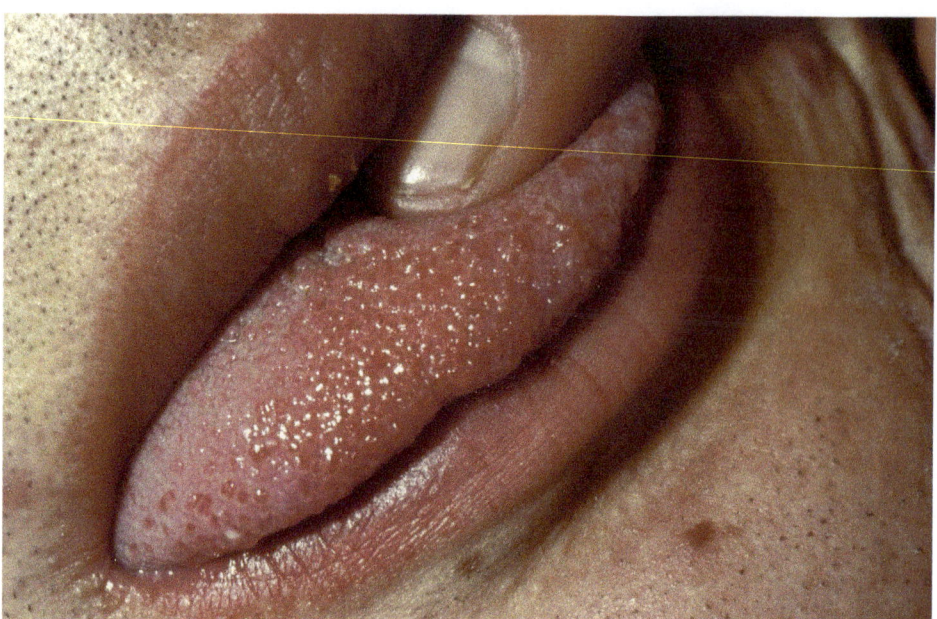

Figuur 20.4
Multipele angiomen van de tong bij de ziekte van Fabry. De frequent aanwezige teleangiëctasieën op en rond de lippen ontbreken hier.

Bij de ziekte van Fabry zijn angiokeratomen de meest frequente dermatologische manifestatie (66% bij mannen, 33% bij vrouwen). Ze ontstaan al kort voor de puberteit en vaak in groepjes, vooral op de extremiteiten, de billen, de heupen, het onderste deel van de romp en de schacht van de penis (figuur 20.3). Ook elders kunnen angiokeratomen of angiomen optreden, zoals in de mond (figuur 20.4). Andere veelvoorkomende cutane verschijnselen zijn hypo- of (minder vaak) anhidrose, teleangiëctasieën, lymfoedeem en warmte-intolerantie. Karakteristiek voor de ziekte van Fabry is dat bij 90% van de jongens tussen de 5-15 jaar periodieke aanvallen van heftige pijn in de huid van de vingers en de tenen (acroparesthesie) optreden. Vasomotorische stoornissen leiden tot blauwe of bleke handen of flushing van de ledematen. Tot de mogelijke afwijkingen in andere orgaansystemen behoren onder meer:
cardiovasculair: hypertensie, coronairlijden, geleidingsstoornissen, klepafwijkingen, hypertrofische cardiomyopathie, varices, stasisoedeem;
centraal zenuwstelsel: cerebrovasculaire ziekte en accidenten leiden tot voortijdig overlijden;
nieren: nierfunctiestoornissen. Nierfalen noodzakend tot dialyse of transplantatie (40-50 jaar of jonger);
oogafwijkingen: symptoomloze oppervlakkige corneadystrofie (cornea verticillata), uitgezette gekronkelde vaten in de conjunctivae en retina;
KNO: hoogfrequente sensorineurale doofheid;
botten en gewrichten: milde artritis van de terminale falangen, (pseudo)cysten van de sinus maxillaris, prognathie van de bovenkaak;
maag-darmkanaal: achalasie van de oesofagus;
overige afwijkingen: koorts, gegeneraliseerde lymfadenopathie.

21

Anamnese
Een 32-jarige kok heeft sinds ongeveer een jaar wisselend last van een pijnlijke zwelling aan de linkerwijsvinger. Het wordt regelmatig wat erger en dan komt er etter uit, maar dat verdwijnt vanzelf. Patiënt is hiervoor nog niet eerder bij u geweest, omdat hij bang was dat u zou adviseren het werk tijdelijk te staken. Dat is voor hem niet mogelijk: hij is zelfstandig ondernemer en kan het zich niet permitteren om iemand in te huren om zijn werk over te nemen. Bovendien had patiënt stiekem gehoopt dat het vanzelf weg zou gaan.

Lichamelijk onderzoek
Bij onderzoek ziet u een erythemateuze zwelling van de proximale nagelwal en het dorsum van het eindkootje van de vinger. De nagelgroei is over de gehele breedte onderbroken, zodat de nagel alleen nog vastzit aan het nagelbed. De nagelwal is licht drukpijnlijk, er komt bij druk geen pus onder vandaan.

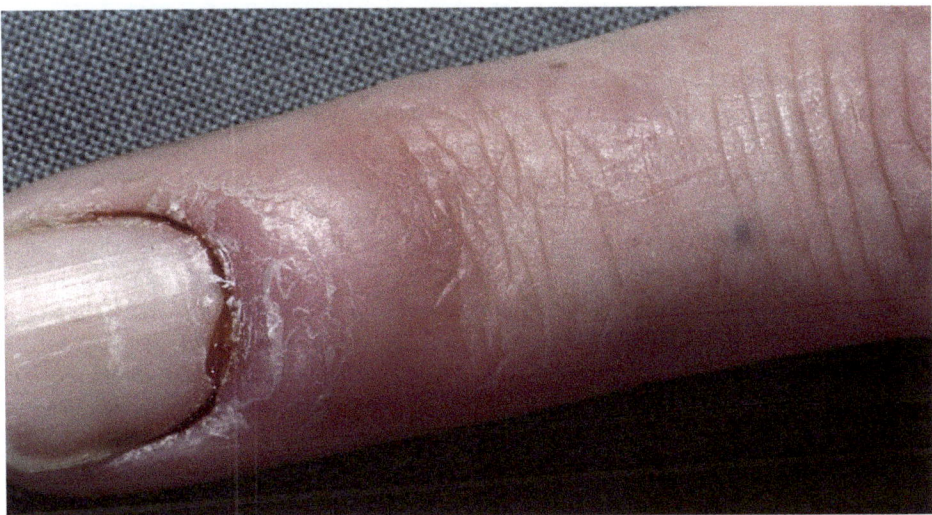

Figuur 21.1

Vragen
1. Wat is uw diagnose?
2. Van deze aandoening bestaat een acute en een chronische variant.
    a. Wat is de oorzaak van de acute vorm en hoe presenteert die zich?
    b. Hoe ontstaat de chronische vorm en wat zijn daarvan de verschijnselen?
3. Hoe zou u deze patiënt behandelen?

Antwoorden

1. U stelt à vue de diagnose CHRONISCH PARONYCHIUM.

2a. Een acuut paronychium is een bacteriële infectie, meestal door *Staphylococcus aureus* of *Streptococcus pyogenes*, in aansluiting aan kleine traumata aan de nagelwal zoals nagelbijten, peuteren, een (al te enthousiaste) manicure, een andere mechanische beschadiging of kloofjes door bijvoorbeeld eczeem of psoriasis. De nagelwal zwelt op, wordt rood ontstoken en is pijnlijk, de patiënt geeft aan dat hij het voelt kloppen. Soms is er een pustel of abces te zien en in een aantal gevallen komt er bij druk pus onder de nagelwal vandaan. Bij recidiverende acute paronychia aan dezelfde vinger moet gedacht worden aan een lokale herpes simplex infectie.

2b. Chronische paronychia worden vooral gezien bij mensen in 'natte' beroepen, zoals huisvrouwen en mensen werkzaam in de voedingsmiddelenindustrie (cateraars, koks, visverwerkers, slagers), de schoonmaakbranche en de zorg. Bij kinderen ontstaat een chronisch paronychium vaak door duimzuigen, waarbij atopisch eczeem ook een rol kan spelen. Een chronisch paronychium is waarschijnlijk vooral een reactie op irritantia zoals water, zeep, afwasmiddelen, schoonmaakmiddelen, vleessappen, groentesappen et cetera; deze reactie is vergelijkbaar met ortho-ergisch handeczeem. Bij mensen in de voedingsindustrie kan type-I-allergie voor vis en andere voedingsmiddelen een rol spelen. Secundair ontstane contactallergie, bijvoorbeeld voor bestanddelen van lokale therapeutica, kan een bestaand paronychium verergeren of in stand houden. Door het verdwijnen van de cuticula (nagelriem) ontstaat er een ruimte tussen de nagelmatrix en het overliggend weefsel van de nagelwal, waar zich water en verontreinigingen kunnen ophopen en die gemakkelijk geïnfecteerd raakt met bacteriën zoals *Pseudomonas aeruginosa* of gisten zoals *Candida albicans*. Chronische paronychia door *primaire* infecties met *Candida* is zeldzaam, maar kan optreden bij aangeboren of verworven immuunstoornissen zoals mucocutane candidiasis of hiv-infectie.
Ook bij chronische paronychia is de proximale nagelwal rood en gezwollen, maar minder pijnlijk dan bij de acute variant. Beschadiging van de nagelmatrix leidt tot secundaire nagelafwijkingen zoals transversale depressies van de nagelplaat, verkleuringen (bijvoorbeeld door *Pseudomonas*), onychodystrofie of – zoals bij deze patiënt, een onderbreking in de nagelgroei leidend tot transversale splijting. Het beloop is chronisch met intermitterende acute verergeringen, bijvoorbeeld door secundaire infectie.

3. U geeft de patiënt materiaal mee om bij de eerstvolgende exacerbatie van de ontsteking met pus te kweken op bacteriën en op *Candida albicans*. Ofschoon deze micro-organismen meestal secundair aanwezig zijn, kan het nuttig zijn om ze gericht te behandelen. Wanneer *Candida albicans* wordt gekweekt, kunt u lokaal behandelen met een van de imidazolen. Bij hardnekkige infecties kan oraal behandeld worden met itraconazol, *niet* met terbinafine (dat oraal niet goed werkzaam is tegen *Candida*-species). De steriele ontstekingscomponent (veel belangrijker dan het infectieuze aandeel) wordt bestreden met lokale corticosteroïden in zalfbasis. Contact met irritantia en elke vorm van traumatisering dient zoveel mogelijk vermeden te worden. Deze patiënt krijgt een verbandje of een afgeknipte vinger van een katoenen handschoen over de vinger, met daaroverheen bij werken een goed afsluitend vingercondoom. Rubber alleen kan averechts werken, doordat de huid daaronder gaat zweten, wat de steriele ontsteking verergert.

22

Anamnese
Een 36-jarige overigens gezonde man heeft sinds 4 dagen jeukende uitslag op het lichaam, vooral onder de oksels, op de heupen en de onderbuik.

Lichamelijk onderzoek
Bij onderzoek ziet u onder de oksels, op de heupen en op de onderbuik een groot aantal inflammatoire laesies: papels, papulovesikels en pustels. Vaak is er centraal in de laesies een haartje zichtbaar.

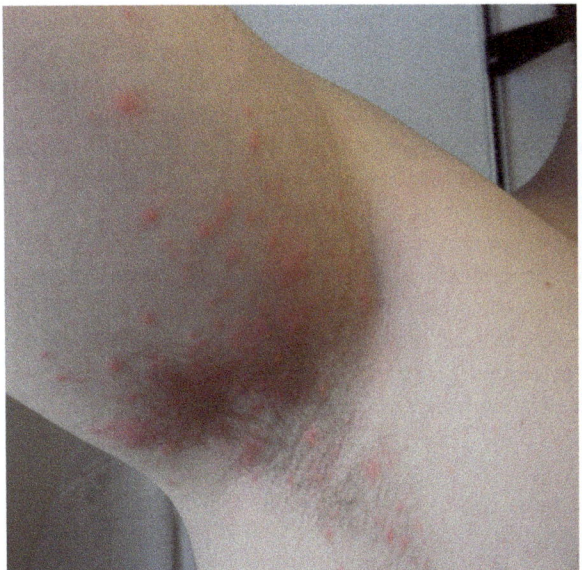

Figuur 22.1

Vragen
1. Wat wilt u, na dit gezien te hebben, nog meer van patiënt weten?
2. Welke diagnose stelt u? Welke micro-organismen kunnen hiervoor verantwoordelijk zijn? Aan welke veroorzaker denkt u vooral?
3. Doet u nader diagnostisch onderzoek?
4. Welke adviezen geeft u?

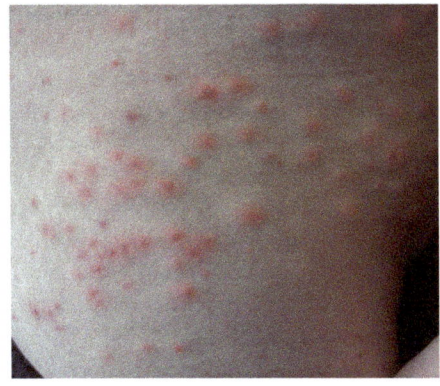

Figuur 22.2

Antwoorden

1. U vraagt of patiënt recent in een bubbelbad gelegen heeft. Hij antwoordt dat hij en zijn gezin vorig weekeinde in een bungalowpark met een 'zwemparadijs' zijn geweest, waar zij inderdaad met z'n allen ruim 'gebubbeld' hebben. En 'oh ja, mijn zoontje heeft het ook' (figuur 22.3).

2. U stelt de diagnose FOLLICULITIS, ontsteking van de haarfollikel. Bij de infectieuze folliculitis (het kan ook een steriele ontsteking zijn veroorzaakt door fysische of chemische irritatie van de huid) gaat het meestal om stafylokokken. Minder frequent is *Pseudomonas aeruginosa* de veroorzaker en ook gisten van het genus *Malassezia* kunnen folliculitis veroorzaken, pityrosporum folliculitis genaamd.

Hier denkt u vooral aan de folliculitis door *Pseudomonas aeruginosa*. Deze infectie, ook wel gramnegatieve folliculitis genoemd en in de NHG-Standaard Bacteriële Huidinfecties van 2007 'wervelbad-dermatitis', wordt vaak opgelopen in een bubbelbad (whirlpool, wervelbad) of een 'hot tub' (waarvoor wij geen goede Nederlandse vertaling hebben), maar kan ook uit een verwarmd zwembad afkomstig zijn (*Pseudomonas* kan hoge temperaturen en chloorconcentraties overleven). De infectie veroorzaakt 8 uur tot 2 dagen na expositie een beeld met (perifolliculaire) inflammatoire papels, blaasjes en pustels, terwijl er ook op strophulus (overgevoeligheidsreacties op insectenbeten/steken) lijkende afwijkingen kunnen zijn (figuur 22.3). De laesies kunnen overal gelokaliseerd zijn, maar zijn vaak het ergst op die delen van de huid waar het badpak heeft gezeten, terwijl het hoofd-halsgebied zelden is aangedaan. Er zijn vaak meerdere personen tegelijk getroffen en diverse kleine epidemieën vanuit drukke warme zwembaden zijn beschreven. Hyperhydratie van de hoornlaag van de huid predisponeert tot infectie met *Pseudomonas aeruginosa*. Andere mogelijke symptomen bij patiënten met gramnegatieve folliculitis zijn conjunctivitis, faryngitis, acute otitis externa, hoofdpijn, koorts, pijnlijke zwelling van de mammae (zowel bij vrouwen als bij mannen), misselijkheid, braken en buikpijn.

3. Neen. Het afnemen van materiaal voor een bacteriekweek heeft diagnostische noch therapeutische consequenties.

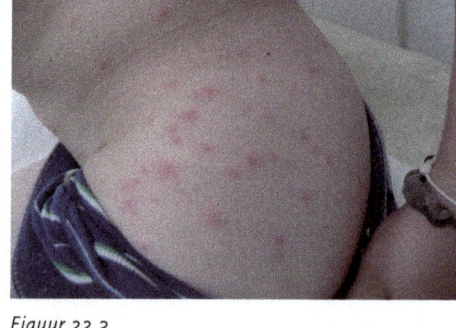

Figuur 22.3 Wervelbad-dermatitis bij het zoontje van patiënt, gelijkend op insectenbeten.

4. U adviseert om contact op te nemen met het bungalowpark en het management op de hoogte te stellen, zodat men het water kan kweken en zonodig (preventieve) maatregelen kan nemen. Gerichte antimicrobiële therapie is meestal niet nodig; in het merendeel van de gevallen zal een gramnegatieve folliculitis – bij het uitblijven van hernieuwde blootstelling aan het geïnfecteerde water – binnen 1-2 weken spontaan genezen. Bij zeer uitgebreide erupties, bij immunosuppressie of bij systemische symptomen kan oraal behandeld worden met een van de fluorchinolonen zoals ciprofloxacine en lokaal met povidonjodiumzeep.

nhg.artsennet.nl: NHG-Standaard Bacteriële huidinfecties 2007.

Anamnese

Een man van 64 jaar heeft pijnlijke 'eeltplekken' onder zijn voeten. U heeft het eelt al eens met een mesje weggesneden en patiënts echtgenote naar de drogist gestuurd om een eeltvijl of -rasp te halen. Zij heeft zich vol overgave op haar eeltverwijderende taak gestort, maar haar man blijft klagen over pijn.

Lichamelijk onderzoek

U ziet twee eeltpitjes onder de linker (doorgezakte) voorvoet. Een daarvan is al netjes weggevijld door patiënts echtgenote. Ze zijn fors drukpijnlijk.

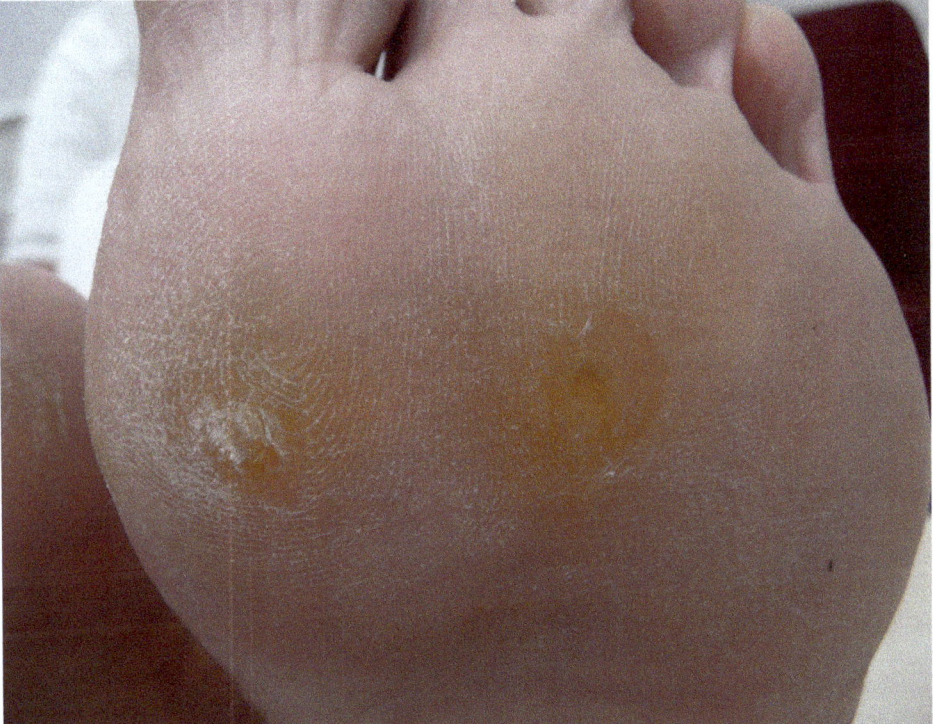

Figuur 23.1

Vragen

1. Zijn dit calli of clavi? Wat is het verschil?
2. Wat is uw vervolgbeleid?
3. Hoe onderscheidt u een clavus van een wrat?

Antwoorden

1. Dit zijn LIKDOORNS oftewel CLAVI (enkelvoud: clavus). Een clavus is een gelokaliseerde eeltvorming door langdurige druk en wrijving. Het heeft een harde spitsvormige kern, die diep in de huid doordringt en bij druk op het bot pijn veroorzaakt. Likdoorns zijn meestal het gevolg van een afwijkende voetstand of van slecht passend schoeisel. Ze zijn vaak gelokaliseerd over uitstekende botdelen, bijvoorbeeld op de bovenzijde van de tenen (figuur 23.2) of de zijkanten van de voorvoeten bij een spreidvoet (doorgezakte voorvoet, pes planotransversus). Zogenaamde zachte likdoorns (clavus molle) zijn gelokaliseerd tussen de tenen, vooral de vierde en de vijfde teen. Zachte likdoorns zijn zachter dan 'gewone' likdoorns en zijn wit van kleur door maceratie in het vochtige milieu tussen de tenen. Ze ontstaan vooral wanneer de tenen dicht tegen elkaar gedrukt worden door een standsafwijking of bij het dragen van (te) strak schoeisel, zoals door balletdansers.

Callus is ook eeltvorming op plaatsen die blootstaan aan chronische druk en wrijving, maar dit is een normale beschermingsreactie van het lichaam. Het wordt vooral gezien in de handpalmen en op de voetzolen. Aan de voeten heeft vrijwel iedereen enige callusvorming, vooral mensen die veel op blote voeten lopen en sporters. Ook een afwijkende voetstand (bijvoorbeeld een doorgezakte voorvoet) of het dragen van slecht passend schoeisel (bijvoorbeeld bij patiënten met diabetes die dat door zenuwbeschadiging niet voelen) kan aanleiding geven tot overmatige druk en daardoor eeltvorming. Callus manifesteert zich als gladde, gelige plakkaten op de drukpunten. Het kan een zeurend, branderig gevoel geven, maar is niet – zoals de clavus – (druk)pijnlijk.

2. De clavi worden veroorzaakt door de afwijkende voetstand, zodat die gecorrigeerd moet worden. Daartoe verwijst u patiënt naar de pedicure. Mocht zij het probleem niet adequaat kunnen behandelen, dan kan eventueel de podotherapeute, die meer correctieve mogelijkheden heeft, ingeschakeld worden.

3. Een clavus is klinisch soms moeilijk te onderscheiden van een verruca vulgaris. De likdoorn is pijnlijk wanneer er loodrecht op de huid gedrukt wordt, terwijl de wrat bij druk van opzij (samenknijpen tussen de duim en wijsvinger) gevoelig is en juist niet bij druk van bovenaf. Wanneer bij wegsnijden van het eelt een centrale plug gevonden wordt is het een clavus, maar wanneer zwarte puntjes gezien worden of een puntvormige bloeding ontstaat, wordt de diagnose wrat veel waarschijnlijker.

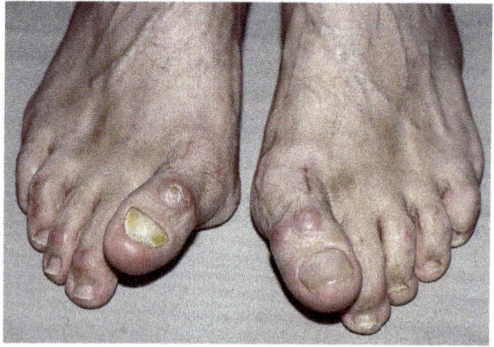

Figuur 23.2
Reactieve eeltvorming op de grote tenen; de opstaande tenen drukken tegen de schoenen aan.

24

Anamnese
Een 56-jarige man, bij u bekend met hyperthyreoïdie door de ziekte van Graves (uw enige mannelijke patiënt met deze schildklieraandoening), klaagt over een verkleuring van beide onderbenen. Het jeukt en is soms pijnlijk, en de huid voelt dikker aan. De internist had gezegd dat dit door zijn schildklier komt.

Lichamelijk onderzoek
Bij onderzoek ziet u op beide scheenbenen een paarsbruine verkleuring. Er is enig non-pitting oedeem. De huid voelt verdikt maar week aan.

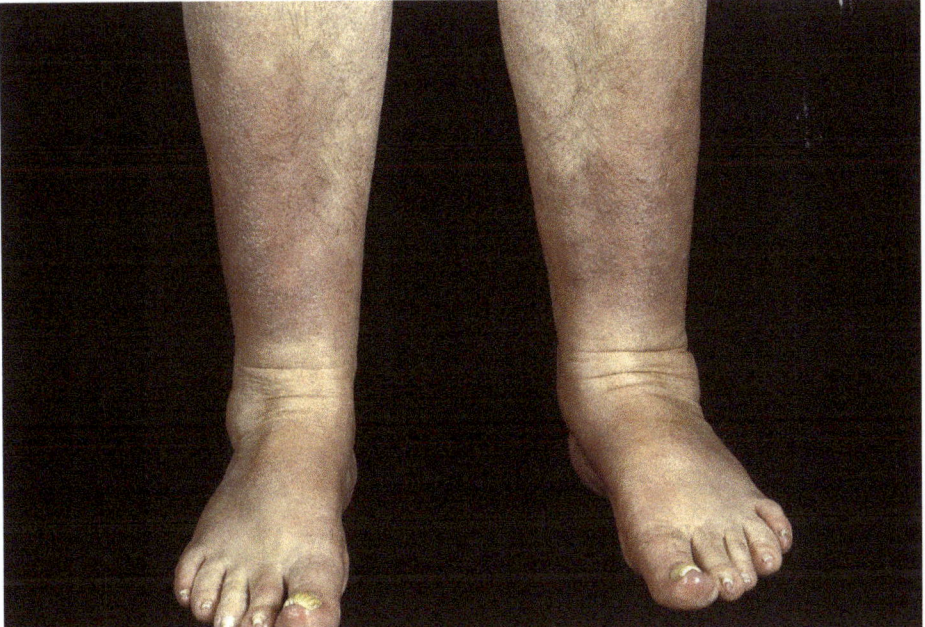

Figuur 24.1

Vragen
1. Kent u de naam van deze aandoening, waarin ook de gebruikelijke lokalisatie ervan is opgenomen?
2. Welke afwijkingen aan huid en adnexen kunnen nog meer voorkomen bij een te snel werkende schildklier?
3. Kent u ook een aantal dermatologische verschijnselen van een *hypo*thyreoïdie?

Antwoorden

1. Hier is sprake van een PRETIBIAAL MYXOEDEEM. Deze aandoening wordt gezien bij 1-10% van alle patiënten met hyperthyreoïdie, vooral bij de ziekte van Graves. Bij de meesten is de diagnose hyperthyreoïdie dan al bekend en bijna altijd is er ook sprake van oogafwijkingen (exoftalmie) (figuur 24.2). De exacte oorzaak van pretibiaal myxoedeem is onbekend, maar er is een verdikking en induratie van de lederhuid door afzettingen van zure mucopolysachariden tussen de collageenvezels, waardoor de huid verdikt en week aanvoelt. Het myxoedeem begint op de voorzijden en de zijkanten van de onderbenen en breidt zich later uit naar de voeten, de bovenzijde van de tenen (figuur 24.3) en de achterzijde van de onderbenen. Er zijn nodi en plaques die huidkleurig, paarsig of gelig kunnen zijn (figuur 24.4). De huid is verdikt en gezwollen, maar kan niet worden ingedrukt (non-pitting oedeem). De follikels in de huid zijn erg wijd, waardoor het aspect van een 'sinaasappelhuid' ('peau d'orange') ontstaat (figuur 24.5). In ernstige gevallen kan het myxoedeem het beeld van een elefantiasis van het been veroorzaken. De plaques jeuken en zijn vaak pijnlijk. Soms is er sprake van hyperhidrose en hypertrichose beperkt tot de myxoedemateuze plaques. Myxoedeem kan soms ook worden gezien op andere lokalisaties, waaronder de onderbuik, armen, schouders, hals en de oorschelpen.

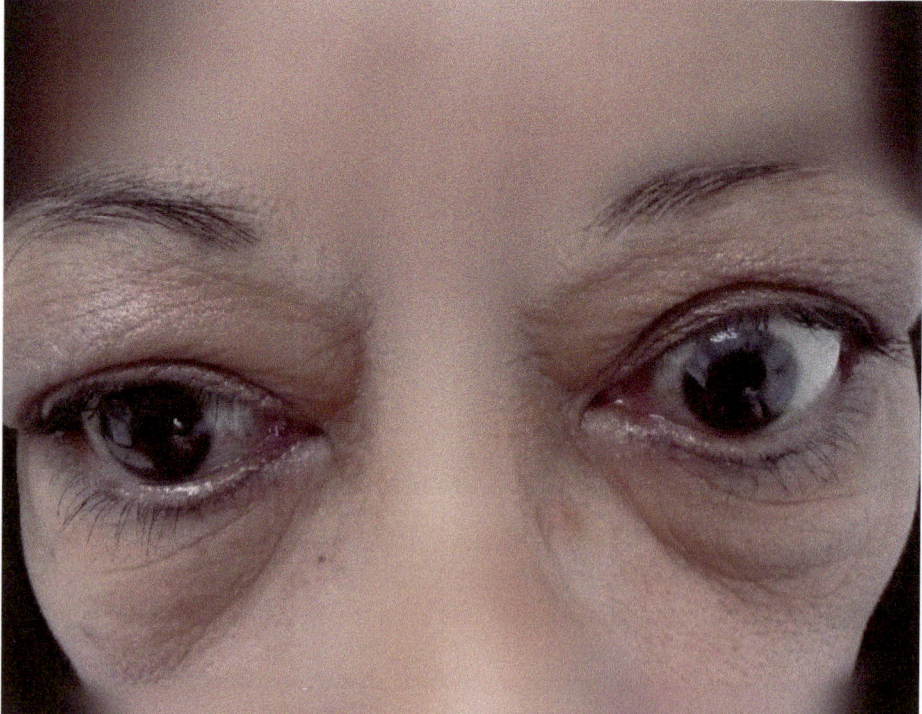

Figuur 24.2
Ernstige exoftalmie bij de ziekte van Graves.

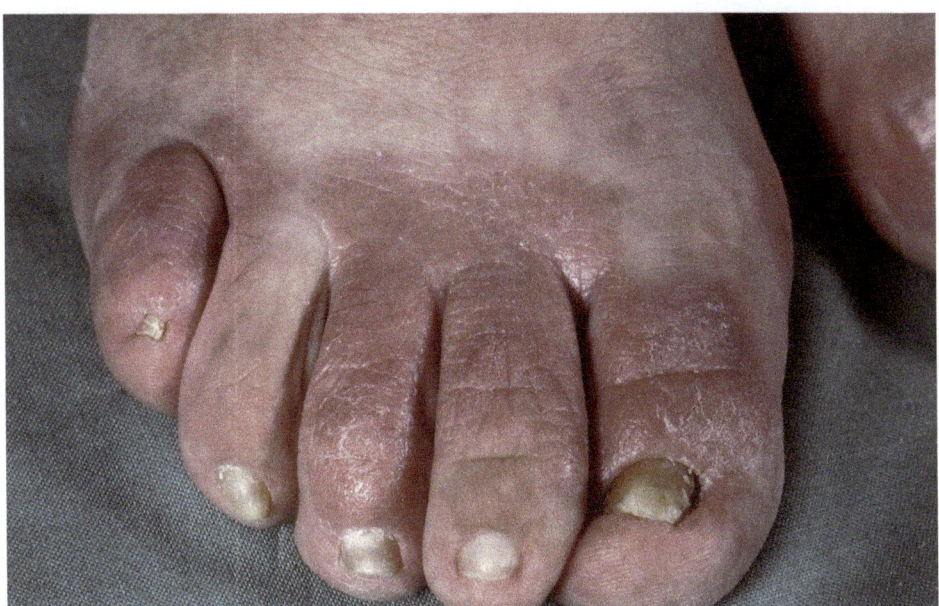

Figuur 24.3
Myxoedeem van de tenen.

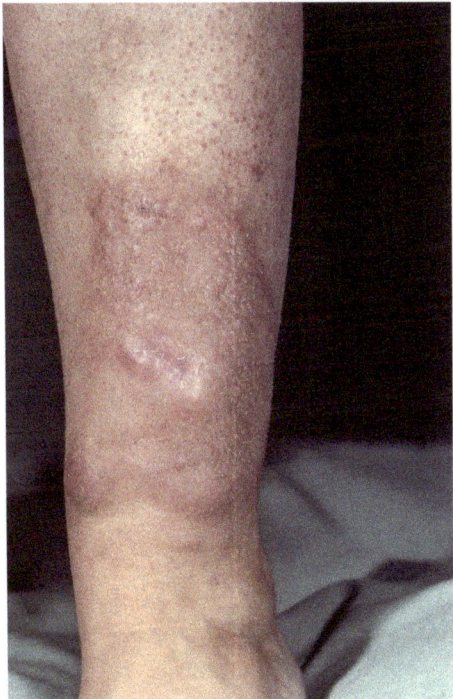

Figuur 24.4
Paarsige geïndureerde plaques en noduli bij pretibiaal myxoedeem.

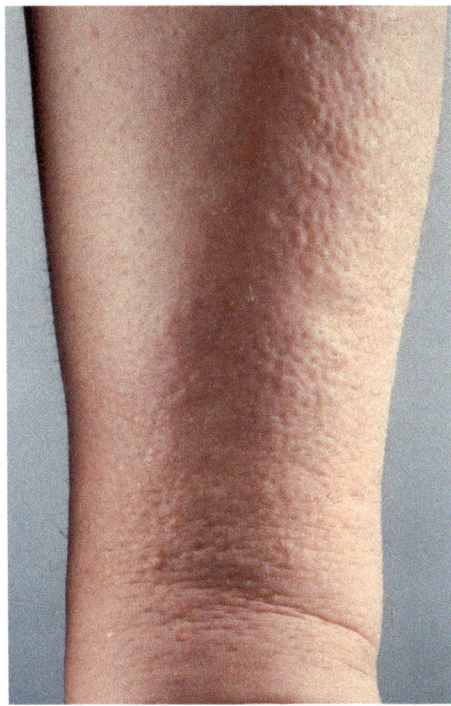

Figuur 24.5
Peau d'orange-aspect door verwijde poriën en perifolliculaire zwelling.

2 en 3. De mogelijke afwijkingen aan huid en adnexen bij hyper- en hypothyreoïdie zijn opgesomd in de tabel.

Tabel 24.1 Dermatologische manifestaties van schildklierafwijkingen

hyperthyreoïdie	hypothyreoïdie
huid	
zacht, glad, fluweelachtig	schilferig, rimpelig, droog, uitdrogingseczeem
warme huid	koude huid
erythema palmare	bleke oedemateuze huid
roodheid (flushing) van het gezicht	gelige huidskleur door carotenodermie
toegenomen transpiratie	afwezigheid van transpiratie
jeuk	jeuk
hyperpigmentatie	keratoderma palmoplantare
pretibiaal myxoedeem	'pafferig' oedeem handen, gezicht, oogleden
schildklier acropachy (bolle nagels, wekedelenzwelling van handen en voeten, nieuwvorming van bot)	bloeduitstortingen (purpura, ecchymosen)
urticaria, positieve dermografie	puntvormige teleangiëctasieën op de armen en vingertoppen
toegenomen incidentie van vitiligo	xanthomen (secundair aan hyperlipidemie)
nagels	
snelle groei	langzame groei
zachte nagels	broze gestreepte nagels
koilonychie (holle nagels)	
distale onycholyse	
bolle nagels bij schildklier acropachy	
haren	
fijn, dun haar	ruwe, spaarzame beharing op het hoofd
diffuse haaruitval	verdwijnen van pubis-, oksel- en gezichtshaar
toegenomen incidentie van alopecia areata	uitval van laterale delen van de wenkbrauwen

25

Anamnese
Een 62-jarige vrouw heeft sinds 3 dagen een pijnlijke zwelling aan de binnenzijde van het linkeronderbeen.

Lichamelijk onderzoek
U ziet een lineaire erythemateuze zwelling aan de mediale zijde van het linkeronderbeen. Bij palpatie is er een drukpijnlijke vaste streng voelbaar. Uw vraag of hier een spatader heeft gezeten wordt bevestigd beantwoord, waarop u de diagnose tromboflebitis stelt.

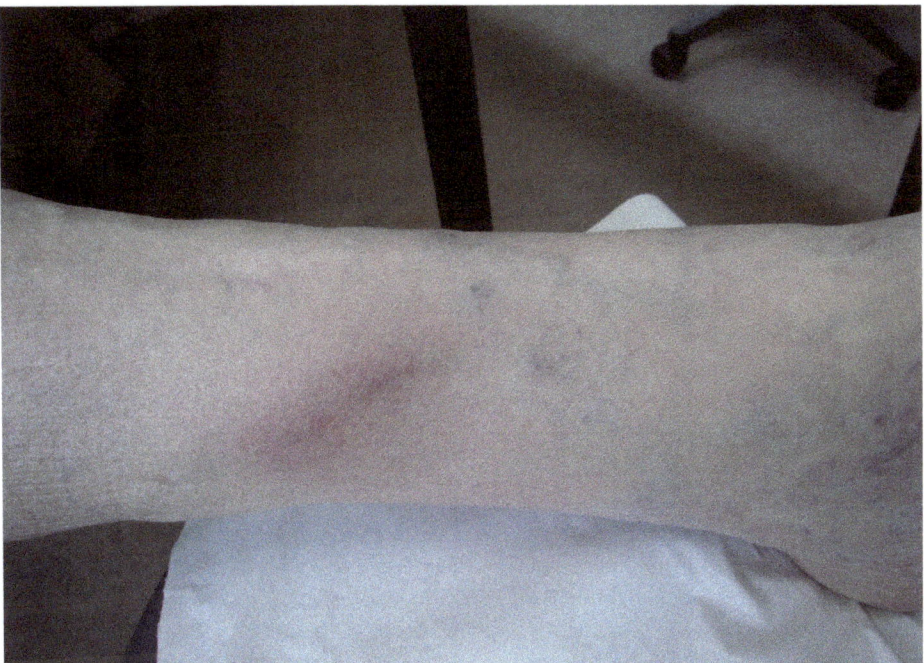

Figuur 25.1

Vragen
1. Wat zijn de verschijnselen van tromboflebitis en wat is de meest voorkomende oorzaak?
2. Welke andere situaties kunnen leiden tot tromboflebitis?
3. Hoe groot is de kans bij tromboflebitis op uitbreiding naar het diepe systeem en op een longembolie?
4. Wanneer overweegt u om patiënten voor diagnostiek in te sturen?
5. Hoe behandelt u deze patiënte? En hoe een infuustromboflebitis?

Antwoorden

1. Tromboflebitis is een aseptische ontstekingsreactie ten gevolge van trombusvorming in een oppervlakkige vene. De tromboflebitis kenmerkt zich door een acuut ontstane rode, gezwollen, (druk)pijnlijke, verharde streng in het verloop van een oppervlakkige vene, in ongeveer twee derde van de gevallen een variceuze vene. De flebitis kan gepaard gaan met beperkte lokale ontstekingsverschijnselen van de huid rondom de ontstoken vene: roodheid, warmte, lichte zwelling. De beenomtrek is niet toegenomen; er is geen sprake van koorts. In het merendeel van de gevallen is de oorzaak onbekend en wordt aangenomen dat de trombusvorming het gevolg is van langzame bloeddoorstroming of stase in een (spat)ader. De incidentie in de huisartspraktijk bij mensen ouder dan 65 jaar is 5-8 per 1000 per jaar.

2. Tromboflebitis kan ontstaan na een intraveneuze injectie of het aanbrengen van een infuus; de ontsteking kan zowel steriel als infectieus zijn. Irritatie door ingebrachte geneesmiddelen zoals cytostatica en een lekkend infuus kan ook ontstekingen veroorzaken. Bij ernstige, recidiverende of verspringende tromboflebitiden, vooral in niet-variceuze venen, moet gedacht worden aan een onderliggende maligniteit (longen, pancreas, maag, prostaat), verhoogde stollingsneiging of ziekten zoals de ziekte van Behçet.

3. Achter een tromboflebitis kan soms diepe veneuze trombose (DVT) schuilgaan. In groepen van patiënten die voor diagnostiek verwezen zijn bleek in 6-9% van alle gevallen van tromboflebitis gelijktijdig DVT aanwezig te zijn. Over het risico van uitbreiding naar het diepe systeem en de ontwikkeling van DVT of longembolie zijn de cijfers zeer divers: DVT 5-44%, longembolie 1-34%. Vooral een tromboflebitis van de proximale v. saphena magna zou een verhoogd risico op (reeds aanwezige) DVT opleveren. In een recent cohortonderzoek in de Nederlandse huisartspraktijk werden alle gevallen van spontane oppervlakkige tromboflebitis, die optraden in een periode van 8 jaar bij 34 huisartsen, gedurende een halfjaar gevolgd (n = 185). Er werden slechts vijf gevallen van diepe veneuze trombose en één longembolie (samen 3%) gevonden.

4. U verwijst een patiënt met tromboflebitis wanneer er anamnestisch of bij klinisch onderzoek aanwijzingen zijn voor het bestaan van diepe veneuze trombose of longembolie. Ook bij patiënten met (ernstige of binnen een week niet verbeterende) verschijnselen van spontane tromboflebitis van de proximale v. saphena magna (boven de knie) of tromboflebitis nabij de uitmonding in het diepe veneuze systeem (v. saphena magna en parva) kan worden overwogen aanvullend diagnostisch onderzoek te doen.

5. U legt uit dat de afwijking na verloop van enkele weken vanzelf zal verdwijnen en dat de kans op uitbreiding naar het diepe systeem of op longembolie zeer klein is. U kunt eventueel een elastische kous compressieklasse II voorschrijven (III bij oedeem). Afhankelijk van de pijn kunt u een NSAID adviseren. Anticoagulantia zijn hier niet nodig. Bij patiënten met verschijnselen van infuustromboflebitis kan gedurende 2 tot 6 dagen lokaal heparinoïdcreme (1-3 dd), NSAID-gel (3 dd) of nitroglycerinezalf (1 dd) of een oraal NSAID gedurende minimaal 2 dagen worden overwogen om verschijnselen van pijn en ontsteking te verminderen.

www.cbo.nl: CBO-Richtlijn Diagnostiek, preventie en behandeling van veneuze trombo-embolie en secundaire preventie van arteriële trombose 2009.
Kingma SK, Knuistingh Neven A, Eekhof JAH. Oppervlakkige tromboflebitis van het been. Huisarts Wet. 2006;49(7):377-9.

26

Anamnese
Een 26-jarige vrouw had 6 maanden geleden een zeer pijnlijke 'steenpuist' in haar rechterlies. Uw collega heeft toen volgens de patiëntgegevens een incisie gedaan. Naderhand heeft ze nog enkele ontstekingen gehad en er komt soms vocht of etter uit een opening in de huid. Patiënte is verder gezond en gebruikt geen medicijnen. Wel rookt ze erg veel ('vanwege de stress, weet u wel'). Haar nicht zou iets soortgelijks hebben, 'maar dat komt volgens haar huisarts van het zweten, omdat ze veel te dik is en dat ben ik niet'.

Lichamelijk onderzoek
U ziet in de rechterlies op dit moment geen actieve ontstekingen. Het litteken van de incisie is zichtbaar en er zijn enkele (fistel?)openingen in de huid. De huid in de lies voelt verdikt en verhard aan. Er komt nu geen vocht uit de openingen.

Vragen
1. Wat is uw waarschijnlijkheidsdiagnose?
2. Welke kenmerken heeft deze aandoening?
3. Weet u iets over de oorzaak?
4. Hoe wordt deze hardnekkige huidziekte behandeld?

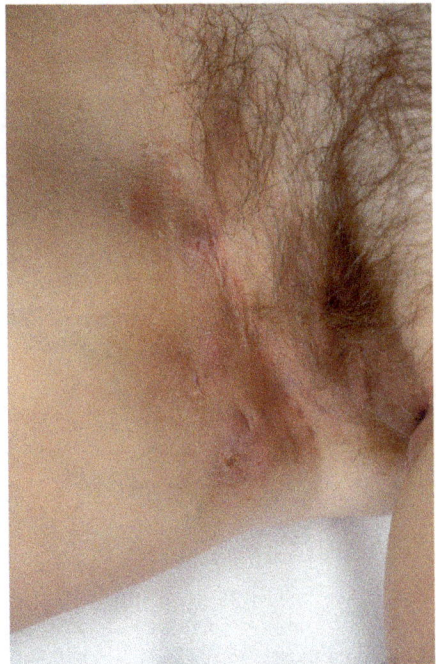

Figuur 26.1

Antwoorden

1. U denkt aan HIDRADENITIS SUPPURATIVA.

2. Hidradenitis suppurativa ontstaat na de puberteit bij overigens gezonde mensen en komt vaker bij vrouwen voor. Deze inflammatoire afwijking is gelokaliseerd in gebieden van de huid, die rijk zijn aan apocriene klieren: oksels (meest frequente lokalisatie), liezen, regio anogenitalis, op de billen en onder en op de borsten. De afwijking begint met een of meer kleine subcutane noduli, die pijn veroorzaken en drukgevoelig zijn. Deze kunnen weken tot maanden aanwezig zijn zonder enige vorm van suppuratie, behalve dat er soms een klein pusteltje op de huid boven een nodulus aanwezig is. Bij uitbreiding van het inflammatoire proces onder de huid ontstaan geïndureerde plaques of lineaire banden (figuur 26.2). De ontstekingen ontlasten zich vaak naar de huid, waarbij sinussen ontstaan die intermitterend of continu soms zeer onwelriekend vocht afscheiden in de vorm van (combinaties van) sereus exsudaat, bloed en pus. In ernstige gevallen kan ulceratie van de huid optreden. De aanwezigheid van (vaak multipele) comedonen is kenmerkend voor hidradenitis suppurativa (figuur 26.3). In de loop van de tijd treedt verbindweefseling op met induratie en contracturen van de huid en nagenoeg altijd ontwikkelt zich (soms ernstige) littekenvorming (figuur 26.4).

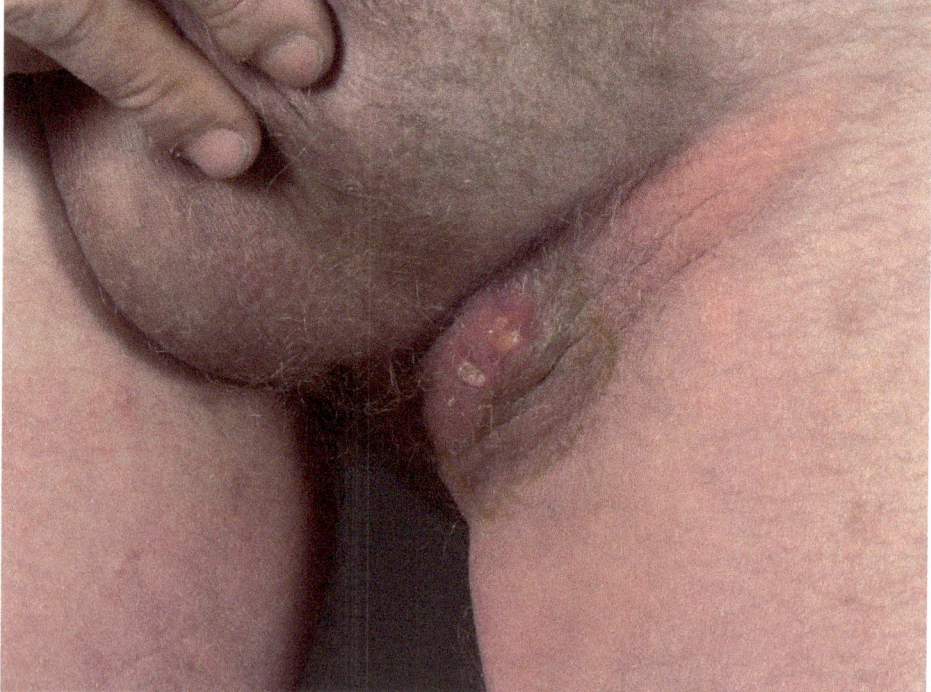

Figuur 26.2
Lineaire plaquevormige cutane en subcutane ontsteking, die zich op enkele plaatsen ontlast.

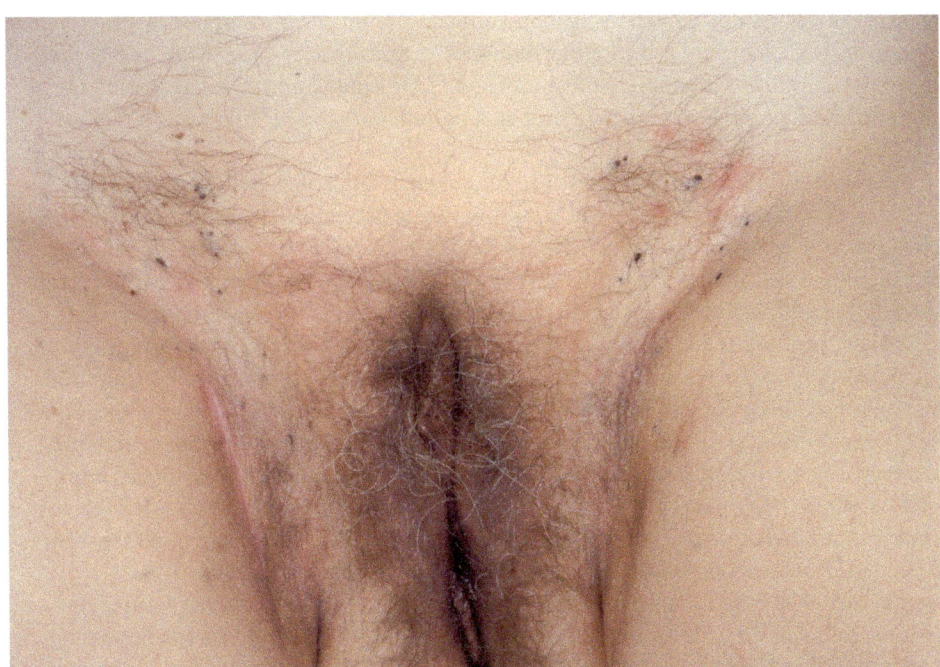

Figuur 26.3
Multipele comedonen: kenmerkend voor hidradenitis suppurativa.

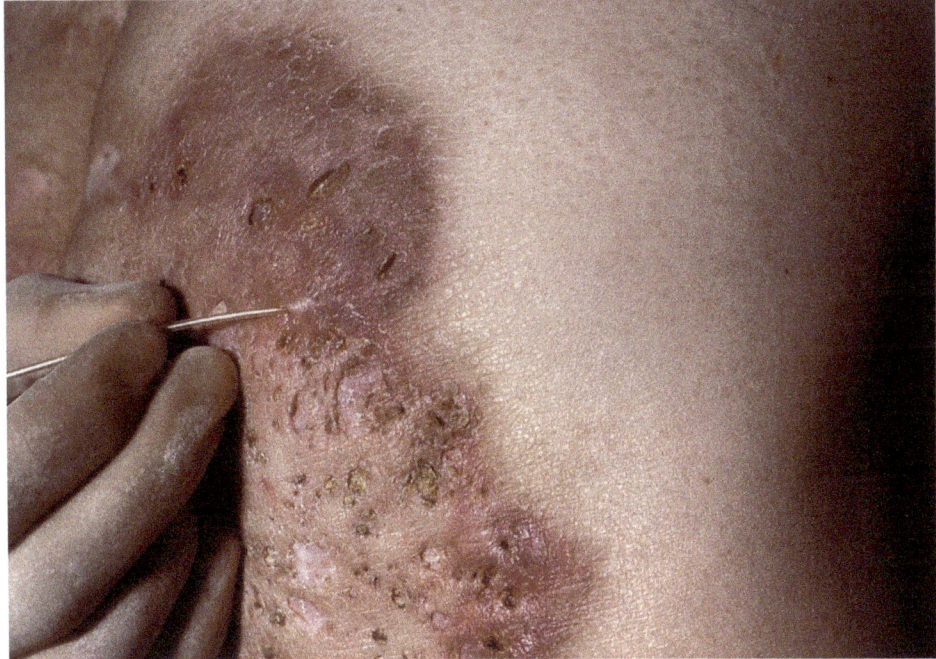

Figuur 26.4
Ernstige littekenvorming na langjarig bestaande hidradenitis suppurativa met een netwerk van sinussen in de huid.

De ernst van de aandoening en het beloop kunnen variëren, maar meestal is er sprake van een chronisch beloop met gedeeltelijke remissies en exacerbaties. Secundaire infectie kan leiden tot aanvallen van acute cellulitis met koorts. De aandoening tast vaak in ernstige mate de kwaliteit van leven van patiënten met hidradenitis suppurativa aan.

3. De exacte etiologie en pathogenese van hidradenitis zijn onbekend. De afwijking ontstaat waarschijnlijk primair door afsluiting van de haarfollikels (net zoals bij acne), terwijl de ontstekingen in de apocriene klieren secundair zijn. Daarom wordt voor deze aandoening ook vaak de naam ACNE INVERSA (acne in de plooien) gebruikt. De inhoud van de geruptureerde follikels (talg, keratine, bacteriën) veroorzaakt een ontstekingsreactie in de omgevende dermis met abcesvorming. De resultaten van onderzoek naar de invloed van hormonen (androgenen, oestrogenen) zijn tegenstrijdig. Bacteriën kunnen bestaande laesies koloniseren. Ofschoon ze waarschijnlijk wel exacerbaties in gang kunnen zetten, spelen ze bij de pathogenese van de aandoening vermoedelijk geen rol. Een rol voor genetische factoren is niet aangetoond, maar er zijn families waar de aandoening autosomaal dominant wordt overgeërfd en er is bij patiënten met hidradenitis suppurativa niet zelden een positieve familieanamnese. Dat kan overigens te maken hebben met het relatief frequente optreden ervan: de prevalentie in de bevolking wordt geschat op ongeveer 1%.
Veel patiënten met hidradenitis suppurativa lijden aan overgewicht. De wrijving in de plooien en het zweten die daarvan het gevolg zijn, kunnen waarschijnlijk een bestaande hidradenitis verergeren. Ook roken lijkt een verergerende factor te zijn.

4. Er is bijna geen gecontroleerd onderzoek gedaan naar behandelingen voor hidradenitis suppurativa. Geen enkele therapie is effectief voor alle patiënten en in het merendeel van de gevallen is behandeling moeizaam en zullen diverse opties uitgeprobeerd moeten worden. Tot de algemene maatregelen behoren goede hygiëne, gebruik van desinfecterende zeep, behandeling van hyperhidrose (indien aanwezig), loszittende kleding en ondergoed dragen, gewichtsverlies bij overgewicht en (zo mogelijk) stoppen met roken. Individuele abcessen kunnen geïncideerd worden. Dit geeft tijdelijke verlichting, maar heeft geen invloed op het beloop van de hidradenitis. Langdurige lokale therapie met clindamycinelotion kan enige verbetering geven. Dat geldt ook voor behandeling met cyproteronacetaat bij vrouwen, maar de daarvoor vereiste dosering is hoog (>50 mg), wat tot bijwerkingen kan leiden. De aanbeveling van het Nederlands Huisartsen Genootschap om geen orale antibiotica te geven lijkt ondersteund te worden door een gebrek aan gecontroleerd onderzoek. Niettemin schrijven dermatologen allemaal langdurig een tetracycline voor of erytromycine (dosering en duur zoals bij ernstige acne vulgaris of acne conglobata) en bereiken daarmee niet zelden redelijke tot goede resultaten. Retinoïden zoals isotretinoïne kunnen soms effectief zijn. De beste resultaten worden echter behaald met chirurgische behandeling, waarbij de aangedane huid en subcutis ruim worden geëxcideerd en een transplantaat wordt aangebracht. Bij de ernstige, hardnekkige en chronisch recidiverende varianten komt verwijzing naar de (plastisch) chirurg, bij voorkeur iemand die ervaring heeft met hidradenitis suppurativa, dan ook zeker in aanmerking.

nhg.artsennet.nl: NHG-Standaard Bacteriële huidinfecties 2007.

27

Anamnese
Een 58-jarige vrouw komt vanwege groter wordende vlekken in haar hals. Ze heeft dit eigenlijk al heel lang, maar de vlekken beginnen haar nu te storen, ook omdat haar vriendinnen er opmerkingen over maken.

Lichamelijk onderzoek
U ziet een symmetrisch netwerkvormig beeld van roodbruine vlekken onder de onderkaken en de oren.

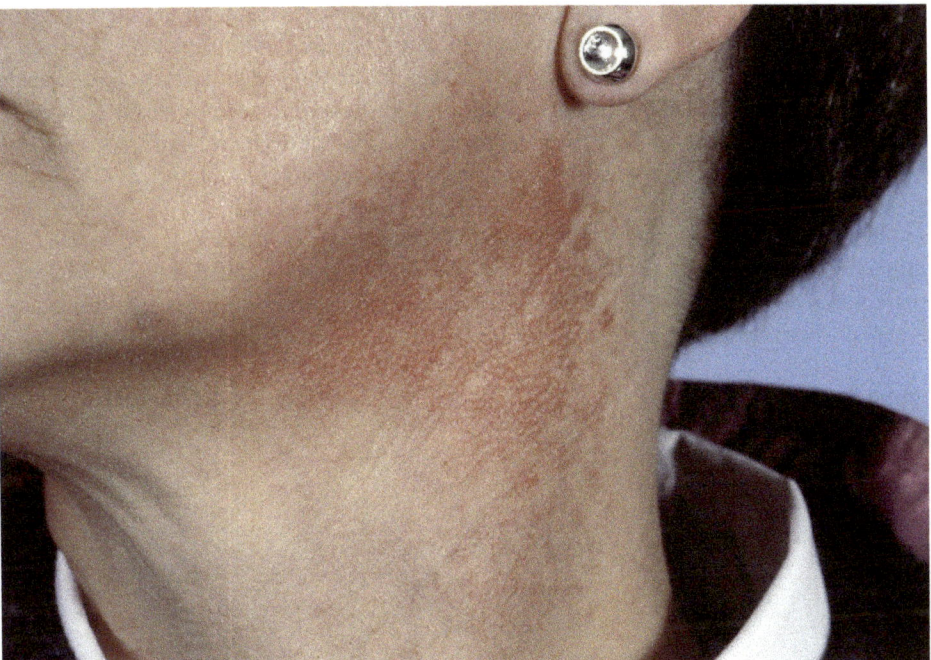

Figuur 27.1

Vragen
1. Hoe heet dit zeer frequent voorkomende beeld en wat is de oorzaak?
2. Kan patiënte er iets aan laten doen?

Antwoorden

1. U stelt de diagnose ERYTHROSIS INTERFOLLICULARIS COLLI. Een in de Angelsaksische literatuur veelgebruikte term hiervoor is POIKILODERMA VAN CIVATTE. Wij geven de voorkeur aan de eerste naam, omdat die het beeld zo mooi omschrijft: 'roodheid tussen de follikels van de hals'. De afwijking wordt gekenmerkt door rode of roodbruine veelal onregelmatig begrensde vlekken; de rode kleur is het gevolg van de aanwezigheid van zeer fijne teleangiectasieën. Deze sparen de huid rondom de follikels (die daardoor gehypopigmenteerd lijkt), zodat een netwerkvormig (reticulair) patroon ontstaat. Vaak is er enige atrofie en er kan ook hyperpigmentatie aanwezig zijn. In ongeveer 20% van de gevallen domineert de pigmentatie (figuur 27.2).
Deze volstrekt onschuldige, maar soms cosmetisch storende aandoening is meestal symmetrisch gelokaliseerd op de laterale delen van de hals, in de nek en soms op de onderkaak of de huid voor de oren. Ook treedt vaak uitbreiding op naar het coeur. De erythrosis interfollicularis colli wordt vooral gezien bij mensen van middelbare (en oudere) leeftijd met een licht huidtype, die regelmatig in de zon komen. Dat ultraviolette straling een belangrijke rol speelt is aannemelijk, daar de huid onder de kin, die door dit orgaan beschermd is tegen de zon, nooit in het proces betrokken is. Volgens sommige auteurs zou contactallergie en fotocontactallergie voor bestanddelen van parfums en cosmetica een rol kunnen spelen (vooral bij het gepigmenteerde type), evenals een genetische aanleg.

2. Ja, het beeld kan met lasertherapie wel wat verbeterd worden. Bij prominent aanwezige pigmentatie zou hydrochinoncrème 2% FNA geprobeerd kunnen worden. Tevens adviseert u patiënte om de huid te beschermen met een breedspectrum antizonnebrandmiddel met een beschermingsfactor van tenminste 20 om verergering van de erythrosis tegen te gaan.

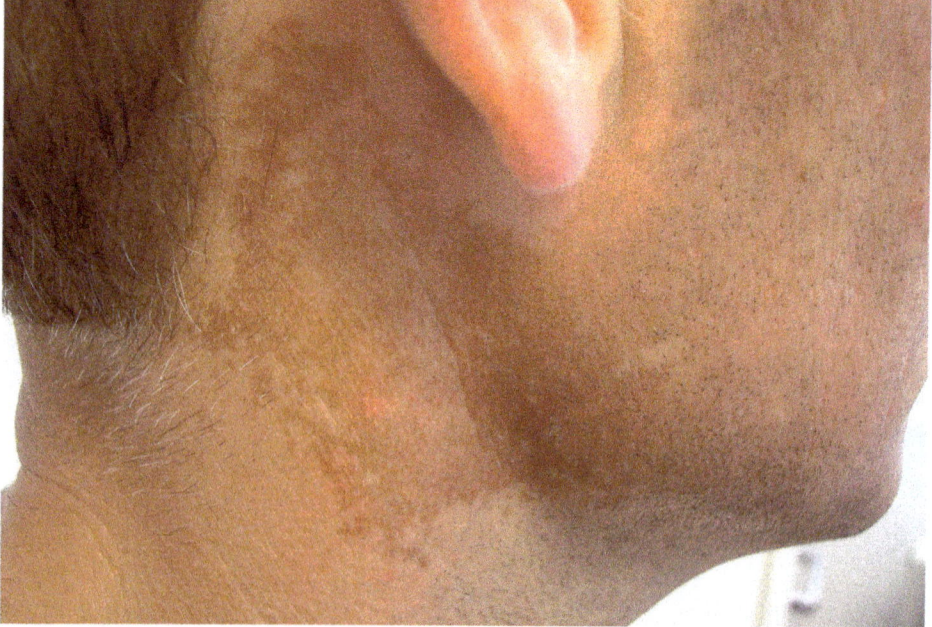

Figuur 27.2
Gepigmenteerd type erythrosis interfollicularis colli.

28

Anamnese
Een 67-jarige vrouw heeft sinds enkele dagen een uitslag met vlekken op de armen en blaren op de handen. Ze heeft er weinig last van en voelt zich er niet ziek bij. Ze is bekend met type 1 diabetes mellitus, waarvoor ze al heel lang insuline spuit. Patiënte vertelt deze uitslag wel eens eerder gehad te hebben en het ging dan na een week of drie vanzelf weer weg, maar nu wil ze graag de oorzaak weten.

Lichamelijk onderzoek
Bij onderzoek ziet u op de armen en benen een groot aantal kleinere en grotere dofrode maculae. Sommigen zijn iets geïnfiltreerd (dan zijn ze *sensu stricto* geen vlekken oftewel maculae meer, maar plaques). Op de handruggen en in mindere mate in de handpalmen ziet u vele laesies met centraal een blaartje, daaromheen een dun rood lijntje en aan de buitenzijde een lichter gekleurde oedemateuze ring.

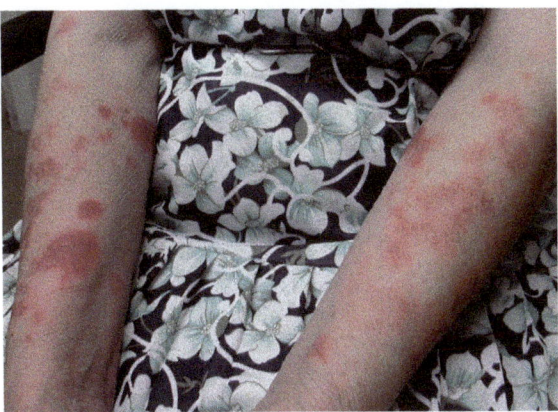

Figuur 28.1

Vragen
1. Wat wilt u nog van patiënte weten?
2. Welke diagnose stelt u?
3. Doet u laboratoriumonderzoek en hoe behandelt u haar?
4. Opeens schiet u de naam Stevens-Johnson binnen. Weet u nog aan welk ziektebeeld deze eigennamen verbonden zijn?

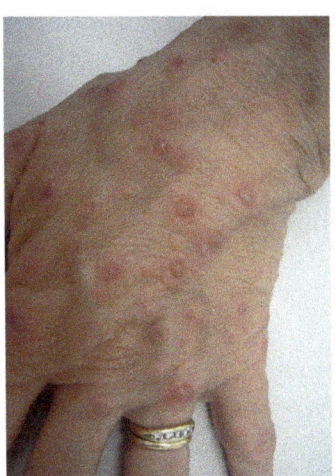

Figuur 28.2

Antwoorden

1. U vraagt of patiënte een koortslip heeft gehad (JA), of ze eerder ziek is geweest (NEEN) en of ze andere medicijnen heeft gebruikt (NEEN, ook geen paracetamol, een aspirientje of iets dergelijks).

2 U stelt op het klinische beeld, met name op de afwijkingen aan de handen, de diagnose (recidiverend) ERYTHEMA MULTIFORME (EM), ook wel erythema exsudativum multiforme genoemd. EM kenmerkt zich door een acuut optredende multiforme eruptie. Het beeld verschilt per patiënt en per huidgebied ('multiform'). EM begint met ronde erythemateuze maculae, waarvan sommige in enkele uren overgaan in een papel. Het centrum wordt donkerder en er kan een blaar in ontstaan (figuur 28.2). Dit centrum wordt omgeven door een bleke oedemateuze hof, die op zijn beurt weer omgeven wordt door een smalle livide-rode ring. Hierdoor ontstaan de voor EM karakteristieke irislaesies, ook wel 'schietschijflaesies' genoemd (figuur 28.3). De afwijkingen kunnen jeuk en branderige pijn veroorzaken. Naast dit klassieke beeld komen ook urticariële laesies voor, al dan niet met centrale korstvorming en erythemateuze plaques met donkergekleurd centrum.

De laesies zijn vooral gelokaliseerd op de hand- en voetruggen, de strekzijde van armen en benen, in de nek en in het gelaat. In ongeveer een kwart van de gevallen doen de slijmvliezen van mond en lippen of van de genitalia mee in het proces, waarbij pijnlijke erosies kunnen ontstaan (figuur 28.4). Algemene verschijnselen zijn er meestal niet of weinig. De afwijkingen van EM genezen binnen gemiddeld 3 weken zonder restverschijnselen. Recidieven treden nogal eens op, vooral in het voor- en najaar.

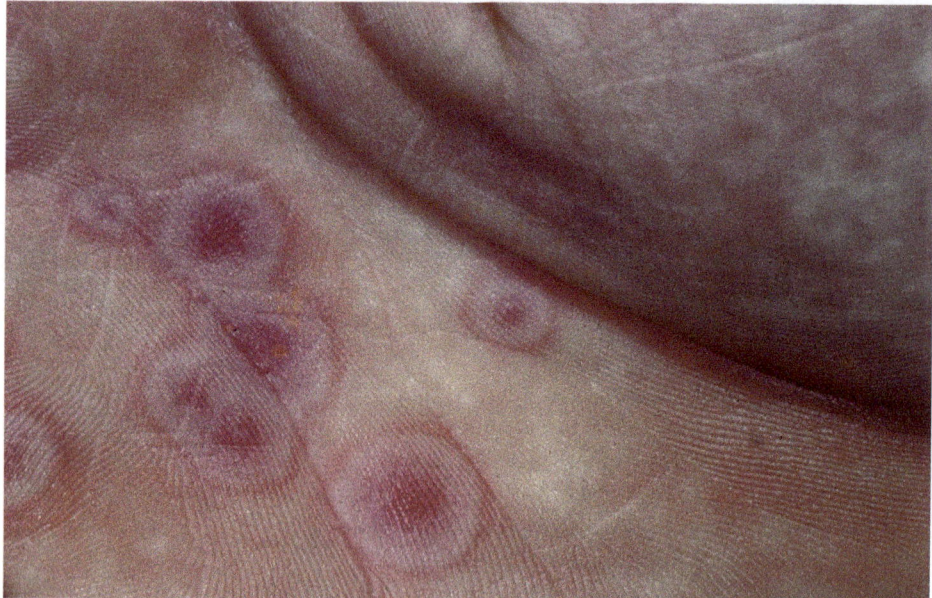

Figuur 28.3
Klassieke irislaesies ('schietschijflaesies') van erythema multiforme.

Men kan EM als een huidreactie beschouwen op verschillende prikkels. In een groot deel van de gevallen is een voorafgaande orale of genitale herpes simplex virusinfectie (HSV) de provocerende factor. De 'gewone' HSV-infectie zit overigens niet altijd op de lip, maar wordt bij meisjes en vrouwen soms ook gezien op een bil of onderop de rug (figuur 28.5). De HSV-infectie kan nog zichtbaar zijn ten tijde van het uitbreken van EM, maar gaat er vaker 3-14 dagen aan vooraf. Naast een infectie met HSV zijn infectieziekten door allerlei bacteriën, virussen, gisten en schimmels genoemd als mogelijke oorzaak van EM, evenals röntgenbestralingen, bepaalde interne aandoeningen, geneesmiddelen en maligniteiten. In ongeveer de helft van de gevallen vindt men echter geen uitlokkende factor.

3. Neen. Uitgebreid laboratoriumonderzoek levert zelden iets op en bovendien is de herpesinfectie als oorzaak aannemelijk. Patiënte heeft weinig last, zodat een spontaan herstel afgewacht kan worden. In ernstiger gevallen kan symptomatische therapie

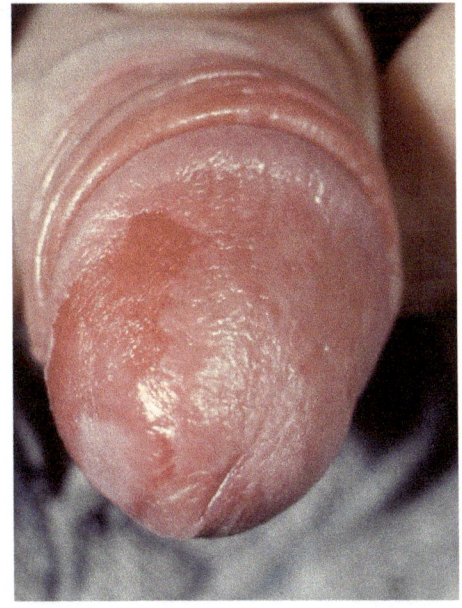

Figuur 28.4
Erosieve balanitis bij erythema multiforme.

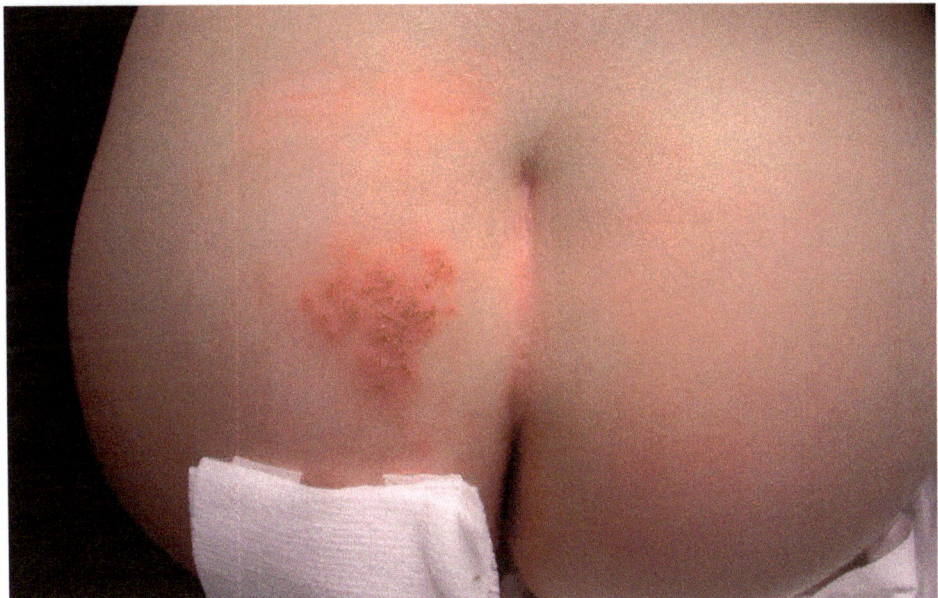

Figuur 28.5
Herpes simplex virusinfectie bij een kind hoog op de linkerbil, die aanleiding gaf tot erythema multiforme.

gegeven worden (sederende antihistaminica tegen de jeuk, lokale corticosteroïden, lidocaine orale gel FNA bij pijnlijke mondlaesies).

4. Patiënten met het syndroom van Stevens-Johnson (SJS) hebben een op EM gelijkende huiduitslag, maar veel ernstiger met een uitgebreide eruptie van blaren en veel uitgebreidere afwijkingen aan de slijmvliezen. Verder zijn deze patiënten ziek met algemene symptomen zoals koorts, algehele malaise, gewrichtsklachten en maag-darmklachten. Tot voor kort werd het SJS beschouwd als de 'majus'-variant van EM. Het zijn echter waarschijnlijk twee verschillende ziektebeelden, waarbij SJS meestal wordt veroorzaakt door medicijnen en EEM door herpes simplex virusinfecties.

Heydenrijk EJA. Erythema exsudativum multiforme. In: JAH Eekhof, A Knuistingh Neven, W Opstelten, redactie. Kleine kwalen in de huisartspraktijk, 5e druk. Maarssen: Elsevier Gezondheidszorg, 2007. p. 111-4.

Anamnese

Een jongen van 8 heeft sinds 2 jaar vooral in de winter last van eczeem onder de voeten. Hij heeft er eigenlijk weinig of geen jeuk aan, maar het doet wel pijn met lopen. Insmeren met vaseline helpt wel iets. Hij is verder gezond, wel is hij licht astmatisch en vroeger is hij door u behandeld wegens constitutioneel eczeem.

Lichamelijk onderzoek

U ziet een afwijking onder de voeten die grotendeels is gelokaliseerd onder de voorvoeten en de onderzijde van de toppen van de tenen en die bestaat uit roodheid, schilfers en oppervlakkige barstjes in de huid. Het valt u op dat de huid lijkt te glanzen. De huid van de voetholte, tussen de tenen en van de voetrug is geheel normaal.

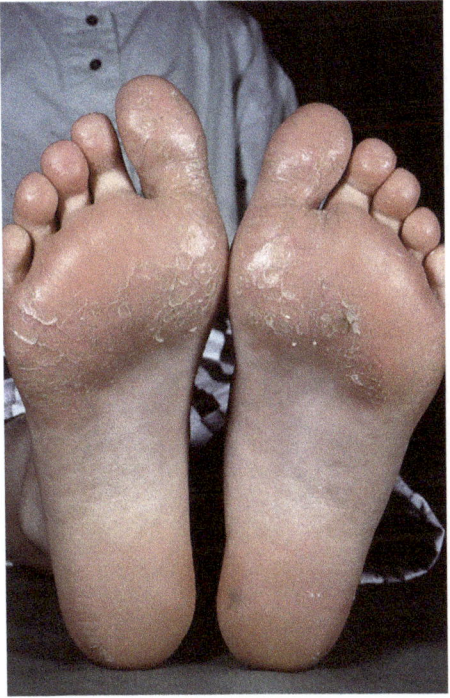

Vragen

1. Welke diagnose stelt u?
2. Wat zou uw diagnose bij een niet-atopisch kind zijn?
3. De moeder denkt dat het kind allergisch is geworden voor schoeisel en de vader vraagt of het een schimmel kan zijn. Wat legt u uit?
4. Welke adviezen geeft u?

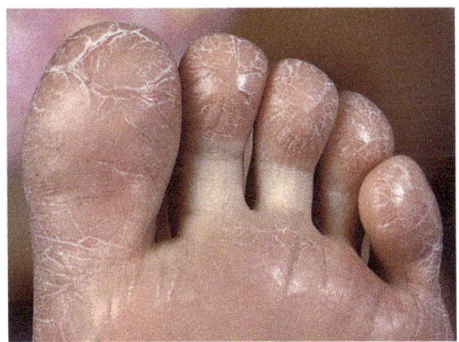

Figuur 29.1

Figuur 29.2

Antwoorden

1. U stelt de diagnose JUVENIELE PLANTAIRE DERMATOSE ('huidafwijking aan de voetzool op jonge leeftijd'). Deze aandoening, die in de winter vaak wat erger wordt, komt vooral voor bij kinderen van 3-14 jaar, bij jongens iets vaker dan bij meisjes. Het beeld is karakteristiek met glanzende roodheid, oppervlakkige kloofjes in de hoornlaag en soms schilfering (figuur 29.2). De lokalisatie is beperkt tot de drukpunten van de voorvoet en de onderzijde van tenen, en soms op de hakken. De holte van de voet, de interdigitale ruimtes en de voetruggen zijn altijd normaal. Soms treft het proces ook de handen, vooral de vingertoppen.
De exacte oorzaak is niet bekend. Verondersteld wordt dat het (langdurig) dragen van occlusief schoeisel van rubber en plastic, waaronder sportschoenen, leidt tot een vochtig milieu onder de voeten. De hyperhidrose veroorzaakt zwelling en maceratie van het stratum corneum, dat daardoor minder bestand is tegen druk en wrijving en van de epidermis wordt afgewreven, resulterend in de glanzende roodheid. Door uitdroging ontstaan de oppervlakkige barstjes. Daar de huid van atopische kinderen snel uitdroogt, lopen zij een groter risico om juveniele plantaire dermatose te krijgen. Bij het ouder worden neemt de dikte van de huid onder de voeten toe; dit zou verklaren waarom de aandoening na verloop van tijd vanzelf geneest en bij volwassenen nauwelijks voorkomt.

2. Het antwoord op deze strikvraag is: ook juveniele plantaire dermatose. Een atopische aanleg is weliswaar een risicofactor voor het ontstaan van juveniele plantaire dermatose, maar de aandoening komt ook bij niet-atopische kinderen voor. Constitutioneel eczeem is ook nogal eens gelokaliseerd onder de voeten, maar heeft kenmerken van eczeem (erytheem, oedeem, vesikels, papels, hyperkeratose, ragaden), is niet specifiek op de drukpunten gelokaliseerd en de glans ontbreekt.

3. Een allergisch contacteczeem (voor bijvoorbeeld chromaat, rubber of lijmstoffen in schoeisel) zou – net als hier het geval is – symmetrisch kunnen zijn en vooral op drukpunten gelokaliseerd. Wat er tegen pleit is de totale afwezigheid van eczeem op de voetruggen en bovenop de tenen en het ontbreken van – obligate – jeuk. Een schimmelinfectie is niet zo mooi symmetrisch en is vooral (ook) gelokaliseerd tussen de tenen.

4. Naast uitleg over de aard van de aandoening vertelt u dat deze onschuldige afwijking na verloop van tijd (bijna altijd voor de puberteit) vanzelf zal verdwijnen. Het kind kan het beste niet-afsluitende katoenen sokken en leren schoenen of sandalen dragen (het resultaat daarvan valt helaas nogal eens tegen en sommige kinderen zijn er niet toe te bewegen). Verder wordt zeer regelmatig indifferent ingevet. Lokale corticosteroïden zijn weinig effectief.

Anamnese

Een 66-jarige vrouw heeft een vlek op haar kin die geleidelijk wat groter en gedeeltelijk wat donkerder wordt.

Lichamelijk onderzoek

U ziet een maculeuze gepigmenteerde afwijking op de kin, ongeveer 2x2 centimeter groot, met een onregelmatige pigmentatie en begrenzing.

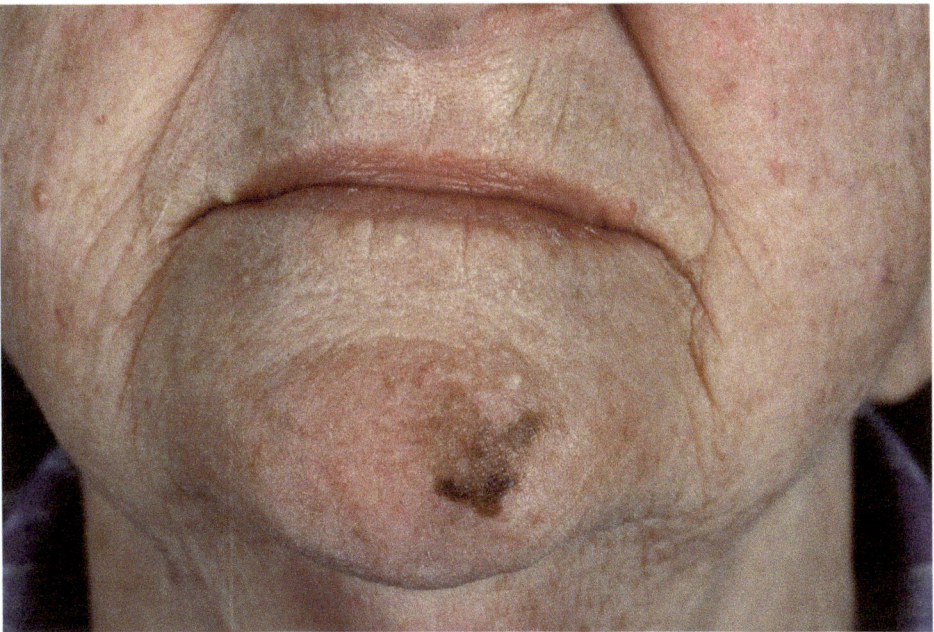

Figuur 30.1

Vragen

1. Aan welke aandoening denkt u?
2. Bij welke mensen komt deze huidafwijking vooral voor en wat is de oorzaak?
3. Wat weet u van de prognose?
4. Welke twee andere afwijkingen staan in uw differentiële diagnose en wat zijn hun onderscheidende kenmerken?
5. Wat is uw beleid?

Antwoorden

1. U zou moeten denken aan een LENTIGO MALIGNA. Lentigo maligna (synoniemen: melanosis circumscripta praecancerosa, ziekte van Dubreuilh) is de tot de epidermis beperkte (*in situ*) variant van het melanoom met proliferatie van atypische melanocyten in de basale cellaag. Het is het prototype van het melanoom met een horizontale groeiwijze. De lentigo maligna is in verreweg de meeste gevallen gelokaliseerd in het gezicht, vooral op het voorhoofd, de slapen en het bovenste deel van de wangen. Andere mogelijke lokalisaties zijn de handruggen, de romp en de benen. Een lentigo maligna is een grillig gevormde macula met onregelmatige bruine, donkerbruine of zwarte pigmentatie. De laesie wordt in de loop van de jaren geleidelijk aan groter tot soms wel 4 cm in diameter of groter. In het centrale deel kan spontane regressie gezien worden (figuur 30.2). Het ontstaan van een nodulus of verdikking duidt op invasieve groei in de dermis (verticale groei), waardoor een lentigo maligna melanoma ontstaat (figuur 30.3).

2. De lentigo maligna komt vooral bij blanke mensen van middelbare en oudere leeftijd voor, bij vrouwen iets vaker dan bij mannen. De mediane leeftijd bij het stellen van deze diagnose is 65 jaar. Expositie aan ultraviolet licht (zon) is de belangrijkste oorzakelijke factor, waarbij zonnebrand belangrijker is dan de cumulatieve stralingsdosis.

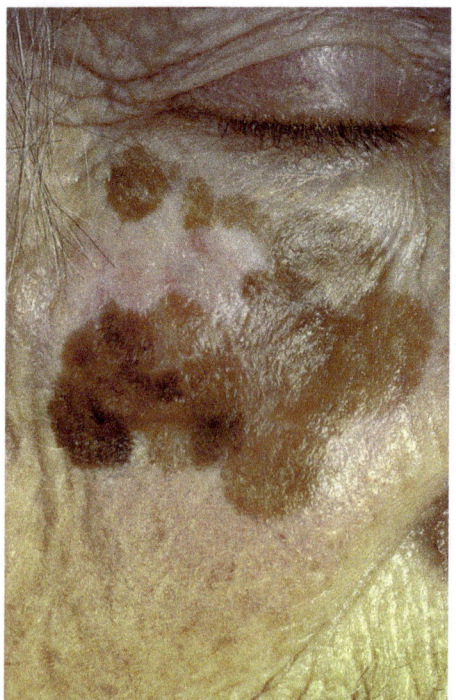

Figuur 30.2
Regressie in een lentigo maligna (de witte kleur).

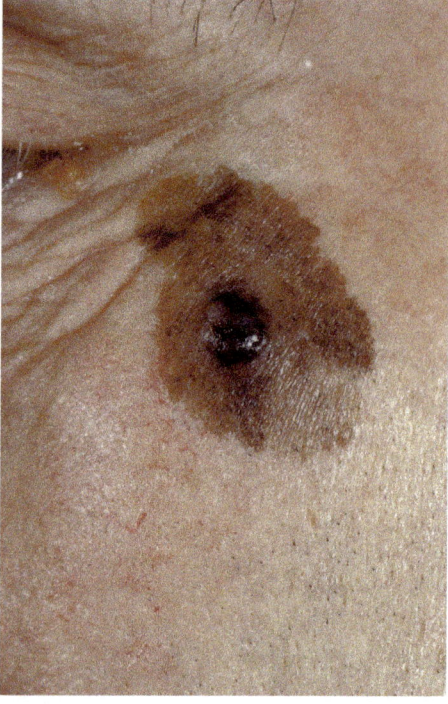

Figuur 30.3
Nodulaire groei in een lentigo maligna: lentigo maligna melanoma.

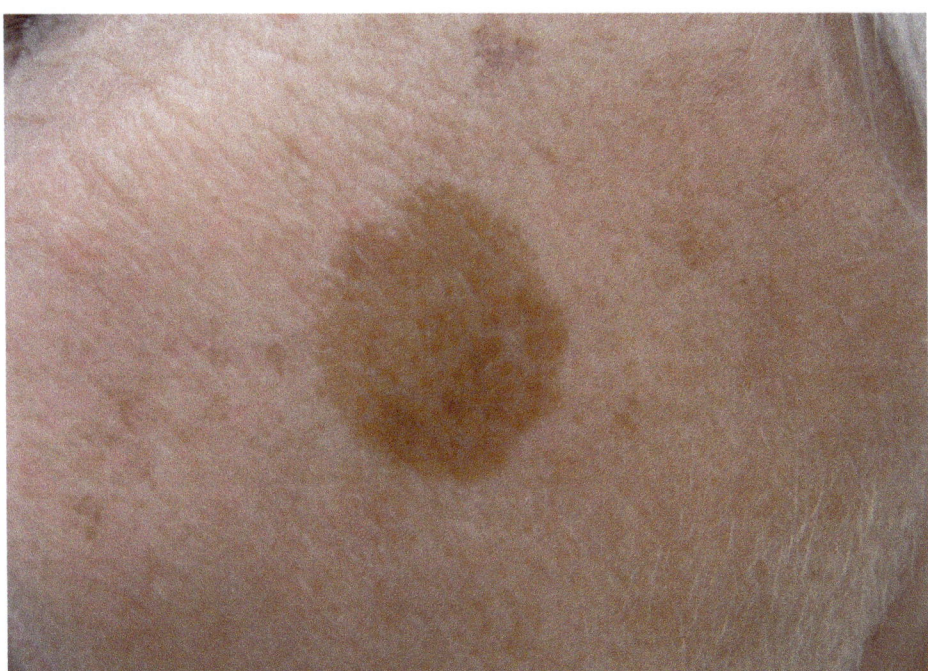

Figuur 30.4
Lentigo solaris (benigna). Omdat hier wat onregelmatige pigmentatie is, werd toch een biopt genomen.

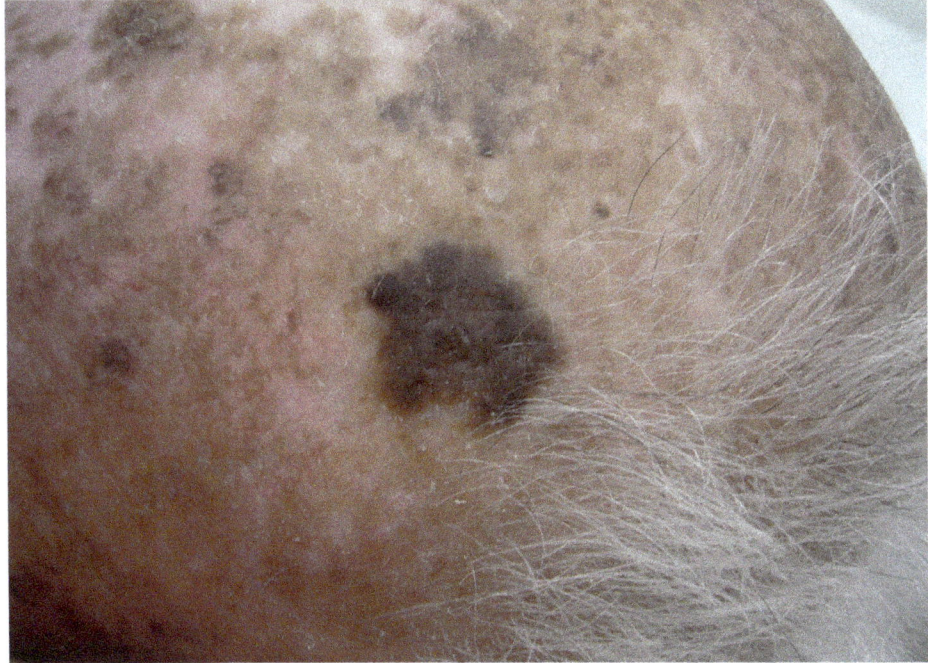

Figuur 30.5
Verruca seborrhoica op de kruin: iets verheven, terwijl de lentigo maligna altijd strikt maculeus is.

3. Doordat de lentigo maligna beperkt is tot de epidermis, kan geen metastasering optreden. Bij tenminste 5% van de patiënten (sommige onderzoekers geven 30-50% op) zal echter – meestal na 10-15 jaar (mediane leeftijd 65 jaar) – invasieve groei door de basaalmembraan in de dermis leiden tot het ontstaan van een infiltratief groeiend melanoom (lentigo maligna melanoma) (figuur 30.3). De prognose daarvan is gelijk aan die van enig melanoom met dezelfde dikte.

4. Een lentigo maligna moet vooral onderscheiden worden van een lentigo solaris (lentigo benigna, lentigo senilis) en een vlakke verruca seborrhoica. Bij lentigines solares (die vaak aanwezig zijn, eveneens als uiting van langdurige expositie aan ultraviolet licht) is de pigmentatie (meer) egaal en zijn de randen regelmatiger; deze laesies worden meestal niet veel groter dan 1 cm (figuur 30.4). Een verruca seborrhoica heeft papillomatose en hyperkeratose, maar in het vlakke beginstadium kan het onderscheid met een lentigo maligna moeilijk zijn (figuur 30.5). Als een verdachte onregelmatig gepigmenteerde laesie iets verheven is, moet men ook nog denken aan een oppervlakkig groeiend melanoom (eveneens met een horizontale groeiwijze, maar al in de dermis).

5. Er moet in ieder geval histopathologisch onderzoek gedaan worden, hetzij door u, hetzij door de dermatoloog. Bij verdenking op een lentigo maligna wordt de voorkeur gegeven aan een excisiebiopt. Bij grote laesies, waarbij een diagnostische excisie niet mogelijk is kan – in tegenstelling tot bij alle andere vormen van het melanoom – een stansbiopt worden genomen. Bij voorkeur worden er verschillende biopsieën gedaan om de kans op het missen van (focale) infiltratieve groei kleiner te maken. Bij deze patiënte bleek er al sprake te zijn van infiltratieve groei, zodat de definitieve diagnose lentigo maligna melanoma was.

www.cbo.nl: CBO-Richtlijn melanoom van de huid 2004.
De Groot AC, Toonstra J. Kanker en Huid. Dermato-oncologie voor de huisarts. Houten: Bohn Stafleu van Loghum, 2010 (ISBN 9789031377503).

31

Anamnese
Een man van 42 jaar heeft al jaren 'vreemde' afwijkingen aan de nagels van zijn voeten en het wordt steeds erger. Hij heeft er geen last van en meent zich te herinneren dat zijn vader dat ook had. Of de dokter wel even wil vertellen wat hier aan de hand is!

Lichamelijk onderzoek
Bij onderzoek ziet u dat alle teennagels behalve die van de kleine tenen een bizarre vorm hebben. Ze zijn veel boller dan normaal en vooraan is de nagel bijna een cirkel geworden. U ziet geen aanwijzingen voor ingegroeide teennagel (unguis incarnatus) in de zin van ontsteking of granulatieweefsel.

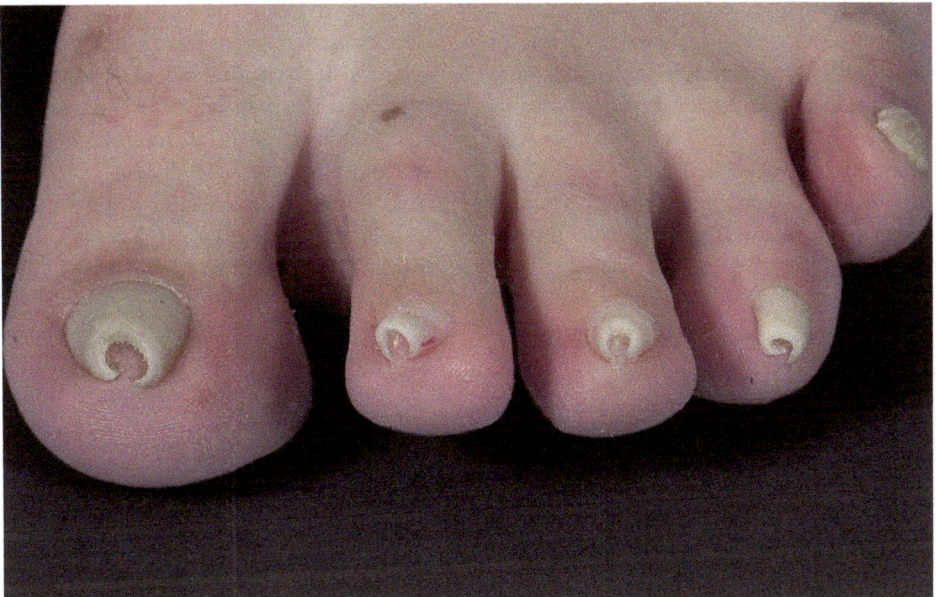

Figuur 31.1

Vragen
1. Kent u de naam van deze onschuldige, zeer karakteristieke nagelafwijking?

Antwoorden

1. Deze afwijking wordt PINCETNAGELS genoemd (Engels: pincer nails). De normale nagelplaat is niet plat maar lichtgebogen (convex), doordat de zijkanten van de nagel iets naar beneden gericht zijn. Bij pincetnagels is de zijwaartse buiging sterker dan normaal, waardoor de nagel boller wordt. Hoe verder naar distaal, des te boller wordt de nagel en des te meer is de nagelrand naar beneden en zelfs naar mediaal gericht. Het is alsof de nagelplaat van opzij met een pincet is samengeknepen, waarbij aan het uiteinde van de nagel harder geknepen is dan meer naar proximaal, dichterbij de nagelriem. In extreme gevallen kunnen de zijkanten van de nagel aan elkaar groeien, waardoor een soort tunnel ontstaat (figuur 31.2). De zijkanten van de nagel drukken in de huid en in het nagelbed en kunnen daardoor pijn veroorzaken; een echte ingroei in de weefsels met ontsteking (unguis incarnatus) treedt overigens niet vaak op.

Pincetnagels symmetrisch gelokaliseerd aan verscheidene tenen van beide voeten komen als erfelijke aandoening voor en worden ook bij patiënten met psoriasis gezien. Gevallen van pincetnagels aan één teen, meestal de grote teen, zijn toegeschreven aan slecht passend schoeisel, afwijkingen van de voetstand (verreweg de meest frequente oorzaak), aan trauma, schimmelinfectie van de nagel met *Trichophyton rubrum* en osteoartritis. Verder kan een exostose of een andere weefseltoename onder de nagel, die het centrale deel van de nagel omhoog drukt, het beeld van een pincetnagel veroorzaken. Pincetnagels van de vingers kunnen veroorzaakt worden door degeneratieve osteoartritis van de distale interfalangeale gewrichten.

Beschrijvende synoniemen voor pincetnagels zijn trompetnagels (wanneer de nagel een cirkel heeft gevormd), unguis constringens en omeganagels (figuur 31.1).

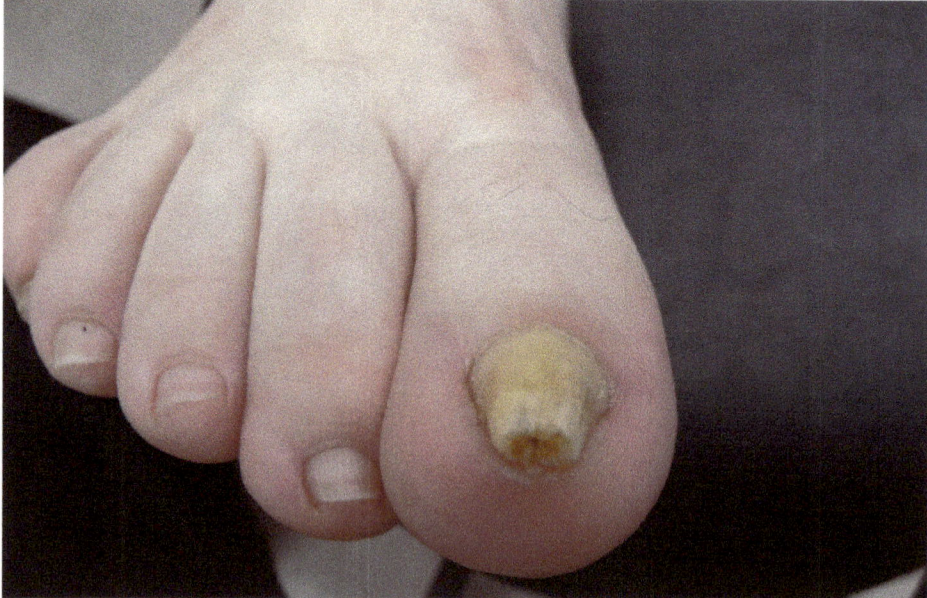

Figuur 31.2
Pincetnagel. Naar distaal toe neemt de kromming van de nagelplaat toe en aan het uiteinde vloeien de zijkanten van de nagels samen waardoor een tunnel ontstaat.

32

Anamnese
Een man van 64 jaar heeft sinds 2 weken pijnlijke, niet-jeukende afwijkingen aan de onderbenen. De anamnese is verder geheel blanco. Hij denkt dat het te maken heeft met zijn hobby, tuinieren.

Lichamelijk onderzoek
Bij onderzoek ziet u op beide onderbenen een onregelmatig beeld van erythemateuze papeltjes, blaasjes en korsten (na openknappen van blaasjes). Het valt u op dat enkele laesies een duidelijk lineair aspect hebben.

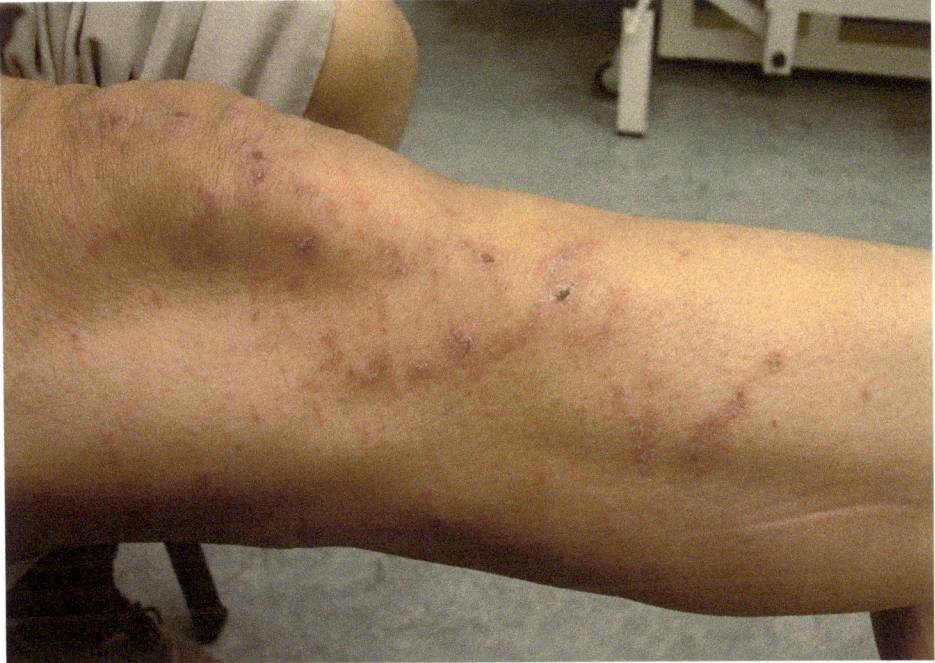

Figuur 32.1

Vragen
1. Hoe benoemt u deze aandoening?
2. Wat is de oorzaak en wat zijn de belangrijkste veroorzakers?
3. Wat zijn de kenmerken van deze doorgaans goed te herkennen huidafwijking?

Antwoorden

1. Deze patiënt heeft een FYTOFOTODERMATITIS ('ontsteking van de huid door planten en licht'). Een andere naam die de aandoening fraai beschrijft is DERMATITIS BULLOSA STRIATA PRATENSIS ('streperige ontsteking van de huid van de wei met blaren').

2. Een fytofotodermatitis is een fototoxische reactie, veroorzaakt door furocoumarines in planten in combinatie met expositie aan zonlicht. Door huidcontact met planten uit (vooral) de familie van de Apiaceae (tot voor kort Umbelliferae genaamd, de schermbloemigen) en van de Rutaceae komen de furocoumarines op de huid en na 30-120 minuten zijn ze daarin opgenomen. Door daaropvolgende blootstelling aan zonlicht (de veroorzakende straling is UVA met golflengtes van 315-375 nm) ontstaat de fototoxische reactie. Het is geen immunologisch fenomeen, dus het kan – onder bepaalde omstandigheden van fototoxische stoffen en ultraviolet licht – bij iedereen optreden en al bij eerste contact. Wanneer de gecontamineerde huid *niet* bestraald wordt (bijvoorbeeld bij zwaar bewolkt weer), dan zal er ook geen reactie optreden. De bekendste veroorzaker uit de familie der Apiaceae is de reuzenberenklauw (figuur 32.2) en uit de Rutaceae-familie de wijnruit (figuur 32.3). Veel van de furocoumarines bevattende planten komen wild in de natuur voor, anderen worden gecultiveerd als kruiden of voor vruchten, gebruikt als sierplant in de tuin of als kamerplant (tabel 32.1). Ook de vijg uit de familie der Moraceae kan fytofotodermatitis veroorzaken.

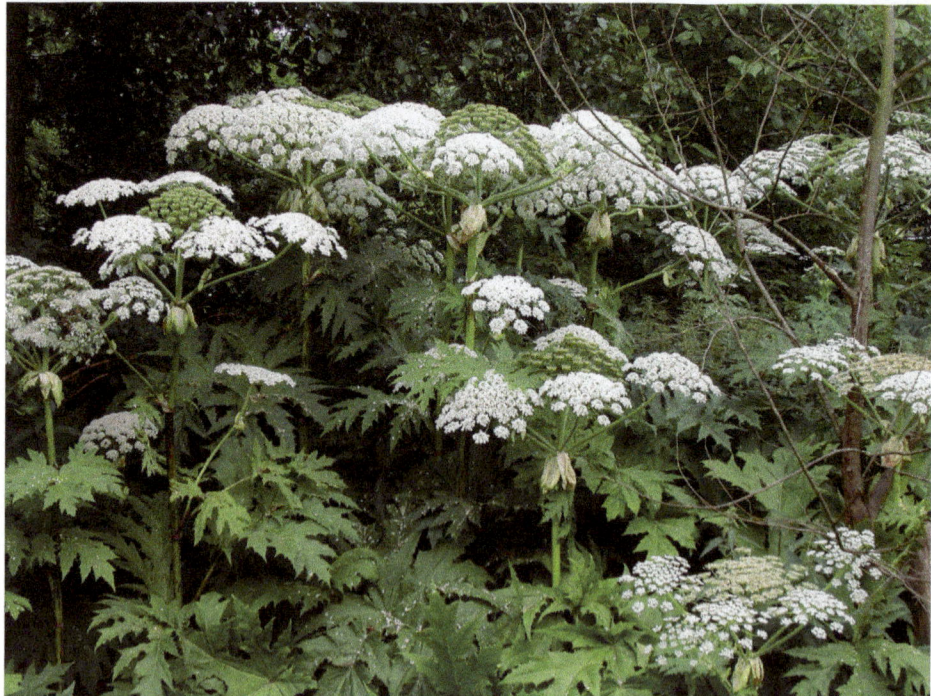

Figuur 32.2
De reuzenberenklauw, de bekendste veroorzaker van fytofotodermatitis in Nederland.

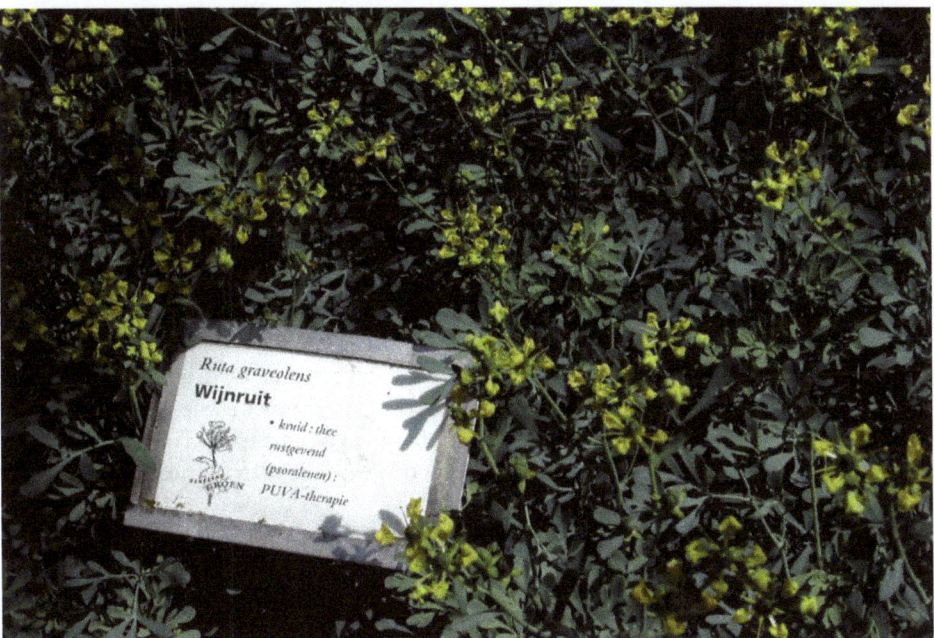

Figuur 32.3
Wijnruit (*Ruta graveolens*).

Tabel 32.1	Voorbeelden van planten die fototoxische reacties kunnen veroorzaken.
familie van de Apiaceae (Umbelliferae)	*familie van de Rutaceae*
berenklauw (*Heracleum sphondylium*)	bergamot (*Citrus bergamia*)
fluitenkruid (*Arthriscus sylvestris*)	citroen (*Citrus limon*)
gewone engelwortel (*Angelica sylvestris*)	grapefruit (*Citrus paradisii*)
grote engelwortel (*Angelica archangelica*)	limoen (*Citrus aurantiifolia*)
pastinaak (*Pastinaca sativa*)	sinaasappel (*Citrus sinensis*)
peterselie (*Petroselinum crispum*)	vuurwerkplant (*Dictamnus albus*)
reuzenberenklauw (*Heracleum mantegazzianum*)	wijnruit (*Ruta graveolens*)
selderij (*Apium graveolens*)	
venkel (*Foeniculum vulgare*)	
wilde peen (*Daucus carota*)	

Fytofotodermatitis komt vooral voor bij kinderen die buiten spelen, bij volwassenen die tuinieren en bij natuurwandelaars. Mensen die een hoog gazon, stukje weide of bosrand maaien met een strimmer of bosmaaier kunnen fytofotodermatitis krijgen door opspattende delen van fototoxische planten, vooral fluitenkruid en berenklauw. Ook beroepsmatig contact met bijvoorbeeld selderij (kwekers, groenteboer) leidt incidenteel tot huidklachten, vooral aan de handen.

De fototoxische eigenschappen van furocoumarines worden in de geneeskunde gebruikt bij de orale fotochemotherapie (PUVA-therapie) voor psoriasis en eczeem. In sommige 'bruinende' crèmes zijn ze aanwezig (vooral afkomstig uit citrusvruchten) om het bruiner worden door de zon of de zonnebank te versnellen en versterken.

3. Bizarre configuraties met strepen en bogen van erytheem, oedeem en blaren ontstaan de dag na expositie aan fototoxische planten en zonlicht (figuur 32.4). De eruptie is altijd beperkt tot aan de zon blootgestelde delen van de huid. De laesies jeuken niet maar zijn pijnlijk. De afwijkingen verdwijnen vanzelf en veranderen na 2-3 weken in (postinflammatoire) hyperpigmentatie, die maanden tot jaren aanwezig kan blijven (figuur 32.5). De fytofotodermatitis die veroorzaakt wordt door het werken met een strimmer of bosmaaier is gelokaliseerd op de benen, armen en borst (meestal niet op de handen, omdat doorgaans tuinhandschoenen gedragen worden). Hierbij ontbreken de lineaire laesies (die veroorzaakt worden door langs de plant te schuren). In het midden van de zomer en in de nazomer zijn de concentraties furocoumarines in de planten het hoogst, zodat dan de meeste gevallen van fytofotodermatitis optreden.

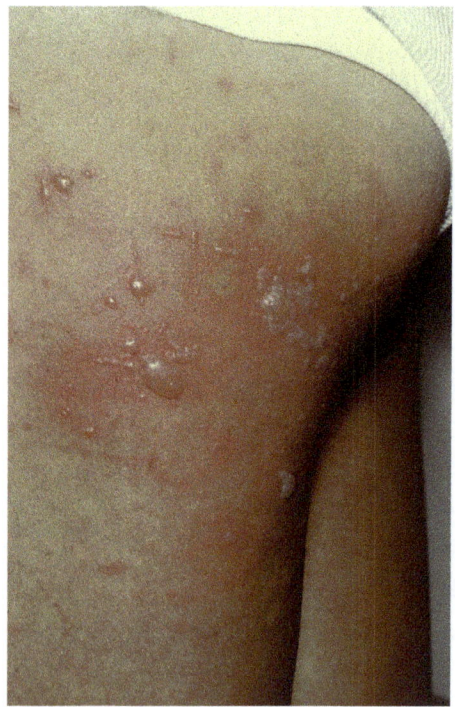

Figuur 32.4
Bizarre eruptie van erytheem en – soms lineaire – blaasjes en blaren.

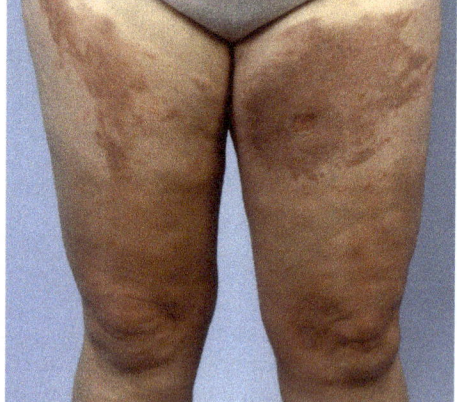

Figuur 32.5
Postinflammatoire hyperpigmentatie bij fytofotodermatitis, die jaren kan blijven bestaan.

33

Anamnese
Een 35-jarige man heeft sinds 2 maanden een ontsteking links van de kin op de onderkaak, waar af en toe vocht uitkomt.

Lichamelijk onderzoek
Bij onderzoek ziet u een huidkleurige tot iets erythemateuze nodulus waar centraal wat pus uitkomt. Ook zijn er enkele korstjes. De laesie voelt vast aan, fluctueert niet, maar zit vast aan de onderlaag.

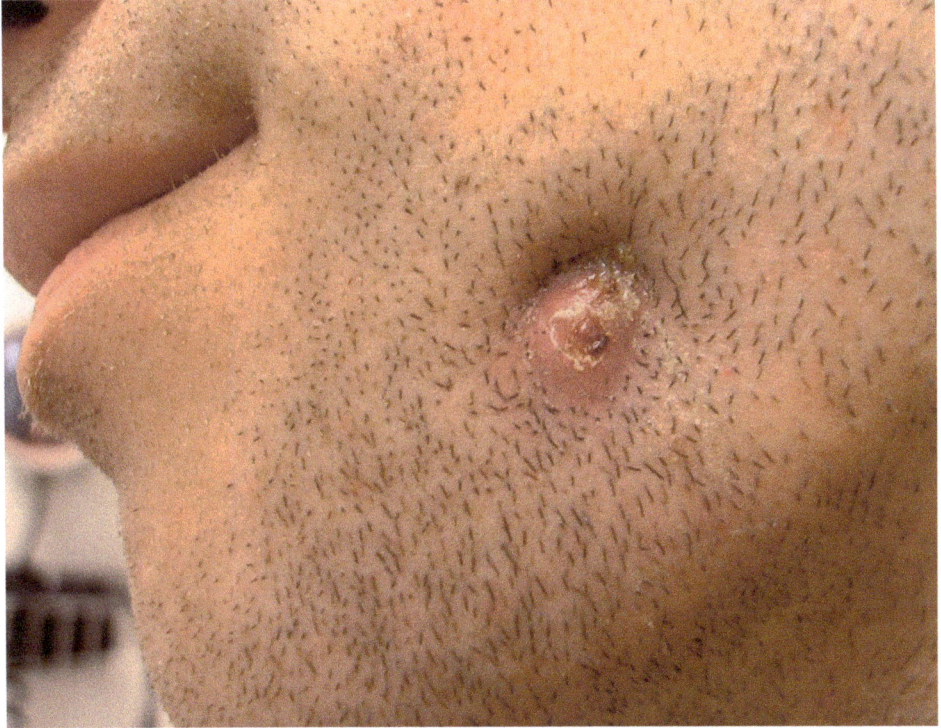

Afbeelding 33.1

Vragen
1. Wat is uw eerste vraag aan deze patiënt?
2. Wat is uw waarschijnlijkheidsdiagnose?
3. Kunt u enkele alternatieve mogelijkheden opnoemen?

Antwoorden

1. U vraagt of patiënt last van kiespijn heeft (gehad) in dit gebied (ja, regelmatig, geen tijd gehad om naar de tandarts te gaan).

2. U denkt aan een DENTOGENE HUIDFISTEL. Het ontstaan hiervan wordt voorafgegaan door een ontstekingsproces aan een tand. De meest voorkomende oorzaak is een infectie ten gevolge van cariës, wat leidt tot degeneratie van de pulpa en doorbraak door de periodontale membraan. Hierna vormt zich een abces in het merg van de kaak, waarbij de ontsteking zich kan uitbreiden tot de cortex van het kaakbot verwoest is en er een subperiostaal abces gevormd is. Wanneer dit abces langer bestaat, zal het draineren volgens de weg van de minste weerstand, hetzij naar de mondholte, hetzij naar de huid.
Patiënten met een dentogene fistel kunnen het best naar de kaakchirurg verwezen worden. Wanneer de onderliggende infectie wordt behandeld (meestal met een wortelkanaalbehandeling), zal de fistel zich vanzelf sluiten.

3. In de differentiële diagnose staan onder meer een furunkel, folliculitis, basaalcelcarcinoom, plaveiselcelcarcinoom, geïnfecteerde atheroomcyste en actinomycose. Karakteristiek voor de dentogene fistel is dat de laesie en de huid rondom wat ingetrokken zijn ('dimpling') ten gevolge van fixatie van de fistel aan het onderliggende weefsel. Deze kan soms als een bindweefselstrengetje gevoeld worden. Een tandheelkundige anamnese is uiteraard belangrijk, maar onvoldoende sensitief: in ongeveer de helft van de gevallen verloopt de ontsteking zonder symptomen.

34

Anamnese
Een 16-jarige jongen heeft ontdekt dat hij een witte ring heeft gekregen rondom enkele moedervlekken; één moedervlek is al helemaal verdwenen. Hij maakt zich er zorgen over, vraagt zich af of dit kwaad kan en of hij er iets aan kan doen.

Lichamelijk onderzoek
Bij onderzoek ziet u op de rug twee regelmatig gevormde vlakke naevi naevocellulares met een witte ring eromheen. Ook is er een bijna geheel egaal witte vlek (waar volgens patiënt ook een moedervlek heeft gezeten).

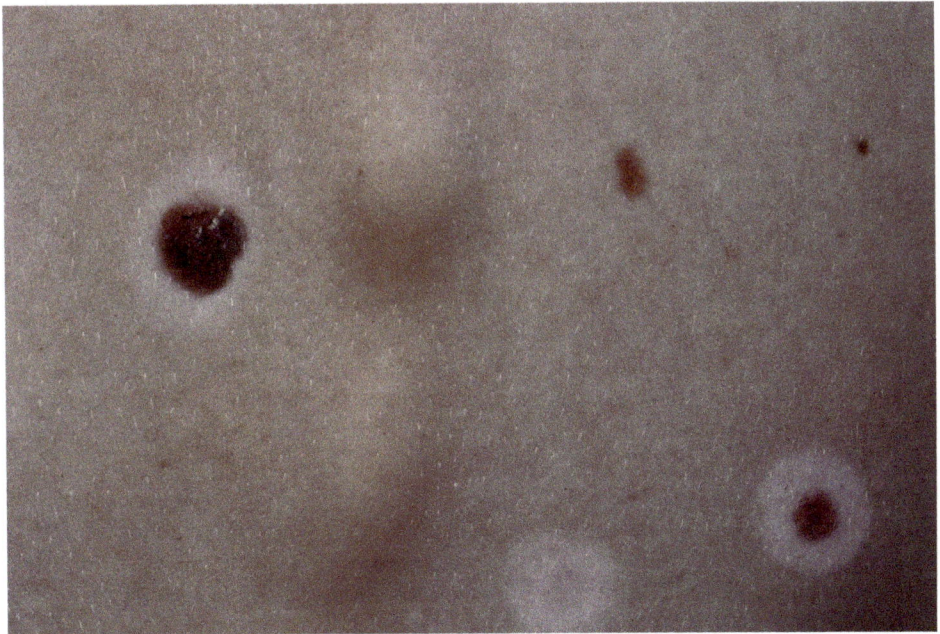

Afbeelding 34.1

Vragen
1. Welke diagnose stelt u à vue?
2. Welke informatie wilt u van patiënt krijgen en waaruit bestaat uw lichamelijk onderzoek?
3. Kunt u patiënt geruststellen?
4. Heeft u deze jongen therapeutisch iets te bieden?

Antwoorden

1. U stelt de diagnose HALONAEVUS (synoniem: SUTTONNAEVUS). Dit is een karakteristiek beeld van gehypopigmenteerde (lichter van kleur) of gedepigmenteerde (geheel witte) ringen rondom een of meer moedervlekken. Over het algemeen gaat het om 'gewone' naevi naevocellulares, vlak of verheven en meestal egaal bruin of roze van kleur. Halonaevi kunnen echter ook klinisch atypische naevi zijn (dysplastische naevi), minder vaak een congenitaal aanwezige moedervlek. Soms gaat aan de witte verkleuring een erythemateuze fase vooraf. De witte halo is enkele millimeters tot een centimeter of meer breed en is regelmatig. De meeste suttonnaevi zijn gelokaliseerd op de rug; in 25-50% van de gevallen zijn er meerdere halonaevi. Incidenteel is er een groot aantal, die snel kunnen ontstaan. Halonaevi vallen het meest op in de zomer, wanneer de normale huid door de zon gebruind is.
Deze naevi worden vooral gezien bij patiënten onder de 20 jaar (gemiddelde leeftijd: 15 jaar). Zij hebben over het algemeen een toegenomen aantal moedervlekken. Bij ongeveer 20% van de patiënten is er een associatie met vitiligo. Veel minder frequent worden (multipele) halonaevi gevonden bij een patiënt met een melanoom van de huid of het oog, waarbij ook rond het (lichter wordende) melanoom een witte halo gezien kan worden. Het gaat dan bijna altijd om oudere individuen. De pathogenese van het ontstaan van halonaevi is onbekend. Mogelijk spelen T-celgemedieerde en humorale immuniteit een rol, waarbij ook circulerende anti-naevuscel-IgM-antilichamen betrokken zijn.

2. U informeert naar vitiligo en melanomen bij patiënt en zijn familieleden. U inspecteert de gehele huid en ogen op zoek naar vitiligo of voor melanoom verdachte laesies.

3. Ja, u kunt deze jongen geruststellen. De (familie)anamnese op vitiligo en melanomen is negatief, u hebt patiënt helemaal bekeken en geen verdachte moedervlekken gezien, de naevi en de halo's zijn regelmatig en u weet dat halonaevi op jonge leeftijd relatief frequent voorkomen en nagenoeg altijd onschuldig zijn. Niettemin adviseert u patiënt om alert te zijn op veranderende moedervlekken.

4. Behalve uitleg heeft u hem niets te bieden. Het normale beloop is, dat de moedervlekken in de loop van maanden tot jaren geleidelijk lichter van kleur (roze) en kleiner worden en uiteindelijk geheel verdwijnen. De resterende witte vlek kan permanent zijn, maar meestal zal – op enig moment – repigmentatie optreden. U adviseert patiënt om deze vlekken wel zeer goed tegen zonlicht te beschermen, omdat er anders ernstige verbrandingen kunnen optreden.

Vos CB, Toonstra J. Diagnose in beeld (393). Een jongen met een witte rand rond een moedervlek. Ned Tijdschr Geneeskd. 2008;152:2340.

35

Anamnese
Een jongen van 12 jaar heeft in enkele maanden tijd een 'donkere ring' rond zijn mond gekregen.

Lichamelijk onderzoek
Bij onderzoek ziet u een vrij scherp begrensde donkerbruine ringvormige verkleuring rond de mond. De ring is het minst breed onder de (raciaalgebonden) fors uitgevallen onderlip.

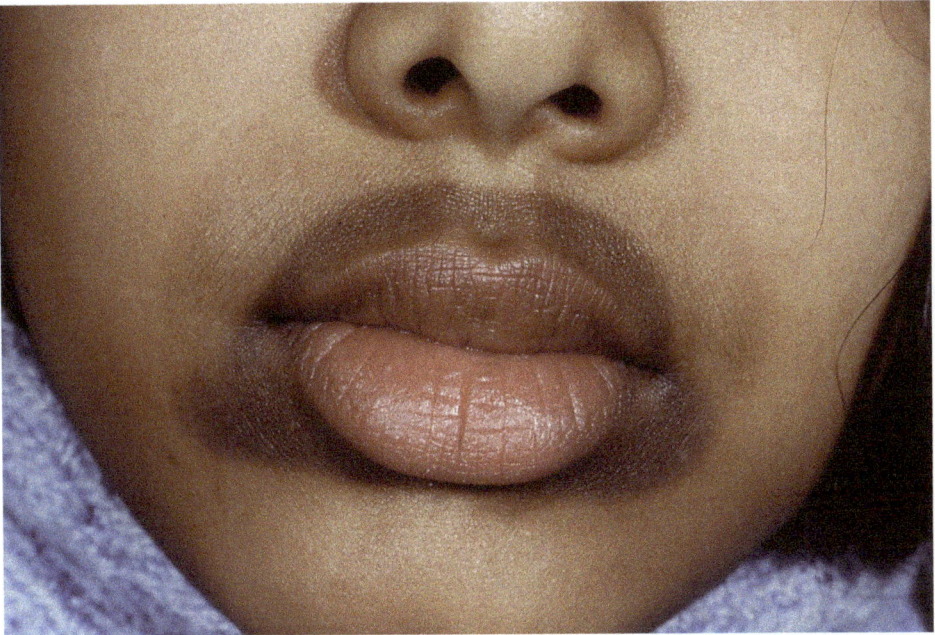

Afbeelding 35.1

Vragen
1. Welke vragen stelt u aan patiënt en zijn moeder?
2. Wat is uw diagnose?
3. Hoe lost u dit probleem op?

Antwoorden

1. Om te beginnen informeert u of patiënt regelmatig met zijn tong aan de huid rond de mond zit te likken (patiënt: 'neen', moeder: 'ja hoor, dat zie ik hem wel regelmatig doen'). Daarnaast vraagt u of patiënt atopisch is of dat er in de familie dauwworm, astma of hooikoorts voorkomen (patiënt heeft als kind dauwworm gehad en waar de bruine kleur nu zit, had hij eerder 'eczeem' met roodheid van de huid en schilfering).

2. Uw diagnose is POSTINFLAMMATOIRE HYPERPIGMENTATIE als reactie op eczeem rond de mond door likken. Dat likken een belangrijke rol heeft gespeeld is aannemelijk op grond van de heteroanamnese en omdat de bruine ring het smalst is onder de onderlip, die groter is dan de rest van de lippen, zodat hij daar met zijn tong niet zover overheen kan komen. Bij postinflammatoire hyperpigmentatie is er sprake van toename van melaninepigment in de epidermis en/of dermis als reactie op een ontsteking van de huid of een beschadiging. Bij de oppervlakkige pigmentaties zit het melaninepigment in de epidermale keratinocyten, in de diepere variant in dermale macrofagen. Beschadiging die aanleiding geeft tot postinflammatoire hyperpigmentatie kan worden veroorzaakt door bijvoorbeeld een brandwond, chronische wrijving en traumatische of chirurgische wonden. De oorzakelijke

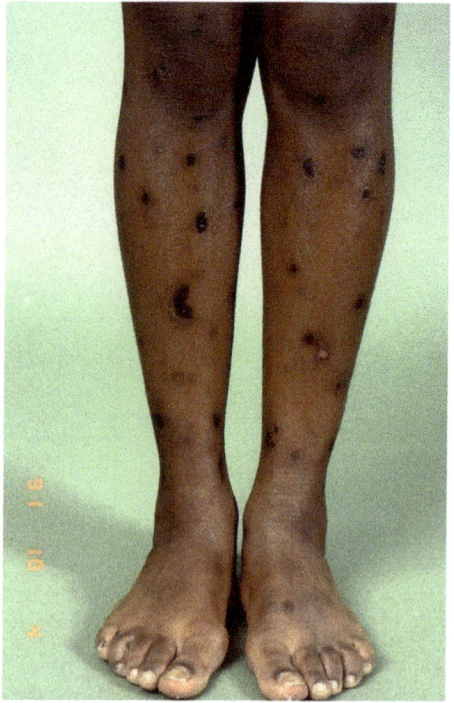

Figuur 35.2
Postinflammatoire hyperpigmentatie door – opengekrabde – insectensteken. Op het linkerscheenbeen is nog een verse excoriatie te zien.

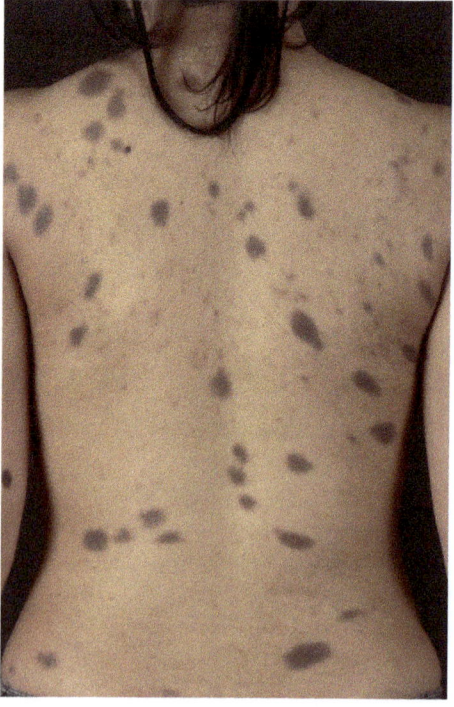

Figuur 35.3
Diepgelegen grijsbruine pigmentatie na erythema multiforme.

ontsteking kan het gevolg zijn van een infectie van de huid zoals impetigo. Vaker echter ligt aan de hyperpigmentatie een steriele inflammatoire dermatose ten grondslag zoals acne vulgaris, neurodermitis circumscripta, insectenbeten (figuur 35.2), eczeem (atopisch, ortho-ergisch, allergisch), psoriasis, pityriasis rosea of lichen planus.

Postinflammatoire hyperpigmentatie is asymptomatisch, kan overal op de huid en de slijmvliezen optreden en wordt vooral gezien bij patiënten met een donkerder huidtype. Bij deze mensen is de pigmentatie ook vaak ernstiger en hardnekkiger dan bij lichter gekleurde individuen. De toegenomen pigmentatie is beperkt tot de gebieden waar de huid ontstoken is geweest en verschijnt na het wegtrekken van het erytheem. Ontstekingen in de huid kunnen echter ook subklinisch verlopen, zodat de pigmentatie soms zonder voorafgaande (zichtbare) huidverandering ontstaat. Wanneer het melanine in de epidermis is gelokaliseerd is de kleur van de vlekken licht- tot donkerbruin; bij de dieper gelegen dermale hyperpigmentatie zijn de vlekken meer grijsblauw of grijsbruin gekleurd (figuur 35.3). De postinflammatoire hyperpigmentatie is een zeer frequent voorkomende goedaardige aandoening, die echter ernstige cosmetische en psychosociale gevolgen kan hebben.

3. Echt oplossen is niet eenvoudig. In de meeste gevallen van oppervlakkige (epidermale) postinflammatoire hyperpigmentatie verdwijnt de kleur vanzelf, maar dat kan maanden tot soms jaren duren. Omdat de pigmentatie kan verergeren door ultraviolette straling, moet zonlicht zoveel mogelijk vermeden worden en adviseert u om 's morgens op de bruine plekken (ook in de winter) een breedspectrum (UVA + UVB) zonnefilter met een hoge beschermingsfactor (>20) aan te brengen. Heeft dit na een aantal maanden onvoldoende geholpen, dat kunt u hydrochinon crème 2% FNA voorschrijven. Mocht dit na een halfjaar onvoldoende effectief zijn, dan kunt u de concentratie verhogen tot 5%; deze middelen zijn ook in combinatie met 0,05% tretinoïne als FNA-preparaten beschikbaar. Enige huidirritatie kan optreden, waarvoor u eventueel hydrocortisonzalf 1% FNA kunt voorschrijven, naar behoefte aan te brengen. Postinflammatoire hyperpigmentatie gelokaliseerd in de dermis is vaak blijvend en therapieresistent tegen hydrochinonpreparaten. Het beeld kan soms met lasers wat verbeterd worden.

36

Anamnese
Een 34-jarige vrouw vertelt jeuk op haar onderbuik te hebben.

Lichamelijk onderzoek
Bij inspectie ziet u geen duidelijke ontstekingen. U pakt uw loep met sterke vergroting en het beeld zoals te zien in figuur 36.1 verschijnt.

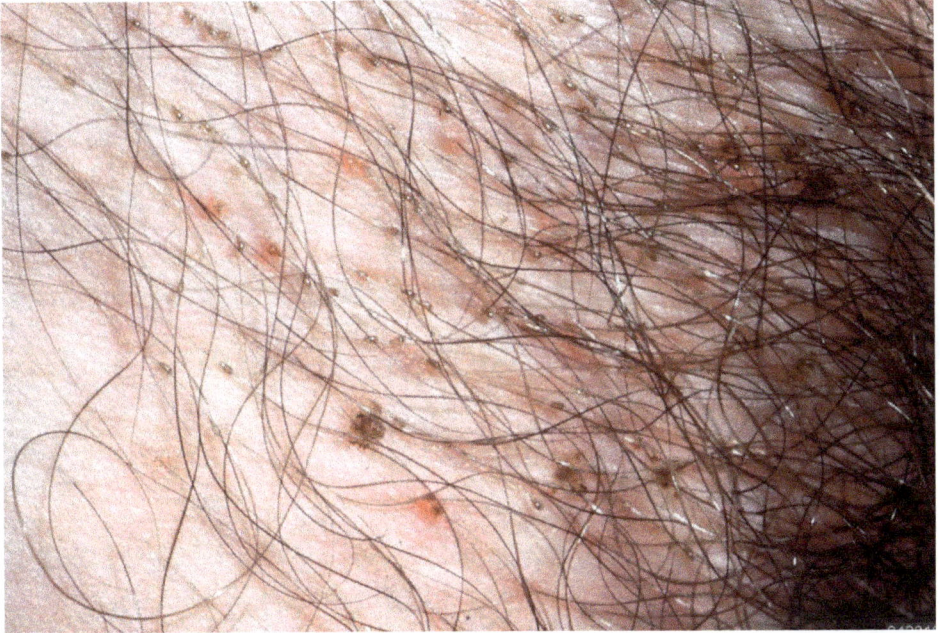

Figuur 36.1

Vragen
1. Wat is uw diagnose?
2. Welke vragen stelt u aan patiënte?
3. Hoe wordt deze huidaandoening behandeld?
4. Verwacht u een toename of afname van de frequentie daarvan?

Antwoorden

1. U stelt à vue de diagnose PEDICULOSIS PUBIS. U had een groot aantal neten (eieren van de schaamluis *Phthirus pubis*) gezien en ook een schaamluis zelf, die net bezig was met haar maaltijd in de huid van patiënte (linksonder op de foto). Meestal ziet men alleen neten, omdat de luizen ('platjes') zich verborgen houden als 'schilfertjes' aan de basis van de haren en zich daaraan vastklemmen (figuur 36.2). Het belangrijkste kenmerk van de pediculosis pubis is jeuk, maar opvallende krabeffecten ontbreken meestal. Soms geven de beten aanleiding tot typische grijsblauwe, niet-jeukende ronde vlekjes van ongeveer 1 cm doorsnede (maculae coeruleae), vooral op de onderbuik en de dijen.

2. U vraagt of patiënte, die getrouwd is, andere contacten heeft gehad. Zo niet, dan moet zij een serieus gesprek met haar echtgenoot aangaan. Bij voorkeur moeten alle partners van de afgelopen 2 maanden van patiënte en van haar man op de hoogte worden gebracht.

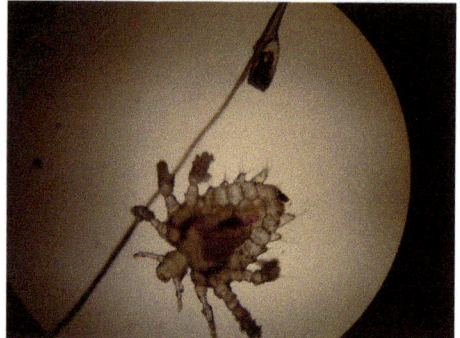

Figuur 36.2
De *Phthirus pubis* en een eitje (neet) aan een haar.

3. Schaamluis wordt behandeld met permetrine 5% crème of malathion 0,5% lotion. Niet alleen het schaamhaar, maar ook het perianale gebied, de binnenzijde van de dijen en beharing op de romp die zich uitstrekt tot de schaamstreek worden meebehandeld. De therapie wordt na een week eenmalig herhaald. Dode luizen en neten worden met een netenkam verwijderd, maar het is natuurlijk veel gemakkelijker om de haren af te scheren.

4. Het vóórkomen van schaamluis is waarschijnlijk al jaren sterk aan het dalen. Dat heeft vermoedelijk te maken met de huidige mode in schaamhaardracht bij de jongere, seksueel actieve generatie: kort, helemaal niets of slechts een vertikaal getrimd streepje, landingstrip genaamd. Voor de schaamluis betekent dat regelrechte biotoopvernietiging: geen schaamhaar, geen schaamluis. De parasiet gedijt niet in hoofdhaar. Een enkeling kan opduiken in borsthaar, okselhaar, wenkbrauwen of wimpers, maar dat zijn uitzonderingen.

Ponsioen BP. Luis/pediculosis. In: JAH Eekhof, A Knuistingh Neven, W Opstelten, redactie. Kleine kwalen in de huisartspraktijk, 5e druk. Maarssen: Elsevier Gezondheidszorg, 2007. p. 217-222.

37

Anamnese

Een 56-jarige vrouw heeft sinds enkele weken branderige en jeukende afwijkingen op haar handruggen, die zich geleidelijk uitbreiden. Een handcrème hielp weinig en van een lotion 'voor de droge huid' ging het meer branden. U hebt patiënte een jaar geleden voor het laatst gezien wegens depressieve klachten. Zij was toen net verhuisd na een pijnlijke scheiding van haar (ontrouwe) echtgenoot.

Lichamelijk onderzoek

Bij onderzoek ziet u op beide handruggen en op enkele vingers een vaagbegrensd beeld van erytheem en schilfering.

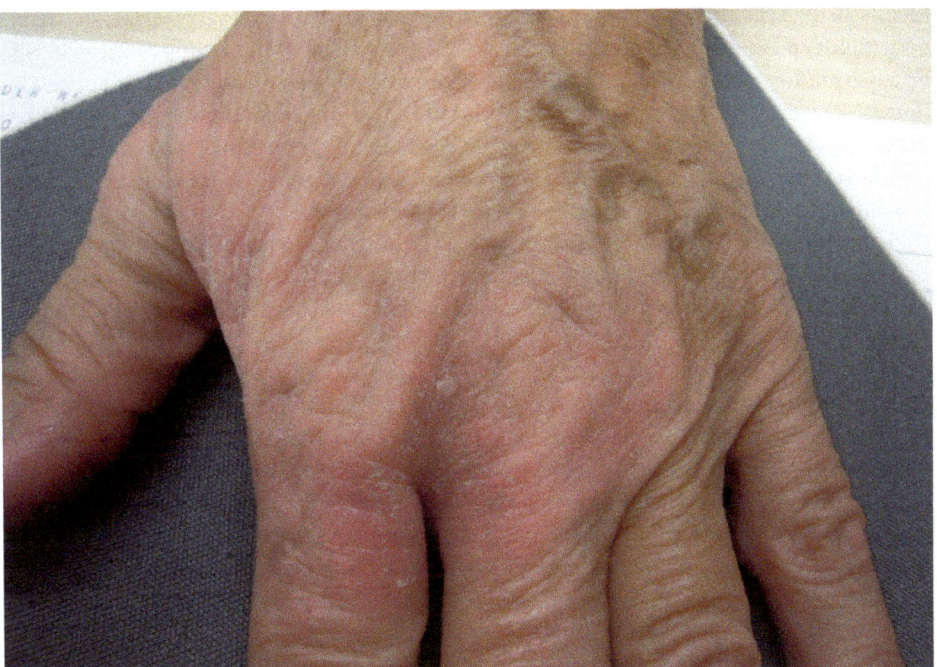

Figuur 37.1

Vragen

1. Waar denkt u direct aan en welke vragen stelt u in verband hiermee aan patiënte?
2. Bij welke mensen wordt deze aandoening vooral gezien?
3. Komt deze dermatose ook op andere plaatsen van het lichaam voor en wat is daarvan de oorzaak?
4. Welke adviezen geeft u?

Antwoorden

1. U denkt aan een ORTHO-ERGISCH CONTACTECZEEM en daarom vraagt u of patiënte wel eens eerder handeczeem heeft gehad, of ze als kind constitutioneel eczeem heeft gehad en of ze momenteel werkt. Patiënte antwoordt inderdaad handeczeem gehad te hebben toen de kinderen klein waren. En wat werk betreft: ze heeft na de scheiding een baan in de thuiszorg aanvaard, waarbij ze veel schoonmaakwerk doet.

2. Een ortho-ergisch contacteczeem van de handen wordt veroorzaakt door chronische inwerking van stoffen met een mild beschadigende (zwak toxische) werking: water, zeep, afwasmiddelen, schoonmaakmiddelen, groente- en vleessappen et cetera. Water is het belangrijkste irritans. Deze vorm van eczeem komt dan ook vooral voor bij mensen die veel met water in contact komen zoals huisvrouwen, vooral als ze kleine kinderen hebben (vandaar de – enigszins gedateerde - naam huisvrouweneczeem). Voorbeelden van andere 'natte beroepen' zijn de zorg (thuiszorg, bejaardenverzorgers, verpleegkundigen, artsen), de horeca (kok, barman, catering), de schoonmaak en het kappersvak.
Met zwak toxische stoffen komt vrijwel iedereen dagelijks in aanraking. Meestal heeft een dergelijke expositie aanvankelijk nog geen voor het oog zichtbare afwijking tot gevolg. Na de beschadiging treedt een spontaan herstel op. Bij frequente en/of langdurige blootstelling echter wordt uitdroging van de huid zichtbaar en op enig moment wordt een kritische grens overschreden, waarbij het lichaam op de beschadiging reageert met een steriele ontstekingsreactie (dermatitis). Patiënten met constitutioneel eczeem in de anamnese hebben een duidelijk verhoogd risico op ortho-ergisch contacteczeem.
De aandoening begint meestal met alleen wat droge huid en kan later alle vormen van eczeem aannemen: *acuut* eczeem met erytheem, oedeem en vesikels, *subacuut* eczeem met roodheid, papels en schilfering en *chronisch* eczeem met hyperkeratose en (zeer pijnlijke) kloven.

3. Ortho-ergisch eczeem komt ook regelmatig voor op de onderbenen en armen, meestal bij oudere mensen in een verpleeghuis of vergelijkbare instelling en wel in de winter. In dit seizoen neigt de huid door de kou namelijk al tot uitdroging en wordt de centrale verwarming voor de oudere kouwelijke mensen flink opgestookt, wat tot een verdere verlaging van de luchtvochtigheid leidt. Het ortho-ergisch eczeem is vaak goed te herkennen aan zijn craqueléaspect, maar kan zich ook presenteren als nummulair eczeem. Bij jongere mensen komt het ook voor, vooral bij atopische individuen met een *te* goede hygiëne.

4. U legt uit dat contact met water, zeep en andere irritantia zoveel mogelijk vermeden moet worden, bijvoorbeeld door het dragen van huishoudhandschoenen (met een katoenen binnenvoering) of kortdurend van plastic handschoenen bij natte werkzaamheden. Verder moet patiënte zeer regelmatig de huid invetten met een indifferent middel zoals vaselinelanettecrème FNA of lanettezalf FNA. Tenslotte schrijft u een corticosteroïdzalf voor, bijvoorbeeld triamcinolonacetonidezalf 0,1% FNA (altijd de zalf-, niet de crèmebasis). Consultatie van de dermatoloog is bij deze patiënte op dit moment niet nodig.

Folmer H, Eekhof JAH. Contacteczeem. In: JAH Eekhof, A Knuistingh Neven, W Opstelten, redactie. Kleine kwalen in de huisartspraktijk, 5e druk. Maarssen: Elsevier Gezondheidszorg, 2007. p.106-10.

Anamnese
Een 57-jarige agrariër heeft sinds enkele weken afwijkingen met etterpuisten op zijn gezicht. Hij heeft gemerkt dat een groot aantal baardharen is uitgevallen. Patiënt is verder gezond, maar gebruikt atorvastatine voor een (familiair) te hoog cholesterolgehalte.

Lichamelijk onderzoek
Bij onderzoek ziet u op en onder de kin en op beide wangen, rechts meer dan links, een uitgebreide eruptie van inflammatoire papels, pustels (vaak met centraal daarin een haar), noduli en plaques. De kin is al grotendeels kaal en elders kunt u gemakkelijk met een pincet baardharen uittrekken zonder dat dit noemenswaardige pijn geeft.

Vragen
1. Wat is uw waarschijnlijkheidsdiagnose en welke vraag stelt u aan patiënt?
2. Doet u onderzoek om de diagnose te bevestigen en wat denkt u te vinden?
3. Welke aandoeningen staan in de differentiële diagnose en hoe kunnen ze van elkaar worden onderscheiden?
4. Welk therapievoorstel doet u?

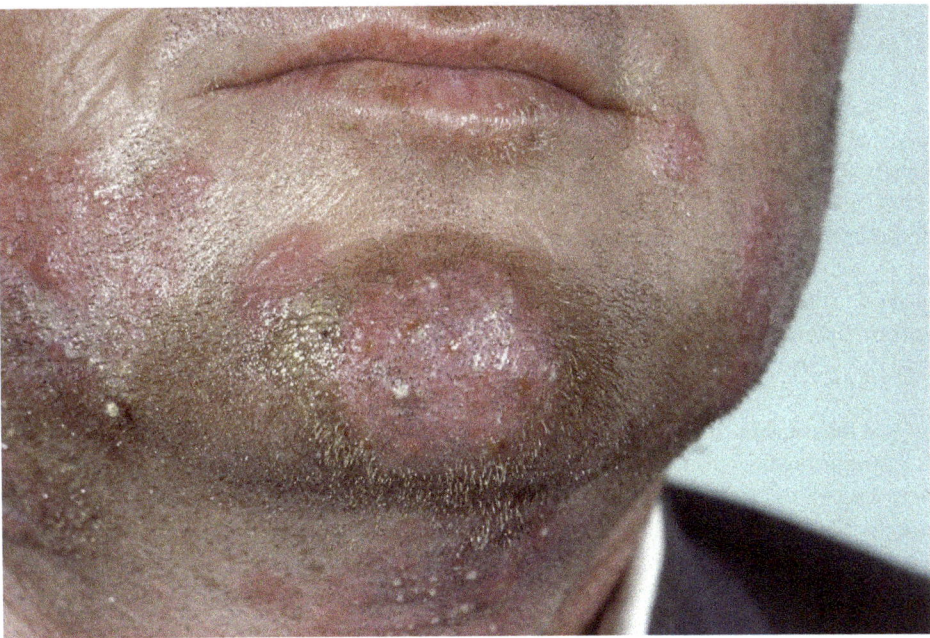

Figuur 38.1

Antwoorden

1. Vanwege het beroep van patiënt denkt u bij dit beeld direct aan TINEA BARBAE. Dit is een schimmelinfectie van de huid en grove haren in de baard- en snorstreek, die alleen bij volwassen mannen voorkomt (vanwege de invasie van grove haren). U weet dat de verwekker vaak afkomstig is van dieren (*Trichophyton verrucosum* van vee, *Trichophyton mentagrophytes* var. *mentagrophytes* van knaagdieren en *Trichophyton mentagrophytes* var. *equinum* van paarden), zodat u vraagt of hij dieren met 'ringschurft' of kale plekken heeft. Hierop haalt patiënt triomfantelijk zijn nieuwe digitale camera tevoorschijn en laat u – na enig zoekwerk en drukken op diverse knopjes – een foto van Bertha 17 zien (figuur 38.2). 'Dat had ik zelf ook al gedacht, dokter'.

Tinea barbae wordt klinisch gekenmerkt door een pustuleuze folliculitis met sterke ontstekingsverschijnselen (omdat de verwekker meestal een voor de mens vreemde 'zoöfiele' schimmel is). Haren van de baard- en snorstreek zijn omgeven door inflammatoire papels en pustels, vaak met exsudatie en korstvorming. Net als bij tinea capitis zijn er soms grote inflammatoire plaques (figuur 38.3) waaruit pus wordt afgescheiden met dikke korsten en soms sinussen (Kerion Celsi) (figuur 38.4). De haren vallen uit of zitten heel los en kunnen met een pincet zonder moeite of pijn uitgetrokken worden. De laesies kunnen vanzelf verdwijnen, maar dit duurt meestal vele maanden en afwachten kan leiden tot littekenvorming. De afwijkingen irriteren, zijn soms wat pijnlijk, maar minder dan op grond van het klinisch aspect verwacht zou worden.
In het geval dat tinea barbae veroorzaakt wordt door antropofiele (van mensen afkomstige) schimmels is er veel minder ontstekingsreactie en bestaat het beeld uit roodheid en schilfering rond doffe, net boven het huidoppervlak afgebroken haren of haren die als een plug in de follikel zitten.

2. U kunt enkele haren uittrekken en deze in een KOH-preparaat microscopisch bekijken. U zou dan in de haren zelf hyfen kunnen vinden en grote sporen op het haaroppervlak. Vaak echter is beoordeling moeilijk door de ontstekingsverschijnselen. Kweken heeft als nadeel dat het een week of zes kan duren voordat de uitslag beschikbaar is en vaak zijn cultures – wederom door de heftige inflammatie, immers de afweer van het lichaam tegen deze schimmel – fout-negatief. Bij een bacteriekweek wordt regelmatig *Staphylococcus aureus* gevonden, maar dit sluit de diagnose tinea barbae niet uit, daar secundaire bacteriële infecties daarbij niet ongewoon zijn. Vanwege het karakteristieke beeld, patiënts beroep en een infectiebron in de persoon van Bertha 17 kan hier met de klinische diagnose volstaan worden.

3. Een inflammatoire tinea barbae kan worden onderscheiden van een furunkel of karbunkel door de relatieve afwezigheid van pijn. Andere aandoeningen met pustels in de baardstreek die van een wat minder inflammatoire tinea barbae onderscheiden moeten worden zijn bacteriële folliculitis (door stafylokokken), acne, rosacea en pseudofolliculitis. Bij de bacteriële folliculitis zijn de haren er niet zo gemakkelijk uit te trekken. Voor acne is deze patiënt wat te oud, bij rosacea zijn erytheem en teleangiëctasieën te verwachten; pseudofolliculitis tenslotte, een vreemdlichaamreactie door ingroei van gekruld haar in de huid van de baardstreek, wordt vooral gezien bij jonge mannen met een donkere huid.

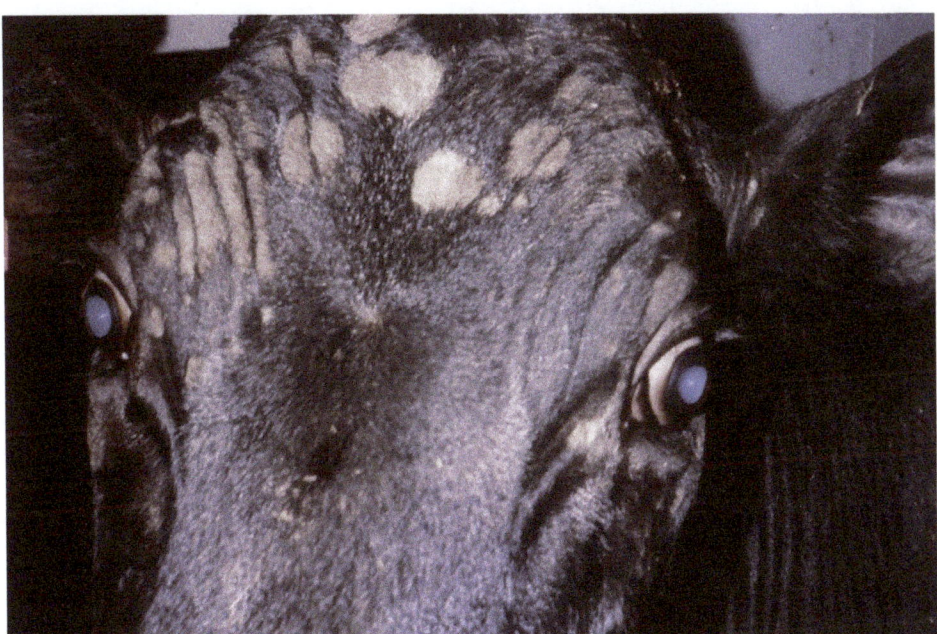

Figuur 38.2
Ringworm bij een van de koeien van patiënt met kale plekken en lichte schilfering maar geen inflammatie. De verwekker *Trichophyton verrucosum* is een zoöfiele schimmel, zodat er bij dieren weinig en bij mensen veel ontstekingsverschijnselen optreden.

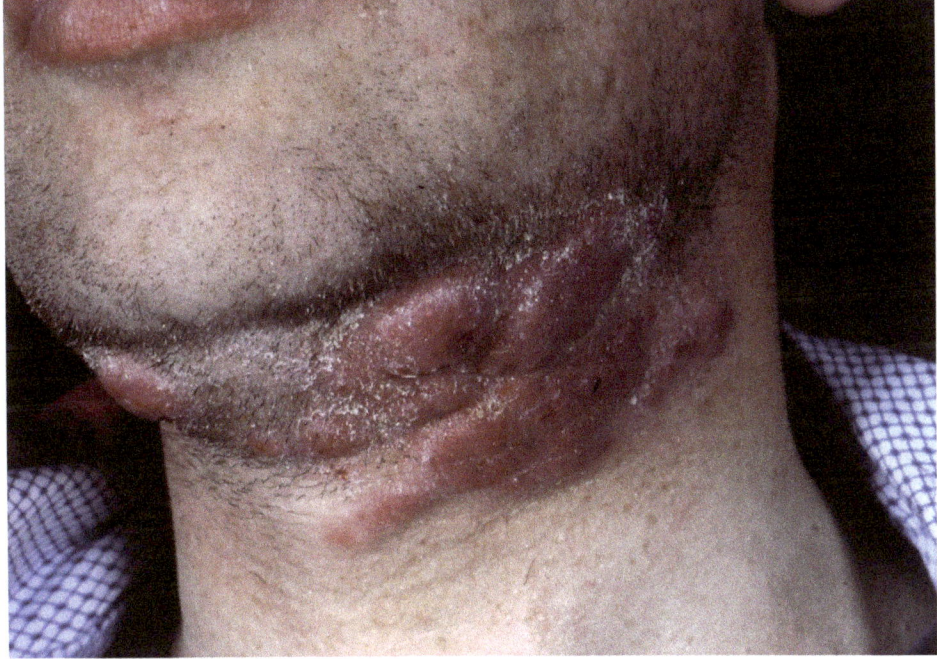

Figuur 38.3
Grote inflammatoire plaques bij tinea barbae.

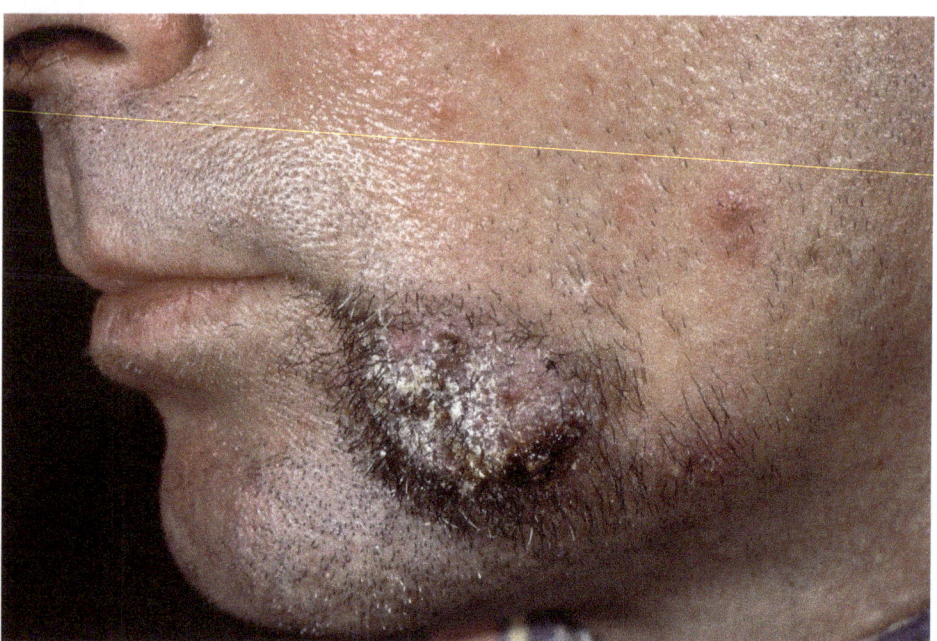

Figuur 38.4
Kerion Celsi op de kin: inflammatoire plaque, pus, crustae, sinussen en haaruitval.

4. Tinea barbae moet altijd oraal behandeld worden, hetzij met terbinafine, hetzij met itraconazol. Itraconazol komt echter niet in aanmerking, omdat patiënt atorvastatine gebruikt: de combinatie kan leiden tot myopathie door atorvastatine, waaronder rabdomyolyse. U schrijft dus terbinafine voor, 250 mg per dag gedurende 4 weken. Voor advies over de behandeling van de bron van besmetting en eventueel andere dieren op het bedrijf van patiënt verwijst u hem naar uw veterinaire collega.

Zupan-Kajcovski B, Boersma BR. Diagnose in beeld (268). Een man met 'pyodermie' in de baardstreek. Ned Tijdschr Geneeskd. 2006;150:729.

39

Anamnese
Een 72-jarige voormalig agrariër klaagt over jeuk in zijn nek.

Lichamelijk onderzoek
U ziet in de nek, net onder de haargrens, multipele krabeffecten. Centraal in de nek is er een iets verheven erythemateuze plaque met enige schilfering (actinische keratose? basaalcelcarcinoom? actinisch granuloom?). De huid is verdikt, wat gelig verkleurd met wijde poriën en wordt doorsneden door diepe schuinverlopende groeven.

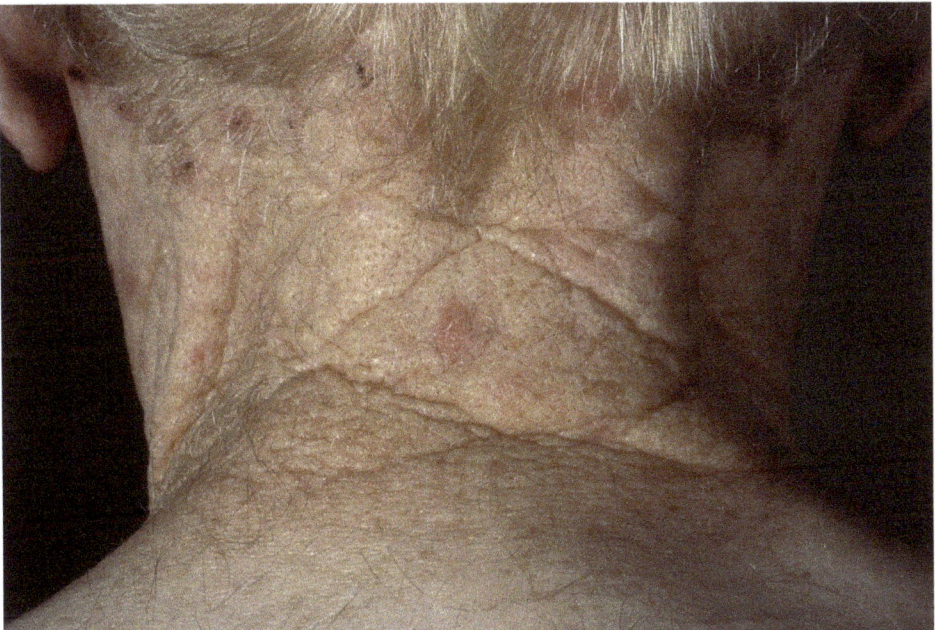

Figuur 39.1

Vragen
1. Hoe heet dit beeld en wat is de oorzaak?
2. Welke andere huidafwijkingen zou u bij deze patiënt kunnen vinden?
3. Wat is de oorzaak van de jeuk?

Antwoorden

1. Dit is de CUTIS RHOMBOIDALIS NUCHAE. Deze karakteristieke aandoening, die vooral op het platteland in overvloed aanwezig is, wordt veroorzaakt door actinische (tot voor kort: seniele) elastose. Actinische elastose is een degeneratief proces van de elastinevezels en (later) het collageen, dat wordt veroorzaakt door langdurige expositie aan en beschadiging door zonlicht.

2. Op het gezicht, vooral op het voorhoofd, kunt u ook verschijnselen van actinische elastose aantreffen: verdikte huid met gelige papels, plaques en noduli. Wanneer de huid onder of naast de ogen aangedaan is, kan daar een eruptie van comedonen ontstaan, die aangeduid wordt als het syndroom van Favre-Racouchot (figuur 39.2) (deel 1, casus 106). Actinische elastose is een van de verschijnselen van chronische beschadiging van de huid door ultraviolet licht, de zogeheten dermatoheliose. Andere kenmerken hiervan, die u dus ook zou kunnen aantreffen, zijn onregelmatige pigmentatie, rimpelvorming, teleangiëctasieën en een droge schilferende huid. Uiteraard heeft deze patiënt ook meer kans op door de zon geïnduceerde premaligne afwijkingen zoals actinische keratosen (deel 1, casus 64) en maligniteiten zoals ziekte van Bowen (plaveiselcelcarcinoom *in situ*), plaveiselcelcarcinoom (casus 4) en, in mindere mate, het basaalcelcarcinoom (deel 1, casus 74).

3. De oorzaak van de jeuk is gelegen in de degeneratie van de huid, waarbij degranulatie van mestcellen een rol kan spelen. U zou als behandeling tegen de jeuk levomentholcrème of een corticosteroïd kunnen uitproberen (histopathologisch is er meestal enige ontstekingsreactie zichtbaar).

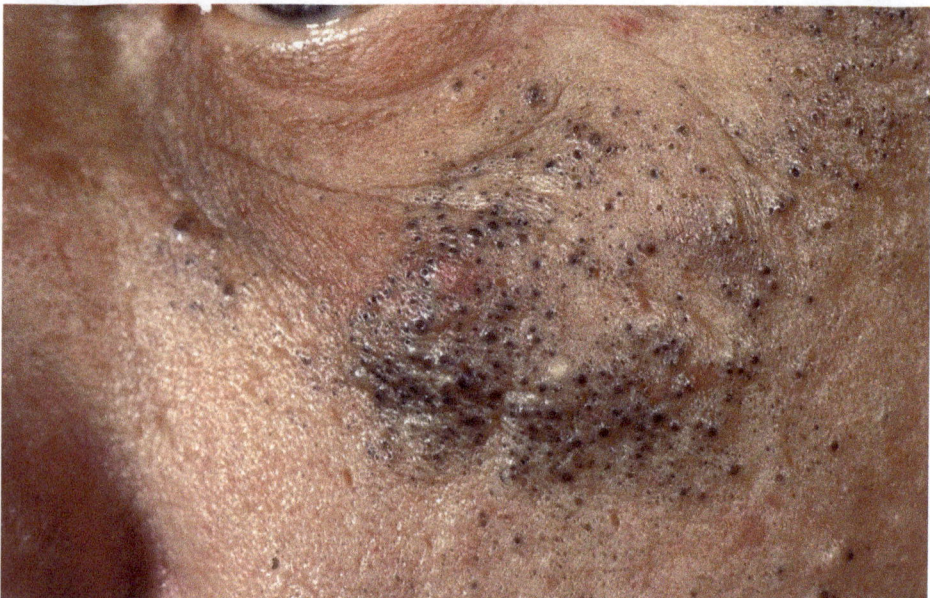

Figuur 39.2
Syndroom van Favre-Racouchot.

Anamnese

Een 69-jarige man komt voor de derde keer vanwege al lang bestaande rode vlekken op zijn penis, waar hij overigens geen last van heeft. Bij het eerste consult dacht u aan een schimmel en schreef miconazolcrème voor, maar dit hielp niet. Later overwoog u de mogelijkheid van psoriasis (komt in zijn familie voor), zodat u betamethasonzalf adviseerde. Dat nu blijkt wel te helpen, maar wanneer patiënt met de behandeling stopt, komt de rode vlek weer terug.

Lichamelijk onderzoek

Bij onderzoek ziet u bovenop de glans penis en op het overeenkomstige deel van het preputiumslijmvlies twee rode vlekken. Ze zijn matig scherp begrensd, helderrood, niet verheven en hebben een glanzend en vochtig aspect. Er zijn in de vlek op de glans een aantal rode puntjes te zien. U inspecteert de rest van het lichaam en het behaarde hoofd van deze patiënt, maar ziet daar geen huidafwijkingen.

Vragen

1. Aan welke aandoeningen moet men denken bij een rode vlek of vlekken op het slijmvlies van de penis?
2. Hoe probeert u onderscheid te maken tussen deze afwijkingen?
3. Wat is hier uw waarschijnlijkheidsdiagnose?
4. Welke adviezen geeft u?

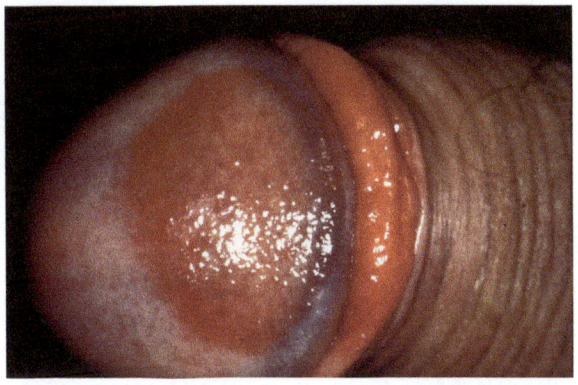

Afbeelding 40.1

Antwoorden

1. Er zijn tenminste zes aandoeningen die zich kunnen manifesteren met een of meer rode vlekken op de slijmvliezen van de penis: candidiasis, psoriasis, balanitis plasmocellularis, erytroplasie van Queyrat (deel 1, casus 49), seborroïsch eczeem en (erosieve) lichen planus (deel 1, casus 111).

2. Bij *candidiasis* verwacht u geen egale rode vlekken, maar kleine papeltjes, blaasjes en erosies met eventueel wat wittige substantie die van het slijmvlies af te vegen is. Meestal is hier een aanleiding voor (diabetes mellitus, antibiotica). *Psoriasis* van het slijmvlies van de penis is iets verheven, soms licht schilferend, doorgaans scherp begrensd, maar de kleur is doffer dan bij deze patiënt (figuur 40.2). Bij seborroïsch eczeem zijn de vlekken minder erythemateus en veel vager (figuur 40.3). Het ontbreken van karakteristieke laesies elders op het lichaam (u heeft hem helemaal bekeken) maken deze diagnosen minder waarschijnlijk en dat geldt ook voor erosieve lichen planus (kijk nog wel even in de mond of daar het karakteristieke reticulum van witte lijntjes van de lichen oris te zien is). De *balanitis plasmocellularis* is altijd maculeus, en vaak glanzend en vochtig. Een *erytroplasie van Queyrat* (een plaveiselcelcarcinoom *in situ*) is verheven, kan licht schilferen en is niet zelden multifocaal (figuur 40.4). Ook kunnen daarbij wittige plaques ontstaan (leukoplakie), welk beeld tezamen met de roodheid erytroleukoplakie genoemd wordt (figuur 40.5).

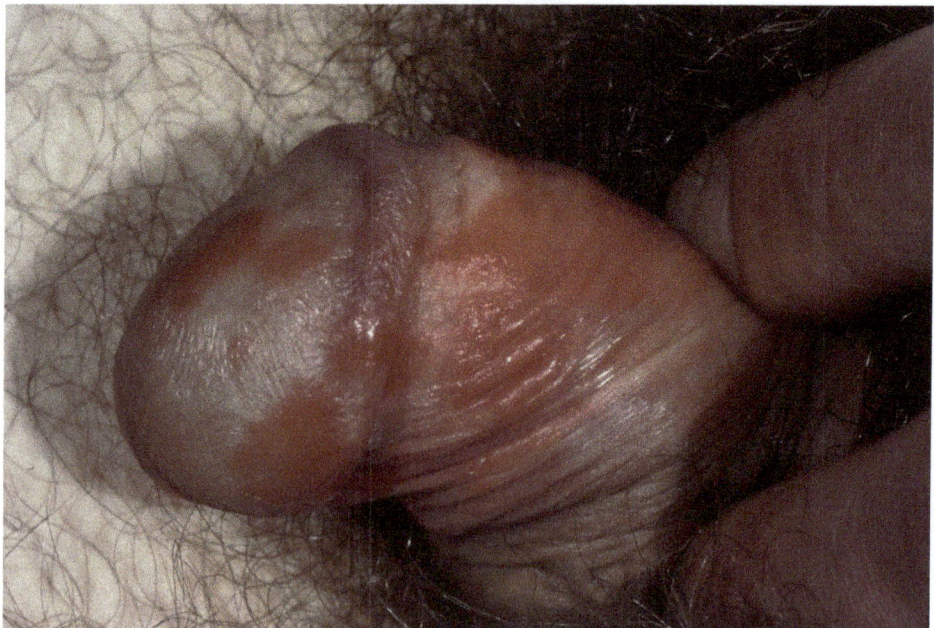

Figuur 40.2
Psoriasis penis: multipele iets verheven scherpbegrensde dofrode plekken, niet glanzend.

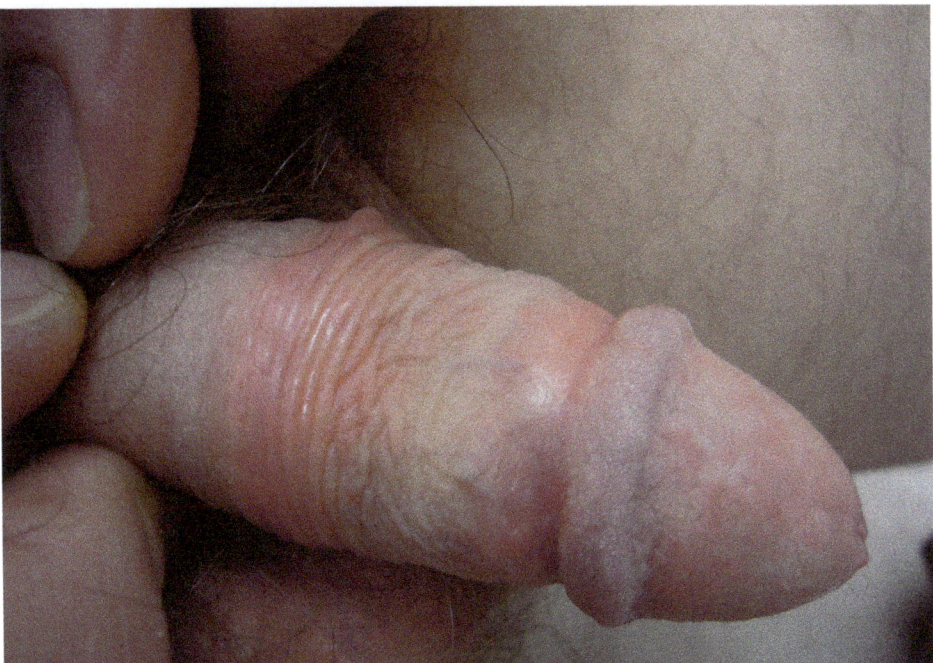

Figuur 40.3
Seborroïsch eczeem: weinig erythemateus, vage begrenzingen.

3. Op grond van de goede, maar tijdelijke reactie op betamethasonzalf, het strikt maculeuze karakter van de aandoening, het ontbreken van afwijkingen elders die passen bij psoriasis, seborroïsch eczeem of lichen planus, maar vooral ook het felrode glanzende vochtige aspect, stelt u als waarschijnlijkheidsdiagnose BALANITIS PLASMOCELLULARIS (ERYTROPLASIE VAN ZOON).

De balanitis van Zoon komt vooral voor bij oudere mannen, die altijd onbesneden zijn. Het wordt beschouwd als een chronisch reactieve ontsteking van het slijmvlies die veroorzaakt wordt door irritatie. De irritatie ontstaat wanneer de ruimte tussen glans penis en preputium niet goed of niet vaak genoeg schoongemaakt wordt. Daarbij kan sprake zijn van een vernauwde voorhuid (zoals die regelmatig optreedt bij oudere mannen), ofwel van onvoldoende besef van lokale hygiëne. Door ophoping van urineresten en smegma wordt het slijmvlies geïrriteerd, waarbij ook wrijvingstrauma een

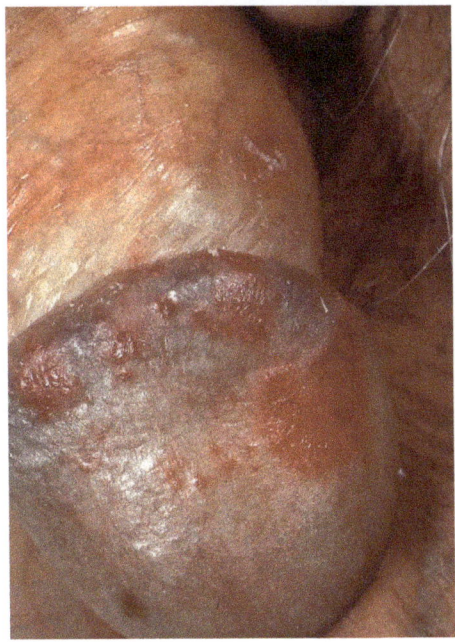

Figuur 40.4
Multifocale erytroplasie van Queyrat: licht verheven, enige schilfering.

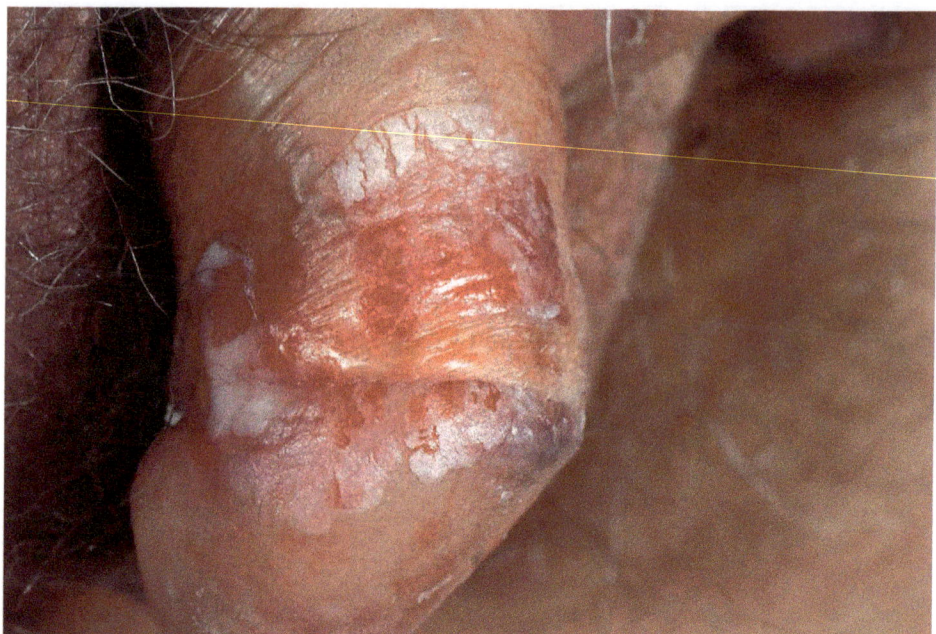

Figuur 40.5
Erytroplasie van Queyrat met witte plaques (leukoplakie) met daartussen gebieden van erytheem (erytroleukoplakie).

rol speelt. Samen met de veranderende en excessieve commensale flora wordt hierdoor een steriel ontstekingsproces in gang gezet en onderhouden. Klinisch zijn er een of meer rode vlekken met een glanzend en vochtig aspect. Daarin zijn vaak rode puntjes te zien (figuur 40.1), purpura of bruine puntjes (hemosiderinepigment). De vlekken zijn meestal symmetrisch ten opzichte van de middellijn gelokaliseerd met karakteristiek 'kussende' laesies op glans en preputium (figuur 40.1)

4. U legt uit dat de balanitis plasmocellularis een goedaardige, niet-infectieuze en niet-besmettelijke aandoening is, die met een goede hygiëne en met regelmatig gebruik van betamethasonzalf te onderdrukken is, maar daarmee niet definitief weg zal gaan. Na een besnijdenis zal het probleem wel altijd vanzelf verdwijnen. Niettemin adviseert u uw patiënt om voor de zekerheid een keer de dermatoloog te consulteren, die waarschijnlijk een biopt zal nemen om een erytroplasie van Queyrat uit te sluiten.

De Groot AC, Toonstra J. Kanker en Huid. Dermato-oncologie voor de huisarts. Houten: Bohn Stafleu van Loghum, 2010 (ISBN 9789031377503).

41

Anamnese
Een vrouw van 42 jaar heeft al heel lang jeuk maar ook pijn op één bepaalde plek links achter op de rug. Ze kan er niet van afblijven.

Lichamelijk onderzoek
U ziet mediaal van het linkerschouderblad tot net over de mediaanlijn een gebied van onregelmatige hyperpigmentatie, waarin het huidreliëf enige vergroving (lichenificatie) vertoont. In en rond het gebied zijn enkele (verse) krabeffecten te zien.

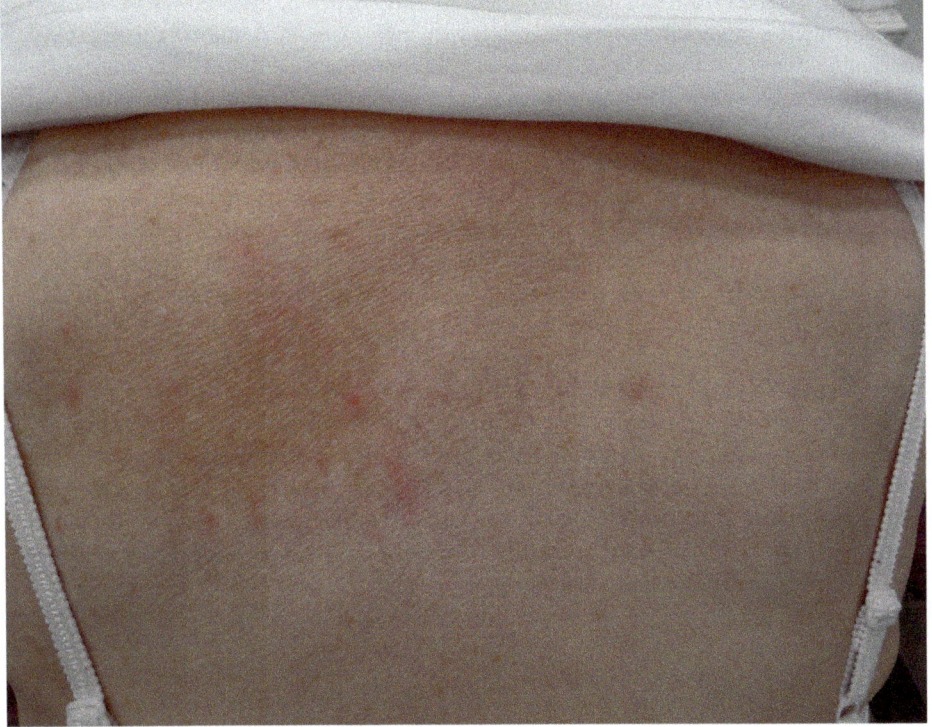

Figuur 41.1

Vragen
1. Weet u hoe deze vrij onbekende, maar waarschijnlijk regelmatig voorkomende afwijking heet en wat de oorzaak is?
2. Een soortgelijke neurocutane afwijking kan aan de arm gezien worden. Waar doelen we op?

Antwoorden

1. Dit beeld wordt NOTALGIA PARAESTHETICA genoemd. Het wordt gekarakteriseerd door episodes van jeuk en pijn in de huid, meestal dicht bij de mediale rand van het schouderblad, overeenkomend met het innervatiegebied van de dorsale ruggenmergzenuwen T2-T6. De exacte oorzaak is onbekend, maar de aandoening wordt beschouwd als een lokale sensibele neuropathie. Veel mensen met notalgia paraesthetica hebben een aantoonbare afwijking van de wervelkolom ter hoogte van de lokalisatie van de huidafwijking. Beknelling van de zenuwwortels speelt waarschijnlijk een belangrijke rol (drukneuropathie). Lokale zenuwbeschadiging in de huid zelf door trauma, gordelroos of zonnebrand zou in een aantal gevallen ook aan notalgia paraesthetica ten grondslag kunnen liggen.
Klinisch zijn er bij notalgia paraesthetica in het begin geen afwijkingen aan de huid zichtbaar. Na verloop van tijd ontstaan cutane veranderingen door langdurig krabben en wrijven zoals hyperpigmentatie, verdikking en vergroving (lichenificatie), littekens of hypopigmentatie. In het centrum kan men soms met een naald hyper- of hypo-esthesie aantonen. De behandeling van notalgia paraesthetica is vaak moeizaam. Therapie van eerste keus is capsaïcine crème 0,025% of 0,075% FNA, de eerste week 5 maal per dag, daarna 3 maal per dag gedurende 3 weken. Capsaïcine is een extract van Spaanse rode peper. Het middel put de neurotransmitter 'substance P' uit, waardoor de geleiding van pijn- en jeukprikkels zal verminderen. In het begin van de behandelingen zullen prikkelingen verergeren. Een alternatief is EMLA® crème, die bij voorkeur onder een occlusief pleisterverband wordt aangebracht. Beide middelen werken redelijk, maar zuiver symptomatisch. Orale behandeling met het anti-epilepticum gabapentine zou ook geprobeerd kunnen worden. Notalgia paraesthetica is een chronische aandoening. Soms dooft het na verloop van maanden tot jaren vanzelf uit, maar recidieven zijn niet zeldzaam.

2. We doelen hier op de brachioradiale pruritus, een neuropathie met heftige, branderige en pijnlijke jeuk dorsaal en lateraal op de onderarm, verlopend over de musculus brachioradialis. Veel patiënten met deze aandoening hebben een anamnese van een nektrauma (auto-ongeluk, whiplash), of een 'beklemde zenuw'. Ook zijn bij hen degeneratieve verschijnselen van de cervicale wervelkolom gevonden, spondylose, nekhernia, vernauwing van de foramina, vermindering van de ruimte tussen de wervels, cervicale ribben en perifere zenuwafwijkingen zoals radiculopathie of polyneuropathie.

42

Anamnese
Een meisje van 2 jaar krijgt steeds meer waterwratjes. Haar moeder had in Wikipedia gelezen dat deze meestal vanzelf verdwijnen en daarom had ze tot nu toe afgewacht. Maar nu breiden de afwijkingen zich wel erg snel uit en bovendien raken sommige wratjes ontstoken. Het kind heeft er waarschijnlijk last van, want ze zit eraan te krabben. Moeder is ongerust dat er misschien littekens over zullen blijven.

Lichamelijk onderzoek
Bij onderzoek ziet u een zeer uitgebreide eruptie van huidkleurige papeltjes, soms met een centrale inzinking. Sommige zijn inflammatoir veranderd en enkele wratjes zijn kapot gegaan, mogelijk door krabben.

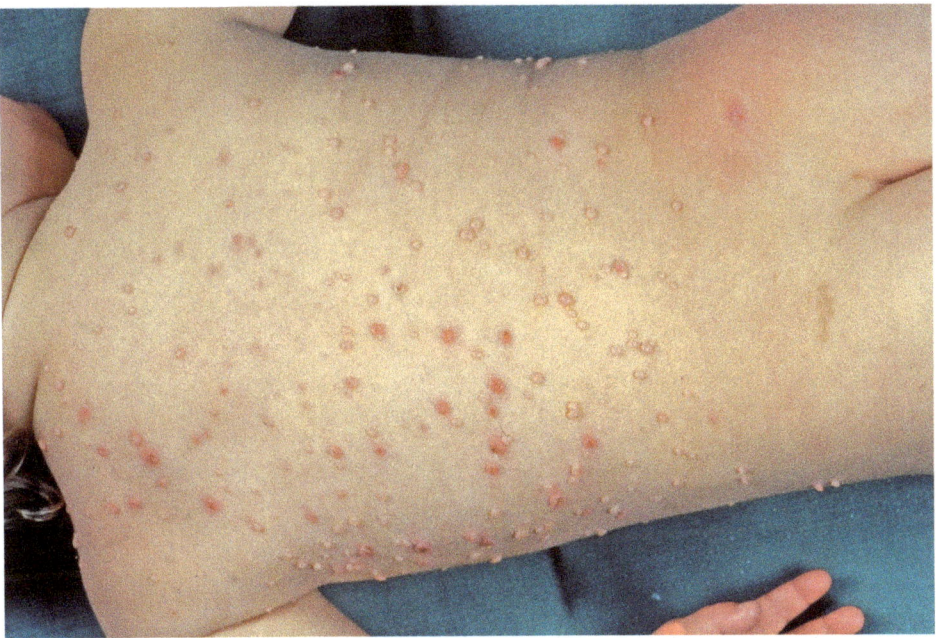

Figuur 42.1

Vragen
1. Wat is de oorzaak van waterwratjes?
2. Bij welke patiëntencategorieën komen mollusca contagiosa vooral voor?
3. Wat is het natuurlijke beloop?
4. Welke therapeutische mogelijkheden zijn er?
5. Welke daarvan adviseert u aan de moeder van uw patiëntje?

Antwoorden

1. Waterwratjes oftewel MOLLUSCA CONTAGIOSA worden veroorzaakt door het molluscumcontagiosumvirus, een lid van het genus *Molluscipox* van de familie *Poxviridae* (pokkenvirussen). Overdracht geschiedt door huidcontact met een geïnfecteerd persoon of – minder vaak – via besmette voorwerpen. De incubatietijd zou variëren van 2 weken tot 6 maanden.

2. In verreweg de meeste gevallen gaat het om kinderen in de leeftijdsgroep van 2-12 jaar. Het is een zeer frequent voorkomende aandoening met een geschatte incidentie van >5-10%. Mogelijk zijn kinderen met atopisch eczeem wat gevoeliger om waterwratjes te krijgen. Mollusca contagiosa zijn stevige, parelachtige witte of huidkleurige papeltjes met een centrale kleine inzinking ('delle'), waaruit men molluscumbrij kan drukken. Hun grootte kan oplopen tot 5-10 mm en hun aantal varieert van enkele tot wel 100 of zelfs meer. Ze kunnen overal op de huid optreden, maar vooral in de plooien en de regio genitalis (zodat men niet, zoals bij wratten op deze localisatie wel het geval is, direct de mogelijkheid van seksueel misbruik hoeft te overwegen) (figuur 42.2). Vooral bij kinderen met atopisch eczeem kan eczematisatie van de aangedane huid gezien worden. Regelmatig zijn een of meer mollusken ontstoken (figuur 42.3).

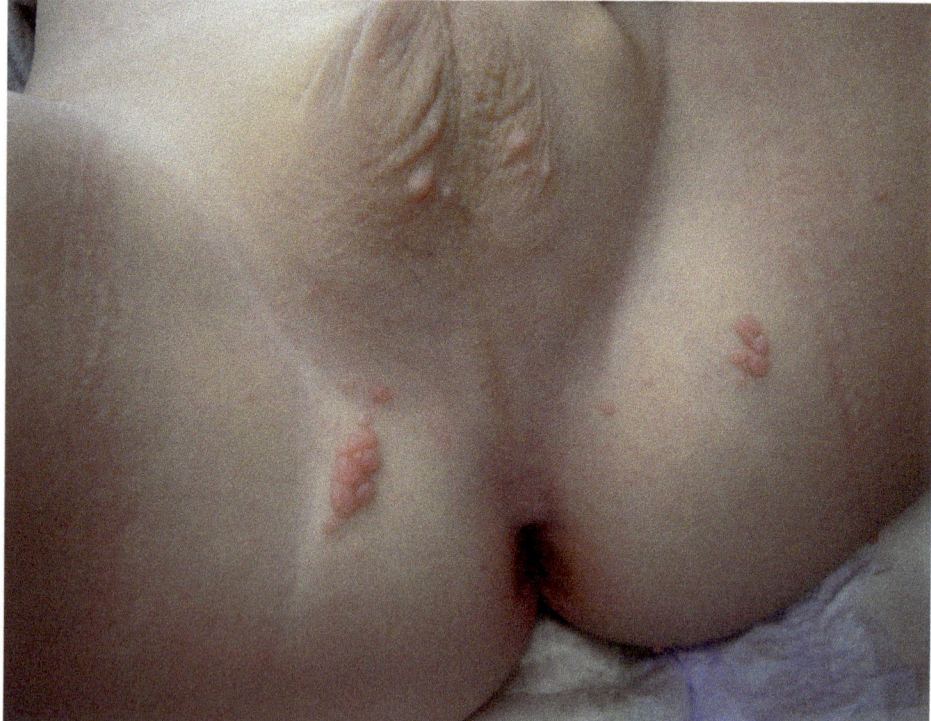

Figuur 42.2
Mollusca contagiosa bij een kind in de regio genitalis: niet direct verdacht voor seksueel misbruik.

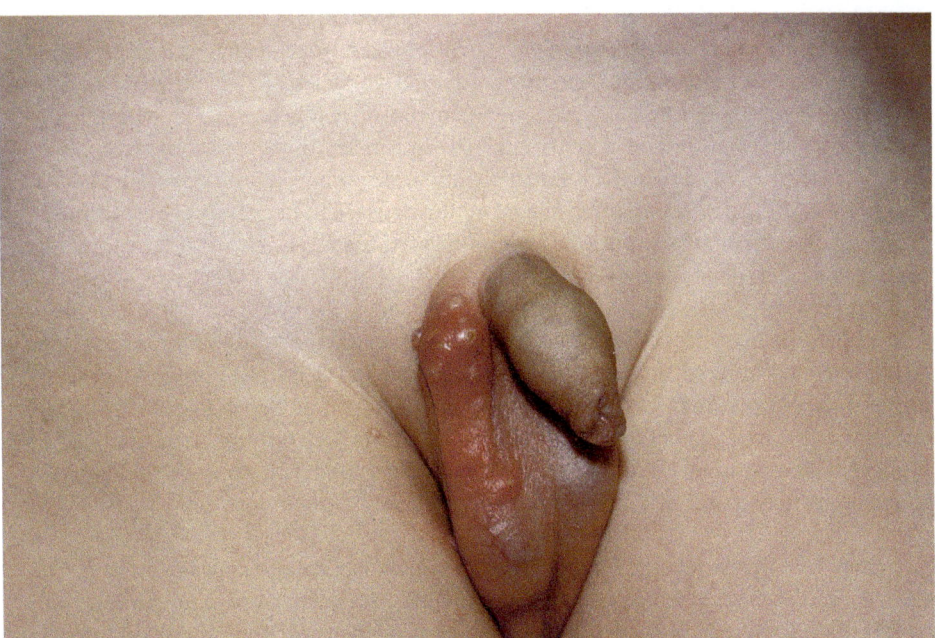

Figuur 42.3
Forse (steriele) ontsteking in een conglomeraat van molluscen op het scrotum.

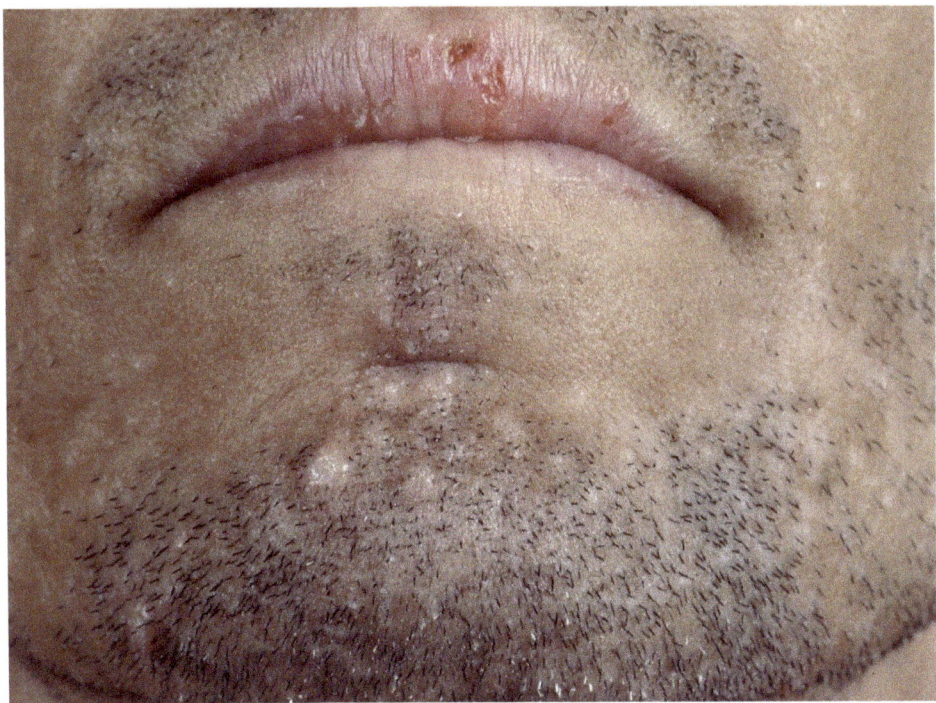

Figuur 42.4
Mollusca contagiosa in het gezicht van een homoseksuele man met AIDS.

Een tweede categorie patiënten, bij wie molluscen optreden, zijn gezonde jongvolwassenen. Veel van hen hebben de wratjes via seksueel contact opgelopen, zodat ze genitaal of rond de anus gelokaliseerd zijn. Ook sporters die aan worstelen of zwemmen doen hebben een licht verhoogd risico om de infectie (niet-genitaal) op te lopen.

Bij zeer uitgebreide erupties van molluscen bij volwassenen, grote laesies en atypische presentatievormen moet men denken aan verminderde immuniteit bij de patiënt, vooral door hiv-infectie. Bij deze patiënten zijn de mollusca vaak in het gezicht gelokaliseerd (figuur 42.4). Ook immunosuppressie na een transplantatie en bij hematologische maligniteiten zou de kans op mollusca vergroten.

3. Over het algemeen neemt het aantal molluscen in een periode van 6-12 weken toe. Vooral bij kinderen met atopisch eczeem kan dat snel gaan en kan de eruptie zeer uitgebreid worden. Na verloop van tijd raken een of meer molluscen ontstoken, hetgeen kan duiden op een afweerreactie van het lichaam, waardoor de laesies zullen verdwijnen, doorgaans zonder littekenvorming. De meeste patiënten zijn binnen een jaar genezen. Mollusca contagiosa bij patiënten met een immuunstoornis zijn veel hardnekkiger.

4. Omdat de mollusca meestal binnen een jaar spontaan en zonder littekenvorming genezen, kan over het algemeen een spontaan herstel afgewacht worden. Bij uitgebreide erupties en bij cosmetisch storende laesies kan soms om behandeling verzocht worden. In de huisartspraktijk komen hiervoor vooral curettage met de scherpe lepel (excochleatie) en cryotherapie met vloeibare stikstof in aanmerking. Het hanteren van de scherpe lepel is een bloederige en pijnlijke affaire en is dus minder geschikt voor kleine kinderen met uitgebreide mollusken. Wordt toch besloten tot excochleatie, dan is het verstandig om de laesies ter verdoving van te voren in te smeren met een crème met een mengsel van lidocaïne en prilocaïne (Emla crème®) en dat gedurende 1-1,5 uur afgedekt te houden met plastic huishoudfolie of Tegarderm® (denk aan de maximaal toegestane hoeveelheden, intoxicatie met coma is beschreven). Cryotherapie eenmaal per week zal de meeste patiënten binnen enkele weken doen genezen. De methode is echter pijnlijk en er is gevaar voor littekenvorming en restpigmentatie. Een alternatieve mogelijkheid is het uitdrukken van de papels met een comedonenquetscher en daarna aanstippen met een ontsmettend middel. Imiquimodcrème (Aldara®) 5 dagen per week is effectief bij 90% van de kinderen binnen 4 maanden. Dit lijkt dus een aantrekkelijke methode voor uitgebreide erupties, maar de behandeling is duur en mollusca contagiosa zijn bij Aldara® geen geregistreerde indicatie. Eczematisatie reageert goed op kortdurende behandelding met lokale corticosteroïden (ervaring ACdG, niet algemeen aanvaard).

5. Vanwege de jeugdige leeftijd, de zeer uitgebreide eruptie en de al aanwezige inflammatie, die vaak duidt op begin van spontane genezing, adviseert u vooralsnog geen therapie toe te passen. Rekening houdend met de bezorgdheid van de moeder doet u er goed aan een controleafspraak te maken.

Wieringa JW, Ketel AG, Houten MA van. Coma bij een peuter na behandeling met de 'toverzalf' lidocaïne-prilocaïnecrème. Ned Tijdschr Geneeskd. 2006;150:1805-7.

43

Anamnese
Een nieuwe patiënte, van wie u nog geen gegevens heeft, stelt zich voor en maakt tot uw verbazing een vroom gebaar in uw richting. Het blijkt echter om haar klacht te gaan. 'Ik heb stijve handen, dokter, ik kan mijn handen niet meer plat op elkaar krijgen'.

Lichamelijk onderzoek
U ziet dat de vingers wat gebogen zijn en verdikt. Het lukt patiënte niet om de vingers door ze te strekken recht te krijgen. Daardoor krijgt ze de distale helft van de handpalmen niet tegen elkaar. De huid voelt verdikt aan.

Vragen
1. Hoe heet dit karakteristieke teken en welke aandoening kunt u als eerste bijschrijven in het dossier van deze patiënte?

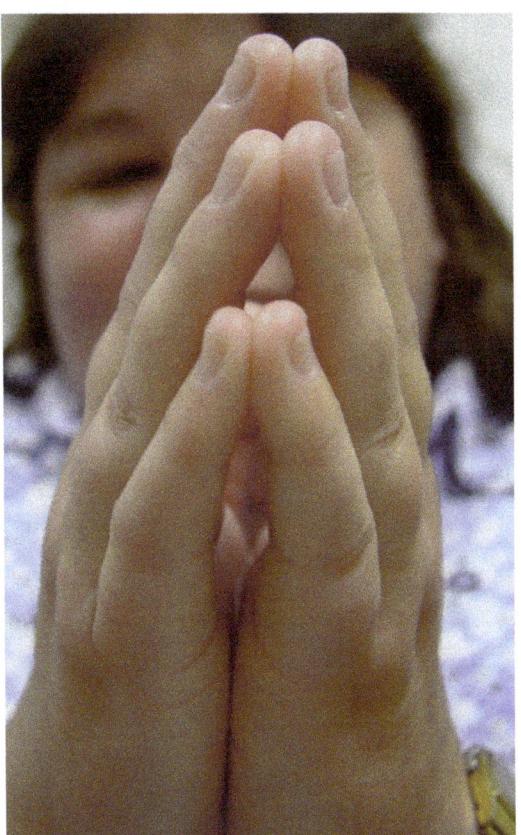

Afbeelding 43.1

Antwoorden

1. U herkent dit beeld als het PRAYER SIGN (het 'teken van de biddende') en weet nu dat patiënte suikerziekte moet hebben. Bij veel patiënten met diabetes mellitus is de huid van de handruggen strak en verdikt en ziet er wasachtig uit. De gewrichten van de vingers kunnen daarbij een beperkte beweeglijkheid hebben (limited joint mobility). De huid over de knokkels en de dorsale interfalangeale gewrichten is bij hen ook vaak verdikt en heeft het aspect van kiezelstenen ('skin pebbling', papels van Huntley). Deze combinatie van dikke, strakke, wasachtige huid met beperkte beweeglijkheid van de gewrichten in de handen wordt CHEIROARTROPATHIE of ook wel het DIABETISCH HANDSYNDROOM genoemd; ook de beweeglijkheid in de polsen en ellebogen kan daarbij verminderd zijn. Het begint vaak met aantasting van één vinger (vooral de pink) en breidt zich geleidelijk over meer vingers uit. Patiënten kunnen dan hun handpalm en vingers niet meer geheel vlak op tafel leggen. Dit fenomeen, dat waarschijnlijk veroorzaakt wordt door toegenomen glycosylering van collageen, komt bij 30-40% van patiënten met langdurig bestaande insulineafhankelijke diabetes voor, maar ook – zij het minder vaak - bij type 2. Patiënten met cheiroartropathie hebben vaker de dupuytren-contractuur, verdikking van de facia plantaris en schouderproblemen (frozen shoulder). Ook hebben ze een verhoogd risico op diabetische retinopathie en nierafwijkingen door microangiopathie.

44

Anamnese
Een 68-jarige man laat zijn nagels zien. Deze zouden allemaal in de loop van enkele jaren wit geworden zijn. Patiënt is bekend met diabetes mellitus type 2 en is onder controle van de cardioloog wegens chronische decompensatio cordis.

Lichamelijk onderzoek
Bij onderzoek ziet u een witte opake verkleuring van alle 20 nagels, waarbij de lunulae verdwenen zijn. Het valt u op dat de witte verkleuring steeds enkele millimeters vóór de distale nagelrand ophoudt.

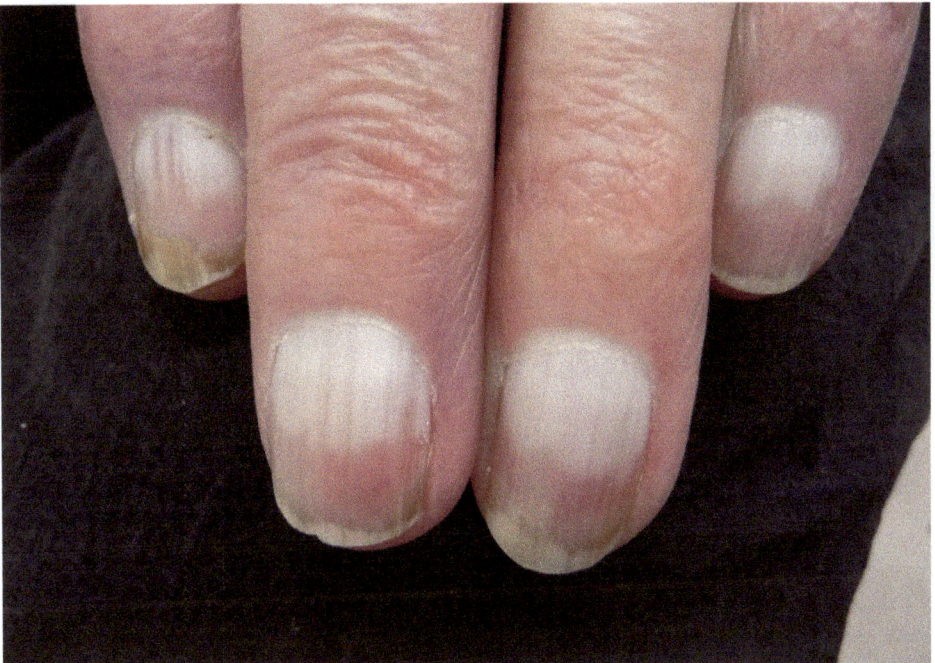

Afbeelding 44.1

Vragen
1. Hoe heten deze nagels en wat zijn de mogelijke oorzaken?
2. Een witte verkleuring van de nagels wordt (beschrijvend) leukonychie (leuconychia) genoemd (leukos is Grieks voor wit, onyx betekent nagel). Welke vormen kent u daarvan?
3. Welke dermatologische aandoeningen kunnen gepaard gaan met leukonychie?

Antwoorden

1. Hier is sprake van de zogenaamde TERRYS NAGELS (Engels: Terry's nails). Karakteristiek voor deze vorm van leukonychie is dat de verkleuring enkele millimeters vóór de nagelrand stopt. Distaal daarvan is de kleur roze of meer bruin. Doorgaans zijn alle nagels aangedaan. De bekendste oorzaak van Terrys nagels is levercirrose. Ook kunnen deze nagelafwijkingen gezien worden in samenhang met chronische decompensatio cordis en diabetes type II. Daarnaast komt de aandoening fysiologisch voor op oudere leeftijd.

2. Leukonychie is de meest voorkomende kleurverandering van de nagels. Wanneer de witte kleur wordt veroorzaakt door een structuurverandering van de nagel, die ontstaat in de nagelmatrix, is er sprake van een *echte leukonychie*. Een normale nagel kan ook wit *lijken* door een afwijking van het nagelbed onder de nagel: dat noemt men *schijnbare leukonychie*. Tenslotte is er een vorm van witte nagels die *pseudoleukonychie* heet. Hierbij is de nagelplaat structureel veranderd (waardoor de nagel wit wordt), maar deze verandering ontstaat niet in de nagelmatrix.

<u>Echte leukonychie</u>. Incidenteel zijn alle nagels geheel wit (leuconychia totalis). Meestal is er dan sprake van een genetisch bepaalde aandoening, waarbij ook andere afwijkingen zoals doofheid kunnen bestaan. Soms is er distaal nog een rand van normale roze kleur te zien (leuconychia *sub*totalis) (figuur 44.2). Veel vaker komt de *leuconychia punctata* voor (deel 1, casus 15). Dit beeld wordt gekenmerkt door witte vlekjes in de nagels van de handen, die 1-3 mm groot zijn en meestal zichtbaar worden bij de nagelriem (figuur 44.3). Ze groeien

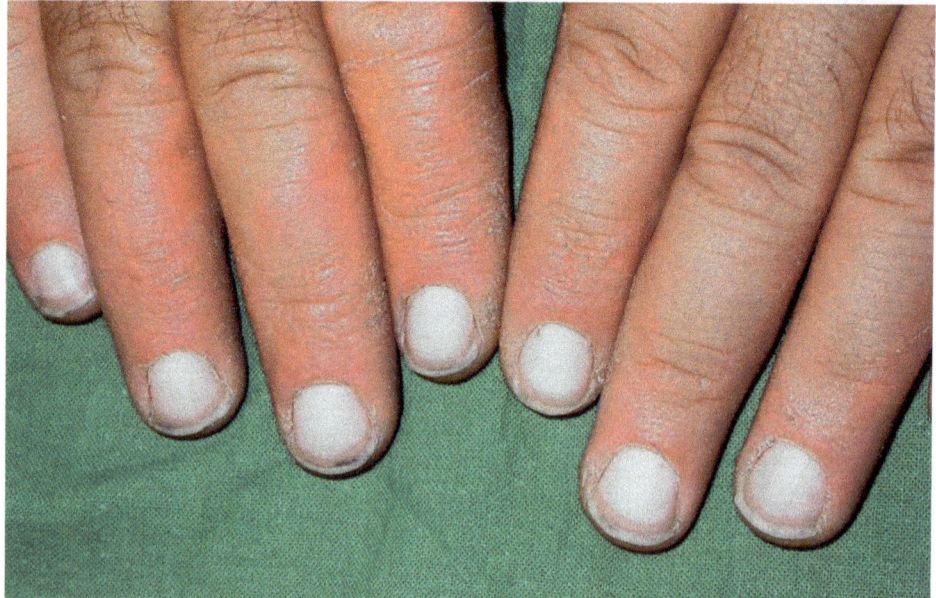

Figuur 44.2
Erfelijk bepaalde leuconychia subtotalis.

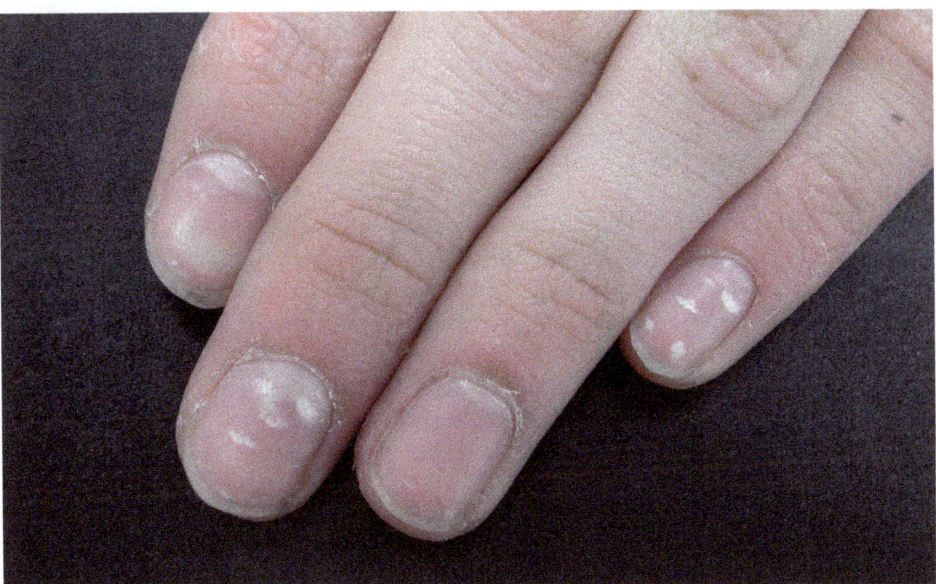

Figuur 44.3
Leuconychia punctata.

met de nagel mee uit, kunnen dan groter worden, maar ongeveer de helft verdwijnt spontaan voordat ze het uiteinde van de nagelplaat bereikt hebben. De vlekjes ontstaan door herhaald trauma aan de cuticula (en daardoor aan de nagelmatrix, waaruit de nagelplaat ontstaat), bijvoorbeeld door manipuleren. Dat kan een milde vorm van automutilatie zijn

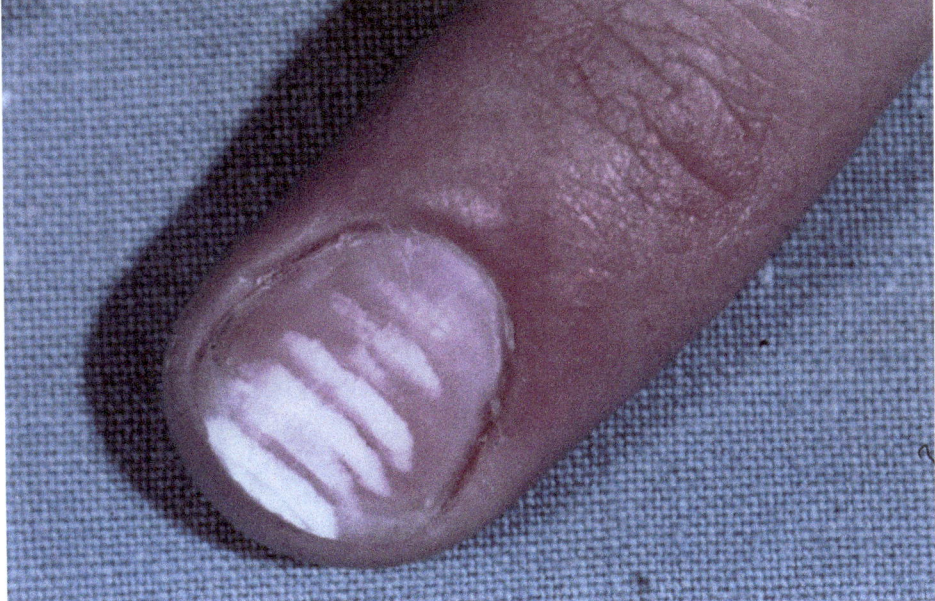

Figuur 44.4
Leuconychia transversa: echte leukonychie door cytostatica.

(zoals door nervositeit), maar ook door bijvoorbeeld een wat al te enthousiast uitgevoerde manicure, waarbij de cuticula 'behandeld' wordt. Ook een medische behandeling, zoals cryotherapie van wratten nabij de nagelriem, kan na enkele weken leiden tot het verschijnen van de witte vlekjes in de nagels.

Bij *leuconychia transversa* zijn er overdwarse lijnen van 1-2 mm breedte in een of meer nagels (figuur 44.4). Ze kunnen ontstaan als reactie op trauma van de nagelmatrix (ook door te agressieve manicure), of herhaalde microtraumatisering, bijvoorbeeld door (te) lange nagels die tegen de binnenkant van de schoenen drukken, of door microtraumata in beroepsomstandigheden. Tot de endogene oorzaken van de leuconychia transversa behoren menstruatie, stress, acute ziektes, shock, operaties, infecties en behandeling met cytostatica (figuur 44.4). Door deze acute 'stress'situaties rijpen de nagels tijdelijk niet goed uit, waardoor een onvolledige keratinisatie optreedt. De parakeratotische cellen die dan aanwezig zijn met hun keratohyaliene granulae breken het licht zodanig dat de witte verkleuring zichtbaar wordt. Hoe ernstiger de stress op de matrix, hoe breder de witte lijnen worden.

Schijnbare leukonychie. Bij bloedarmoede en bij functionele of organische arteriële ziekten kan bleekheid van het nagelbed tot schijnbare leukonychie leiden met vermindering of zelfs afwezigheid van de lunula. Ook behandeling met cytostatica kan dit beeld veroorzaken (figuur 44.5). De Terrys nagels zoals bij deze patiënt is ook een vorm van schijnbare leukonychie. Bij onycholyse (loslating van de nagel, door welke oorzaak dan ook) wordt het losgelaten deel van de nagel wittig, terwijl de nagelplaat zelf structureel niet veranderd is.

Pseudoleukonychie. Bij pseudoleukonychie wordt de witte kleur veroorzaakt door structuurafwijkingen in de nagelplaat, die *niet* ontstaan in de matrix. De bekendste oorzaak is een schimmelinfectie van het type oppervlakkige witte onychomycose (deel 1, casus 82). Bij deze vorm zijn oppervlakkige witte vlekken te zien in de nagels, meestal in het centrum (figuur 44.6). Het is net alsof er poeder op de nagels zit, en deze kan er gemakkelijk van afgekrabd worden. Ook nagellak kan pseudoleukonychie veroorzaken.

3. De meest frequente huidaandoening die leukonychie kan veroorzaken is psoriasis (echte leukonychie door matrixafwijkingen en schijnbare leukonychie door onycholyse). Ook bij alopecia areata, acrovesiculeus eczeem en de ziekte van Darier (dyskeratosis follicularis) kan leukonychie gezien worden.

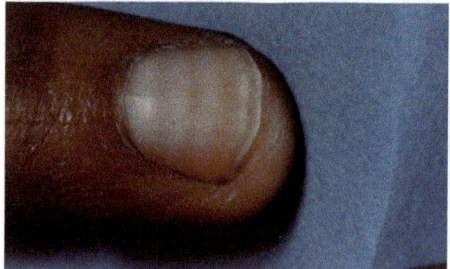

Figuur 44.5
Leuconychia transversa: schijnbare leukonychie door cytostatica.

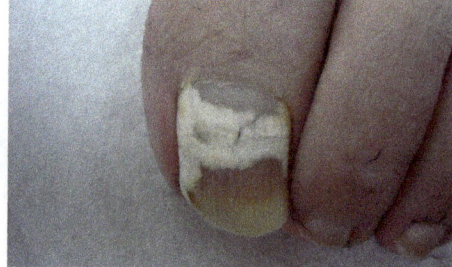

Figuur 44.6
Oppervlakkige witte onychomycose: vorm van pseudoleukonychie.

45

Anamnese
Een 17-jarige jongen heeft al sinds zijn geboorte een droge huid, vooral op de benen en armen. In de zomer is er niet zo veel van te zien. Hij heeft er geen last van. Vroeger is er veel zalf op gesmeerd, maar dat hielp weinig. Patiënt vraagt u nu – vooral ook namens zijn recent verworven vriendin – of er nieuwe mogelijkheden voor behandeling zijn en wil graag weten 'hoe het zit met erfelijkheid en zo'.

Lichamelijk onderzoek
Bij onderzoek blijkt de huid van de benen en armen, en in mindere mate van de romp, zeer droog en schilferig met hyperkeratotische schubben. De huid van de elleboogsplooien en knieholtes is niet afwijkend.

Vragen
1. Welke diagnose stelt u?
2. Met welke andere ziekte komt dit beeld regelmatig samen voor?
3. Hoe adviseert u uw patiënt?
4. Wat vertelt u over de erfelijkheid van deze aandoening?
5. Als ichthyosis vulgaris op latere leeftijd begint, waar denkt u dan aan?

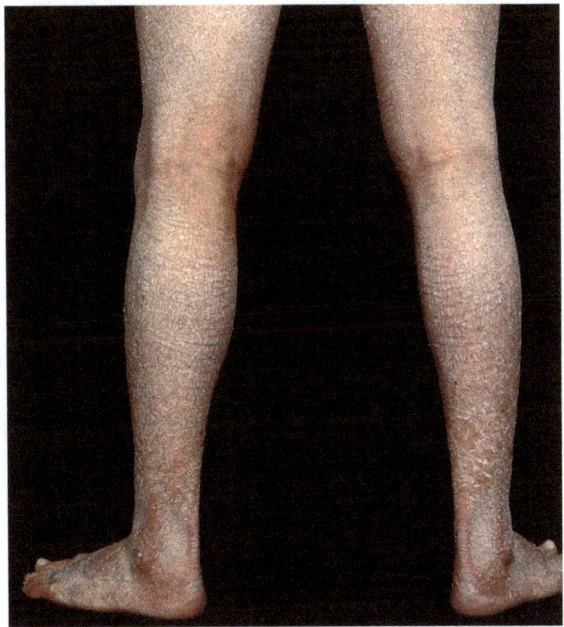

Figuur 45.1

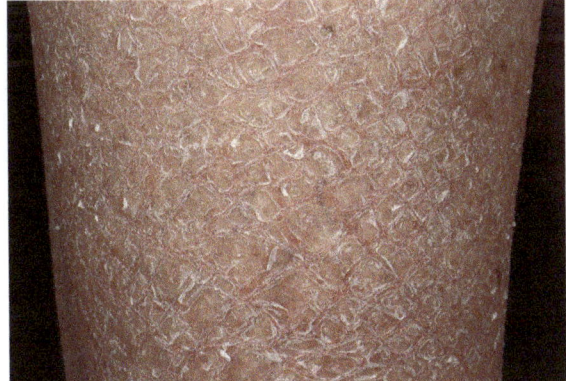

Figuur 45.2

Antwoorden

1. U stelt de diagnose ICHTHYOSIS VULGARIS, ook wel 'vissenhuid' genoemd. Dit is de meest voorkomende van de erfelijke ichthyoses met een incidentie van ongeveer 1 op 250 kinderen. Meestal vanaf de leeftijd van 2 maanden ontstaan witte, grijze of grijsbruine schilfers, centraal adherent, met losse, naar boven gerichte randen. De afwijkingen zijn vooral gelokaliseerd op de strekzijden van de armen en de onderbenen en karakteristiek is dat de plooien gespaard worden. Hyperlineariteit van de handpalmen (witte groeflijntjes als uiting van milde hyperkeratose) en keratosis pilaris op de bovenarmen en -benen komen regelmatig bij ichthyosis voor. De afwijking veroorzaakt geen jeuk. In de zomer treedt vaak een aanzienlijke verbetering op. Bij ongeveer 40% van de patiënten wordt de activiteit vanaf de adolescentie geleidelijk minder.

2. Bij eenderde tot de helft van alle kinderen met ichthyosis vulgaris worden manifestaties van het atopisch syndroom gevonden (atopisch eczeem, astma, rinoconjunctivitis). De xerosis cutis bij constitutioneel eczeem zal echter soms geïnterpreteerd worden als ichthyosis, zodat de associatie wellicht overschat wordt.

3. In de afgelopen jaren is geen wezenlijke vooruitgang geboekt bij de behandeling van ichthyosis vulgaris. Alleen symptomatische therapie is mogelijk: weinig zeep, badschuim en doucheschuim gebruiken, baden met badolie en zeer regelmatig indifferent invetten met bijvoorbeeld vaselinelanettecrème FNA, eventueel met 5-10% ureum (dat sterk hygroscopische en keratolytische eigenschappen heeft). Preparaten met fruitzuren zoals melkzuur (5-10% in lanettecrème of -zalf FNA) geven eveneens verbetering. Zalven met salicylzuur irriteren vaak wat en bij kleine kinderen bestaat er gevaar voor intoxicatie door percutane resorptie ('salicylisme'). Lokale corticosteroïden worden alleen voorgeschreven wanneer een patiënt ook atopisch eczeem heeft.

4. Ichthyosis vulgaris is een autosomaal dominant erfelijke aandoening. Elk kind heeft dus een kans van 50% om de genetische aanleg te krijgen. De penetrantie is variabel, zodat de ernst van de afwijking tussen generaties en tussen aangedane kinderen uit een gezin kan variëren.

5. Wanneer iemand op volwassen leeftijd voor het eerst het beeld van ichthyosis ontwikkelt, moet gedacht worden aan een onderliggende maligniteit. Ook kunnen op ichthyosis gelijkende beelden veroorzaakt worden door hiv-infectie, voedingsdeficiënties, sarcoïdose, hypothyreoïdie, lupus erythematodes, anorexia nervosa en sommige geneesmiddelen.

46

Anamnese
U bezoekt een 3 dagen oude baby op dringend en emotioneel verzoek van de ouders. Het kind heeft al op de eerste dag na de geboorte 'etterpuistjes' op het gezicht ontwikkeld en dat breidt zich snel uit naar de romp. Zijn moeder is heel bang dat het om een herpesinfectie gaat (waarvan ze gelezen heeft dat deze voor pasgeborenen heel gevaarlijk kan zijn), omdat ze regelmatig een koortslip heeft, de laatste keer nog een week voor de bevalling.

Lichamelijk onderzoek
U ziet een pasgeboren jongetje dat geen zieke indruk maakt, integendeel, hij ligt rustig te zuigen op een tutje dat aangeeft wat er van hem verwacht wordt. Op het gezicht en in mindere mate op de romp (vooral de borst) zijn er vele rode vlekjes, papeltjes en kleine pusteltjes te zien. Er is geen schilfering en u ziet geen vesikels.

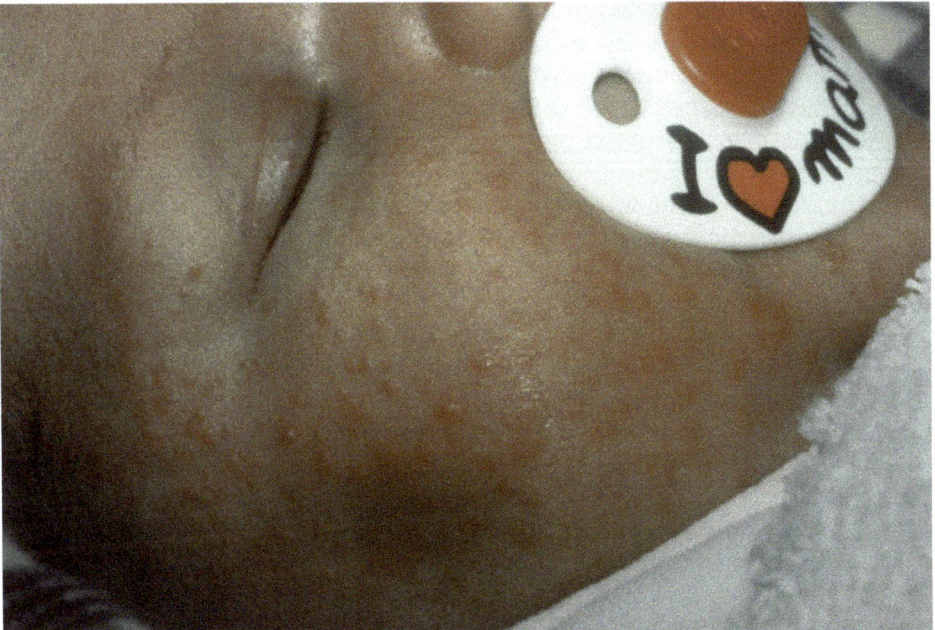

Figuur 46.1

Vragen

1. Kunt u de ouders geruststellen dat het hier niet om een herpesinfectie gaat?
2. Wat is uw diagnose?
3. Welke andere aandoeningen op deze leeftijd met pustels kent u?

Antwoorden

1. U kunt de ouders inderdaad geruststellen dat dit geen herpesinfectie is. Kenmerkend daarvoor zijn blaasjes op een inflammatoir erythemateuze ondergrond en (hemorragische) korstvorming. Het is een zeldzame aandoening met een geschatte prevalentie van 2 à 3 per 100.000 levendgeborenen. Van deze infecties wordt 85 tot 90% tijdens de partus overgedragen, meestal door HSV type 2. Slechts 10% wordt veroorzaakt door postnatale besmetting, bijvoorbeeld door een koortslip.

2. U stelt de diagnose ERYTHEMA TOXICUM NEONATORUM. De oorzaak van deze onschuldige aandoening, die ten onrechte de term 'toxisch' bevat, is onbekend. Dit beeld komt in mindere of meerdere mate voor bij ongeveer de helft van de pasgeborenen, maar zelden bij premature baby's of kinderen met een gewicht van minder dan 2500 gram. De afwijking begint meestal 24-48 uur na de geboorte. Er zijn vier efflorescenties die in verschillende combinaties voorkomen: erythemateuze vlekjes, kwaddels, pustels (soms blaasjes) en papels. De papels en pustels zijn klein, over het algemeen 1-3 mm. Urticariële papels met omgevend erytheem doen denken aan insectenbeten. Erythema toxicum neonatorum begint meestal op het gezicht en breidt zich daarna uit naar de proximale delen van de ledematen, de romp en de billen. Individuele laesies zijn asymptomatisch en blijven meestal niet langer dan een dag bestaan. Erythema toxicum neonatorum geneest spontaan en zonder restverschijnselen binnen enkele dagen; incidenteel worden recidieven gezien. De diagnose wordt meestal gesteld op het klinisch beeld. Eventueel kan een grampreparaat gemaakt worden van de inhoud van een pustel, waarin dan eosinofiele granulocyten gezien worden.

3. Andere aandoeningen op de neonatale leeftijd met pustels zijn onder meer infecties met stafylokokken, candidiasis, en de vluchtige neonatale pustulaire melanose. Infecties met *Staphylococcus aureus* presenteren zich met pustels die overgaan in pustuleuze blaren (impetigo bullosa). Deze aandoening ontstaat enkele dagen tot weken na de geboorte en de laesies zijn vooral gelokaliseerd in de luierstreek. De bullae gaan snel kapot, waarna een erythemateuze basis achterblijft omgeven door een collerette, restanten van het blaardak (figuur 46.2). Er zijn twee vormen van *candida-infecties* op deze leeftijd, de neonatale en de congenitale candidiasis. Bij de *neonatale* vorm wordt de infectie geacquireerd tijdens de partus. Ongeveer 20% van alle zwangeren heeft een candidiasis vaginalis aan het einde van de graviditeit en de neonatale candidiasis is dan ook niet zeldzaam. De eerste symptomen ontstaan vanaf ongeveer een week na de bevalling in de vorm van orale candidiasis (spruw) en huidafwijkingen in het luiergebied, vooral perianaal. De huid is dieprood met een vochtig aspect en er zijn pustels aan de randen. Net daarbuiten ziet men vaak puntvormige erythemateuze laesies of pusteltjes, de zogeheten 'satelliet-laesies' (ook wel 'eilandjes voor de kust' genoemd). De veel zeldzamere *congenitale candidiasis* is aanwezig bij de geboorte of ontstaat binnen 12 uur daarna en is het gevolg van een opstijgende intra-uteriene infectie bij bijvoorbeeld vroeg gebroken vliezen. Het beeld begint als een uitgebreide eruptie van paars-rode maculae en papels, die in een periode van 1-3 dagen overgaan in een vesiculeuze eruptie en vervolgens in pustels of bullae (figuur 46.3). Alle delen van de huid kunnen zijn aangedaan en pustels van de handpalmen en voetzolen worden als een kenmerk van deze infectie beschouwd. Er is bij genezing een prominent aanwezige postinflammatoire afschilfering (figuur 46.3).

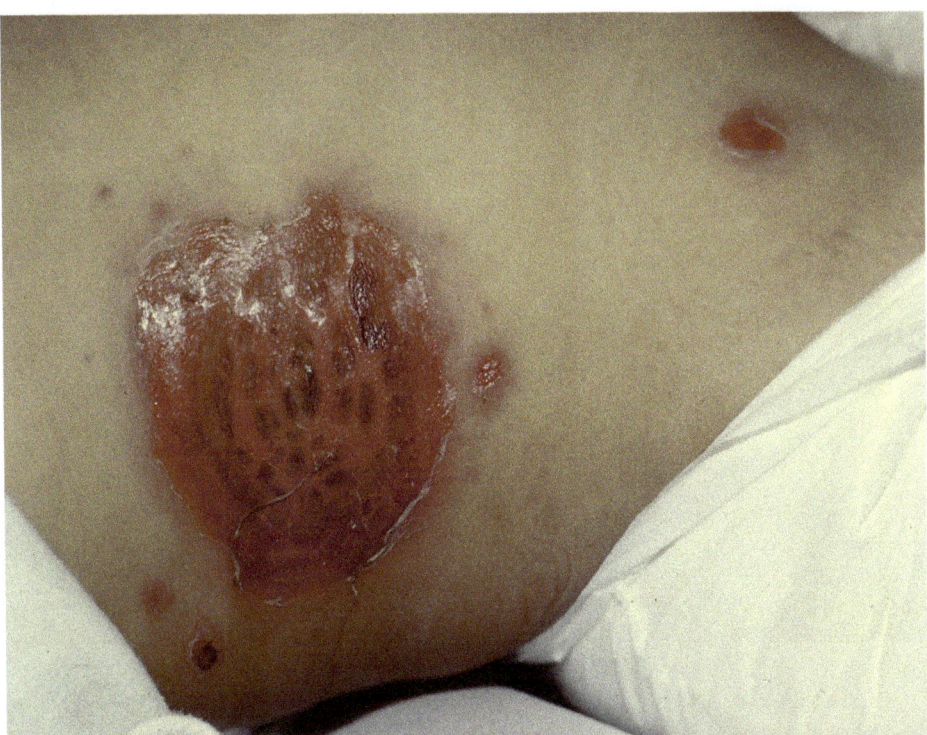

Figuur 46.2
Impetigo bullosa: erosief rood oppervlak met collerette na knappen van pustels en pustuleuze blaren.

De *vluchtige neonatale pustulaire melanose* is een goedaardige aandoening, die vooral bij donker gepigmenteerde neonaten voorkomt (4-8%), maar incidenteel (<1%) ook bij blanke kinderen. De meest karakteristieke elementen zijn slappe pustels (figuur 46.4) die zich vooral bevinden op het voorhoofd, de rug en de ledematen. De pustels kunnen bij of direct na de geboorte aanwezig zijn en ruptureren spontaan na 24 tot 48 uur, waarna eerst een bruin korstje zichtbaar is. Typisch voor vluchtige neonatale pustulaire melanose is dat de afwijkingen na enkele dagen overgaan in gepigmenteerde maculae. Deze hyperpigmentatie, die het meest prominent is bij donkergekleurde kinderen, verdwijnt spontaan na enkele weken tot maanden. De oorzaak is onbekend.

Emmen E van, Roord STA, Brouwer AFJ, et al. Puistjes en blaasjes bij pasgeborenen. Ned Tijdschr Geneeskd. 2007;151:277-83.

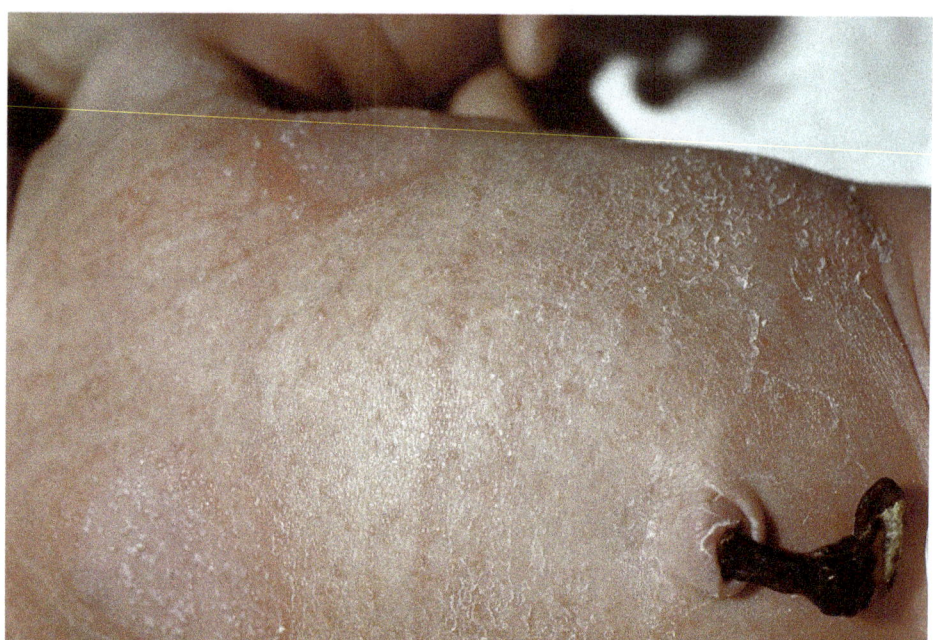

Figuur 46.3
Uitgebreide congenitale candidiasis met multipele kleine pusteltjes en prominent aanwezige schilfering.

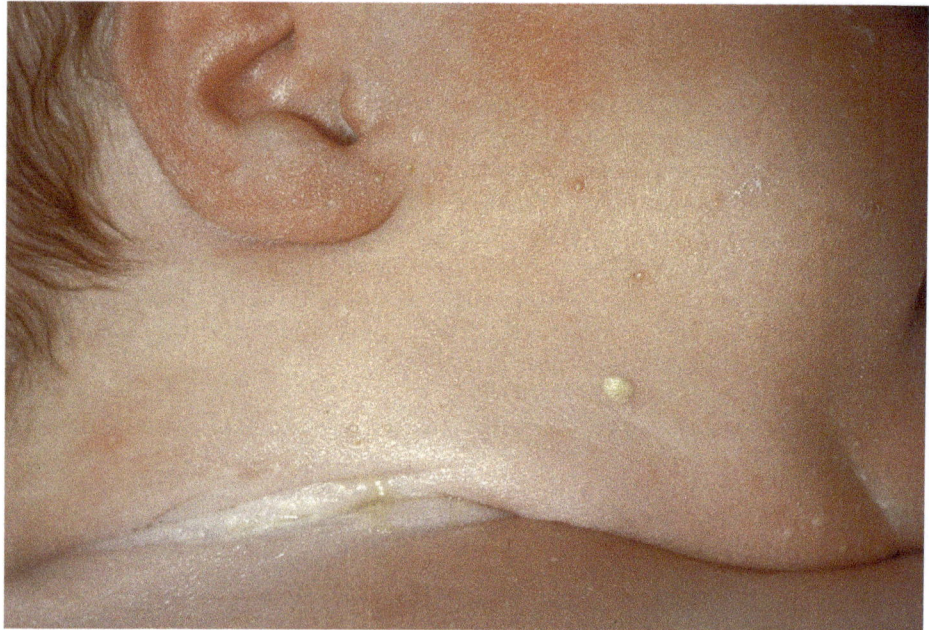

Figuur 46.4
Vluchtige neonatale pustulaire melanose. Pustels op normale, niet-erythemateuze ondergrond.

47

Anamnese
Een 29-jarige man is net terug van een 'spirituele ontdekkingsreis' van enkele weken in India. Hij heeft nu wat pijn bij het lopen en heeft onder zijn voeten 'zwarte puntjes' ontdekt.

Lichamelijk onderzoek
Bij onderzoek ziet u onder de rechtervoorvoet en onder digiti I, II en III een aantal niet-inflammatoire zwarte papeltjes, soms omgeven door een schilferende rand.

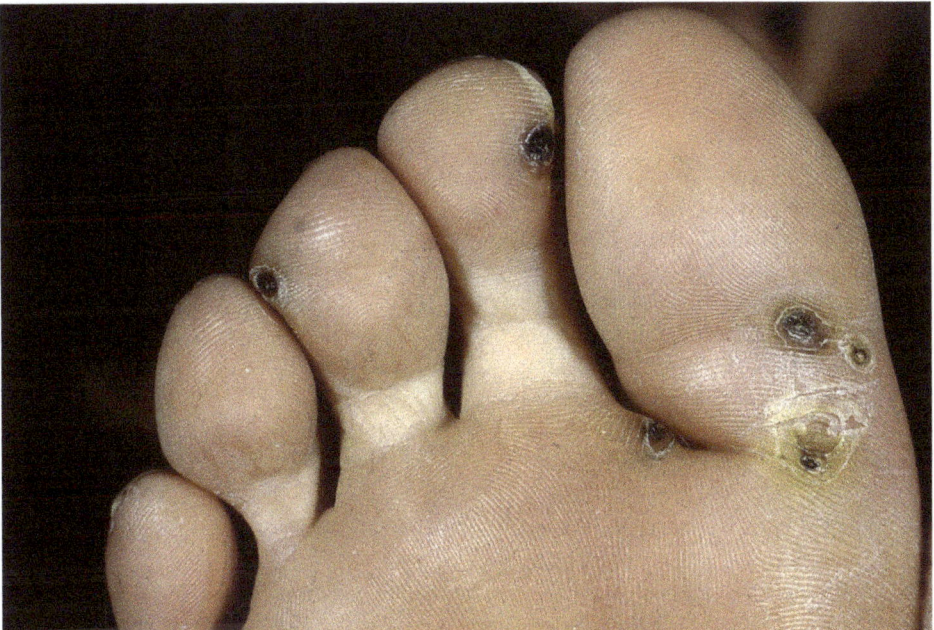

Afbeelding 47.1

Vragen
1. Heeft u een diagnose op dit beeld en hoe behandelt u deze karakteristieke afwijking?

Antwoorden

1. Deze patiënt heeft een tropisch souvenir meegenomen van de zandstranden van India. Hier is namelijk sprake van TUNGIASIS. Deze parasitaire infestatie wordt veroorzaakt door de zandvlo *Tunga penetrans*, die vooral in zanderige, droge grond (bijvoorbeeld op stranden) in Zuid-Amerika, Afrika en de westkust van India voorkomt. De Tunga is de kleinste van alle vlooien en heeft een lengte van 1 mm (figuur 47.2). Zwangere vlooien graven zich een weg in de huid van de – blote – voeten van mensen, vooral tussen de tenen, onder de nagels en onder de voetzolen. Wanneer de vlo eenmaal in de huid genesteld is, zwelt haar buik op tot 0,5-1 centimeter en produceert ze een groot aantal eieren (figuur 47.3). Deze worden in een periode van 2 weken door een opening in de huid, waardoorheen haar achterlichaam uitpuilt, gelegd, waarna de Tunga sterft. Eerst is er op de plaats van penetratie alleen een zwart puntje te zien, en klaagt de patiënt over jeuk en pijn. Al snel ontwikkelt zich een op een steenpuist lijkende nodulus met roodheid en pus, die gemakkelijk secundair geïnfecteerd raakt. De behandeling bestaat uit chirurgische verwijdering van het insect of wachten op spontane genezing na het sterven van de zandvlo. Mensen die gebieden bezoeken waar *Tunga penetrans* veel voorkomt doen er goed aan niet op blote voeten te lopen en niet op de grond te gaan zitten (tungiasis komt namelijk ook op de billen en de geslachtsorganen voor).

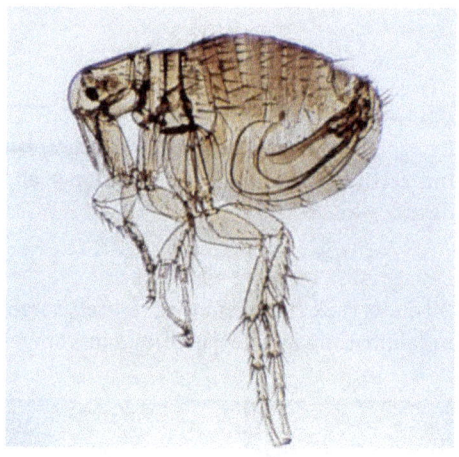

Figuur 47.2
De zandvlo *Tunga penetrans*.

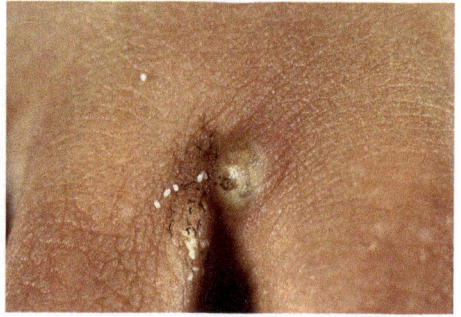

Figuur 47.3
De zwangere zandvlo legt haar eieren.

Bekkum MJM van, Snels DGCTM. Jongen met pijnlijke huidafwijkingen aan handen en voeten. Ned Tijdschr Geneeskd. 2009;153:B185.

Anamnese

Een man van 28 jaar vertelt dat hij sinds enkele maanden regelmatig jeuk heeft op diverse plaatsen van het lichaam. Het wordt geleidelijk erger. Er is, als hij jeuk heeft, op dat moment nog niets te zien. 'Maar wanneer ik dan ga krabben of wrijven, dan ontstaan er witte striemen en de huid eromheen wordt rood. Ziet u maar', zegt de patiënt terwijl hij u een foto laat zien. Hij is gezond en gebruikt in het geheel geen medicijnen, 'nog geen paracetamolletje'. Patiënt is eerder ook niet ziek geweest.

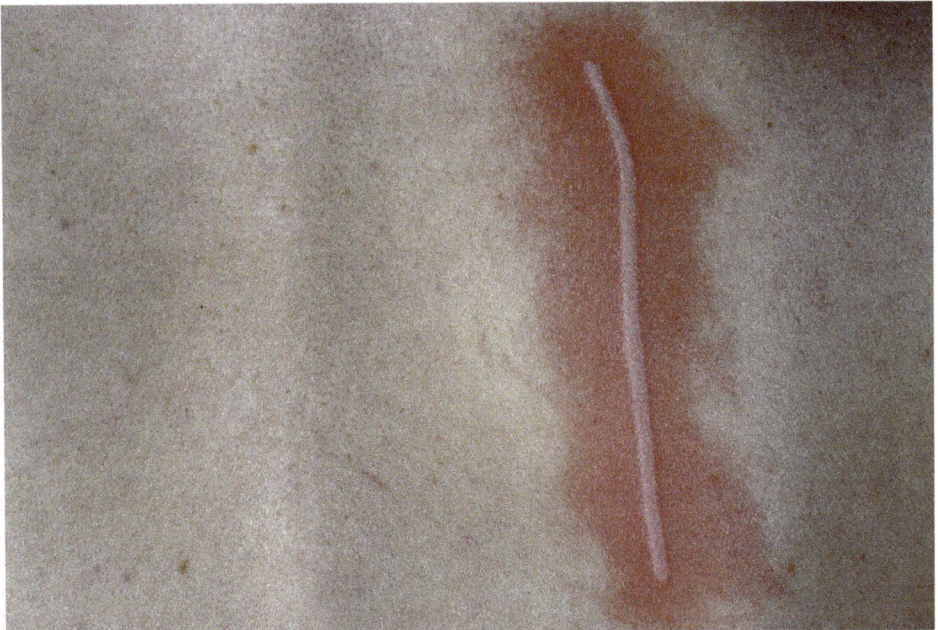

Afbeelding 48.1

Lichamelijk onderzoek

Op dit moment ziet u geen afwijkingen. U krabt over zijn rug, maar er ontstaat alleen een fysiologische roodheid.

Vragen

1. Welke diagnose stelt u?
2. Deze aandoening behoort tot de groep van de zogeheten 'fysische urticaria'. Welke andere fysische factoren kunnen ook netelroos veroorzaken?
3. Welk laboratoriumonderzoek vraagt u aan?

Antwoorden

1. U stelt de diagnose op URTICARIA FACTITIA. Een synoniem is symptomatische dermografie. Er wordt een (min of meer willekeurige) onderverdeling gemaakt in 'directe' (binnen 30 minuten na de mechanische stimulus zoals krabben of wrijven) en 'vertraagde' urticaria factitia, waarbij de respons pas een halfuur of langer na de stimulus ontstaat. Een veel mildere variant, die beschouwd wordt als een overdreven fysiologische reactie, komt bij ongeveer 5% van de bevolking voor (positieve dermografie).
Urticaria factitia is de meest voorkomende van de fysische urticaria. Het wordt gekenmerkt door lineaire kwaddels met erytheem op de plaats van krabben of plaatsen van wrijving zoals een (stijve) kraag of een strak zittende broekband of riem. Het treedt meestal op bij jongvolwassenen, is 's avonds het ergste en komt vaak in aanvallen opzetten. De verschijnselen zijn meestal binnen een uur weer verdwenen. Het beloop is onvoorspelbaar. Vaak treedt er geleidelijke verbetering op, maar de aandoening kan vele jaren blijven bestaan.

2. Andere fysische factoren die urticaria kunnen veroorzaken zijn druk, warmte en kou, water en de zon; deze kunnen in combinatie voorkomen.

Druk. Druk kan *vertraagde drukurticaria* veroorzaken. Bij deze aandoening, die de kwaliteit van leven ernstig kan aantasten en die heel moeilijk te behandelen is, ontstaan er op plaatsen van aanhoudende druk na 30 minuten tot 12 uur diepliggende erythemateuze zwellingen (figuur 48.2). Deze plekken jeuken maar zijn daarnaast pijnlijk en blijven – in tegenstelling tot gewone urticaria – dagen bestaan. Bekende plaatsen waar de zwellingen van vertraagde drukurticaria ontstaan zijn onder strakke kleding, onder het elastiek van kousen, de voeten in strak schoeisel, de handpalmen na handenarbeid, de voetzolen na wandelen of het beklimmen van een ladder en de genitaliën na seksuele activiteit. Soms zijn er systemische factoren zoals malaise, een grieperig gevoel en artralgie. Bijna alle patiënten hebben ook 'gewone' urticaria. De gemiddelde duur tot spontane genezing bedraagt 6-9 jaar.

Warmte. *Cholinergische urticaria* wordt gekenmerkt door 2-3 mm grote snel voorbijgaande papuleuze kwaddeltjes omgeven door erytheem (figuur 48.3). Ze ontstaan binnen 15 minuten nadat iemand gaat zweten, bijvoorbeeld door lichamelijke activiteit, een heet bad of plotselinge emotionele stress.

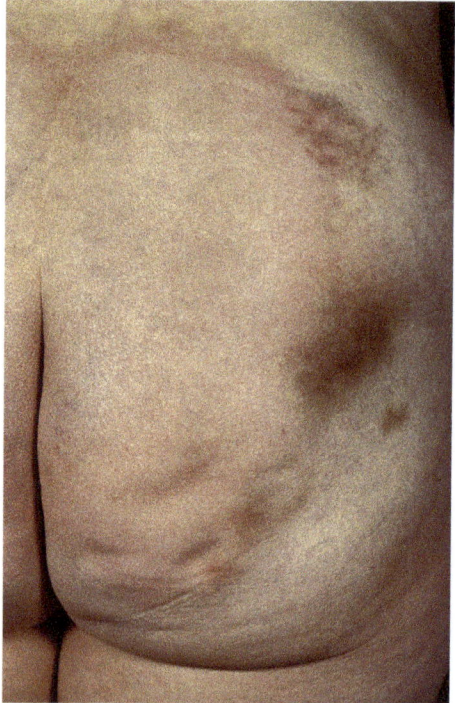

Figuur 48.2
Vertraagde drukurticaria door paardrijden.

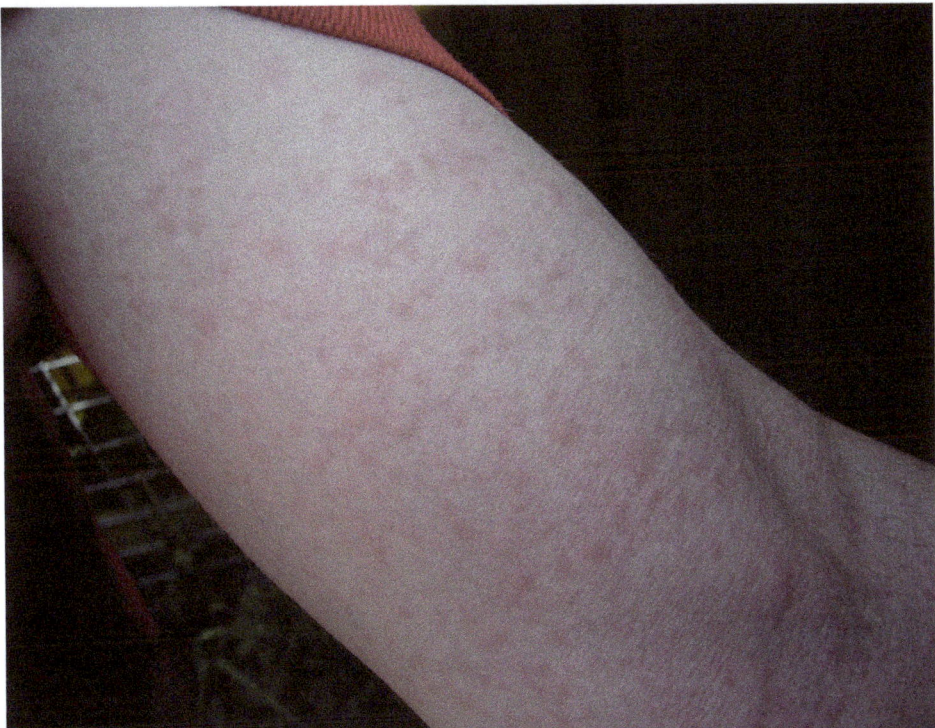

Figuur 48.3
Cholinergische urticaria met kleine kwaddeltjes omgeven door erytheem.

Andere provocerende factoren zijn verandering van temperatuur (vanuit de kou een warme kamer binnenkomen), het drinken van alcohol en het eten van sterk gekruid voedsel. Naast de eruptie van urticae, die zeer uitgebreid of gegeneraliseerd kan zijn, kunnen de patiënten klagen over duizeligheid, hoofdpijn, hartkloppingen, buikpijn en luchtwegklachten. Ernstige door inspanning veroorzaakte cholinergische urticaria kan overgaan in een anafylactische reactie. Cholinergische urticaria treedt vooral op bij jongvolwassenen met een atopische aanleg.

Koude. *Koude-urticaria* is in verreweg de meeste gevallen idiopathisch (primair). Soms ontstaat het in aansluiting aan een virale luchtweginfectie. Deze vorm van fysische urticaria wordt vooral gezien bij jonge mensen. Jeuk, branderigheid en kwaddels ontstaan in aan kou blootgestelde delen van de huid bij het opwarmen, vooral bij koud, regenachtig en winderig weer. Ook contact met koude voorwerpen zoals een ijsblokje (waarmee doorgaans de diagnose gesteld wordt (figuur 48.4) kan het proces in gang zetten. Wanneer grote delen van de huid meedoen, kunnen er systemische verschijnselen van histaminevrijzetting optreden zoals flushing, hoofdpijn, syncope en buikpijn. Zwemmen is voor deze patiënten zeer gevaarlijk, omdat het massale vrijkomen van histamine kan leiden tot bewusteloosheid, waarna de patiënten mogelijk verdrinken. Secundaire vormen van koude-urticaria door cryoglobulinemie of cryofibrinogenemie zijn zeldzaam.

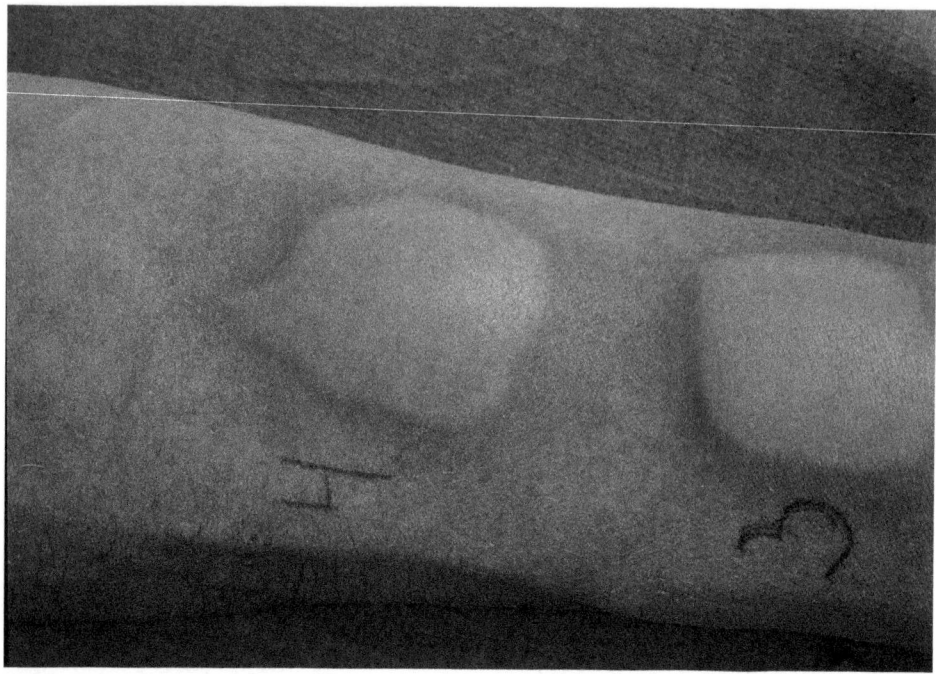

Figuur 48.4
Koude-urticaria geprovoceerd door ijsblokjes.

Water. Bij *aquagene urticaria* resulteert contact met water, ongeacht zijn temperatuur, tot een urticarieel beeld dat lijkt op een beperkte vorm van cholinergische urticaria. De afwijkingen ontstaan vooral op het bovenlichaam en zijn binnen een uur weer verdwenen.

Zon. *Urticaria solaris* wordt gekenmerkt door het optreden van jeuk en kwaddels binnen enkele minuten na expositie aan ultraviolet licht (zon, zonnebank) of zichtbaar licht, waarvan de golflengtes specifiek zijn voor individuele patiënten. Ernstige reacties kunnen gepaard gaan met hoofdpijn of syncope. Zonlicht kan soms door dunne kleding de huid bereiken. De symptomen zijn binnen een uur weer verdwenen, waarna een refractaire periode optreedt, dat wil zeggen dat hernieuwde blootstelling aan de oorzakelijke golflengtes een tijdlang probleemloos verdragen wordt. De oorzaak is waarschijnlijk een circulerend of cutaan door de bestraling ontstaan neo-antigeen. Secundaire urticaria solaris wordt gezien bij porfyrieën, waar absorptie van straling door de fotosensitieve stof in de huid (de porfyrines) resulteert in een niet-immunologische ontstekingsreactie.

3. Het antwoord op deze strikvraag luidt: geen. De oorzaak van urticaria factitia wordt nagenoeg nooit gevonden. Er is geen relatie met systemische aandoeningen, atopie, voedselallergie of auto-immuniteit tegen mestcellen.

Ponsioen BP. Netelroos/urticaria. In: JAH Eekhof, A Knuistingh Neven, W Opstelten, redactie. Kleine kwalen in de huisartspraktijk, 5e druk. Maarssen: Elsevier Gezondheidszorg, 2007. p. 135-9.

Anamnese

Een man van 23 jaar heeft sinds een aantal weken jeukende uitslag op de rug. Hij heeft eerder wel wat acne gehad, maar is verder gezond en gebruikt geen medicijnen. Het is begonnen na een lange en warme vakantie in Thailand.

Lichamelijk onderzoek

U ziet op het centrale deel van de rug een tamelijk monomorfe eruptie van folliculaire rode vlekjes, papeltjes en ook een aantal follikelgebonden kleine pustels.

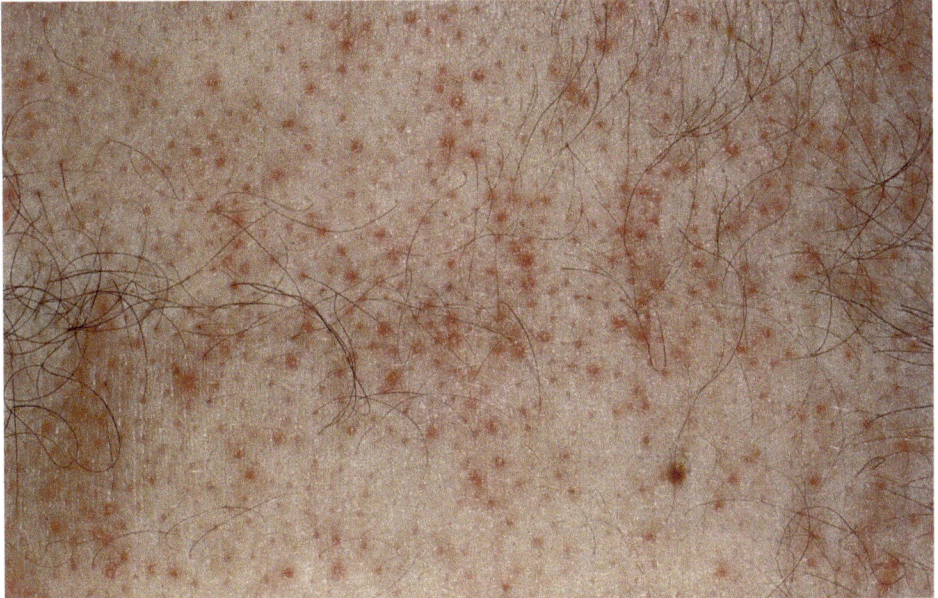

Figuur 49.1

Vragen

1. Aan welke aandoening denkt u?
2. Hoe maakt u onderscheid met acne?
3. Welke behandeling stelt u voor?

Antwoorden

1. Deze patiënt heeft een MALASSEZIA FOLLICULITIS (oude naam: PITYROSPORUM FOLLICULITIS). De aandoening wordt veroorzaakt door *Malassezia* gisten, vooral *Malassezia pachydermatis*, *Malassezia furfur* (oude naam: *Pityrosporum ovale, Pityrosporum orbiculare*) en *Malassezia globosa*. Deze gisten behoren tot de normale huidflora, bij *Malassezia* folliculitis is er sprake van een overgroei. Deze frequent optredende aandoening wordt gekenmerkt door diffuus verspreide jeukende erythemateuze folliculaire rode vlekjes, papels en pustels, vooral op het bovenste deel van de romp, de schouders en de bovenarmen. Incidenteel groeien laesies uit tot noduli. *Malassezia* folliculitis komt vooral voor bij volwassen mannen, die vaak aanleg tot seborroïsch eczeem en roos hebben, aandoeningen waarbij *Malassezia* gisten eveneens een belangrijke etiologische rol spelen. Ook komt het voor bij mensen met verminderde immuniteit (hiv-infectie, orgaantransplantatie, diabetes, leukemie, hodgkinlymfoom, behandeling met corticosteroïden) (figuur 49.2), patiënten met het downsyndroom en mensen die (langdurig) gebruik maken van antibiotica, vooral tetracyclines. Niet zelden ontstaat de uitslag na een zonnige vakantie.

2. Comedonen, cysten en littekens, zoals die bij acne kunnen voorkomen, ontbreken bij *Malassezia* folliculitis. Acne jeukt niet. Bij patiënten die systemisch met corticosteroïden behandeld worden, moet gedacht worden aan steroïdacne. Bij twijfel kan een KOH-preparaat gemaakt worden van de inhoud van een pustel of van huidschraapsel; daarin zal men een groot aantal gisten zien (geen mycelia, schimmeldraden).

3. Patiënten met *Malassezia* folliculitis reageren goed op lokale therapie met 2% ketoconazolcrème of -shampoo of met seleensulfide suspensie, maar recidieven treden frequent op. Bij (immuungestoorde) patiënten met ernstige en hardnekkige infecties kan oraal behandeld worden met itraconazol (200 mg/dag gedurende 1-3 weken) of fluconazol (100-200 mg/dag gedurende 3 weken).

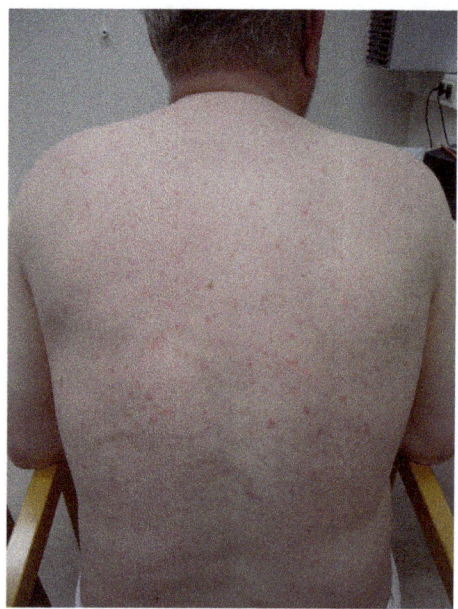

Figuur 49.2
Uitgebreide *Malassezia* folliculitis op de rug van een patiënt die vanwege wegenergranulomatose behandeld werd met prednison.

50

Anamnese
Een vrouw van 36 jaar is 15 jaar geleden in een metalen rooster gevallen, waaraan ze littekens heeft overgehouden. Patiënte vertelt u dat ze sinds enkele maanden in dat litteken huidafwijkingen heeft ontwikkeld, die in grootte en aantal toenemen. Een halfjaar geleden heeft ze erythema nodosum gehad. Patiënte moet vaak hoesten en is regelmatig kortademig, ofschoon ze al een jaar niet meer rookt.

Lichamelijk onderzoek
Bij onderzoek ziet u op de buitenzijde van het linkerbovenbeen op een gebied van ongeveer 9 bij 7 centimeter multipele erythemateuze papels en lineaire laesies die overeenkomen met de oude verwondingen. De afwijkingen voelen stevig aan.

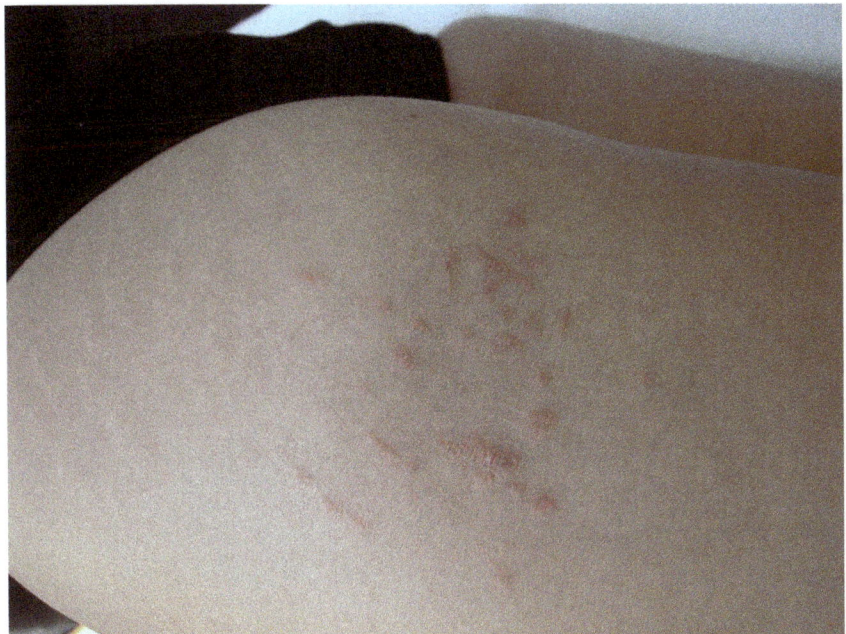

Figuur 50.1

Vragen
1. Aan welke systeemziekte denkt u bij patiënten die papels of noduli ontwikkelen in een litteken (of een tatoeage)?
2. Welke organen zijn daarbij het meest frequent aangedaan?
3. Welke huidafwijkingen kunnen bij deze ziekte optreden?
4. Is er hier een relatie met het erythema nodosum dat patiënte heeft gehad?

Antwoorden

1. U zou moeten denken aan SARCOÏDOSE, ook wel de ziekte van Besnier-Boeck-Schaumann genoemd. Dit is een multisysteemziekte gekenmerkt door granulomateuze ontstekingen. De oorzaak is onbekend.

2. Bij sarcoïdose kunnen alle organen zijn aangedaan, het meest frequent de lymfeklieren, longen, lever, milt, huid, ogen (iridocyclitis, uveitis anterior), botten van de handen en voeten en speekselklieren. De huid is bij 20-35% van de patiënten in het ontstekingsproces betrokken; soms zijn de huidafwijkingen de eerste en ook de enige manifestatie. De uitgebreidheid en ernst van de cutane manifestaties correleren niet met de systemische uitbreiding van sarcoïdose.

3. De huidmanifestaties bij sarcoïdose kunnen worden onderverdeeld in specifieke (granulomateuze) en niet-specifieke afwijkingen (zonder granulomen, bijvoorbeeld erythema nodosum). Voor beide geldt dat er een breed spectrum aan huidbeelden mogelijk is. Specifieke huidafwijkingen bij sarcoïdose presenteren zich als maculae, papels, noduli, plaques, atrofische laesies of schilfering. Meest voorkomend is de papuleuze vorm. Hierbij ontstaan 2-5 mm grote bruinrode of geelbruine papels, vaak gelokaliseerd in het gelaat, vooral rond de ogen of neus (figuur 50.2). Deze genezen vaak spontaan in de loop van enkele

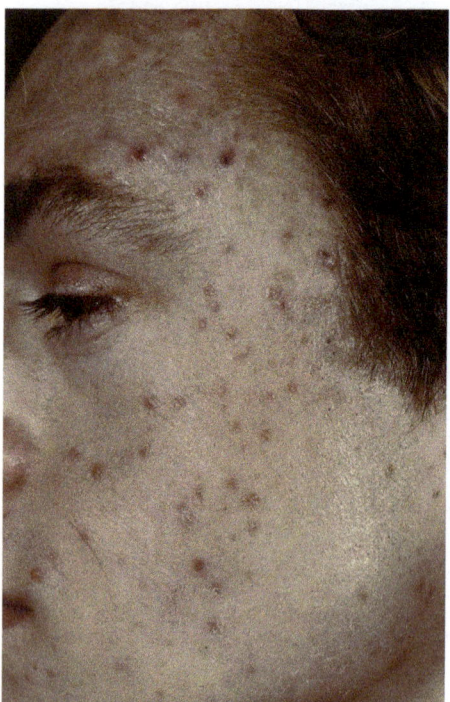

Figuur 50.2
Papuleuze sarcoïdose op het gelaat.

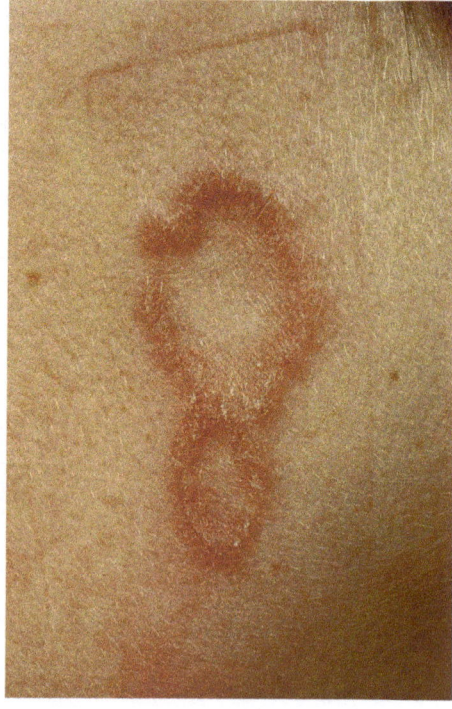

Figuur 50.3
Annulaire laesie.

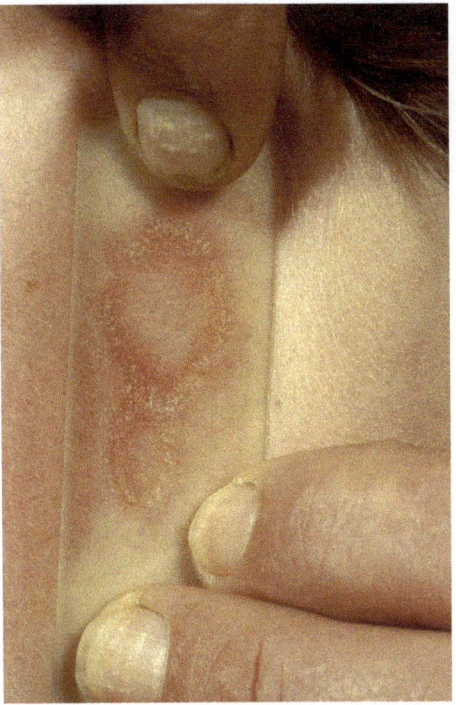

Figuur 50.4
Bruingele kleur bij diascopie: 'apple-jelly' fenomeen.

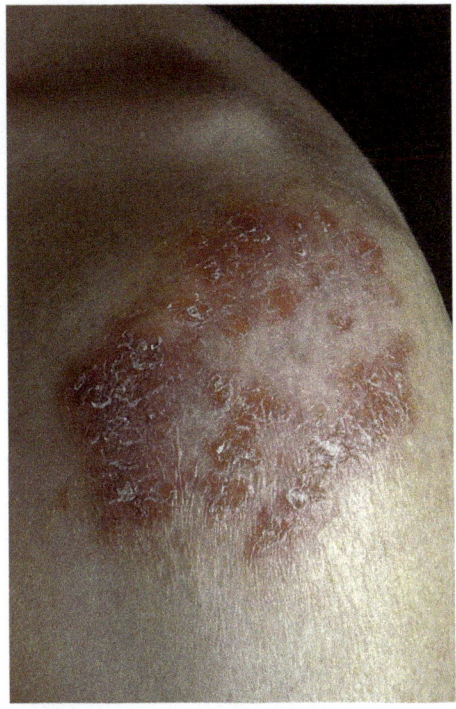

Figuur 50.5
Plaquevormige cutane sarcoïdose op de schouder met littekenvorming (atrofie).

jaren. Papuleuze elementen kunnen ook uitgroeien tot noduli of nodi (meestal solitair of in gering aantal) of tot annulaire laesies (figuur 50.3). Kenmerkend voor de granulomateuze huidlaesies van sarcoïdose is het zogenaamde 'apple-jelly'-fenomeen: bij diascopie (op de laesie drukken met een objectglaasje) verandert de kleur van de afwijking in de geelbruine appelmoeskleur (figuur 50.4).

Plaquevormige sarcoïdose laesies komen vooral voor op de strekzijden van de extremiteiten, op de schouders, nates en bovenbenen. In het algemeen zijn deze laesies zeer hardnekkig en genezen ze met atrofische littekens (figuur 50.5). De term lupus pernio wordt gebruikt voor veelal symmetrische blauwrode of donkerlivide gekleurde laesies rond de neus of op de wangen, oren, vingers, handen en tenen (figuur 50.6). Deze vorm komt relatief vaak voor. Aangedane oorlellen kunnen sterk vergroot zijn (turkey ears). Lupus pernio kan samengaan met plaques en subcutane nodi. De neus kan betrokken zijn in het proces met zwelling en ulceratie en met korstvorming in het vestibulum, waardoor ademhalingsproblemen kunnen ontstaan. Bij lupus pernio zijn er ook vaak systemische manifestaties van sarcoïdose zoals van de longen (75%) en de bovenste luchtwegen (50%), botcysten in de distale falangen, en aantasting van zweetklieren of nieren. Lupus pernio is zeer hardnekkig, laesies van meer dan 2 jaar oud hebben zelden de neiging tot spontane resolutie.

Van klinisch diagnostisch belang, zoals ook uit deze casus blijkt, is tenslotte het feit dat sarcoïdose kan optreden in oude littekens, tatoeages of plekken met vreemdlichaammateriaal. Dit kan het enige teken van de ziekte zijn en wordt wel beschouwd als een köbnerfenomeen.

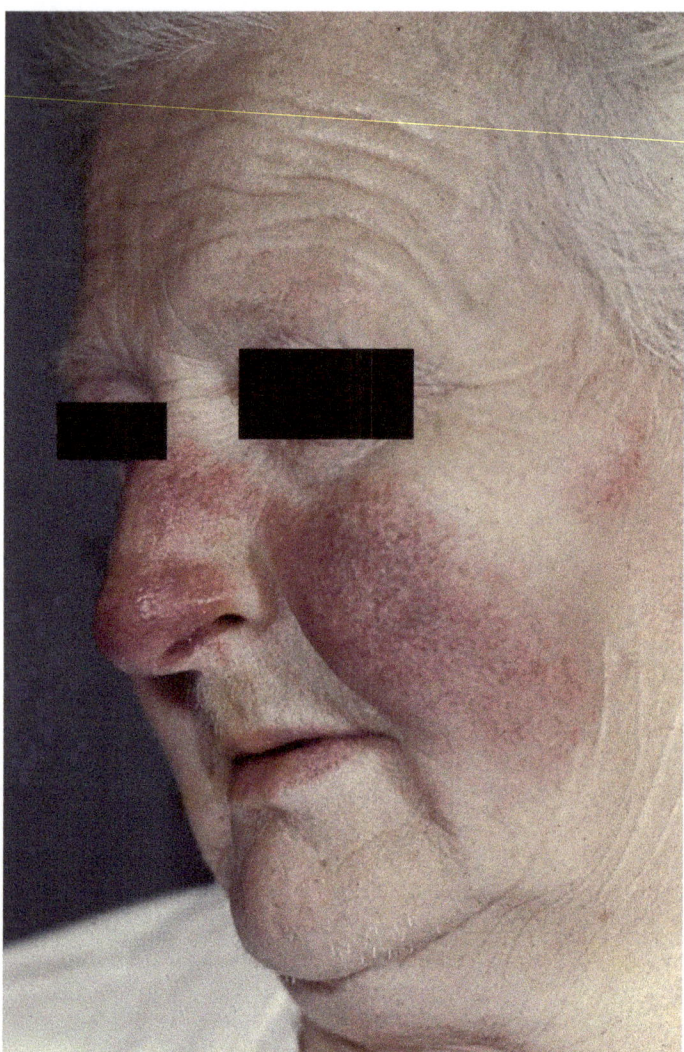

Figuur 50.6
(Op rosacea gelijkende) lupus pernio.

4. Ja. Van de niet-specifieke (i.e. histopathologisch niet-granulomateuze) huidafwijkingen van sarcoïdose is het erythema nodosum de meest frequente, die bij iets minder dan 20% van de patiënten zal optreden (deel 1, casus 19). Erythema nodosum met bilaterale hilus-kliervergroting, migrerende polyartritis, iritis en koorts is niet zelden de eerste manifestatie van sarcoïdose. Deze combinatie staat bekend als het syndroom van Löfgren.

Geus HRH de, Giard RWM, Jacobs FAH, et al. Afwijkingen in getatoeëerde huid: soms sarcoïdose. Ned Tijdschr Geneeskd. 2005;149:1113-7.

51

Anamnese
Een 53-jarige slager heeft sinds 5 dagen een warm aanvoelende, wat pijnlijke afwijking aan de ringvinger en de pink van zijn linkerhand. De rode plekken breidden zich eerst naar opzij uit, maar dat lijkt nu gestopt te zijn. Op uw vraag of hij daar een wondje heeft gehad haalt patiënt zijn schouders op en zegt dat hij dat niet weet, maar dat dit in zijn vak natuurlijk wel eens gebeurt. Hij is verder gezond en gebruikt geen medicijnen.

Lichamelijk onderzoek
Bij onderzoek ziet u op de vierde en vijfde vinger van de linkerhand, op de huid daartussen en die van de aangrenzende delen van de handrug en de zijkant van de hand een iets verheven erythemateuze (wegdrukbare) verkleuring. De rand is licht onregelmatig maar vrij scherp, en de vingers hebben een paarsige kleur. De laesie voelt warm aan en is drukpijnlijk. Ook het proximale interfalangeale gewricht van digitus IV is wat drukpijnlijk. U ziet noch voelt tekenen van lymfangitis.

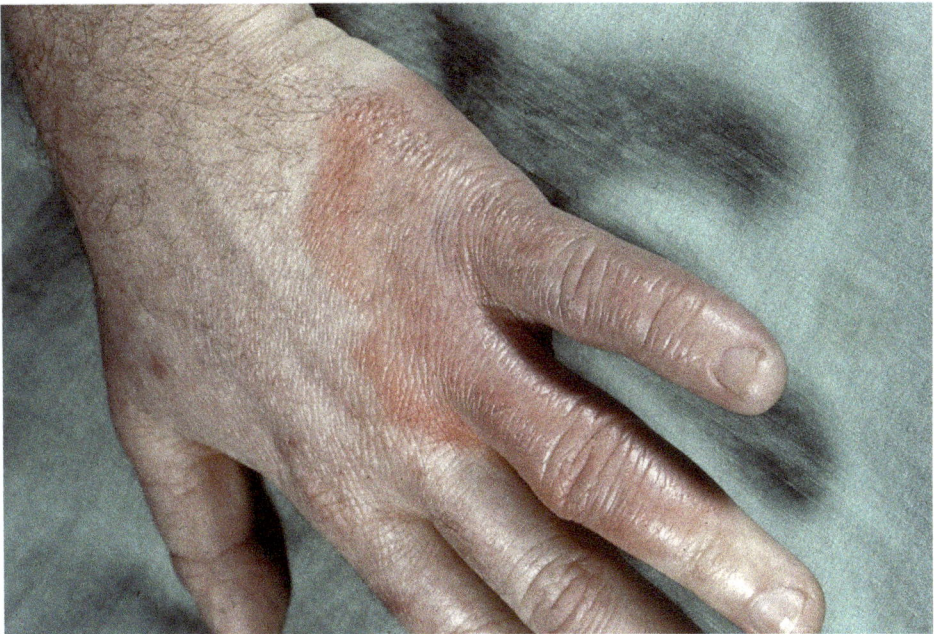

Afbeelding 51.1

Vragen
1. Wat is de meest waarschijnlijke diagnose?
2. Hoe onderscheidt u deze aandoening van een andere veelvoorkomende vorm van cellulitis?
3. Wat is uw behandeladvies?

Antwoorden

1. U denkt aan de mogelijkheid van een ERYSIPELOÏD. Dit is een acute infectie met de bacterie *Erysipelothrix rusiopathiae*. Dit organisme komt als commensaal of pathogeen voor bij een groot aantal diersoorten, waaronder zoogdieren, vogels, vissen en schelpdieren; het veroorzaakt bij velen daarvan ziekte, vooral bij varkens. Mensen lopen de infectie op door direct contact, incidenteel van levende dieren, maar veel vaker van karkassen. Erysipeloïd wordt dan ook vooral gezien bij slachters, slagers, koks, vissers, boeren en dierenartsen. Bij huisvrouwen zijn krassen of prikwondjes van vis of kippenbotjes een mogelijke bron van infectie.
De meeste erysipeloïdinfecties zijn gelokaliseerd en genezen vanzelf. Ongeveer 3 dagen na besmetting ontstaat een warm aanvoelend paarsig en gevoelig erytheem rond de inoculatieplaats, dat zich centrifugaal uitbreidt. De rand is scherp maar onregelmatig en kan vesiculeus zijn. De meeste laesies zijn gelokaliseerd op de handen, vingers en onderarmen. De uitbreiding houdt ongeveer 3-4 dagen aan, maximaal een week, en de laesies zijn zelden groter dan 10 centimeter. Ongeveer 10% van de patiënten heeft lichte koorts, artralgie en eventueel constitutionele symptomen. Zonder behandeling geneest de infectie binnen 2 weken.
Naast de gelokaliseerde erysipeloïd wordt incidenteel een gegeneraliseerde vorm met uitgebreide laesies gezien; in zeldzame gevallen is er sprake van een systemische infectie met sepsis, koorts, gewichtsverlies, zwellingen van de huid met centrale necrose en endocarditis.

2. Een erysipeloïd moet onderscheiden worden van erysipelas (deel 1, casus 16). Een erysipelas breidt zich ook na 3-4 dagen nog verder uit, is feller rood en mist de paarsige kleur van erysipeloïd, en er zijn veel vaker en ernstiger constitutionele symptomen. Lymfangitis komt alleen bij erysipelas voor.

3. Aangezien een erysipeloïd altijd vanzelf geneest, de patiënt geen koorts heeft en de infectie al over zijn hoogtepunt lijkt, is een afwachtende houding verantwoord. Mocht om welke reden dan ook (bijvoorbeeld vanwege zijn beroepswerkzaamheden) besloten worden tot therapie, dan is behandeling met penicilline de eerste keuze, bijvoorbeeld feneticilline 3dd 500 mg of fenoxymethylpenicilline 3dd 500 mg gedurende 7 dagen. Bij penicillineallergie komt een macrolide in aanmerking (NHG-standaard Bacteriële huidinfecties).

nhg.artsennet.nl: NHG-Standaard Bacteriële huidinfecties 2007.
Rijn JCW van. Erysipeloïd. In: JAH Eekhof, A Knuistingh Neven, W Opstelten, redactie. Kleine kwalen in de huisartspraktijk, 5e druk. Maarssen: Elsevier Gezondheidszorg, 2007. p. 42-46.

Anamnese

Een 66-jarige vrouw heeft al meer dan een jaar last van een jeukende afwijking rond de anus, die zich steeds verder uitbreidt. U dacht eerst aan een schimmelinfectie, maar lokale therapie met miconazolcrème en zelfs orale behandeling met itraconazol gaf geen verbetering. Dat gold ook voor matig sterk-werkende en later sterk-werkende dermatocorticosteroïden, voorgeschreven vanwege verdenking op seborroïsch eczeem of psoriasis. De jeukende en de laatste tijd branderige afwijking bleef niet alleen onverdroten aanwezig, maar breidde zich tijdens de behandeling zelfs nog uit.

Lichamelijk onderzoek

Bij onderzoek ziet u rond de anus een iets verheven plaque met links (op de foto rechts) een zeer scherpe begrenzing met enige hyperkeratose. Het centrale deel is glanzend rood, deels erosief en laat veel wittige plekjes zien (lijkt op maceratie).

Vragen

1. Waar denkt u aan, gelet op het klinische beeld, maar zeker ook op het beloop van de laesie?

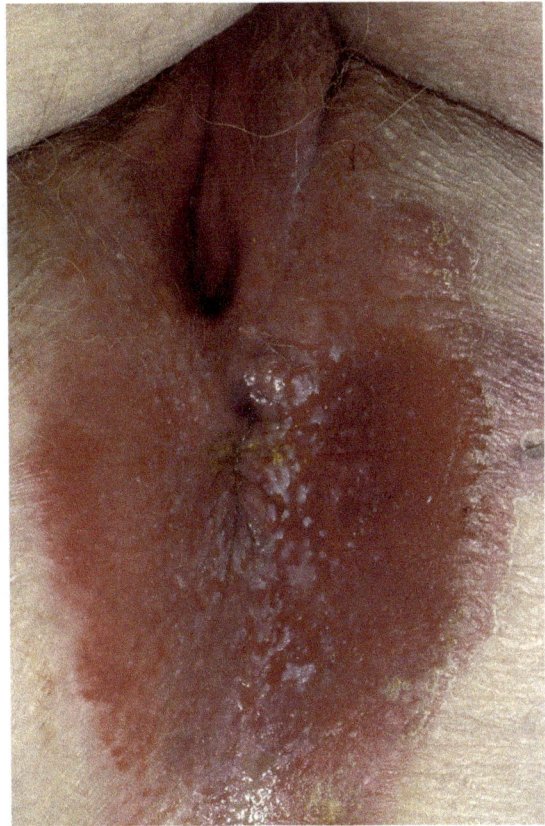

Figuur 52.1

Antwoord

1. U zou, vanwege de therapieresistentie en de zich steeds verder uitbreidende randen, moeten denken aan een maligniteit. Hier is sprake van een EXTRAMAMMAIRE MORBUS PAGET. Dit is een aandoening die klinisch en histopathologisch lijkt op de morbus Paget van de tepel bij mammacarcinoom, maar die gelokaliseerd is op andere plaatsen die rijk zijn aan apocriene klieren zoals het anogenitale gebied (overgrote deel, vooral de vulva) en de oksels. In ongeveer 75% van de gevallen ontstaat de aandoening primair als een intra-epidermaal carcinoom. Bij de overige 25% wordt een onderliggend adenocarcinoom gevonden. Dit is meestal in de apocriene zweetkliergangen ontstaan, maar er kan ook ingroei van maligne cellen vanuit adenocarcinomen van het rectum, colon, blaas of de cervix in de huid plaatsvinden. De extramammaire morbus Paget wordt vooral gezien bij vrouwen ouder dan 50-60 jaar. De laesie is een jeukende iets verheven rode of bruinrode plaque met een scherpe begrenzing gelokaliseerd op de vulva (meest frequent) of rond de anus, van een tot enkele centimeters groot. Het oppervlak wordt vaak bedekt met een groot aantal wittige of grijzige plekjes (figuur 52.2). Subjectieve symptomen zijn jeuk, branderigheid en pijn. De jeuk veroorzaakt krabben met secundaire efflorescenties zoals erosies, crustae, lichenificatie en eventueel hyperpigmentatie. Bij een onderliggend carcinoom zal op enig moment een deel van de afwijking gaan verdikken en ulcereren door tumorgroei vanuit de diepte. Lymfogene en hematogene metastasering kan optreden.

De diagnose wordt doorgaans pas laat gesteld, gemiddeld 2 jaar na het ontstaan van de laesie, via histopathologisch onderzoek. Nagenoeg alle patiënten zijn voorheen behandeld met lokale antimycotica en dermatocorticosteroïden.

De Groot AC, Toonstra J. Kanker en Huid. Dermato-oncologie voor de huisarts. Houten: Bohn Stafleu van Loghum, 2010 (ISBN 9789031377503).
Aldewereld W, Blanken R. Extramammaire ziekte van Paget aan het scrotum. Ned Tijdschr Geneeskd. 2009;153:A919.

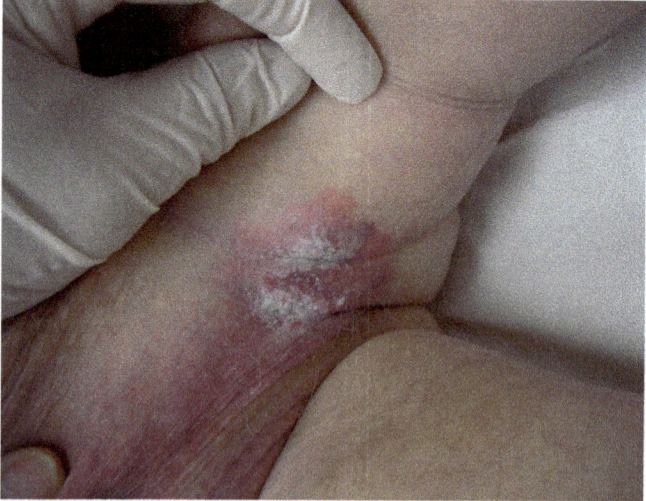

Figuur 52.2
Extramammaire morbus Paget in de lies: scherpe begrenzing, veel grijswitte plekjes naast erythemateuze gebieden.

53

Anamnese
Een 26-jarige overigens gezonde man heeft al jaren wratten onder zijn voeten. Deze breiden zich geleidelijk uit en 'het worden grote plakkaten'. Patiënt heeft er geen last van bij het lopen, maar hij durft er niet mee naar het zwembad uit angst anderen te besmetten.

Lichamelijk onderzoek
Bij onderzoek ziet u onder de rechtervoorvoet en onder de tweede en derde teen grote plakkaten van wratten, die u kent als mozaïekwratten, veroorzaakt door het humane papillomavirus (HPV). Er zijn solitaire verrucae vulgares (plantares) onder de hak en aan de grote teen en u ziet een nodeuze wrat aan de mediale zijde van de voorvoet.

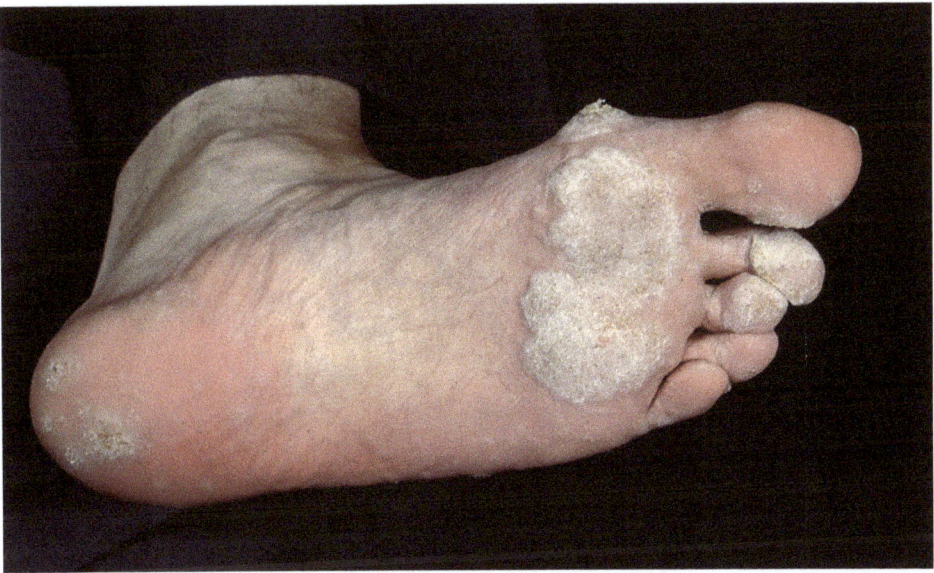

Afbeelding 53.1

Vragen
1. Hoeveel seconden en in hoeveel vries-dooicycli gaat u deze wratten met vloeibare stikstof behandelen?
2. Kan hier sprake zijn van een immuunstoornis?
3. U weet dat sommige HPV-typen oncogeen kunnen zijn, zoals HPV16 dat cervixcarcinoom kan veroorzaken. Welke andere aan HPV gerelateerde huidafwijkingen met een verhoogd risico op maligne ontaarding kent u?
4. Er bestaat ook een erfelijke aandoening, waarbij de patiënten een uitgebreide eruptie van therapieresistente wratten hebben, die kunnen degenereren tot plaveiselcelcarcinomen. Kent u de naam van deze genodermatose?

Antwoorden

1. U behandelt deze wratten *niet* met cryotherapie. Behandeling van verrucae plantares (zeker de mozaïekwratten) met vloeibare stikstof is weinig of niet effectief en bijzonder pijnlijk. Indien besloten wordt tot behandeling, kunt u salicylzuur collodium FNA voorschrijven. Overigens is het resultaat hiervan geenszins gegarandeerd en als er al effect optreedt kan dat lang op zich laten wachten.

2. Bij patiënten met een verminderde immuniteit kunnen er multipele wratten aanwezig zijn, die soms zeer groot worden. Een uitbreiding van voetwratten en mozaïekwratten zoals bij deze patiënt is bij immuuncompetente volwassen echter niet zeldzaam. Het is niet helemaal duidelijk waarom het immuunsysteem bij sommige gezonde individuen niet in staat is om wratten op te ruimen, die daardoor maanden tot jaren kunnen blijven bestaan en zich fors kunnen uitbreiden.

3. Het HPV speelt een etiologische rol bij plaveiselcelcarcinomen gelokaliseerd op de genitalia en rond de anus (in verhoogde frequentie bij hiv-infectie). Deze tumoren ontstaan hier uit de zogeheten bowenoïde papulose. Het gaat hierbij om klinisch benigne uitziende laesies, die echter het histopathologisch beeld van een intra-epidermaal plaveiselcelcarcinoom hebben. Kenmerkend zijn kleine – vaak vlakke – papels, soms gepigmenteerd en meestal multipel op zowel de huid als de slijmvliezen van de regio anogenitalis (figuur 53.2). Daarnaast kunnen er gebieden zijn van erythemateuze en verdikte huid, kleine erosies of ulceraties. Vrouwen hebben frequent tevens intra-epitheliale neoplasie van de cervix (CIN).

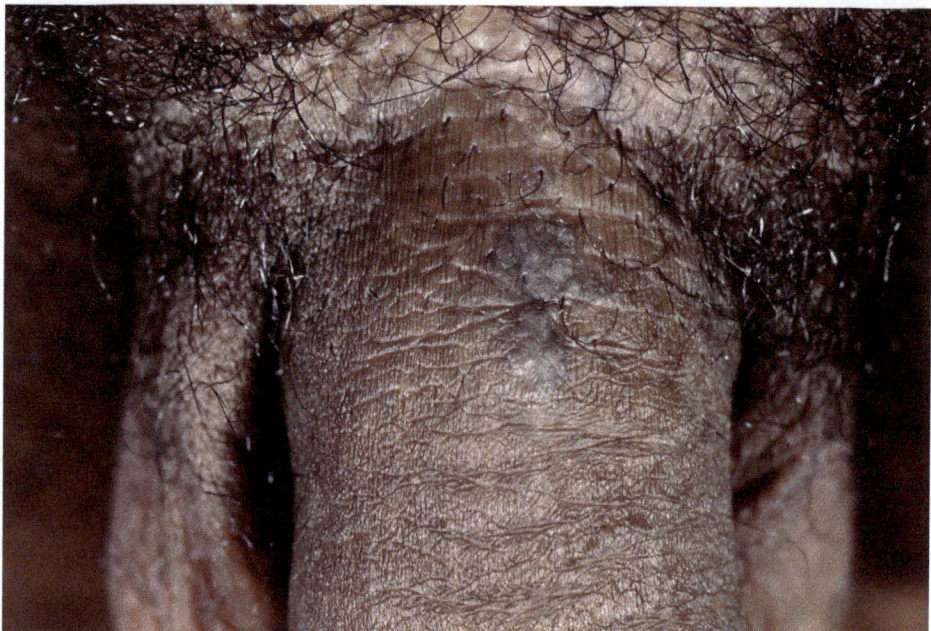

Figuur 53.2
Bowenoïde papulose: intra-epidermaal plaveiselcelcarcinoom in de regio genitalis.

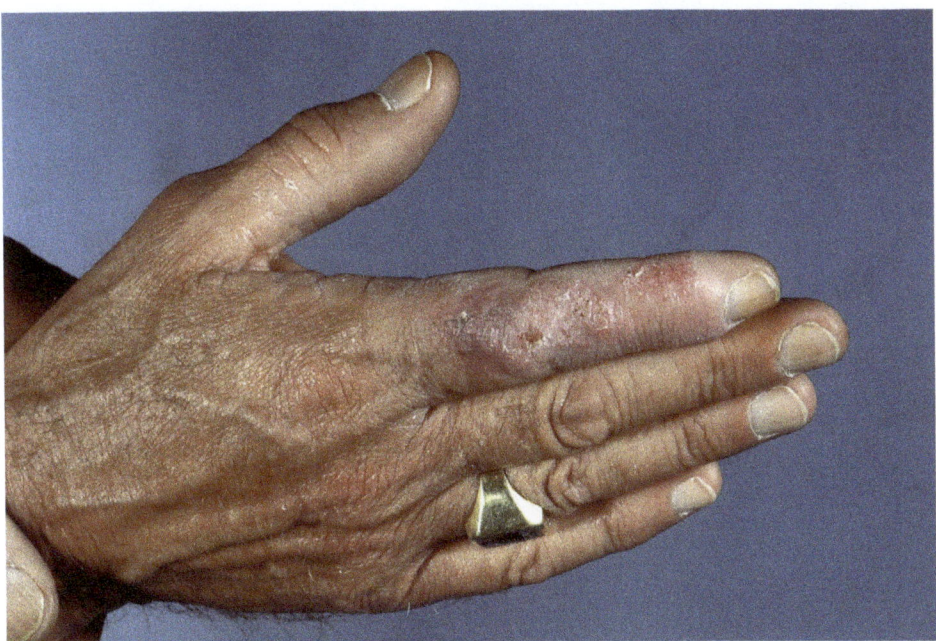

Figuur 53.3
Ziekte van Bowen: intra-epidermaal plaveiselcelcarcinoom van de huid. Bij laesies van het nagelbed, rond de nagels en op de vingers kunnen oncogene HPV-stammen een rol spelen.

De bowenoïde papulose heeft een sterke associatie met oncogene HPV-stammen, vooral HPV-16 en -18. Veel patiënten hebben eerder condylomata acuminata gehad. Hoe vaak invasieve groei ontstaat is onbekend. Anderzijds kunnen laesies ook spontaan verdwijnen.

De ziekte van Bowen is een carcinoma *in situ* van de huid. Expositie aan ultraviolet licht is de belangrijkste oorzaak voor het ontstaan ervan. Vooral bij laesies van het nagelbed, rond de nagels en op de vingers kunnen oncogene HPV-stammen echter ook een rol spelen (figuur 53.3).

Ook bij actinische keratosen en plaveiselcelcarcinomen bij transplantatiepatiënten is HPV een etiologische factor: in 80-90% van deze laesies wordt HPV-DNA aangetroffen. Zelfs bij het ontstaan van plaveiselcelcarcinomen bij immuuncompetente personen lijkt HPV naast ultraviolette straling een oncogene cofactor te kunnen zijn.

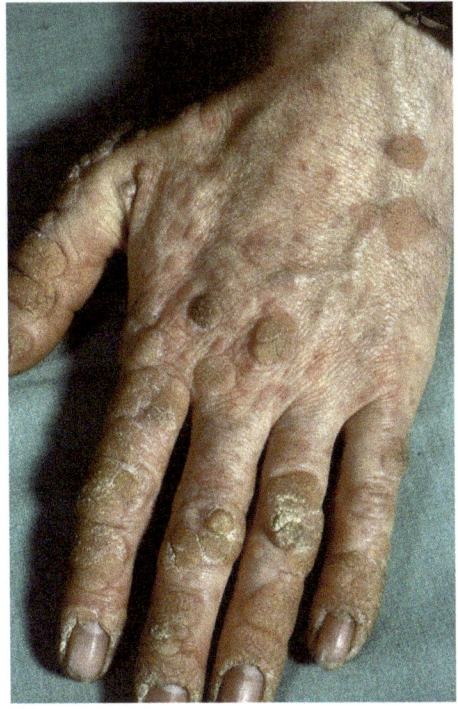

Figuur 53.4
Multipele wratten (deels type verrucae planae) op de handen bij epidermodysplasia verruciformis.

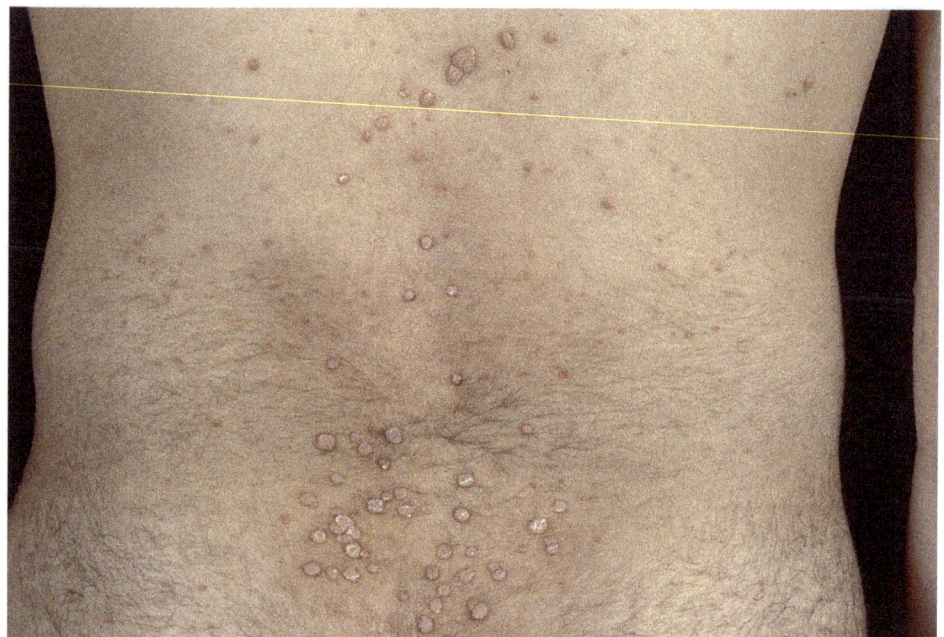

Figuur 53.5
Multipele wratten op de romp bij epidermodysplasia verruciformis.

4. We doelen hier op de zogeheten EPIDERMODYSPLASIA VERRUCIFORMIS. Patiënten hebben een autosomaal recessief erfelijk bepaalde verhoogde gevoeligheid voor bepaalde – deels oncogene – HPV-typen. Bij individuen met deze genodermatose ontstaat, vaak al op de kinderleeftijd, een groot aantal wratten. Ze zijn het meest talrijk op het gezicht, in de hals en op de hand- en voetruggen (figuur 53.4). Op het gezicht en in de hals zijn de wratten niet te onderscheiden van gewone verrucae planae (platte wratten). Op de romp en de extremiteiten lijken de laesies meer op seborroïsche wratten of doet het beeld denken aan pityriasis versicolor. Meestal zijn er ook klassieke verrucae vulgares, vooral op de zijkanten van de vingers en in de handpalmen en voetzolen. Op aan zonlicht blootgestelde delen van de huid kan dysplastische en maligne degeneratie leiden tot het ontstaan van actinische keratosen, ziekte van Bowen en plaveiselcelcarcinomen, meestal op de leeftijd van 20-40 jaar.

Zaaijer C, Eekhof JAH. Wratten. In: JAH Eekhof, A Knuistingh Neven, W Opstelten, redactie. Kleine kwalen in de huisartspraktijk, 5e druk. Maarssen: Elsevier Gezondheidszorg, 2007. p. 81-5.

54

Anamnese
Een opgewekte omvangrijke patiënte heeft de receptioniste weten te omzeilen en overvalt u tijdens uw dienst op de huisartsenpost. 'Kijkt u eens naar mijn benen, dokter, wat vindt u daarvan? Al jaren zijn mijn benen steeds maar dikker geworden. Mijn eigen huisarts zegt dat het lymfoedeem is. Denkt u dat ook?'

Lichamelijk onderzoek
U ziet de hieronder afgebeelde benen van een obese patiënte. De zwelling voelt zacht aan en bij druk (die gelet op patiëntes reactie erg pijnlijk is) kunt u behalve net boven de enkels nauwelijks pitting oedeem vinden. Aan de voeten ziet u geen oedeem van betekenis.

Vragen
1. Waarom denkt u dat dit geen lymfoedeem is?
2. Weet u hoe deze aandoening heet?

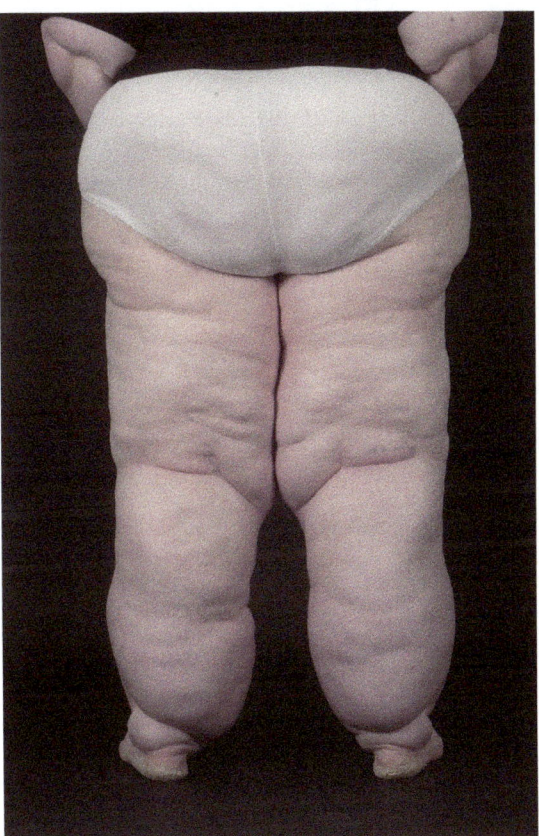

Figuur 54.1

Antwoorden

1. Het gebrek aan pitting oedeem en vooral het feit dat de voeten niet gezwollen zijn pleit sterk tegen lymfoedeem.

2. Deze aandoening, die hier wel op zijn ergst gepresenteerd wordt, heet LIPO-OEDEEM. Dit is een vorm van lipodystrofie waarbij een zwelling door vooral vettoename bestaat van de onderbenen, heupen, dijen, binnenkant van de knieën en soms (in mindere mate) de onderarmen. De mildere vormen worden vaak afgedaan als een variant van normaal, een 'zwaar onderstel' (typus rusticanus). Het wordt nagenoeg alleen gezien bij vrouwen, is meestal dubbelzijdig en symmetrisch, en begint tijdens of na de puberteit. Opvallend is de afwezigheid van zwelling van de voeten, waardoor een 'omgekeerd schoudereffect' ontstaat bij de enkels. Andere kenmerken zijn gevoeligheid of pijn bij aanraken (vooral op het scheenbeen), neiging tot bloeduitstortingen, koud gevoel in de onderbenen, afwezigheid van pitting oedeem en geen verbetering bij het hoog houden van de benen. In het beginstadium is de lymfedrainage (bijna) normaal, later ontstaat secundair lymfoedeem en dan gaan ook de voeten opzwellen (lipo-lymfoedeemsyndroom). Er is vaak een positieve familieanamnese en aangenomen wordt dat de aanleg tot lipo-oedeem meestal genetisch bepaald is.

De belangrijkste verschillen tussen lipo-oedeem en lymfoedeem staan vermeld in tabel 54.1.

Tabel 54.1	Belangrijkste verschillen tussen lymf- en lipo-oedeem	
	lymfoedeem	*lipo-oedeem*
geslacht	mannen, vrouwen	bijna alleen vrouwen
obesitas	niet vaak	vaak
enkel/dubbelzijdig	vaak enkelzijdig	dubbelzijdig symmetrisch
zwelling	stevig	week, non-pitting
pitting oedeem?	non-pitting en pitting	minimaal (behalve bij lipo-lymfoedeemsyndroom)
teken van Stemmer*	positief	negatief
pijn bij druk	weinig	vaak
voet aangedaan	ja	neen
positieve familie-anamnese	meestal niet	vaak
erysipelas gehad?	soms	zelden
tekenen van CVI	neen	soms (lipo-oedeem Moncorps)
effect van hoogleggen	in vroege fase: dunner	geen

CVI: chronische veneuze insufficiëntie

* Als men met de vingers de huid van de voetrug proximaal van de 2e teen beetpakt, dan moet dit een dun plooitje opleveren (proef van Stemmer). Een vast aanvoelende verdikking van het onderhuidse weefsel en een verbreding van de plooi (als die nog op te tillen is) is een sterke aanwijzing voor lymfoedeem: positief teken van Stemmer.

Het onderscheid met chronische veneuze insufficiëntie (CVI) kan meestal gemaakt worden op de afwezigheid van de karakteristieke afwijkingen van CVI zoals varices, corona phlebectatica, pigmentatie et cetera. Er bestaat echter een subtype lipo-oedeem, het zogenaamde lipo-oedeem typus rusticanus Moncorps, dat gepaard gaat met CVI-klachten.
De behandeling is moeizaam. Patiënten moeten zoveel mogelijk bewegen en gewichtstoename dient te worden voorkomen. Afvallen zal het vet alleen op andere plaatsen doen afnemen. Liposuctie kan verbetering geven. Bij eveneens aanwezig lymfoedeem komen lymfedrainage en compressietherapie in aanmerking.

www.cbo.nl: CBO-Richtlijn Lymfoedeem 2002.

55

Anamnese
Een 58-jarige man, die vergezeld wordt door zijn echtgenote, vertelt dat zijn handpalmen roder worden. Ze zweten niet erg.

Lichamelijk onderzoek
Bij onderzoek ziet u inderdaad roodheid van de handpalmen, vooral de hypothenar en de thenar en ook van de vingertoppen. Wanneer patiënt zijn handen weer omdraait, valt u een witte verkleuring van de nagels op. Deze blijkt bij alle vingers aanwezig. Opmerkelijk is dat de distale 2-3 millimeter van de nagel een normale kleur heeft.

Vragen
1. Hoe heet deze rode verkleuring van de handpalmen?
2. Welke aandoeningen kunnen aan dit erytheem ten grondslag liggen?
3. Is de nagelafwijking van differentieeldiagnostisch belang?
4. Wat wilt u nog van de patiënt weten en wat is uw werkdiagnose?
5. Welke andere dermatologische aandoeningen zou u bij deze patiënt nog meer kunnen aantreffen?

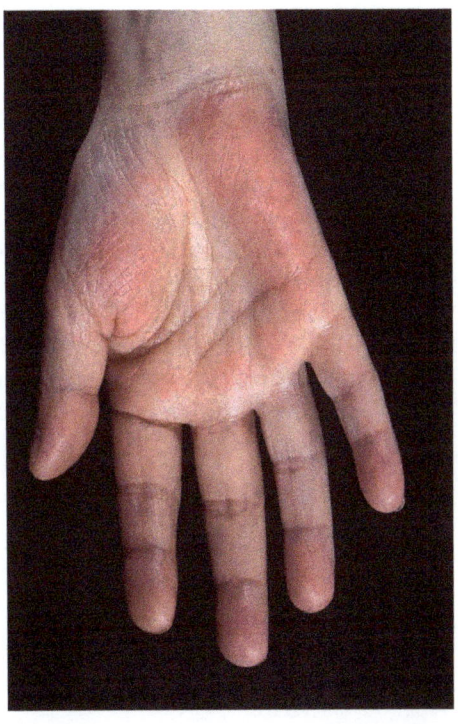

Figuur 55.1

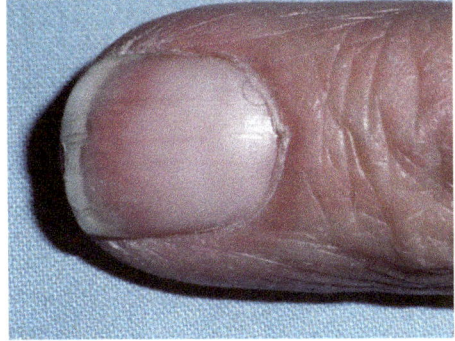

Figuur 55.2

Antwoorden

1. Deze patiënt heeft een ERYTHEMA PALMARE (erythema palmoplantare wanneer ook de voetzolen in het proces betrokken zijn).

2. Aan erythema palmare kunnen reumatoïde artritis, systemische lupus erythematodes, hyperthyreoïdie, hiv-infectie en levercirrose ten grondslag liggen. Ook wordt het bij 70% van alle blanke zwangere vrouwen gezien (30% bij donkergepigmenteerden). Het ontstaat dan tussen de tweede en vijfde zwangerschapsmaand en neemt geleidelijk in ernst toe. Na de partus verdwijnt het erytheem meestal spontaan. Met enige regelmaat wordt erythema palmare zonder onderliggende aandoening gevonden bij gezonde mensen en wordt dan als 'fysiologisch' beschouwd.

3. Deze nagelafwijking is zeker differentieeldiagnostisch van belang. Hier is namelijk sprake van de zogenaamde Terrys nagels (casus 44). Karakteristiek voor deze vorm van leukonychie ('witte nagels') is dat de verkleuring enkele millimeters vóór de nagelrand stopt. Distaal daarvan is de kleur roze of meer bruin. Doorgaans zijn alle nagels aangedaan. De bekendste oorzaak van Terrys nagels is levercirrose.

4. U vraagt patiënt hoeveel alcohol hij drinkt. Hij haalt zijn schouders op en antwoordt: 's Avonds een paar biertjes, dokter'. Waarop zijn echtgenote overeind schiet en met felle stem zegt: 'Nou Henk, heus wel meer dan een paar en niet alleen 's avonds'. Uw werkdiagnose is erythema palmare en Terry's nagels als gevolg van cirrose door alcoholabusus.

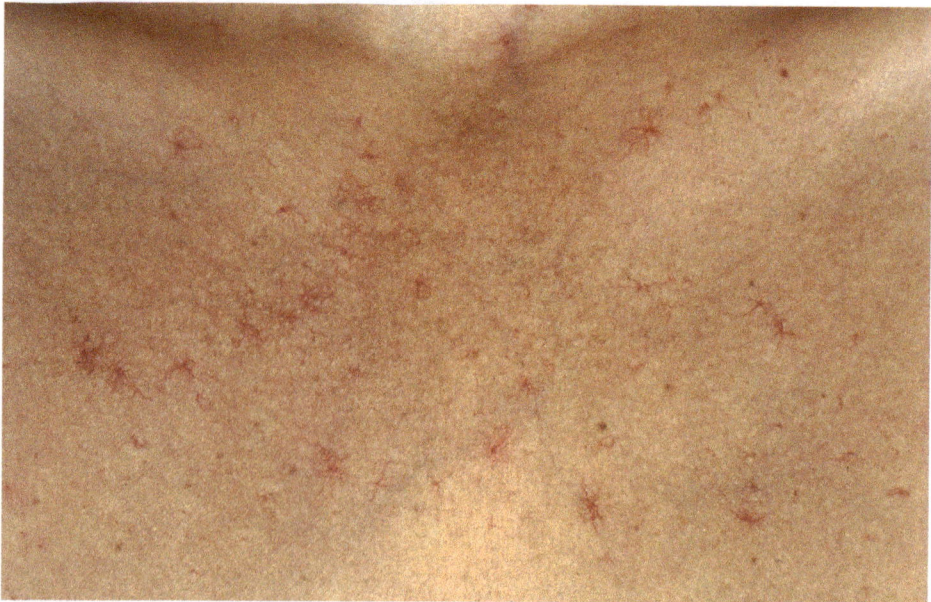

Figuur 55.3
Multipele spider naevi op de romp.

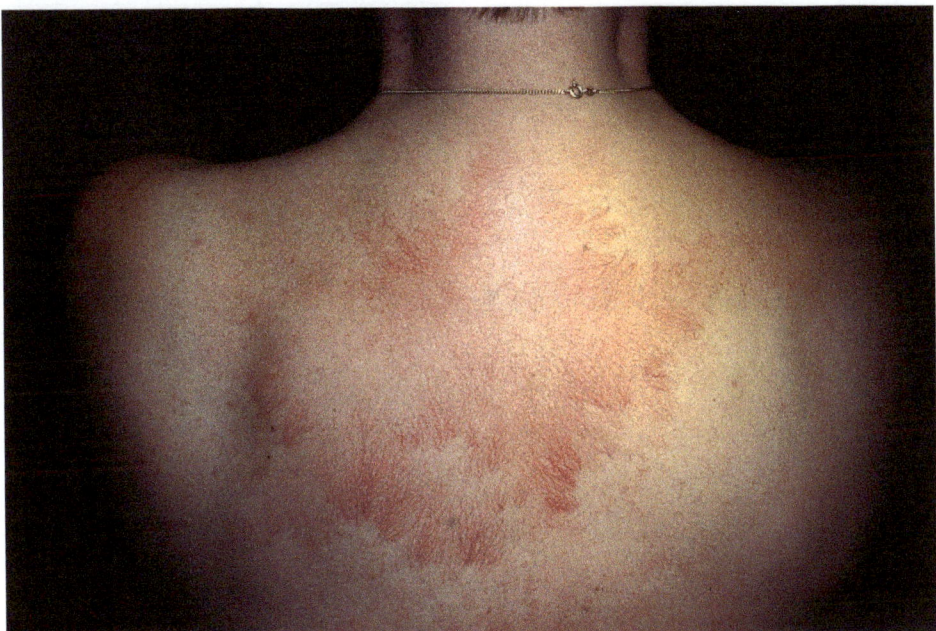

Figuur 55.4
Uitgebreide velden van teleangiëctasieën.

5. Bij levercirrose zijn er diverse dermatologische manifestaties mogelijk:

Pigmentafwijkingen
- grijzige hyperpigmentatie, vooral op aan zonlicht blootgestelde huid. Kan vlekkerig zijn of diffuus, en geaccentueerd rond de mond en de ogen. Kan lijken op sproeten;
- gelige teint door hyperbilirubinemie;
- vlekkige hypomelanose op de rug, billen en dijen, vaak in relatie met spider naevi.

Vaatafwijkingen
- spider naevi op het gezicht, in de hals en op de bovenste helft van de romp (figuur 55.3);
- erythema palmare et plantare;
- plethorisch uiterlijk;
- diffuus verspreide teleangiëctasieën (figuur 55.4);
- purpura en ecchymosen door stollingsafwijkingen (protrombine, vitamine-K-deficiëntie);
- gekronkelde varices op de buikwand bij portale hypertensie. Uitgaande van de navel: caput Medusae.

Haren
- verminderde lichaamsbeharing;
- schaamhaar bij mannen in vrouwelijk patroon;
- uitval van het hoofdhaar (denk aan zinkdeficiëntie).

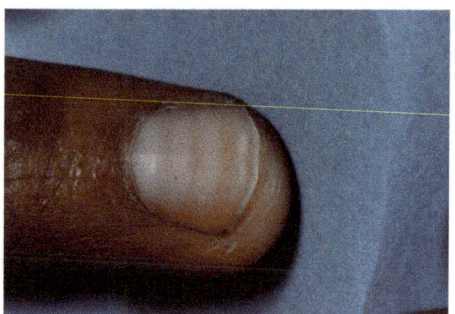

Figuur 55.5
Leukonychia striata transversa bij levercirrose.

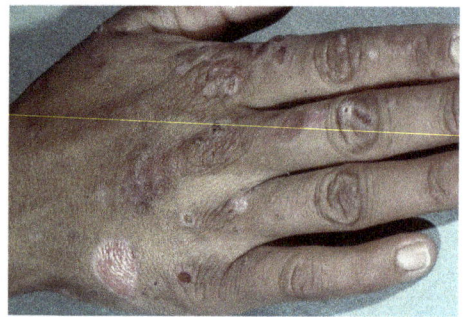

Figuur 55.6
Porphyria cutanea tarda: blaasjes, erosies, crustae, littekens en pigmentverschuivingen.

Nagels
- Terrys nagels (zie onder antwoord 3, figuur 55.2);
- leukonychia striata transversa: overdwarse lichter gekleurde banden in de nagels (figuur 55.5);
- rode lunulae;
- afgeplatte, bolle (horlogeglasnagels: deel 1, casus 101) of holle nagels (koilonychie: deel 1, casus 55).

Overige mogelijke afwijkingen bij levercirrose
- bij mannen gynaecomastie en testisatrofie door verhoogde aanmaak en verminderd metabolisme van oestrogenen in de lever leidend tot hyperoestrogenemie; dan tevens vaak hyperpigmentatie van de areolae;
- striae;
- pseudocushingsyndroom door afwijkend metabolisme van corticosteroïden;
- porphyria cutanea tarda (bij alcoholabusus):
    . toegenomen fragiliteit van de huid van de handruggen en de onderarmen met erosies, blaren, crustae en atrofische littekens met milia (figuur 55.6; deel 1, casus 20); hypertrichose van de slapen en het voorhoofd;
    . hyperpigmentatie in het gezicht;
    . foto-onycholyse;
- zinkdeficiëntie:
    . reticulair eczema craquelatum op de romp en strekzijden van de ledematen;
    . erosief-crusteuze afwijkingen perianaal en genitaal;
    . cheilitis;
    . haarverlies;
    . multipele lijnen van Beau in de nagels (deel 1, casus 91);
- oedeem door hypoalbuminemie met stasisdermatitis.

56

Anamnese
Een 28-jarige automonteur heeft afwijkingen aan zijn nagels. Hij heeft er geen last van en het kan hem allemaal niet zoveel schelen, maar hij wil graag weten wat de oorzaak is. Patiënt is verder gezond en gebruikt geen medicijnen. In de familie komt psoriasis voor.

Lichamelijk onderzoek
U ziet distaal aan de nagels van de tweede tot en met de vijfde vinger van de rechterhand een soort oppervlakkige 'afschilfering'. De nagelplaat van de duim is in de lengterichting ribbelig en er is enige distale onycholyse.

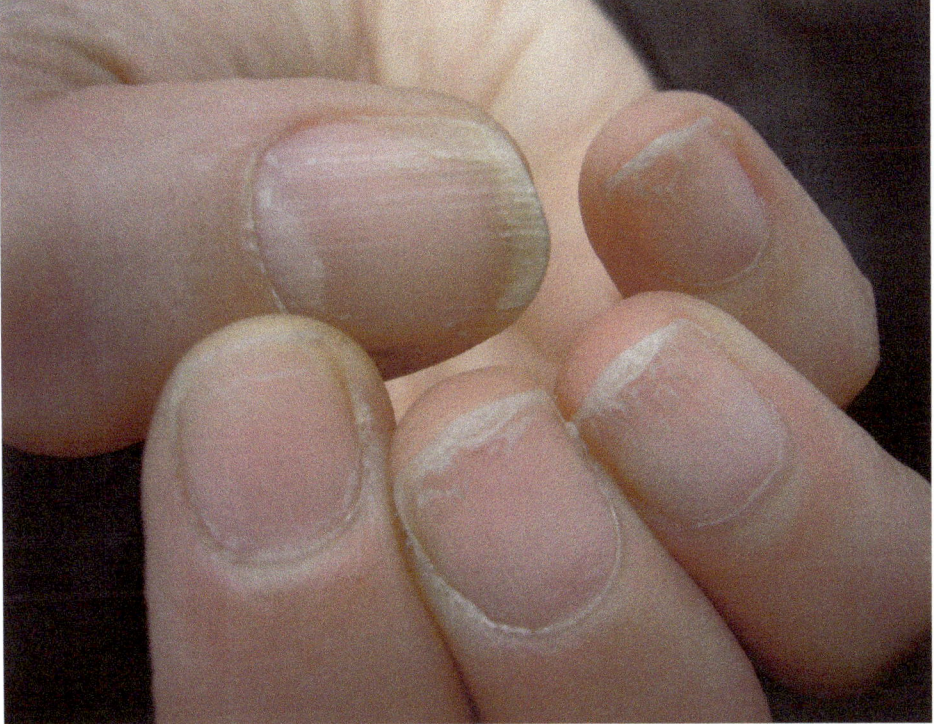

Figuur 56.1

Vragen
1. Hoe heten deze karakteristieke verschijnselen?
2. Hoe ontstaan de nagelafwijkingen?
3. Wat is de oorzaak bij deze patiënt?

Antwoorden

1. Het fenomeen van de 'afschilfering' heet ONYCHOSCHISIS LAMELLARIS, letterlijk vertaald 'splijting van de nagels met lamellen'. De longitudinale ribbels noemt men ONYCHORREXIE. Beide zijn – samen met verdikking van de nagels - symptomen van wat in de Angelsaksische literatuur bekend is als het BRITTLE NAIL SYNDROME, waarvoor wij de naam 'BROZE NAGEL-SYNDROOM' voorstellen. Dit is een aandoening die – vaak in zeer geringe vorm - bij ongeveer 20% van de bevolking zou voorkomen, bij vrouwen tweemaal vaker dan bij mannen.

2. Onychoschisis lamellaris wordt gekenmerkt door oppervlakkige breuken in de bovenzijde van de distale nagelplaat, waardoor halflosliggende lamellen van nagelmateriaal ontstaan. De meest voorkomende oorzaak is beschadiging door herhaalde hydratie en drogen van de nagelplaat, waardoor de adhesieve laag tussen de corneocyten in de nagel aantast wordt. Het fenomeen wordt derhalve vooral gezien bij mensen in beroepen met nat werk zoals huisvrouwen, de verzorging, schoonmaak, horeca, catering en bij kappers. Andere mogelijke externe oorzaken zijn chemicaliën, nagelcosmetica, trauma en schimmelinfectie. Ook kan het fenomeen optreden in pathologisch aangelegde nagels (tabel 56.1).

Onychorrexie is het gevolg van pathologische vorming van de nagel in de nagelmatrix en wordt klinisch gekenmerkt door longitudinale ribbels en eventueel spleten in de nagels. Aan deze afwijking kunnen vele oorzaken ten grondslag liggen (tabel), maar vaak berust zij op een tevens aanwezige huidziekte zoals lichen planus, eczeem of psoriasis.

Tabel 56.1	Oorzaken van onychoschisis
exogene oorzaken	
hydratie en uitdroging (nat werk)	
chemicaliën (thioglycolaten [kappers], cement, oplosmiddelen, zuren, basen)	
nagelcosmetica (nagellakremovers, nagelverharders, kunstnagels)	
trauma (overmatige/verkeerde manicure, verkeerd knippen, typen, trauma door te lange nagels)	
schimmels	
secundair aan pathologie in de nagelvorming (tevens oorzaken van onychorrexie)	
verminderde bloedtoevoer naar de nagelmatrix (arteriosclerose, raynaudfenomeen, verminderde oxygenatie, anemie, polycytemie)	
endocriene en metabolische ziekten	
dermatologische aandoeningen (psoriasis, lichen planus, pityriasis rubra pilaris, eczeem)	
chronische ernstige infecties, sarcoïdose, tumoren aan het nagelapparaat	

3. Patiënt is van beroep automonteur. De handen en nagels staan daarin bloot aan zowel mechanische als chemische (olie, garagezeep) traumatisering, hetgeen zowel onychoschisis als distale onycholyse kan veroorzaken.

Anamnese

Een 58-jarige vrouw vertelt dat haar rechteronderbeen en voet geleidelijk dikker en roder worden. Ze heeft er geen last van behalve dat de (rechter)schoenen niet meer goed passen. Patiënte denkt dat het te maken heeft met een tekenbeet die ze ongeveer 10 jaar geleden op haar bovenbeen heeft gehad. Ze kreeg daar toen een rode ring, maar haar vorige huisarts vond het niet nodig om het te behandelen: 'dat gaat toch vanzelf weer weg' en inderdaad gebeurde dat. Patiënte vertelt desgevraagd dat ze inderdaad na een bevalling 34 jaar geleden trombose heeft gehad in haar rechterbeen.

Lichamelijk onderzoek

Bij onderzoek ziet u een paarsrode verkleuring van de huid van het rechteronderbeen, de enkel en voet. Er is een zichtbare verdikking. Spataderen zijn er niet. De huid voelt niet warm aan, maar wel geïndureerd en u kunt er geen putjes in drukken.

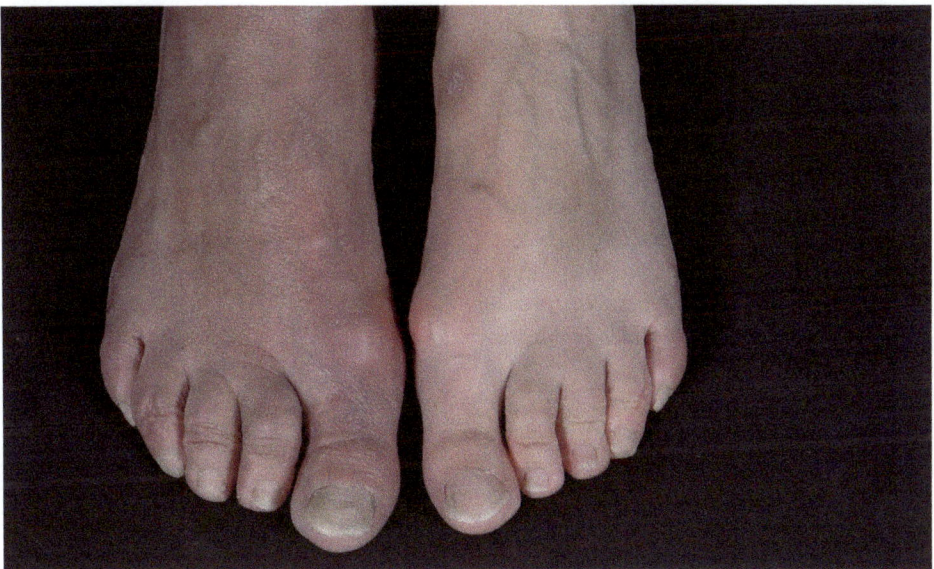

Afbeelding 57.1

Vragen

1. Kan het vermoeden van patiënte dat er een relatie is met een tekenbeet van zo lang geleden correct zijn?
2. Indien ja, in welke andere organen zou u dan ook afwijkingen kunnen verwachten?
3. Waar zoekt u informatie over deze aandoening en hoe ze behandeld moet worden?
4. Welke twee andere huidziekten behoren eveneens tot het spectrum van de Lymeborreliose?

Antwoorden

1. Ja, haar vermoeden is juist. De Lyme-borreliose, het spectrum van ziekten veroorzaakt door de bacterie *Borrelia burgdorferi*, die op de mens wordt overgebracht door de teek *Ixodes ricinus*, heeft vroege en late verschijnselen. Hier is sprake van een ACRODERMATITIS CHRONICA ATROPHICANS, dat een halfjaar tot meer dan 10 jaar na een infecterende tekenbeet ontstaat. Het treedt op bij 1-3% van de patiënten die geïnfecteerd worden, vooral bij vrouwen van middelbare leeftijd. Ongeveer 1 op de 5 weet zich een tekenbeet of erythema migrans te herinneren, dat destijds niet behandeld is. Het eerste symptoom van acrodermatitis chronica atrophicans is het ontstaan van pijnloze roodblauwe of paarsrode verkleuringen, noduli of plaques op een been of arm. In 70% van de gevallen zijn deze zwellingen gelokaliseerd aan de benen, vooral aan de strekzijde van de onderbenen en rond de enkels. Geleidelijk nemen de afwijkingen in intensiteit en grootte toe. Een typische klacht is het niet meer passen van een schoen. Uiteindelijk kan het been of de arm geheel of voor een groot gedeelte verkleurd en gezwollen zijn (figuur 57.2). Wanneer het beeld niet tijdig herkend en behandeld wordt gaat de ziekte over in de atrofische fase, waarbij de huid elasticiteit verliest, als sigarettenpapier zo dun wordt ('atrophicans') en de haren verdwijnen (figuur 57.3 en 57.4). De kleur verandert van roodblauw geleidelijk in dofrood en bruin. Ook kunnen plekken in de huid door verbindweefseling harder worden, onder meer bij gewrichten (juxta-articulaire nodi).

2. Tot de late niet-cutane verschijnselen van de Lyme-borreliose horen de chronische artritis, carditis, uveitis, panoftalmitis, hepatitis, orchitis, myositis en de (zeer zeldzame) chronische neuroborreliose ((meningo-)radiculitis, meningitis, perifere facialisparese, uitval van andere hersenzenuwen). Deze afwijkingen ontstaan meer dan een jaar na het erythema migrans of het ontstaan van de infectie en duiden op persisterende infectie met de *Borrelia burgdorferi*.

3. Op www.cbo.nl kunt u de Richtlijn Lyme-borreliose vinden (herziening verwacht in juni 2010). Op dit moment (maart 2010) wordt behandeling met doxycycline 2dd 100 mg gedurende 30 dagen aanbevolen.

4. De twee andere huidafwijkingen van de Lyme-borreliose zijn het u welbekende en frequent optredende erythema migrans (deel 1, casus 50) en het wat minder vaak voorkomende Borrelia-lymfocytoom (2-3% van alle infecties met *Borrelia Burgdorferi*) (deel 1, casus 98). Deze benigne aandoening,

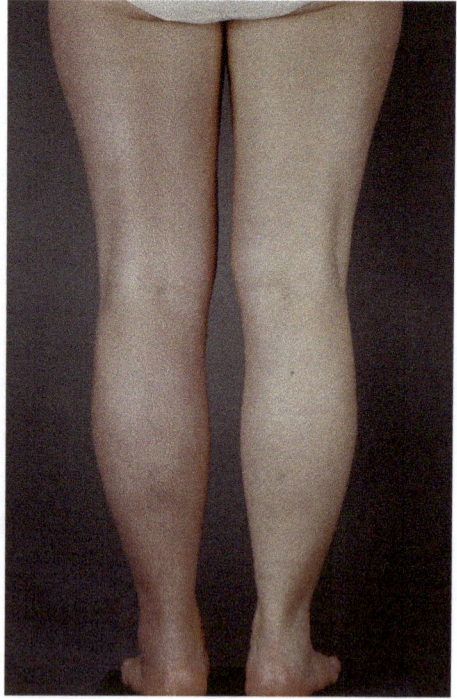

Figuur 57.2
Oedemateuze fase van acrodermatitis chronica atrophicans.

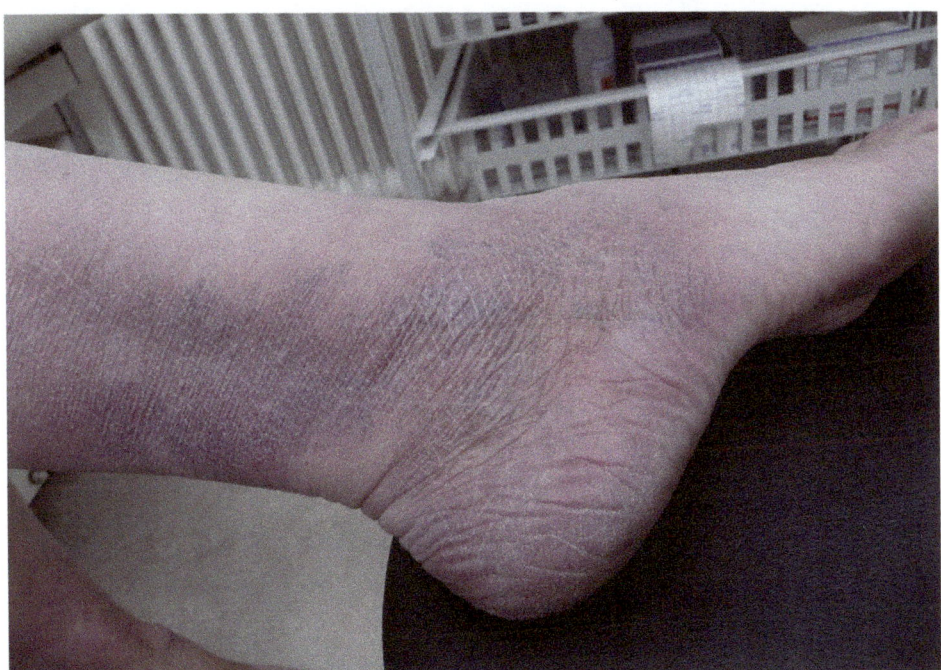

Figuur 57.3
Atrofische fase van acrodermatitis chronica atrophicans.

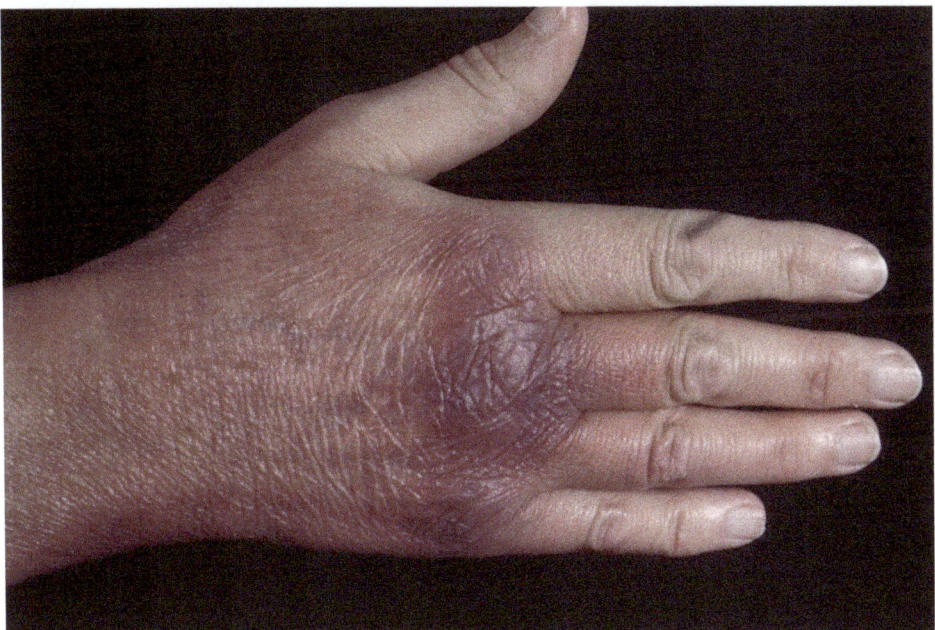

Figuur 57.4
Atrofie van de huid van de rechterhand met paarse zwelling van het metacarpofalangeale gebied.

die ook vaak lymphocytoma cutis wordt genoemd, wordt gekenmerkt door een of meer gladde blauwrode pijnloze noduli of plaques van één tot enkele centimeters (figuur 57.5). Er zijn twee duidelijke voorkeurslokalisaties: de oorlel en helix bij kinderen en de tepelhof bij volwassenen. Op de tepel kan de blauwrode kleur ontbreken zodat de tepel alleen verdikt en drukpijnlijk is en vast aanvoelt. Tachtig procent van de patiënten weet zich een tekenbeet te herinneren op de plaats van of op enige afstand van het lymfocytoom, soms vele maanden geleden. In een kwart tot de helft van de gevallen is een erythema migrans voorafgegaan of nog aanwezig op het moment van het onderzoek.

www.cbo.nl: CBO-Richtlijn Lyme-borreliose 2010.

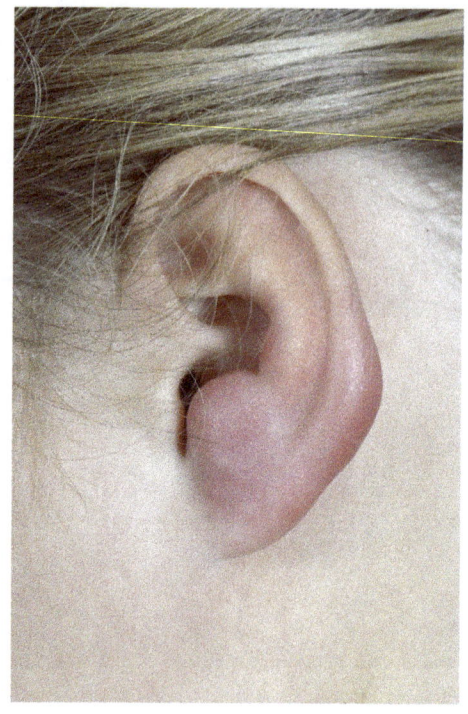

Figuur 57.5
Klassiek Borrelia-lymfocytoom op de linkeroorlel van een kind met paarsrode zwelling.

58

Anamnese
Het is januari. Een man van 42 jaar heeft sinds enkele maanden jeukende afwijkingen op zijn onderbenen. Hij heeft het tubetje triamcinoloncrème van zijn vrouw gepakt en de plekken hiermee een week lang tweemaal per dag ingesmeerd, maar dat hielp niet en het voelde bovendien branderig aan. 'Dan was Nivea crème nog lekkerder.' Patiënt werkt 'in de bloemen' en brengt enkele uren per dag in koelcellen door. Een jaar geleden had hij ook al een beetje uitslag op zijn benen, maar dat was toen in 'mei of juni of zo' vanzelf verdwenen. Patiënt is niet atopisch.

Lichamelijk onderzoek
U ziet op de onderbenen een eruptie van min of meer ronde licht verheven erythemateuze laesies met wat schilfering en met hemorragische korstjes op de meeste daarvan ('tja, het jeukt als de pieten').

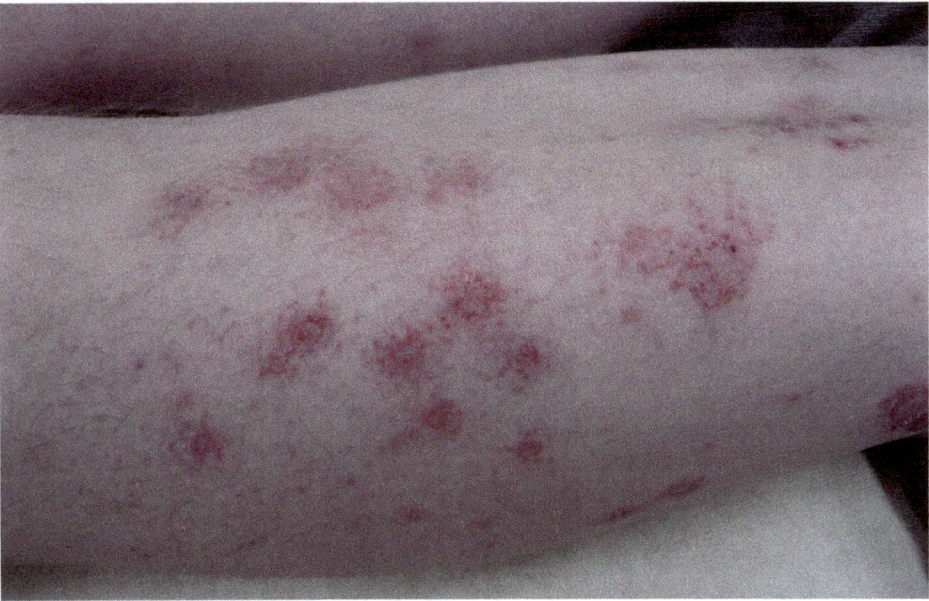

Afbeelding 58.1

Vragen
1. Wat is uw differentiële diagnose bij ronde schilferende laesies op de benen en welke aandoening daarvan vindt u hier het meest waarschijnlijk?
2. Waarom hielp de triamcinoloncrème van zijn vrouw niet en waarom voelde deze branderig aan?
3. Hoe behandelt u deze patiënt?

Antwoorden

1. Mogelijke diagnosen zijn psoriasis, dermatomycose (deel 1, casus 9), uitdrogingseczeem (eczema craquelatum) en nummulair eczeem. Patiënt heeft geen psoriasis, de familieanamnese is negatief, de zilverwitte schilfering ontbreekt, het kaarsvetfenomeen is met krabben niet op te wekken; de inflammatie van de mycose is afwezig, er is geen schilferende geaccentueerde rand en het door u gemaakt KOH-preparaat is negatief; uitdrogingseczeem wordt vooral gezien bij atopici en bij oudere mensen. Daarom is – ook vanwege de heftige jeuk – NUMMULAIR ECZEEM hier de meest waarschijnlijke diagnose.

Nummulair eczeem wordt gekenmerkt door nummulaire ('muntgrote') scherpbegrensde ronde of ovale laesies. In de acute fase zijn ze erythemateus, oedemateus, nattend en crusteus; papulovesikels staan in de subacute fase op de voorgrond (figuur 58.2) en in de chronische fase (zoals hier) zijn er schilfering, lichenificatie en (korstjes door) excoriaties zichtbaar. Nummulair eczeem wordt beschouwd als een reactiepatroon op diverse oorzakelijke factoren; vaak blijft de oorzaak onbekend. Op jonge leeftijd kan het een manifestatie van atopisch eczeem zijn. Uitdroging van de huid door zeep, badschuim en dergelijke en door fysische invloeden (koud weer, lage luchtvochtigheid) speelt in een aantal gevallen zeker een rol, vooral bij laesies op de handen. Allergisch contacteczeem kan zich presenteren als nummulair eczeem. Stress is waarschijnlijk slechts een vererergerende factor. Volgens sommigen spelen stafylokokken een (vererergerende) rol. Nummulair eczeem heeft een chronisch karakter, met perioden van remissies en (vooral in de winter) exacerbaties.

2. De triamcinoloncrème was hier niet effectief omdat klasse-2-corticosteroïden te zwak zijn voor nummulair eczeem. De crèmebasis is bovendien niet geschikt voor deze droge en geëxcorieerde laesies en zal neigen tot irritatie en branderigheid. De zalfbasis voelt prettiger aan en werkt beter, omdat de biologische beschikbaarheid van de corticosteroïden vanuit de zalfbasis groter is.

3. U legt uit dat uitdroging van de huid, die gedeeltelijk veroorzaakt zal worden door het frequente verblijf in de koelcel, hierbij een belangrijke rol kan spelen. Patiënt krijgt het advies om bij het douchen het gebruik van zeep, badschuim, doucheschuim et cetera te beperken tot oksels, liezen, billen en voeten. Daarnaast moet hij zijn benen regelmatig indifferent invetten. Dat mag met Niveacrème, maar u kunt ook een FNA-preparaat zoals vaselinelanettecrème voorschrijven. De laesie zelf behandelt u met een corticosteroïd van klasse 3 in de vette basis.

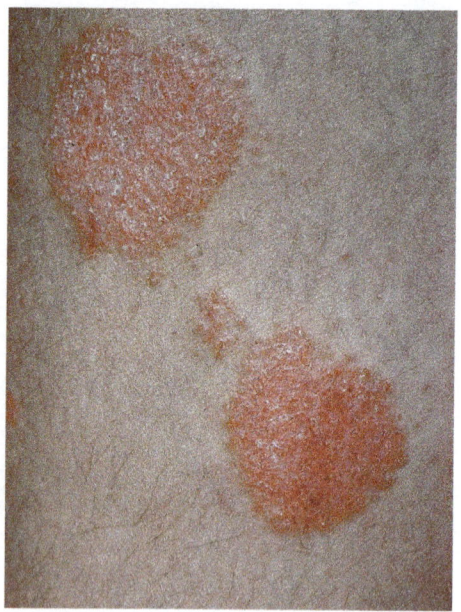

Figuur 58.2
Subacuut nummulair eczeem met ronde muntgrote laesies opgebouwd uit erytheem, papulovesikels en schilfering.

Dirven-Meijer PC, De Jong-Tieben LM, Besselink HJ, De Jongh TOH. Eczeem. Huisarts Wet. 2004;47(10):472-7.

59

Anamnese
Een 61-jarige vrouw heeft sinds enkele weken 'knobbels' op haar hoofd. Desgevraagd vertelt ze al geruime tijd erg moe te zijn en vaak verkouden te zijn en keelpijn te hebben.

Lichamelijk onderzoek
Bij onderzoek ziet u voorop het behaarde hoofd 5 huidkleurige tot iets rode papels en 2 rode noduli met een diameter van 6 en 9 millimeter. Bij palpatie voelen ze hard aan.

Vragen
Probeer eerst vraag 1 te beantwoorden alvorens de daaropvolgende vragen te lezen
1. Aan wat voor een soort aandoening denkt u?
2. Hoe groot is de kans dat een maligne tumor uitzaait naar de huid?
3. Het prototype van een huidmetastase is gelokaliseerd in de navel. Hoe heet deze tumor?
4. Welke tumoren zaaien bij vrouwen het meest frequent naar de huid uit? En welke bij mannen?
5. Hoe zien metastasen van interne maligniteiten er meestal uit en waar zijn ze gelokaliseerd?
6. Een niet in de huid ontstane maligne tumor kan ook *per continuitatem* de huid bereiken, dus door directe ingroei in de huid vanuit de primaire haard. Kunt u hiervan een voorbeeld noemen?

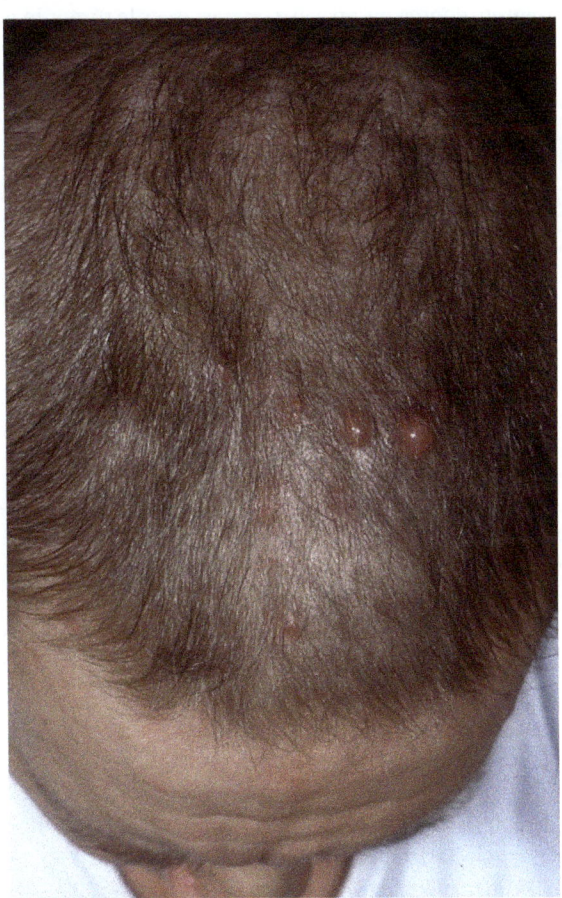

Figuur 59.1

Antwoorden

1. U zou moeten denken aan een maligniteit. Omdat het beeld niet goed past bij een vorm van huidkanker, dringt zich de mogelijkheid op van een cutane metastase. Deze patiënte bleek leukemie te hebben met huidmetastasen. LEUCAEMIA CUTIS kan zich presenteren met maculae, papels, plaques, noduli, ecchymosen, palpabele purpura of ulcera (figuur 59.2). Het ontstaat meestal voordat de leukemie ontdekt is of gelijktijdig ermee.

2. Metastasering naar de huid vanuit kanker in interne organen komt veel minder voor dan naar andere organen zoals de lever, longen en botten; niettemin is een percentage van 1,2 gevonden in een groep van 1281 patiënten met interne maligniteiten en van 10 bij patiënten *met een gemetastaseerde maligniteit.*

3. Het prototype van een huidmetastase is de Zuster Mary Joseph nodulus, genoemd naar de gelijknamige operatieverpleegkundige in de Mayo Clinic, die als eerste herkend heeft dat een nodulus in de navel (die ze opmerkte tijdens het voorbereiden van de operatiepatiënten) doorgaans op een gemetastaseerde tumor in de buikholte duidt.

4. Bij vrouwen is de overgrote meerderheid van de cutane metastasen afkomstig van de mamma (70%) en het melanoom (12%). Bij mannen is de meest frequente tumor het melanoom (32%), gevolgd door het plaveiselcelcarcinoom van de orofarynx (17%), longkanker (12%) en een maligniteit van colon of rectum (11%). De bekendste – en gemakkelijkst te herkennen - metastasen in de huid zijn afkomstig van een maligniteit van de huid zelf, het melanoom. Rondom de primaire tumor kunnen zogeheten satellietlaesies aanwezig zijn en door lymfogene versleping ontstaan 'in-transit' metastasen in de huid boven de lymfebanen (figuur 59.3).

5. Cutane metastasen van inwendige maligniteiten zijn gewoonlijk solitaire of multipele niet-pijnlijke stevige of harde dermale erythemateuze papels die uitgroeien tot inflammatoire noduli of plaques, die kunnen ulcereren; de kleur kan ook huidkleurig of blauwbruin zijn. Metastasen afkomstig van de schildklier en de nier hebben vaak een vasculair patroon en kunnen verward worden met hemangiomen of een granuloma teleangiectaticum. Huidmetastasen worden dikwijls aangezien voor cysten of inflammatoire laesies. Incidenteel is de laesie bij deze patiënten het presenterend symptoom.

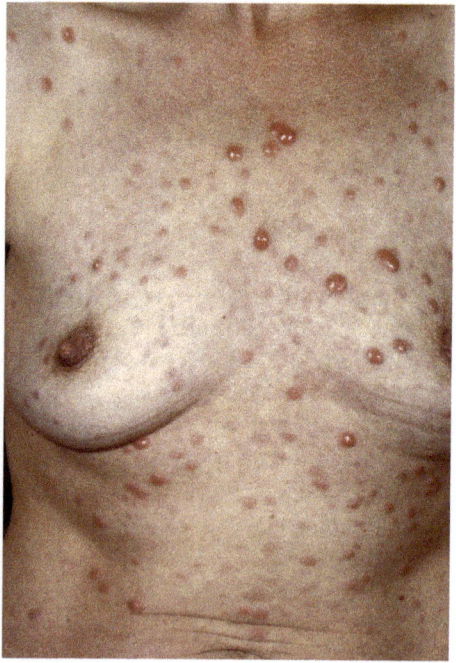

Figuur 59.2

Leucaemia cutis, multipele huidkleurige en rode maculae, papels en noduli.

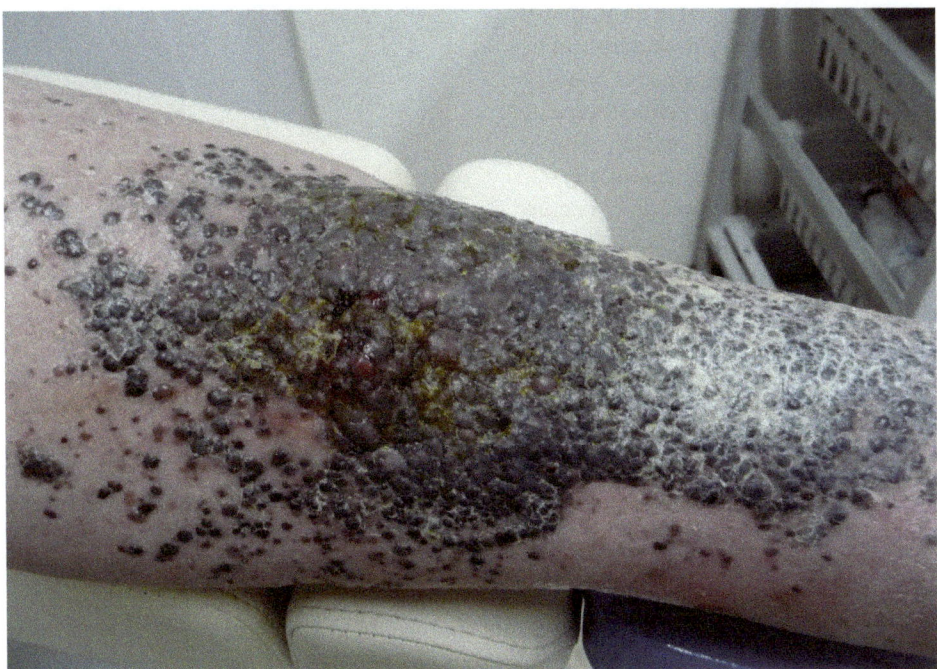

Figuur 59.3
Zeer uitgebreide cutane metastasering van een melanoom.

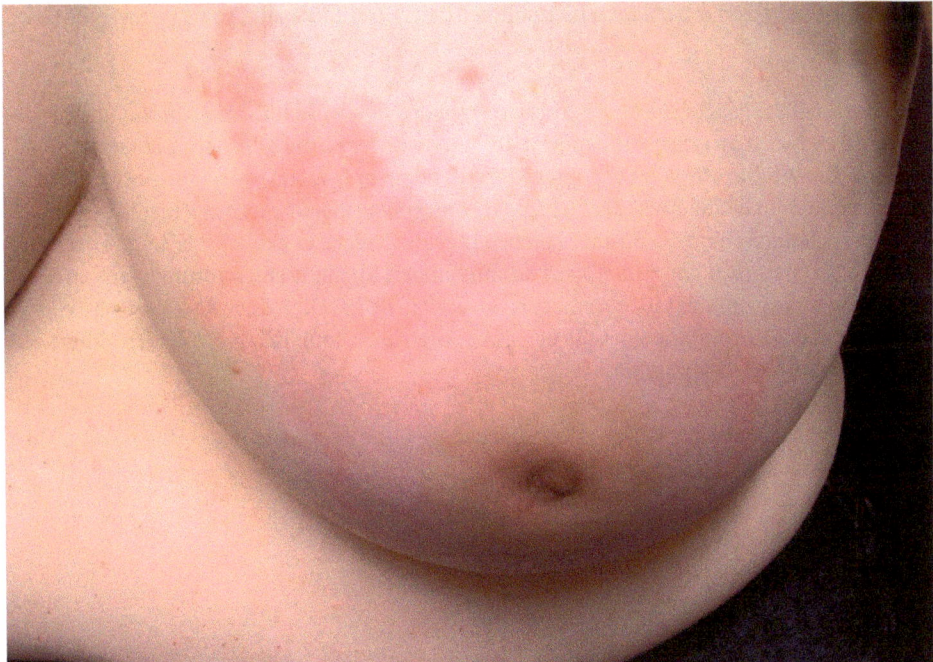

Figuur 59.4
Erysipelas carcinomatosa.

Metastasering kan overal in de huid optreden, met een overrepresentatie van het gezicht, de hals en het behaarde hoofd. Vaak zijn de metastasen gelokaliseerd in de buurt van de primaire tumor. Mammacarcinoom bijvoorbeeld zaait meestal uit naar de voorste thoraxwand, waar het verschillende beelden kan geven. Erysipelas carcinomatosa (ook wel lymfangitis carcinomatosa genoemd) wordt gekenmerkt door een scherpbegrensde, verheven rode – op erysipelas lijkende – plaque, veroorzaakt door massale afsluiting van lymfevaten (figuur 59.4); carcinoma telangiectoides vertoont rode papels en teleangiëctasieën; en carcinoma *en cuirasse* wordt gekenmerkt door een donker doorschijnende huid met een peau d'orange aspect, dat door de induratie en fibrose op morfea lijkt. Longkanker zaait vaak uit naar de voorste thoraxwand en coloncarcinoom en prostaatcarcinoom naar de buikhuid (figuur 59.5). Andere bekende lokalisaties van cutane metastasen zijn de navel (tumor van de maag, het colon of de pancreas) en recente operatielittekens (vooral die van de primaire tumor). Deze laatste zijn soms iatrogeen veroorzaakt, bijvoorbeeld door een naaldbiopsie of door versleping tijdens een operatie. Metastasen naar het behaarde hoofd kunnen focale verlittekenende haaruitval veroorzaken (alopecia neoplastica).

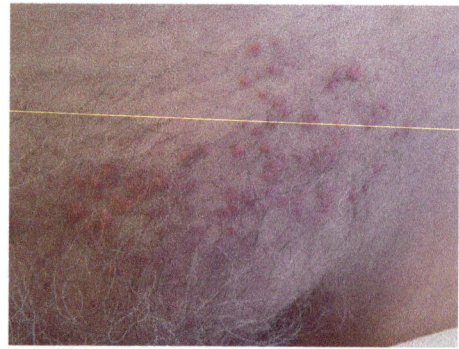

Figuur 59.5
Multipele metastasen van een prostaatcarcinoom op de onderbuik.

Uitzaaiing van tumoren in de huid ontstaat door lymfogene of hematogene verspreiding van tumorcellen, zodat het aantal uitzaaiingen (zeer) groot kan zijn, soms in zosteriforme distributie.

6. Het bekendste voorbeeld van ingroei van kankercellen in de huid (*per continuitatem*) is de morbus Paget, een op eczeem lijkende afwijking op de tepel, die bijna altijd ontstaat door ingroei van maligne cellen uit een onderliggend *in situ* of invasief groeiend apocrien klierbuiscarcinoom in de mamma (deel 1, casus 11). De *extramammaire* morbus Paget lijkt klinisch en histopathologisch op de morbus Paget en is gelokaliseerd in gebieden rijk aan apocriene klieren zoals de vulva, het gebied rond de anus (vooral bij mannen), scrotum, penis en oksel. Deze aandoening ontstaat in ongeveer een kwart van de gevallen door doorgroei van een onderliggend adenocarcinoom, vaak een zweetkliercarcinoom, maar niet zelden vanuit een carcinoom op afstand (casus 52).

De Groot AC, Toonstra J. Kanker en Huid. Dermato-oncologie voor de huisarts. Houten: Bohn Stafleu van Loghum, 2010 (ISBN 9789031377503).

60

Anamnese
Een 75-jarige vrouw heeft regelmatig schilfertjes aan de handen, die niet jeuken. U vraagt of er eerst blaasjes zijn, dat blijkt niet het geval te zijn.

Lichamelijk onderzoek
U ziet in de handpalmen en op de vingers witte schilfers in een ringvormige en circinaire configuratie. Er zijn geen blaasjes en er is geen erytheem.

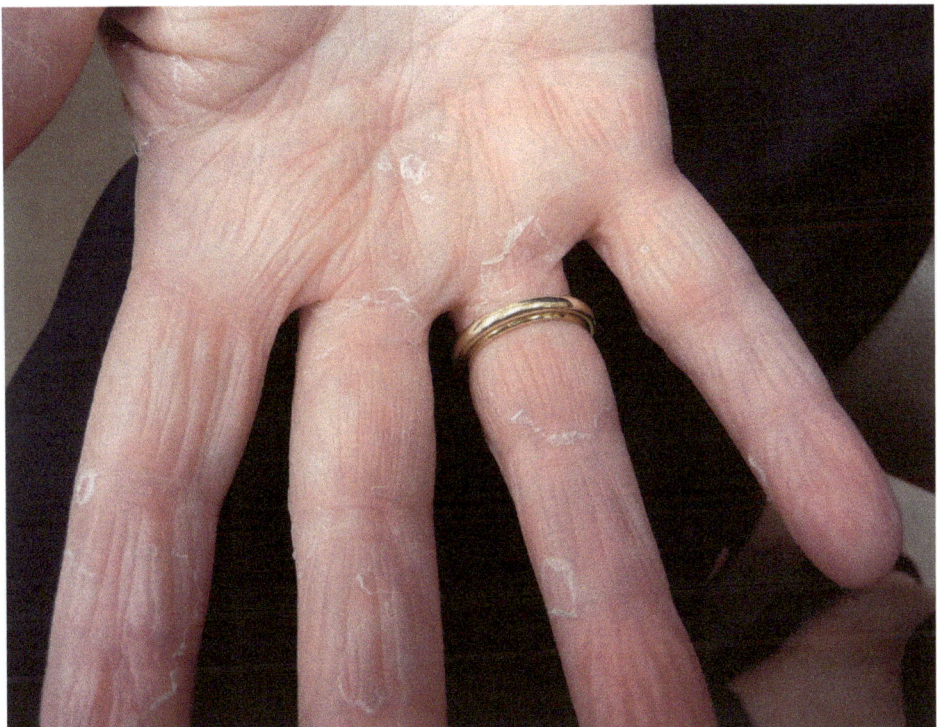

Afbeelding 60.1

Vragen
1. Hoe heet deze onschuldige aandoening?
2. Welke adviezen geeft u?

Antwoorden

1. Dit beeld heet KERATOLYSIS EXFOLIATIVA (synoniem: dyshidrosis lamellosa sicca). Wij vermoeden dat dit beeld regelmatig voorkomt, maar dat deze patiënten zelden naar de dermatoloog worden verwezen vanwege het milde en asymptomatisch karakter ervan. Er is nagenoeg geen onderzoek gedaan naar deze aandoening, zodat er weinig 'harde' gegevens zijn.

Het beeld kan op alle leeftijden voorkomen, maar vooral bij jongvolwassen. Er ontstaan aan de vingers, in de handpalmen en soms onder de voetzolen (figuur 60.2) witte schilfers als gevolg van loslating van de hoornlaag van de epidermis. Het zou beginnen met gelokaliseerde 'luchtblaasjes' (figuur 60.1, handpalm), die opengaan en waarbij de keratolyse zich naar perifeer uitbreidt, waardoor annulaire of circinaire patronen ontstaan van 2-25 mm in diameter. Blaasjes en jeuk ontbreken. Na verloop van tijd herstelt de huid zich vanzelf, maar recidieven komen frequent voor. Het zou vaker optreden bij warm weer.

De oorzaak is onbekend. Vaak wordt (zonder argumenten) gesteld, dat keratolysis exfoliativa een milde vorm van dyshidrotisch eczeem (acrovesiculeus eczeem) is. Waarschijnlijk ontstaat het beeld door milde chemische (water, zweet, detergentia, oplosmiddelen) en fysische (wrijving) beschadiging van het stratum corneum. Zo wordt het nogal eens gezien bij sporters onder de voeten (combinatie van wrijving en hyperhidrose) en mensen in natte beroepen, waarbij er soms ook ortho-ergisch eczeem aanwezig is. Keratolysis exfoliativa wordt ook regelmatig gezien bij kinderen met atopisch eczeem van de handen of voeten. Verwarring kan optreden met een mycose: een KOH-preparaat biedt dan uitkomst.

2. U vertelt dat dit een volstrekt onschuldige aandoening is die altijd vanzelf verdwijnt. Eventueel kan patiënte proberen contact met water, zeep, afwasmiddelen, schoonmaakmiddelen en dergelijke zoveel mogelijk te beperken en regelmatig indifferent in te vetten. Bij ernstige klachten kunt u een crème met salicylzuur of ureum voorschrijven.

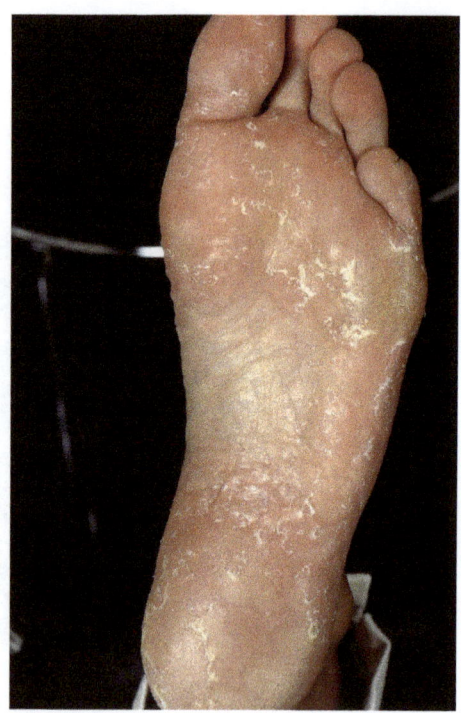

Figuur 60.2
Keratolysis exfoliativa onder de voeten.

61

Anamnese
Twee maanden geleden heeft u een 49-jarige bouwvakker op uw spreekuur gehad met pijn in de spieren. Hij had moeite met het oppakken van stenen en het metselen daarvan en is toen 2 weken thuisgebleven, waarna de klachten wel wat afnamen. Nu komt hij echter vanwege huiduitslag op zijn oogleden en handen. Patiënt is nooit ernstig ziek geweest en gebruikt geen medicijnen. Op dit moment echter voelt hij zich wat 'grieperig', overigens zonder dat hij veel hoest.

Lichamelijk onderzoek
U ziet op de bovenoogleden, de onderoogleden en op de neus een aantal laesies, deels maculeus, deels iets verheven, met teleangiëctasieën en een rode tot paarswitte kleur. Aan de beide handen zijn er paarsroze vlekken op de knokkels en de dorsa van de vingers, die soms opvallend lineair zijn.

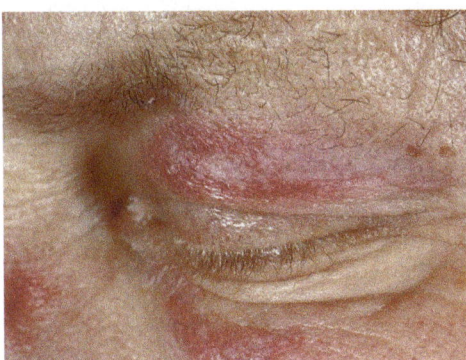

Figuur 61.1

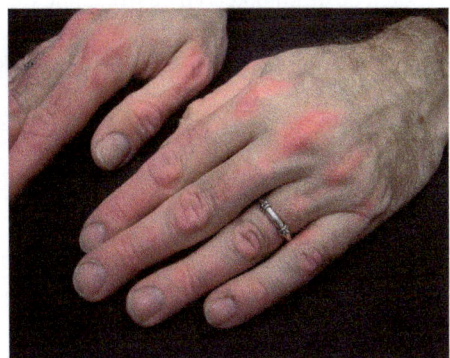

Figuur 61.2

Vragen
1. Aan welke ziekte denkt u en wat weet u daarvan over oorzaak, klinische verschijnselen en prognose?

Antwoord

U zou moeten denken aan een DERMATOMYOSITIS, een ziektebeeld dat gekenmerkt wordt door ontstekingen in de huid en spieren met karakteristieke huidafwijkingen en spierpijn, spierzwakte en atrofie. Er zijn twee varianten: dermatomyositis op kinderleeftijd (mediane beginleeftijd 6,8 jaar) en bij volwassenen (vooral tussen de 40-60 jaar). De juveniele vorm wordt vijf maal vaker bij meisjes gezien, bij volwassenen is de verhouding vrouwen op mannen 2:1. De oorzaak is onbekend; immunologische mechanismen die schade aan de bloedvaten veroorzaken spelen waarschijnlijk een belangrijke rol. Bij volwassenen maar niet bij kinderen wordt in ongeveer een kwart van de gevallen een onderliggende maligniteit gevonden (vooral ovarium-, long-, borst- en maagdarmkanker); het relatieve risico is met een factor 3-4 verhoogd.

De verschijnselen van dermatomyositis kunnen zeer divers zijn, maar in zijn klassieke vorm zijn de huidmanifestaties tamelijk karakteristiek (sommige komen ook bij SLE en sclerodermie voor). Op de oogleden ontstaat erytheem, vaak met een rood-violetachtige kleur (heliotroop genaamd) (figuur 61.1). Oedeem van de oogleden en het periorbitale weefsel is niet ongewoon (figuur 61.3). Bij twee op de drie patiënten is er erytheem symmetrisch gelokaliseerd aan de dorsale zijde van de handen, vingers, strekzijde van de armen en benen, schouders en nek ('shawl sign'), coeur, gezicht en voorhoofd.

Vaak presenteert de huiduitslag op de handen zich als lineaire, paarsig-erythemateuze vlekken op de knokkels en de strekzijde van de vingers (figuur 61.2). Karakteristiek voor dermatomyositis zijn de zogenaamde papels van Gottron. Dit zijn kleine rode of paarsige papels en plaques gelokaliseerd op de knokkels, op de dorsa van de vingergewrichten en

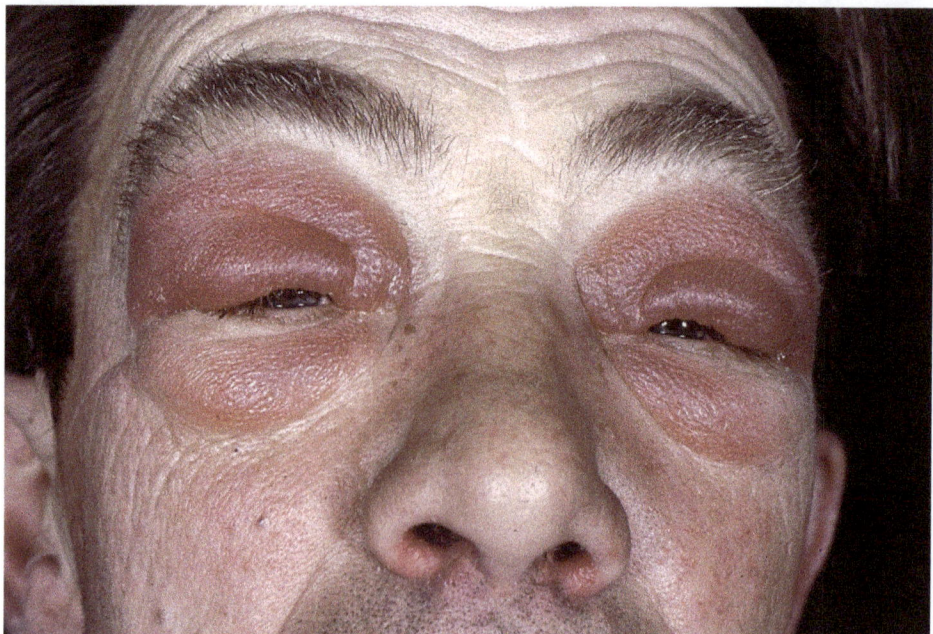

Figuur 61.3
Fors periorbitaal oedeem.

rond de nagels (figuur 61.4). Zijn de laesies atrofisch (met of zonder oedeem), dan spreekt men van het *teken* van Gottron. Ook kunnen deze verschijnselen voorkomen op de voeten, knieën en ellebogen. De nagelriemen kunnen erythemateus en doorschijnend zijn met opvallend uitgezette en kronkelige bloedvaatjes. Later kan atrofie en verlittekening optreden met pigmentverlies of hyperpigmentatie (figuur 61.5). De cuticula is onregelmatig, ruw en hyperkeratotisch (figuur 61.5).

Bij ongeveer 40% van de patiënten komt een zogeheten poikiloderma atrophicans vasculare voor: erytheem, teleangiëctasieën, hypo- en hyperpigmentatie en atrofie, van de schouders, rug, lumbale streek en coeur. Verkalkingen in de spieren en de subcutane weefsels wordt bij de helft van de kinderen met dermatomyositis gezien en bij 15% van de volwassenen (figuur 61.6). Ongeveer 10% van de volwassen patiënten ontwikkelt het raynaudfenomeen.

De spierafwijkingen zijn vooral gelokaliseerd in de schouder- en de heupgordel. De patiënt klaagt over pijn in en zwakte van de spieren, later treedt atrofie op. Vaak vertelt hij moeite te hebben met traplopen of uit een stoel opstaan, of om de haren te kammen. Sommige patiënten presenteren zich met een nasale stem, problemen met praten of slikproblematiek zoals regurgitatie door ontstekingen in de spieren van de tong, farynx en oesofagus. Andere symptomen zijn afhankelijk van de lokalisatie van de spieraantasting, bijvoorbeeld in de intercostale spieren en het diafragma (ademhalingsproblematiek), het hart (35% van de volwassenen), de oogspieren en het maag-darmkanaal. Vaak klaagt men over malaise en heeft de patiënt koorts.

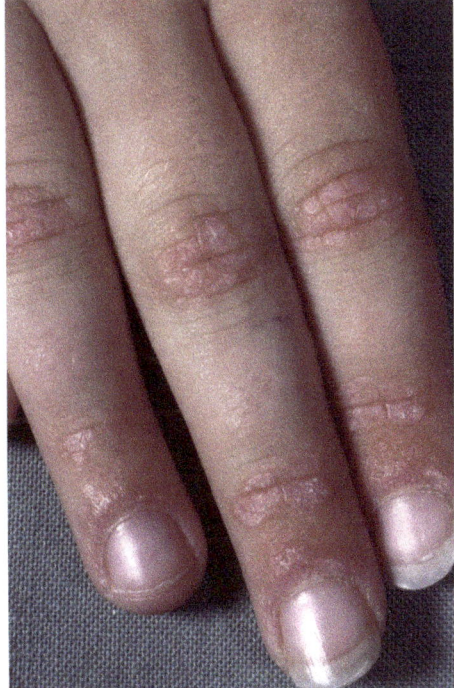

Figuur 61.4
Papels van Gottron: karakteristiek voor dermatomyositis.

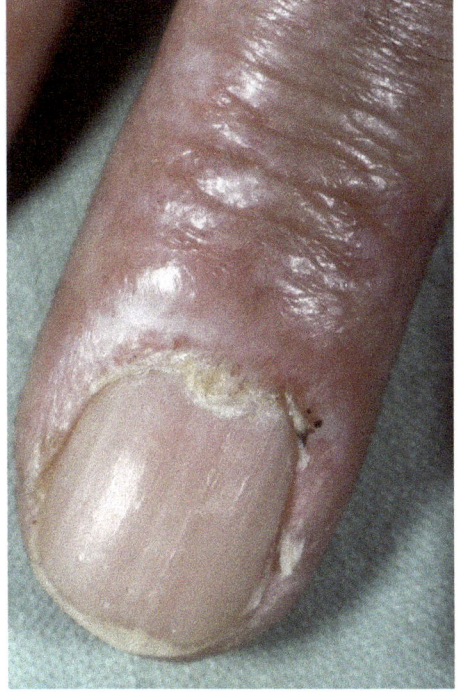

Figuur 61.5
Atrofie en depigmentatie met uitgezette bloedvaatjes rond de nagel. Tevens ruwe, onregelmatige en hyperkeratotische cuticula.

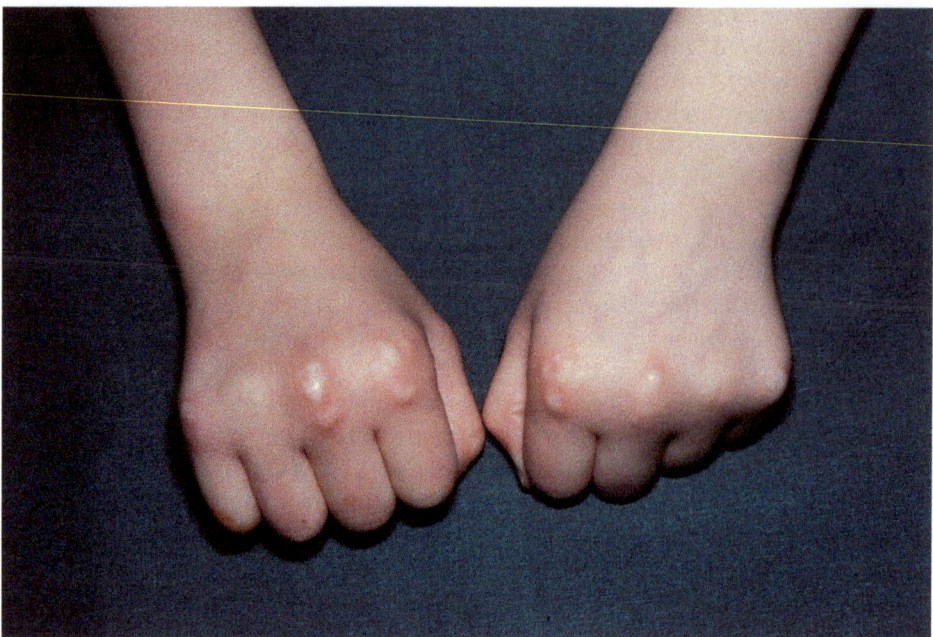

Figuur 61.6
Calcinosis van de handen bij juveniele dermatomyositis.

Bij sommige patiënten zijn er de karakteristieke huidafwijkingen zonder spierziekte (amyopathische dermatomyositis), terwijl het omgekeerde, karakteristieke afwijkingen van de spieren met nagenoeg of geheel geen huidmanifestaties, ook voorkomt (polymyositis).

De prognose is wisselend. Na een acute fase van enkele maanden dooft de ziekte bij de meeste patiënten in de loop van jaren vanzelf uit. Ongeveer een kwart overlijdt echter, meestal aan de onderliggende maligniteit, een luchtweginfectie, hartfalen, ondervoeding door slikproblemen of bijwerkingen van de behandeling (prednison, azathioprine).

www.cbo.nl: CBO-Richtlijn Dermatomyositis, polymyositis en sporadische 'inclusion body'-myositis 2004.

62

Anamnese
Een 35-jarige man heeft sinds enkele maanden links in de hals een aantal 'pukkeltjes'. Er komen steeds nieuwe bij. Ze zijn pijnlijk bij het aanraken en het scheren is 'een crime', aldus patiënt.

Lichamelijk onderzoek
Bij onderzoek ziet u links in de hals een gegroepeerde eruptie van (ongeveer 15) papeltjes, 2-4 mm groot en huidkleurig tot (rood)bruin van kleur.

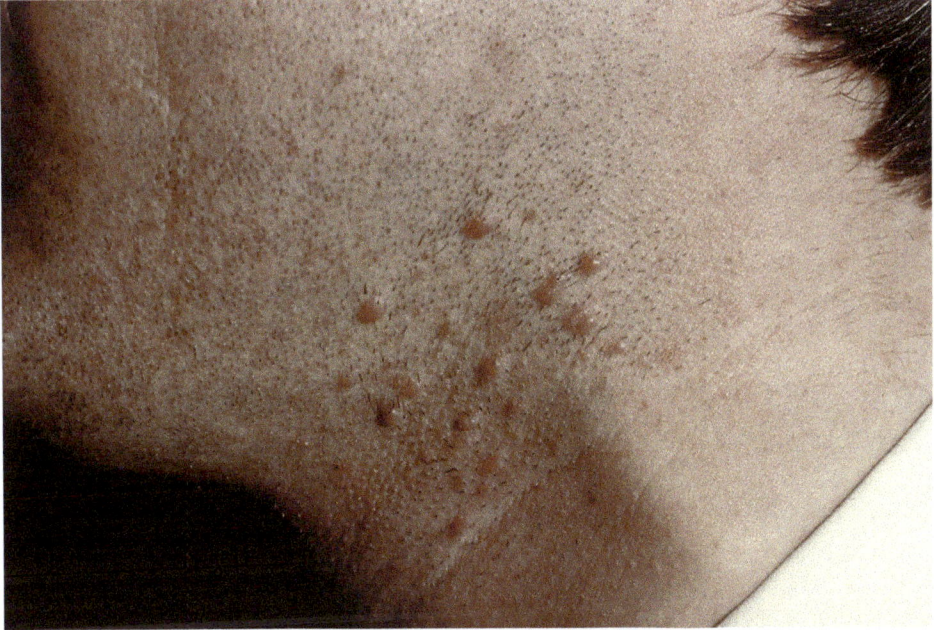

Figuur 62.1

Vragen
1. Heeft u een diagnose op deze relatief weinig voorkomende huidafwijking?
2. Kent u een andere tumor van de huid die opvallend pijnlijk is?

Antwoorden

1. Deze patiënt heeft LEIOMYOMEN. Cutane leiomyomen zijn goedaardige huidtumoren die uitgaan van gladde spiercellen van m. arrector pili van de haarfollikel (piloleiomyomen). Ze kunnen solitair zijn, maar uiten zich in 80% van de gevallen als multipele laesies. De tumoren verschijnen meestal tussen het 20e en het 40e levensjaar als gegroepeerde, lineair of segmentaal verdeelde 2-20 mm grote rode, bruine, roodbruine, paarsbruine of huidkleurige dermale papels, noduli of nodi; ze zitten vast aan de bovenliggende huid maar los van de diepere weefsels. Leiomyomen zijn voornamelijk gelokaliseerd op (de strekzijden van) de extremiteiten, minder vaak op de romp, in het gezicht of de hals. Vaak zijn er twee of meer lokalisaties. Een belangrijk kenmerk is dat ze pijnlijk zijn bij aanraking, druk of trauma en bij blootstelling aan koude, soms ook bij emotie. Cutane leiomyomen worden incidenteel autosomaal dominant overgeërfd, al dan niet in combinatie met uterusleiomyomen.
Cutane leiomyomen kunnen ook ontstaan uit gladde spiercellen van de vaatwand (angioleiomyomen) en genitaal glad spierweefsel (dartoïde leiomyomen). Het angioleiomyoom is een subcutane nodulus die meestal pijnlijk is. Een genitaal leiomyoom lijkt op een solitair piloleiomyoom maar is niet pijnlijk.

2. Een andere tumor die opvallend pijnlijk is bij aanraken of temperatuursverandering is de solitaire glomustumor. Deze benigne tumor bestaat uit bloedvaten, glad spierweefsel en glomuscellen. Het zijn roze of blauwrode noduli, vooral gelokaliseerd aan de vingers (figuur 62.2). Met name onder de nagels zijn ze zeer pijnlijk en patiënten komen met die klacht al bij heel kleine laesies.
Andere mogelijk pijnlijke tumoren in de huid zijn angiolipoom, chondrodermatitis nodularis helicis, eccrien spiradenoom en neuroom.

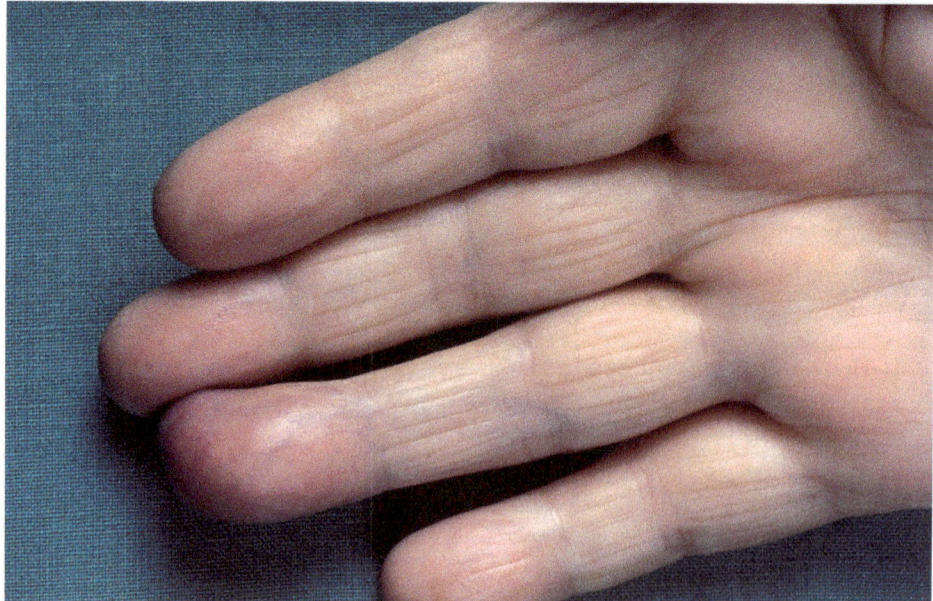

Figuur 62.2
Glomustumor aan de top van digitus IV rechts: blauwrode zwelling met bloedvaatjes.

63

Anamnese
Een 52-jarige man is door zijn echtgenote gestuurd omdat hij 'uit zijn mond stinkt'. Patiënt heeft zelf al gezien dat zijn tong donkerder is geworden.

Lichamelijk onderzoek
Bij onderzoek ziet u een donkere verkleuring van het centrale deel van het achterste tweederde van de tong met heel kleine uitsteekseltjes. U betracht in stilte empathie met patiënts echtgenote.

Vragen
1. Hoe heet dit karakteristieke beeld en hoe frequent of zeldzaam is het?
2. Op welke factoren richt u uw anamnese?
3. Waaruit bestaan de uitsteekseltjes en hoe ontstaat de kleur?
4. Welke adviezen geeft u?

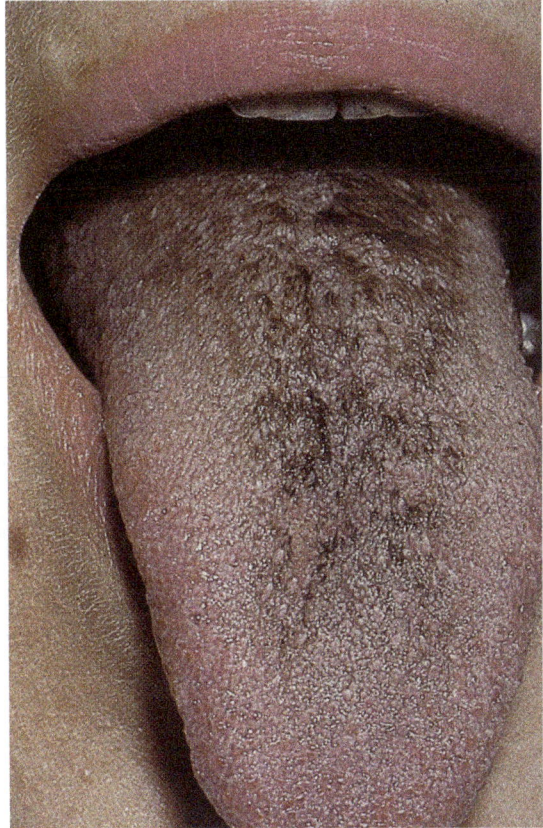

Figuur 63.1

Antwoorden

1. U stelt de diagnose LINGUA VILLOSA NIGRA. In de Angelsaksische literatuur wordt de term 'black hairy tongue' gebruikt, zwarte harige tong. De prevalentie van deze benigne afwijking, die zowel bij mannen als bij vrouwen voorkomt en die aanleiding kan geven tot een nare smaak in de mond en tot slechte adem, wordt geschat op 0,5-5%. De lokalisatie bij deze patiënt is klassiek: de zijkanten van de tong en de punt zijn zelden aangedaan.

2. Uw anamnese richt zich op factoren die dit beeld kunnen veroorzaken of daarbij een rol spelen: roken, onvoldoende mondhygiëne, droge mond (xerostomie), geneesmiddelen die xerostomie als bijwerking hebben en het gebruik van lokale of systemische antibiotica. De lingua villosa nigra is – bij overigens gezonde mensen – geen uiting van een onderliggende aandoening en wordt niet veroorzaakt door *Candida albicans* (die overigens soms wel kan worden aangetroffen).

3. De uitsteekseltjes, de 'haren' op de tong, bestaan uit opgehoopt (niet afgestoten) keratine op overigens normale of hypertrofische filiforme tongpapillen. De kleur kan variëren van witgeel (figuur 63.2) tot donkerbruin en zwart en zelfs groenig en is afhankelijk van de kleurende pigmenten, afkomstig van roken, voedsel, dranken (koffie) en bacteriën. Na antibioticagebruik ontstaat de afwijking door overgroei van chromogene bacteriën. Vanwege de mogelijke variatie in kleur stellen wij voor de kleuraanduiding nigra/zwart weg te laten en deze aandoening 'harige tong' of 'lingua villosa' te noemen.

4. Zomogelijk worden oorzakelijke factoren opgeheven. Symptomatische therapie bestaat uit het poetsen van de tong gelijktijdig met de tanden. Helpt dat onvoldoende, dan kunt u daarvoor 40% ureum in water voorschrijven.

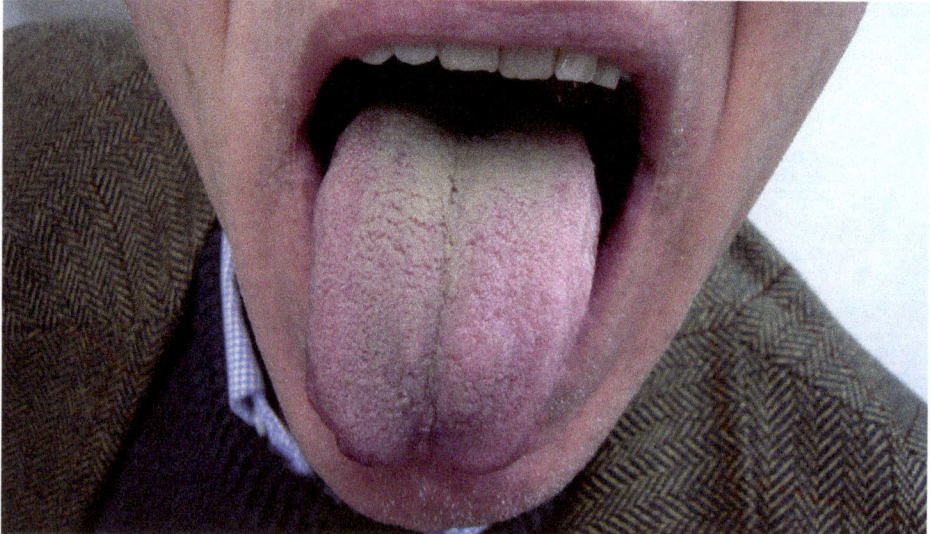

Figuur 63.2
Geelwitte verkleuring bij harige tong.

64

Anamnese

Een vrouw van 36 jaar, een vriendin van uw vrouw, gaat tegenover u zitten en zegt: 'Je ziet het zeker al, Mark, het is weer zo ver, maar nog erger dan anders'. En inderdaad hoeft haar probleem niet verwoord te worden: jeukend eczeem rond de ogen. Patiënte heeft als baby dauwworm gehad en later kreeg ze er astma en hooikoorts bij. Ze heeft nog regelmatig exacerbaties van eczeem, vooral op de polsen, de onderbenen en in de elleboogsplooien, maar ook rond de ogen, waar ze toch altijd wel wat irritatie heeft en ze regelmatig moet wrijven. 'Dat komt vast van je cosmetica, Carien', zegt u. Maar die suggestie wordt afgewezen: 'Ja, dat zei Henk (haar man) ook al, maar dat kan eigenlijk niet, want ik heb geen nieuwe producten gebruikt en bovendien is het een goed en verdraaid duur hypoallergeen product, waar geen kleurstoffen en parabenen in zitten'.

Lichamelijk onderzoek

Bij onderzoek ziet u een erythemateus en schilferend eczeem rond de ogen met wat oedeem. De huid vertoont vergroving (lichenificatie) als stigma van chronisch wrijven.

Vragen

1. Welke zijn de meest voorkomende vormen van eczeem rond de ogen en zijn die klinisch van elkaar te onderscheiden?
2. Wat is uw werkdiagnose?
3. Hoe reageert u op de opmerking van patiënte over de mogelijke relatie met cosmetica?
4. Als u aan een allergisch contacteczeem denkt, welke producten zouden hier dan in aanmerking kunnen komen?
5. Welke adviezen geeft u aan patiënte?

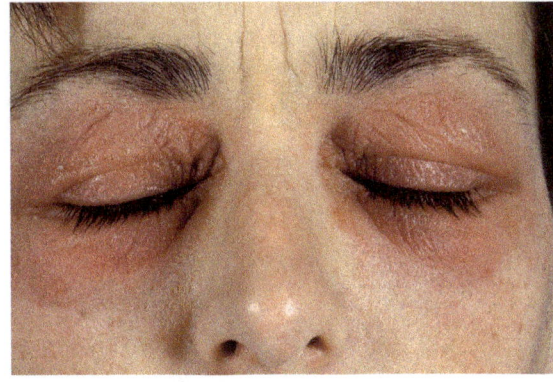

Figuur 64.1

Antwoorden

1. De meest voorkomende vormen van eczeem rond de ogen zijn constitutioneel (atopisch) eczeem (deel 1, casus 86), allergisch contacteczeem, ortho-ergisch eczeem (door irritatie van cosmetica, vooral cleansing producten) en seborroïsch eczeem. Op grond van de anamnese en lichamelijk onderzoek kunnen de gedachten in een bepaalde richting gaan, zoals bij een positieve atopie-anamnese of bij de aanwezigheid van schilferend erythemateus eczeem in de wenkbrauwen, nasolabiaalplooien, oren en behaarde hoofd (seborroïsch eczeem). Seborroïsch eczeem is doorgaans minder heftig en uitgebreid dan atopisch eczeem of allergisch contacteczeem (figuur 64.2). Is er een snel ontstaan eczeem met erytheem en flink oedeem, dan gaan de gedachten meer uit naar een allergisch contacteczeem (ofschoon ook een exacerbatie van atopisch eczeem zich zo kan manifesteren) (figuur 64.3). Een eenzijdige lokalisatie pleit tegen allergisch contacteczeem (figuur 64.4).

2. Uw werkdiagnose is CONSTITUTIONEEL ECZEEM, mogelijk gecompliceerd door ALLERGISCH CONTACTECZEEM.

3. U vertelt patiënte, dat inderdaad veel mensen (waaronder overigens ook huisartsen en apothekers) denken dat een allergisch contacteczeem veroorzaakt wordt door een *nieuw* product. Dat lijkt logisch, maar een contactallergie is een *verworven* allergie, dat wil zeggen dat men een product kortere of langere tijd moet gebruiken alvorens er allergisch voor te

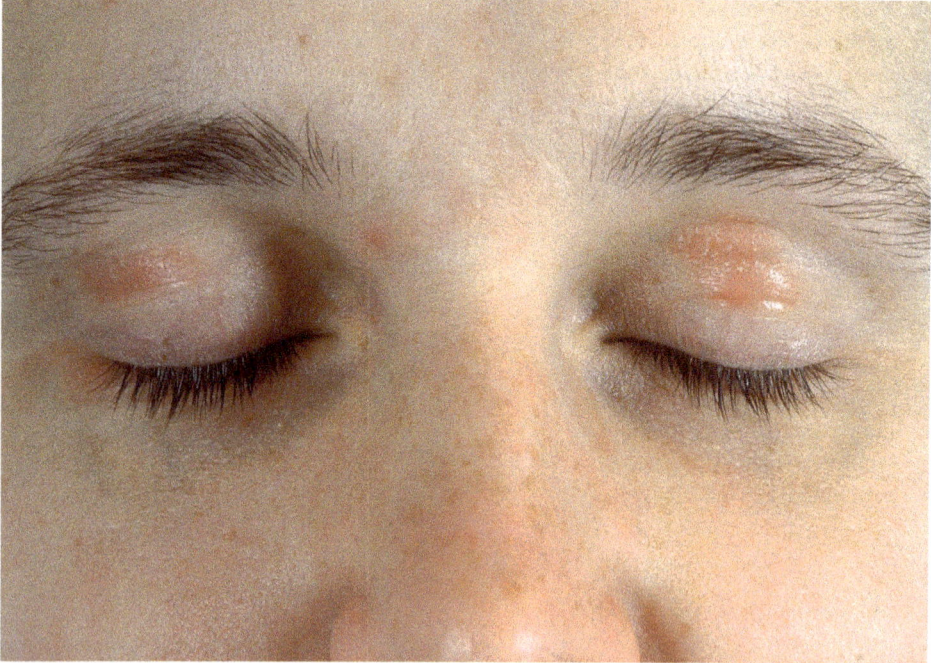

Figuur 64.2
Mild erythemateus en schilferend eczeem zonder oedeem: seborroïsch eczeem.

worden. Omdat de bestanddelen van cosmetica meestal zwakke allergenen zijn, duurt het vaak jaren voordat een gebruiker een allergie ontwikkelt. Krijgt iemand binnen ongeveer 10 dagen na het gebruik van een nieuw product daarop een allergische reactie, dan was dat individu van tevoren al overgevoelig voor dat product of in ieder geval voor een of meer bestanddelen daarvan.

Verder legt u uit, dat duurdere producten helemaal niet 'beter' of 'veiliger' hoeven te zijn dan goedkope en dat de term 'hypoallergeen' niet goed omschreven en niet beschermd is, zodat elke cosmeticafabrikant dat predicaat zo maar op zijn product kan zetten. Ook vertelt u dat de fabrikant van haar producten met de aanbeveling dat ze geen parabenen en kleurstoffen bevatten de plank flink misslaat: parabenen zijn zeer veilige conserveringsmiddelen, die zelden contactallergie veroorzaken en dat geldt ook voor de kleurstoffen. De meest voorkomende allergenen in cosmetica zijn parfumgrondstoffen en (andere) conserveermiddelen.

4. In eerste instantie komen producten in aanmerking die op de oogleden gebruikt worden: oogcrème, oogschaduw (bij eczeem op de bovenoogleden) en de cleansing producten daarvoor. Ook dag- en nachtcrème die zowel op het gezicht als op de oogleden gebruikt wordt kan bij een zwakke contactallergie een eczeem induceren dat alleen gelokaliseerd is op de oogleden en niet op het gelaat, omdat de huid van de oogleden zeer dun is. Verder moet men, zeker bij deze atopische patiënte die regelmatig in haar ogen wrijft, denken aan stoffen die via haar handen op de oogleden aangebracht kunnen worden (contaminatie). Dat geldt ook voor nagellak: dat geeft nooit eczeem op de handen, maar kan dat wel op andere plaatsen doen wanneer de lak nog niet goed is opgedroogd. Ten slotte kunnen allergenen via de lucht

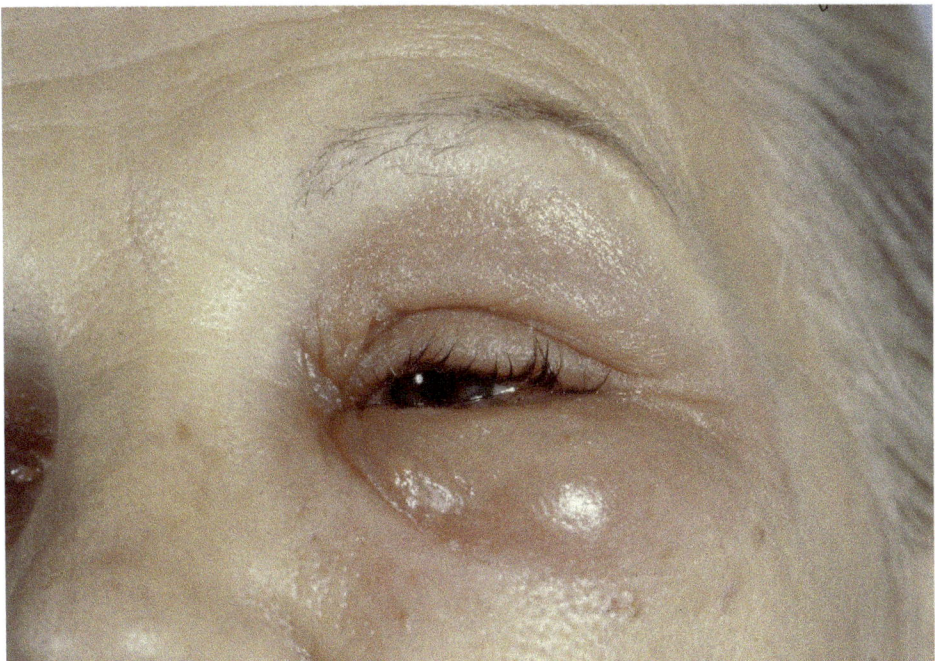

Figuur 64.3
Heftig allergisch contacteczeem met fors oedeem van de oogleden, vooral onder.

op het gezicht en rond de oogleden terechtkomen: aërogeen allergisch contacteczeem. Deze patiënte heeft als hobby het maken en repareren van meubels: ze bleek later allergisch te zijn geworden voor een van de gebruikte houtsoorten, waarvan de stof na het schuren door de lucht verspreid wordt. Haarlak en parfums zijn een andere mogelijkheid.

5. U adviseert patiënte om het gebruik van alle cosmetica voor het behaarde hoofd, de ogen, het gezicht en de handen te staken. Tevens schrijft u triamcinolonzalf 0,1% FNA 2dd gedurende een week voor. Het eczeem zal na die tijd genezen zijn. Legt u wel uit dat dit op deze termijn absoluut geen kwaad kan (en zeg erbij dat u weet dat op de bijsluiter staat dat het niet rond de ogen gebruikt mag worden) en waarschuw dat de huid binnen een uur wit kan worden (door vasoconstrictie), maar dat dit vanzelf weg zal trekken.
Wanneer de huid enige tijd rustig is, kan ze haar producten één voor één weer gaan gebruiken (elke 3 dagen een nieuwe erbij), tot eventueel klachten optreden. Een goed alternatief voor het uittesten van verdachte cosmetica is de zogenaamde ROAT: Repeated Open Application Test. Bij deze redelijk gevoelige test wordt een verdacht product tweemaal daags gedurende tenminste 2 weken aangebracht in de elleboogsplooi. De test is niet geschikt voor producten zoals zeep, shampoo en dergelijke ('wash-off products'). Mocht de test positief zijn, dan is verwijzing naar de dermatoloog aan te bevelen. Bij voorkeur moet namelijk uitgezocht worden welk(e) bestanddeel of bestanddelen verantwoordelijk zijn voor het eczeem, zodat patiënte met behulp van de ingrediëntendeclaratie op de cosmetica kan zien welke producten ze veilig kan blijven of gaan gebruiken.

Dirven-Meijer PC, De Jong-Tieben LM, Besselink HJ, De Jongh TOH. Eczeem. Huisarts Wet. 2004;47(10):472-7.

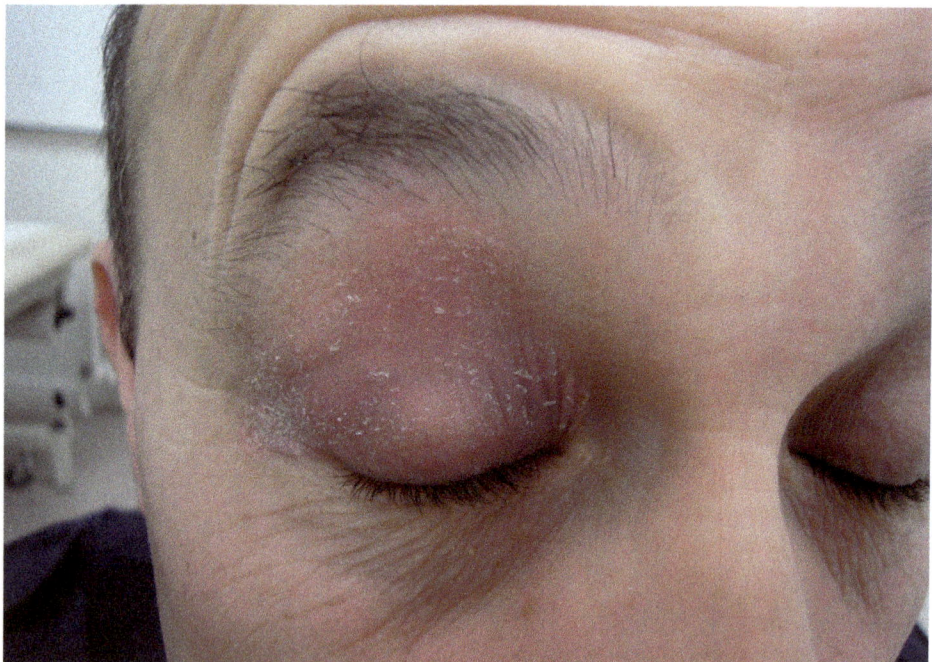

Figuur 64.4
Eenzijdig constitutioneel eczeem op het rechterbovenooglid.

65

Anamnese
Een meisje van 7 jaar heeft volgens haar moeder een 'gespikkelde moedervlek' op de linkerbovenarm. Er komen meer donkere vlekjes bij en sommige daarvan worden 'pukkeltjes'. Moeder wil graag van u weten wat het is en of het kwaad kan.

Lichamelijk onderzoek
Bij onderzoek ziet u op de buitenzijde van de linkerbovenarm een onregelmatige gepigmenteerde afwijking van ongeveer 8 bij 5 centimeter. Op een zeer licht gehyperpigmenteerde achtergrond telt u in de gauwigheid ongeveer 150 donkere vlekjes en papels, in grootte variërend van minder dan 1 tot 4 mm.

Vragen
1. Hoe beantwoordt u de vragen van de moeder van dit patiëntje?
2. Kunt u deze afwijking onderscheiden van de naevus van Becker? En van een café-au-laitvlek?

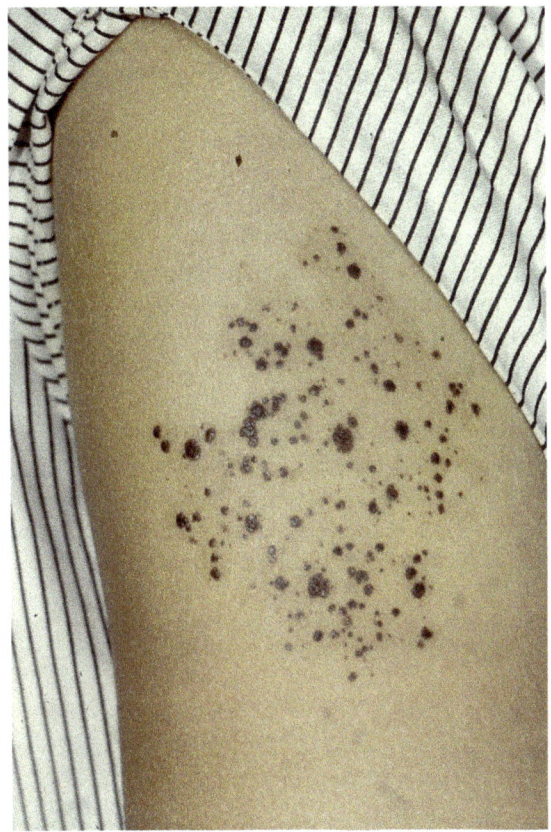

Figuur 65.1

Antwoorden

1. U vertelt dat dit een NAEVUS SPILUS is. Een naevus spilus heeft een kenmerkend beeld van een groot aantal donkere vlekjes en soms papeltjes op een achtergrond van (op een café-au-laitvlek lijkende) lichtbruine pigmentatie. Bij de geboorte of kort daarna is alleen de achtergrondkleur te zien, pas later ontstaan de donkerder elementen. In de loop van de tijd komen er daarvan meer bij, kunnen individuele laesies groter worden en van maculeus in papels veranderen. De meeste naevi spili zijn gelokaliseerd op de romp en de ledematen. Hun grootte varieert van 1 tot meer dan 20 cm.
Histopathologisch is er bij de achtergrondkleur sprake van een goedaardige toename van het aantal melanocyten zonder atypie (hyperplasie). De donkerder elementen zijn melanocytaire naevi (naevus naevocellularis), meestal van het 'compound' of 'junction' type, soms zijn het spitznaevi of blauwe moedervlekken.

De vraag of deze moedervlek kwaad kan moet met ja beantwoord worden, zij het dat de kans op maligne degeneratie tot een melanoom zeer klein is. Veel naevi spili zijn, zoals ook bij deze patiënte, te groot om ze eenvoudig en met een cosmetisch goed resultaat chirurgisch te verwijderen. Goede instructie is dan voldoende. Met de moeder, die net een nieuw digitaal fototoestel heeft aangeschaft, wordt afgesproken dat zij eenmaal per halfjaar tot jaar met identieke instellingen van afstand, belichting en dergelijke een foto zal maken om het beloop te kunnen volgen. Bij duidelijke veranderingen wordt een controleafspraak gemaakt.

2. De naevus van Becker (melanosis naeviformis Becker) (deel 1, casus 10), ontstaat op volwassen leeftijd, meestal bij mannen en op de romp, heeft geen duidelijk donkerder maculae en papels en is – kenmerkend – behaard (figuur 65.2). De veelvoorkomende café-au-laitvlekken (10% van de bevolking heeft er een, 1% heeft er drie of meer van) zijn al op de kinderleeftijd aanwezig, maar zijn altijd egaal licht- tot donkerbruin gekleurd.

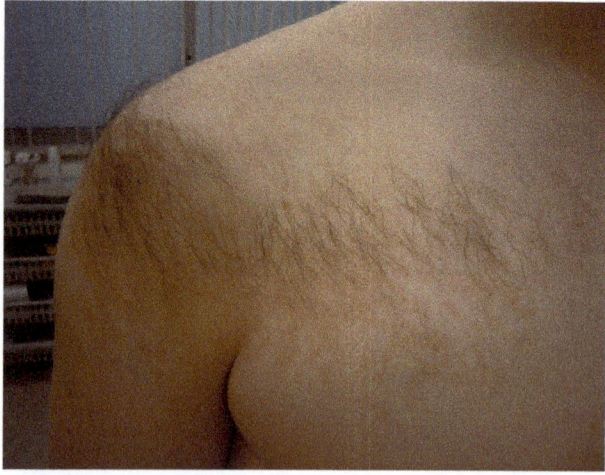

Figuur 65.2
Melanosis naeviformis (naevus van) Becker.

66

Anamnese
Een 37-jarige vrouw heeft een moedervlek op de rug die volgens haar man wat groter wordt en ook donkerder.

Lichamelijk onderzoek
U ziet op de rechterschouder een 1,8 bij 1,6 cm grote gepigmenteerde geheel maculeuze afwijking. Er is asymmetrie in zowel vorm als kleur. De kleur is wisselend bruin tot donkerbruin. De laesie is grotendeels vrij scherp begrensd. U overweegt uiteraard direct de mogelijkheid van een melanoom.

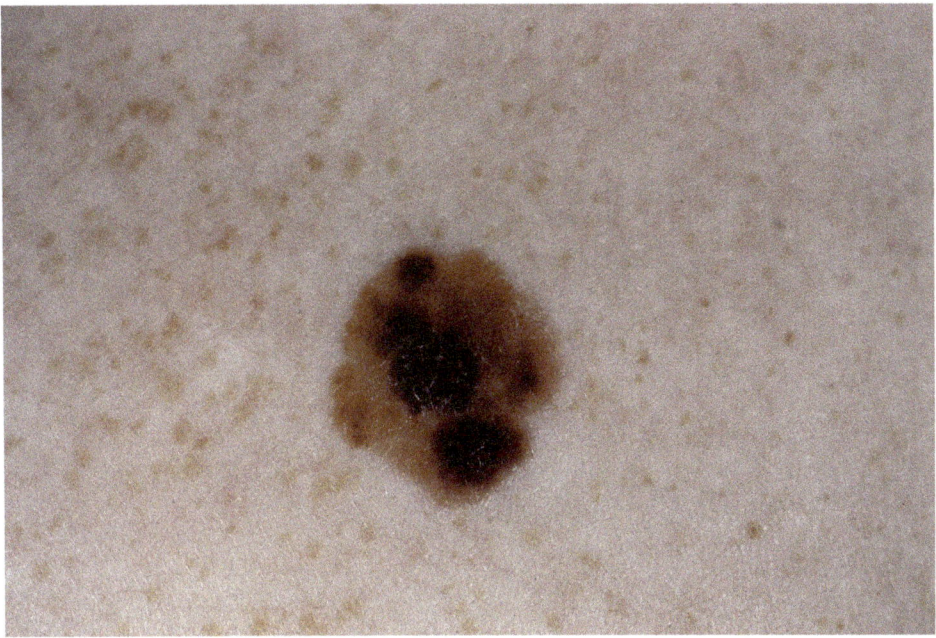

Afbeelding 66.1

Vragen
1. Wat is uw beleid?
2. Welke vormen van melanoom kent u?
3. Wat zijn de belangrijkste etiologische factoren voor het melanoom?
4. Uw patiënt schrikt – ofschoon niet geheel onvoorbereid, maar toch begrijpelijkerwijs - erg van uw mededeling. Hoe schat u, aannemend dat het inderdaad een melanoom blijkt te zijn, de prognose in?

Antwoorden

1. U vraagt patiënte om aan het einde van de middag of de volgende dag terug te komen (of u maakt een spoedafspraak in het ziekenhuis). Elke voor melanoom verdachte afwijking dient geëxcideerd te worden, waarbij een marge van 0,2 cm normaal uitziend weefsel wordt aangehouden. Wanneer de diagnose melanoom histopathologisch bevestigd wordt, verwijst u patiënte naar de dermatoloog (die ook eventueel aanwezige moedervlekken kan controleren) of de (oncologisch, algemeen, plastisch) chirurg voor een re-excisie om eventueel aanwezige, klinisch niet zichtbare, satellietlaesies rondom de tumor te verwijderen. De marges normale huid rond de excisiewond zijn daarbij afhankelijk van de breslowdikte van het histopathologisch preparaat: *in situ* melanoom 0,5 cm, 1 cm bij een breslowdikte tot en met 2 mm en 2 cm bij een breslowdikte van meer dan 2 mm. Het uitvoeren van een diagnostisch *incisie*biopt wordt afgeraden.

2. Er zijn vier belangrijke klinisch-pathologische subtypen van het melanoom:
De *lentigo maligna* komt vrijwel uitsluitend voor in het gezicht bij oudere patiënten. Dit is te beschouwen als een intra-epidermaal melanoom, een melanoom in *situ*. Deze aandoening is ook wel bekend onder de naam morbus Dubreuilh. Omdat de groei beperkt is tot de epidermis is deze aandoening altijd strikt maculeus. In 5% van de gevallen (sommige auteurs

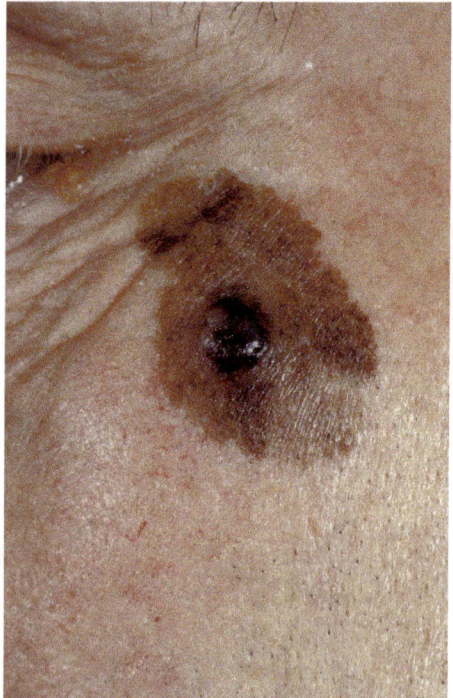

Figuur 66.2
Lentigo maligna met een papel als uiting van invasieve groei.

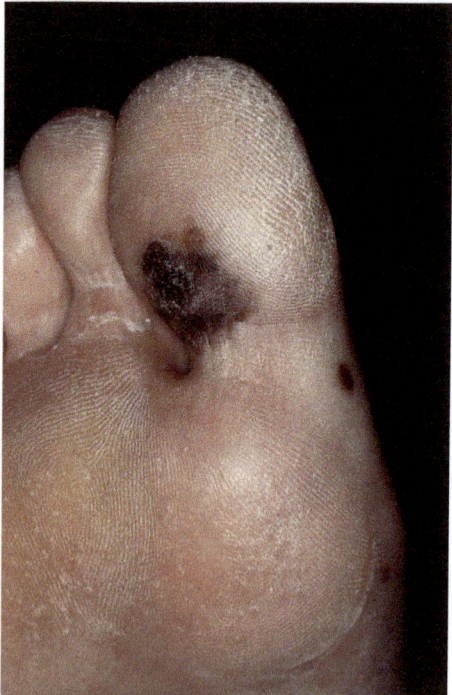

Figuur 66.3
Acrolentigineus melanoom onder de grote teen: slechte(re) prognose.

geven 30-50% op) treedt invasieve groei in de dermis op, waardoor een lentigo maligna melanoma ontstaat. Door toename van weefsel in de dermis ontwikkelt zich dan een papel of nodulus in de lentigo (figuur 66.2).

Het *superficial spreading melanoom* is het meest voorkomende type (70%) en wordt klinisch en histopathologisch gekenmerkt door een horizontale groeiwijze (figuur 66.1). Aangenomen wordt dat de meeste melanomen eerst deze fase doorlopen alvorens een verticale groeiwijze aan te nemen, waarbij de dermis geïnvadeerd gaat worden.

Het *nodulaire melanoom* is een vorm van melanoom, die histologisch gekenmerkt wordt door invasie van de dermis en klinisch door tumorgroei (papel, nodulus, nodus). Hierbij is er direct invasieve (verticale) groei zonder een voorafgaande oppervlakkige groeiwijze.

Het melanoom gelokaliseerd op de voetzool of – minder frequent – de handpalm wordt aangeduid met de term *acrolentigineus melanoom* (figuur 66.3). Deze minder vaak voorkomende vorm wordt vooral gezien bij wat oudere mensen en heeft een ongunstiger prognose. Ook melanomen gelokaliseerd in het nagelbed en rond de nagel worden tot de acrolentigineuze melanomen gerekend. Melanomen onder de nagel presenteren zich als een bruine of zwarte lijn (melanonychia striata) in de nagel, maar kunnen ook lijken op en verward worden met een traumatische subunguale bloeding, granuloma teleangiectaticum (deel 1, casus 58), persisterend paronychium of zelfs een verruca vulgaris.

Er zijn ook (grotendeels) ongepigmenteerde melanomen. Bij deze amelanotische melanomen is er vaak sprake van een rozerode grillige papel of nodulus, die soms zeer snel groeit en kan lijken op een granuloma teleangiectaticum (figuur 66.4). Deze vorm heeft een slechtere prognose, omdat hij door de afwezigheid van het kenmerkende pigment vaak niet als melanoom herkend wordt. Overigens is het ontstaan van lichtere kleuren in een gepigmenteerde afwijking zeer suspect voor een melanoom (figuur 66.5).

3. De belangrijkste etiologische factor voor het ontstaan van melanomen is overdadige en intermitterende blootstelling aan zonlicht in de jeugd bij mensen met een blanke huid, vooral wanneer die leidt tot verbranding. Ook de hoogtezon en zonnebank kunnen een kleine bijdrage leveren. Genetisch bepaalde risicofactoren voor het krijgen van een melanoom zijn: bleke of sproeterige huid, rood haar, snel verbrandend en niet bruinend. Ook bij de aanwezigheid van tenminste vijf dysplastische naevi* of van meer dan 50 banale naevi (met een normaal aspect en een doorsnede > 2 mm) heeft men te maken met personen met een verhoogd risico. Een onbekend aantal melanomen ontstaat uit pre-existente naevi; bij de

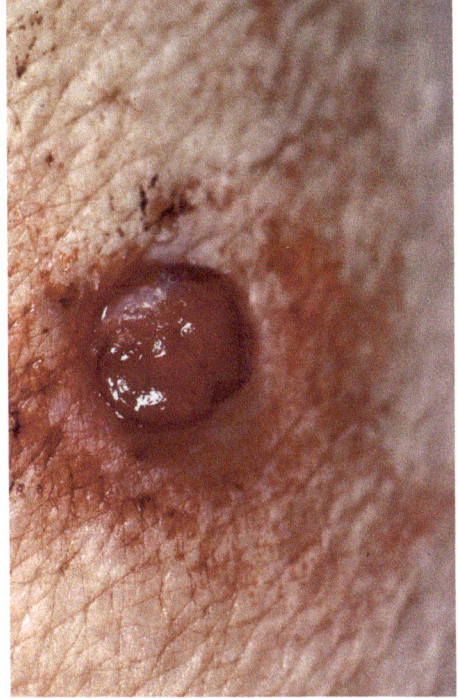

Figuur 66.4
Amelanotisch melanoom: klinisch moeilijk te onderscheiden van granuloma teleangiectaticum.

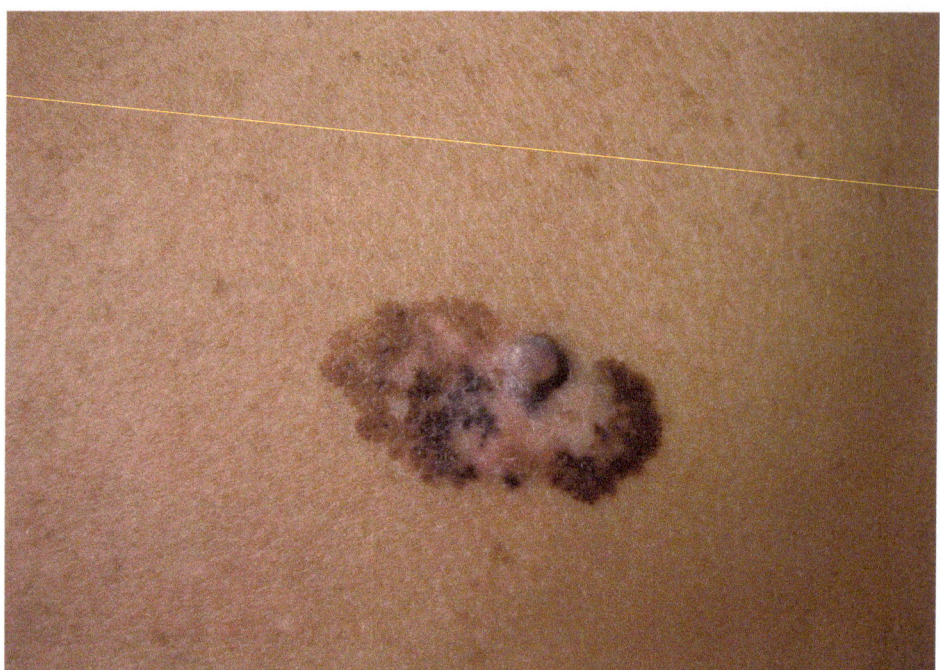

Figuur 66.5
Superficial spreading melanoom met nodulaire component en partiële regressie (lichtere gebieden).

superficial spreading types is dit de helft. In ongeveer 5% van de gevallen komen melanomen familiair voor.

* Klinisch wordt bij dysplastische naevi bij voorkeur gesproken over 'klinisch atypische' naevi. De klinische diagnose berust op ten minste drie van de volgende criteria: ≥ 5 mm in doorsnede; vage begrenzing; onregelmatige vorm; onregelmatige pigmentatie; erytheem (bij diascopie).

4. U vertelt dat, als het al een melanoom is, het zeer waarschijnlijk nog in een beginfase is die goed en definitief te behandelen is. Bij een breslowdikte van minder dan 0,9 mm zullen bijna alle patiënten overleven en van alle patiënten met een dikte van <1,5 cm is de relatieve overleving 90%.

www.cbo.nl: CBO-Richtlijn Melanoom van de huid 2004.
De Groot AC, Toonstra J. Kanker en Huid. Dermato-oncologie voor de huisarts. Houten: Bohn Stafleu van Loghum, 2010 (ISBN 9789031377503).

Anamnese

Een overigens gezonde man van 72 jaar heeft sinds anderhalve dag een uitslag links op zijn voorhoofd. Patiënt had daarvoor al enkele dagen wat pijn op die plaats en rond zijn oog gevoeld. Hij heeft af en toe milde koortsblaasjes op zijn bovenlip.

Lichamelijk onderzoek

Bij onderzoek ziet u in herpetiforme distributie zeven inflammatoire papulovesikels. Onder het oog is enig erytheem en oedeem aanwezig.

Vragen

1. Wat vindt u hier waarschijnlijker: herpes simplex of herpes zoster?
2. Bij welke klinische verschijnselen moet men bedacht zijn op oogafwijkingen?
3. Hoe groot is de kans op postherpetische neuralgie en op oogcomplicaties bij een herpes zoster ophthalmicus op deze leeftijd?
4. Welke oogcomplicaties kunnen bij de zoster ophthalmicus gezien worden?
5. Welke mogelijkheden kent u om de postherpetische neuralgie te voorkomen of te behandelen?
6. Wat is uw beleid bij deze patiënt?

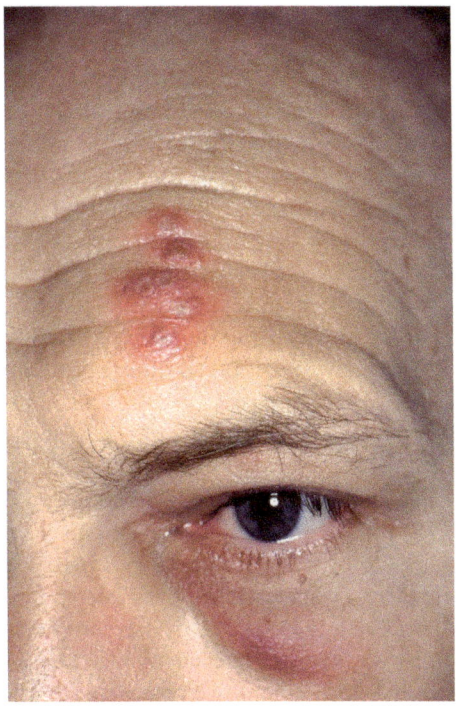

Figuur 67.1

Antwoorden

1. Gelet op de leeftijd, de lokalisatie en de prodromina is een beginnende gordelroos waarschijnlijker dan herpes simplex. Ook is het minder waarschijnlijk dat een individu dat regelmatig herpes labialis heeft, in afwezigheid van een in het gezicht gelokaliseerde huidafwijking zoals atopisch eczeem of van immuunsuppressie, elders op het gezicht een heftig inflammatoire cutane herpes simplex ontwikkelt.

2. Bij aanwezigheid van huidlaesies binnen het gebied van de nervus nasociliaris (neuspunt, zijkant van de neus en mediale ooghoek) moet men bedacht zijn op oogafwijkingen. Dit wordt het teken van Hutchinson genoemd.

3. Bij patiënten boven de 65-70 jaar zal ten minste 70% van de patiënten met gordelroos van de eerste tak van de nervus trigeminus (de nervus ophthalmicus) postherpetische neuralgie en oogcomplicaties kunnen ontwikkelen.

4. Mogelijke oogafwijkingen bij herpes zoster van de nervus ophthalmicus zijn blefaroconjunctivitis (eventueel met secundaire *Staphylococcus aureus*-infectie), scleritis, episcleritis, cornea-afwijkingen (diverse vormen van keratitis, neurotrofische keratopathie), uveitis anterior, necrose van de retina, neuritis optica en oculomotorische parese. Blijvende beschadiging en gezichtsverlies kunnen optreden en zelfs blindheid is (zelden) beschreven. Patiënten met gordelroos in het gezicht waarbij de ogen in het proces betrokken zijn moeten derhalve naar de oogarts worden verwezen. Spoedverwijzing is meestal niet nodig, omdat complicaties aan het oog meestal pas vanaf de tweede week na het ontstaan van de roodheid ontstaan. Bij alarmsymptomen (pijn, daling of verandering van het gezichtsvermogen, lichtschuwheid) is echter directe beoordeling door een oogarts aangewezen.

5. Postherpetische neuralgie is een moeilijk te behandelen en vaak langdurig neuropathisch pijnsyndroom. Risicofactoren zijn leeftijd, ernst van de acute pijn, uitgebreidheid en lokalisatie in het gezicht. Voorkómen van postherpetische neuralgie is moeilijk. Orale antivirale middelen verkleinen niet de kans op het ontstaan ervan, maar mogelijk wel de duur van de postherpetische neuralgie. Er zijn aanwijzingen dat amitriptyline 25 mg voor de nacht gedurende 3 maanden, te beginnen kort na het ontstaan van de blaasjes, de kans met ongeveer de helft vermindert. Primaire preventie bestaat uit het vaccineren van gezonde vijftigplussers met een recent ontwikkeld vaccin tegen gordelroos, waardoor de incidentie van zoster (in een periode van 3 jaar) afneemt met 50% en die van postherpetische neuralgie met 65%. Matige tot goede verbetering van bestaande postherpetische neuralgie kan bereikt worden met capsaïcinecrème 0,075%, de anti-epileptica pregabaline en gabapentine, tricyclische antidepressiva zoals amitriptyline en nortriptyline (niet geregistreerd voor neuropathische pijn) en opioïden.

6. Orale antivirale middelen, indien vroeg toegediend, verkleinen de kans op oogcomplicaties bij een herpes zoster ophthalmicus met 50%. U schrijft dus voor: aciclovir vijfmaal daags 800 mg, famciclovir driemaal daags 500 mg of valaciclovir driemaal daags 1000 mg gedurende een week (aciclovir bij oogverschijnselen gedurende 10 dagen) plus eventueel orale analgetica en maakt een afspraak voor na enkele dagen om te controleren of er oogafwijkingen zijn ontstaan.

Opstelten W, Eekhof JAH, Knuistingh Neven A, Verheij ThJM. Herpes Zoster. Huisarts Wet. 2003;46(2):101-4.

Anamnese
Een man van 32 jaar laat u de nagels van zijn handen zien. 'Ik heb het ook aan mijn voeten, hoor, het zal wel een schimmel zijn, denkt u niet?'

Lichamelijk onderzoek
U ziet dystrofische veranderingen aan alle nagels van de handen en voeten. Ze zijn ruw, dof, soms wat onregelmatig hobbelig, er zijn longitudinale groeven, u ziet ook wat putjes en enkele nagels splijten aan de distale rand. Terwijl u hard aan het nadenken bent wat dit nou weer zou kunnen zijn, heeft patiënt nog een andere vraag: 'oh ja, dokter, wilt u ook nog even in mijn mond kijken?' Dat wilt u natuurlijk en dan ziet u een mooi netwerk van witte lijntjes in het wangslijmvlies.

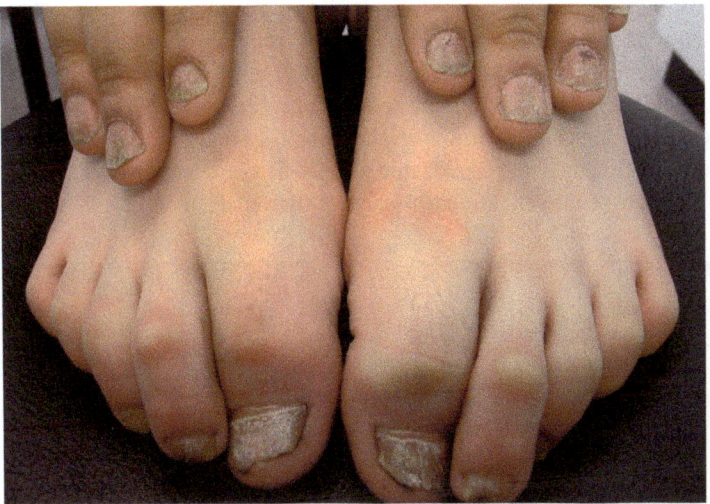

Figuur 68.1

Vragen
1. Welke twee diagnosen (waarvan één het klinisch beeld beschrijft) stelt u?
2. Zijn deze beelden aan elkaar gerelateerd?
3. Welke aandoeningen kunnen aan deze nagelafwijking ten grondslag liggen?

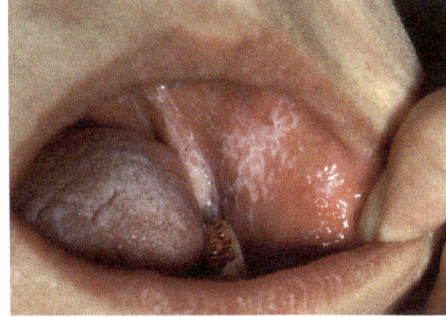

Figuur 68.2

Antwoorden

1. Op de nagels stelt u de beschrijvende diagnose TWENTY-NAIL DYSTROPHY en de afwijking in het mondslijmvlies herkent u als een LICHEN ORIS (lichen planus van het mondslijmvlies).

2. Ja. Twenty-nail dystrophy kan duiden op een onderliggende lichen planus. De inflammatoire veranderingen daarvan, gelokaliseerd in de nagelmatrix, veroorzaken de nagelafwijkingen. Twenty-nail dystrophy is een klinisch descriptieve diagnose, dystrofische veranderingen aan (bijna) alle twintig nagels. In zijn meest karakteristieke vorm vertonen de nagels het beeld van een zogenaamde trachyonychie (figuur 68.3). Deze afwijking wordt gekenmerkt door een ruw nageloppervlak met longitudinale groeven, broosheid en eventuele splijting aan het uiteinde van de nagel. Het is alsof er met ruw schuurpapier in de lengterichting overheen is gegaan: 'sandpapered nails'. Naast dit monomorfe beeld van trachyonychie kan de twenty-nail dystrophy zich ook meer polymorf uiten met andere dystrofische afwijkingen zoals putjes, verdikking, gele verkleuring, onregelmatig nageloppervlak en splijting van de nagels.

3. De twenty-nail dystrophy komt zowel op de kinderleeftijd als bij volwassenen voor. Op de kinderleeftijd verdwijnt de aandoening meestal in de loop van de jaren. Aan de nagelafwijkingen kunnen lichen planus, alopecia areata, psoriasis, ichthyosis en misschien vormen van eczeem (de histopathologie van de nagelmatrix geeft niet zelden een eczemateus beeld) ten grondslag liggen. Ook zijn er erfelijke vormen en kan de twenty-nail dystrophy onderdeel uitmaken van ectodermale dysplasieën (zeldzame genetische syndromen). Niet zelden wordt geen specifieke etiologie gevonden: idiopathische twenty-nail dystrophy.

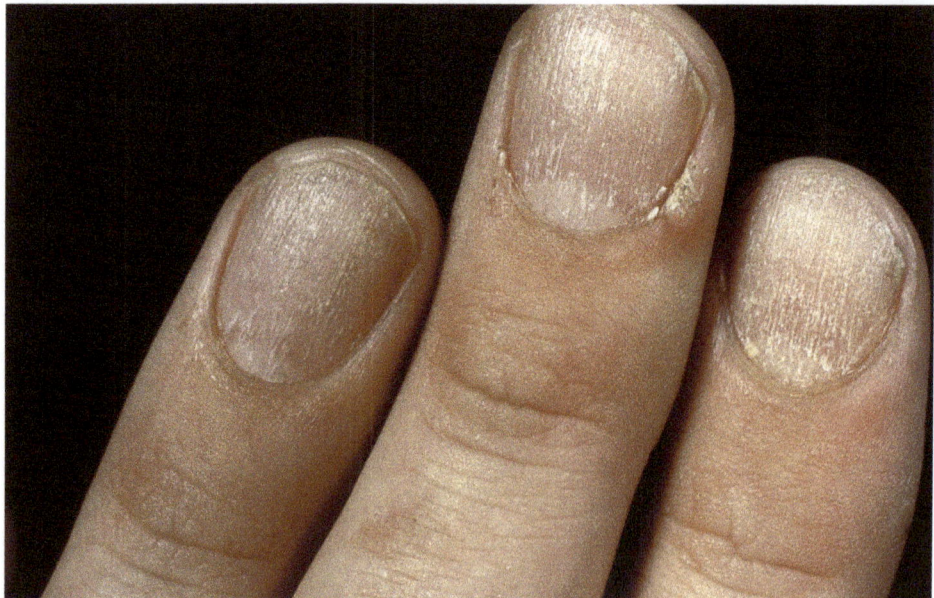

Figuur 68.3
Trachyonychie ('rough nails', 'sandpapered nails').

69

Anamnese
Een 28-jarige man was 8 weken geleden in de praktijk bij uw collega vanwege een pijnloos zweertje in de rechtermondhoek / op de bovenlip. Patiënt reikte toen blijkbaar zelf de diagnose herpes simplex aan, welke infectie hij van zijn vriend had opgelopen. Overigens had hij geen blaasjes gehad. Aciclovircrème hielp wel, maar het duurde toch bijna 5 weken tot genezing. Nu komt hij voor iets anders: patiënt voelt zich niet goed, heeft lichte koorts (38 °C) en hoofdpijn, 'vast een griepje'. Bovendien heeft hij een huiduitslag in de handpalmen ontdekt.

Lichamelijk onderzoek
Bij onderzoek ziet u in de handpalmen een exantheem van bruinrode vlekjes, deels met wat – vooral in de huidlijnen gelegen – schilfering.

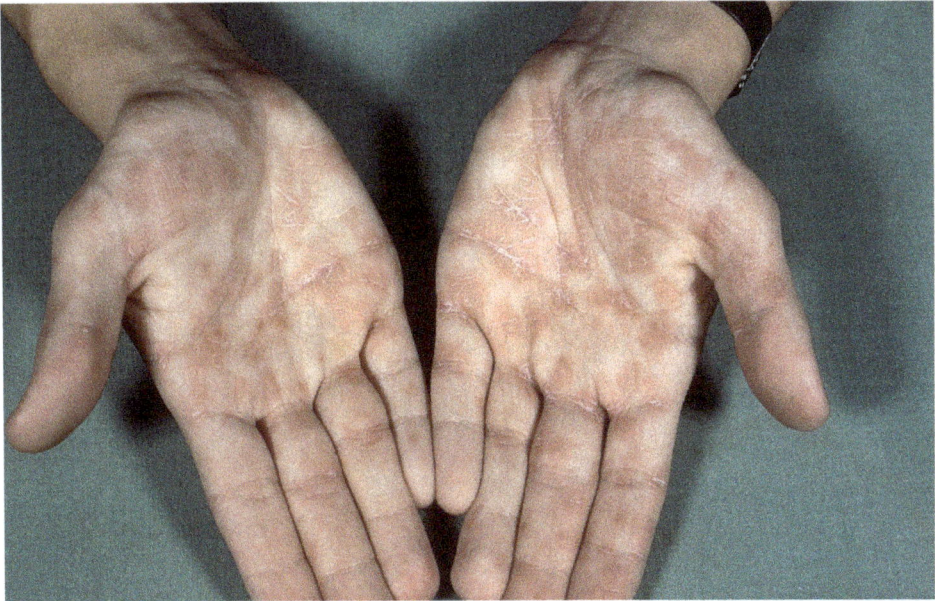

Figuur 69.1

Vragen
1. Wat is uw waarschijnlijkheidsdiagnose?
2. Welke vragen stelt u aan de patiënt?
3. Waaruit bestaat uw onderzoek nog meer en waarom?
4. Was de diagnose herpes simplex van uw collega juist?
5. Welke stadia heeft deze aandoening en welke kenmerken daarvan kent u?

Antwoorden

1. U denkt aan een seksueel overdraagbare aandoening, met name syfilis, en wel aan het tweede stadium daarvan (lues II). Deze SOA wordt veroorzaakt door de spirocheet *Treponema pallidum* en komt vooral onder homoseksuele mannen voor.

2. U wilt van patiënt weten of hij eerder een geslachtsziekte heeft gehad en of hij de afgelopen maanden een pijnloos zweertje heeft gehad op zijn penis, rond de anus of op de mond (ja, figuur 69.2). Diezelfde informatie wilt u graag van de vriend van patiënt. Daarnaast vraagt u hoe lang zij al partners zijn en of zij andere seksuele contacten hebben (gehad).

3. U vraagt patiënt zich helemaal uit te kleden en onderzoekt hem van top tot teen. U gaat namelijk op zoek naar andere mogelijke manifestaties van het tweede stadium van syfilis zoals exanthemen elders dan op de handen en voeten, pleksgewijze haaruitval, condylomata lata (figuur 69.3) (deel 1, casus 34) en (gegeneraliseerde) lymfadenopathie, die bij de helft van alle patiënten in dit stadium voorkomt.

4. Neen. Een herpes simplex infectie van de huid, die zo ernstig is, dat er een ulcus ontstaat, begint eigenlijk altijd met blaasjes en is tenminste gevoelig en veel waarschijnlijker pijnlijk. Bovendien was de genezingsperiode van 5 weken erg lang. Het primair affect van syfilis, het ulcus durum, een van opzij hard aanvoelend zweertje op de genitalia, rond/in de anus

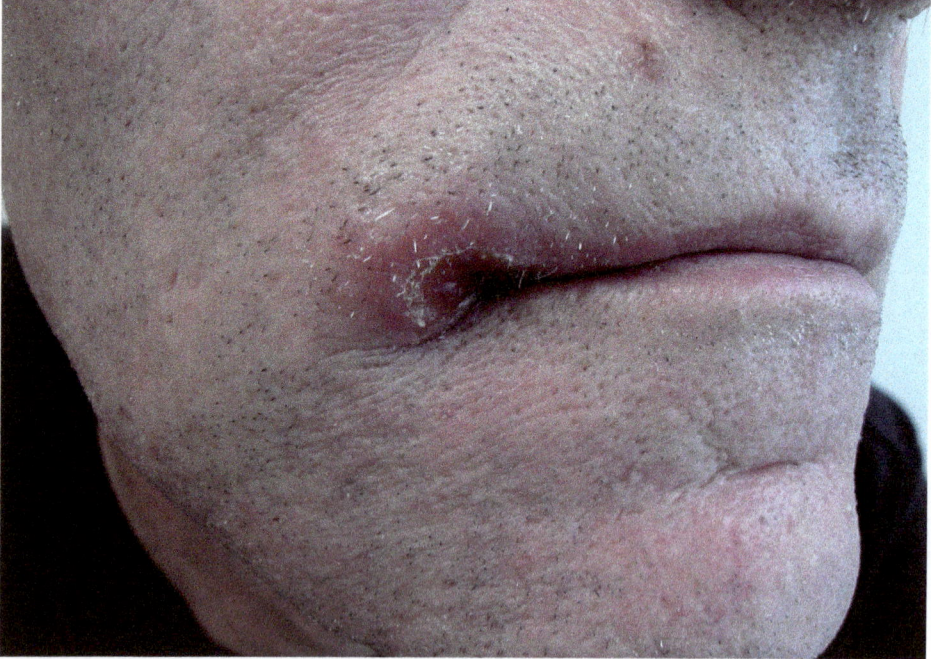

Figuur 69.2
Eerste stadium van syfilis: ulcus durum ('primair affect').

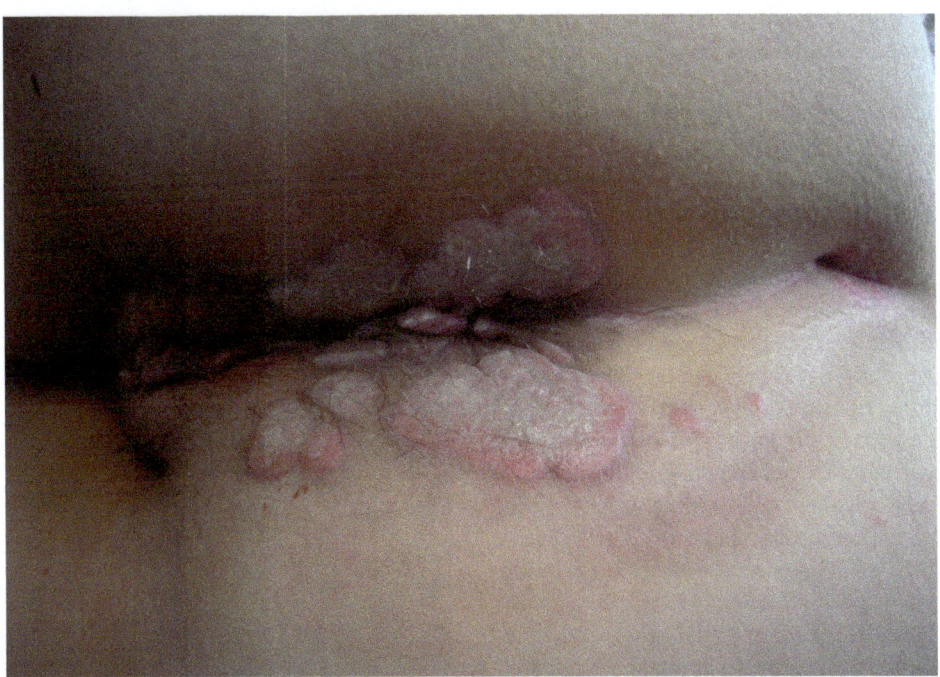

Figuur 69.3
Klassieke condylomata lata: platte papels en plaques met een nattend grijs oppervlak.

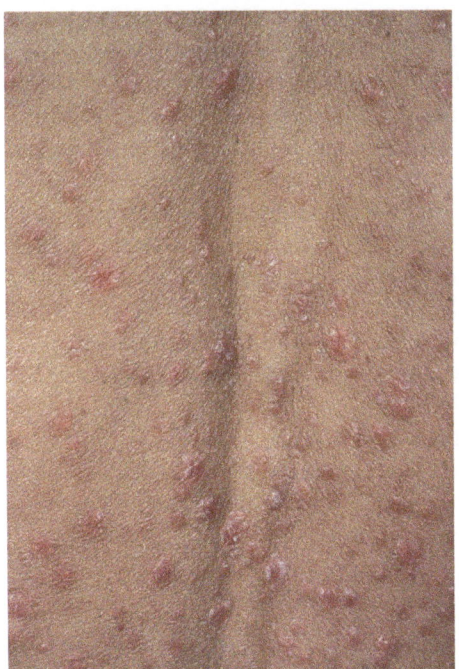

Figuur 69.4
Papuleuze syfilide.

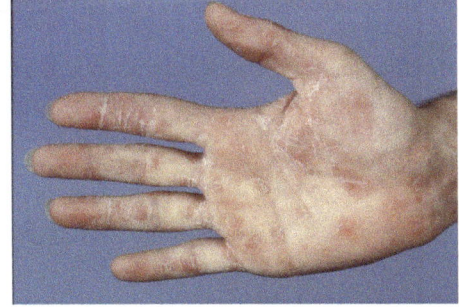

Figuur 69.5
Psoriasiform exantheem in de handpalmen.

of op/in de mond, is geheel pijnloos; het geneest spontaan na 3-8 weken.

5. De infectie kent vier stadia: primair, secundair, latent en laat. Het *primaire* stadium is het ulcus durum, dat deze patiënt op zijn mond had gehad en dat verward was met herpes simplex (figuur 69.2). Het primaire stadium gaat na een aantal weken over in het *secundaire* stadium, waarin disseminatie van de infectie optreedt: serologische testen worden 5-6 weken na het primaire ulcus positief. In deze periode, waarin de patiënt nog besmettelijk is, kunnen diverse exanthemen optreden die gemeenschappelijk hebben dat ze niet jeuken, symmetrisch verspreid zijn en een bruinrode ('koperrode') kleur hebben. Vanaf ongeveer 8 weken kan een maculeus exantheem optreden, de zogenaamde 'maculaire syfilide'. Vanaf 3 maanden kunnen papuleuze exanthemen ontstaan, de 'papuleuze syfilide' (figuur 69.4). Op vochtige, afgesloten huid, zoals de bilspleet, rond de anus, vulva en de overgang van penis naar scrotum kunnen de papels erosief worden. Ook kunnen papels samenvloeien tot vlakke plaques met een rood tot grijzig, glanzend oppervlak (figuur 69.3). Dit zijn de klassieke condylomata lata (latum = vlak, plat). In deze laesies zijn grote aantallen spirocheten aanwezig en ze zijn dus besmettelijk. Exanthemen van de handpalmen en voetzolen zijn verdacht voor syfilis. Ze kunnen maculeus zijn, papuleus, maar ook treffende gelijkenis vertonen met psoriasis (figuur 69.5) en zelfs een dermatomycose. Vanwege de grote verscheidenheid aan huidafwijkingen die in het tweede stadium van syfilis gezien worden en die verdacht veel kunnen lijken op andere huidaandoeningen zoals pityriasis rosea, mazelen, rubeola, geneesmiddelexanthemen en psoriasis, wordt deze infectie ook wel de 'grote imitator' genoemd of de 'aap onder de huidaandoeningen'. De disseminatie van de syfilis kan ook aanleiding geven tot koorts, hoofdpijn en bot- en gewrichtspijnen, vergrote klieren, uveitis en pleksgewijze haaruitval, als 'door de motten aangevreten' ('moth-eaten aspect') (figuur 69.6).

De *latente* periode, waarin de patiënt niet meer besmettelijk is, begint na 2-4 jaar. *Late* syphilis met ernstige huidafwijkingen ('gummata'), cardiovasculaire en neurologische verschijnselen ontstaat bij onbehandelde patiënten 10-30 jaar na het oplopen van de infectie. In Nederland zijn dergelijke stadia zeldzaam geworden.

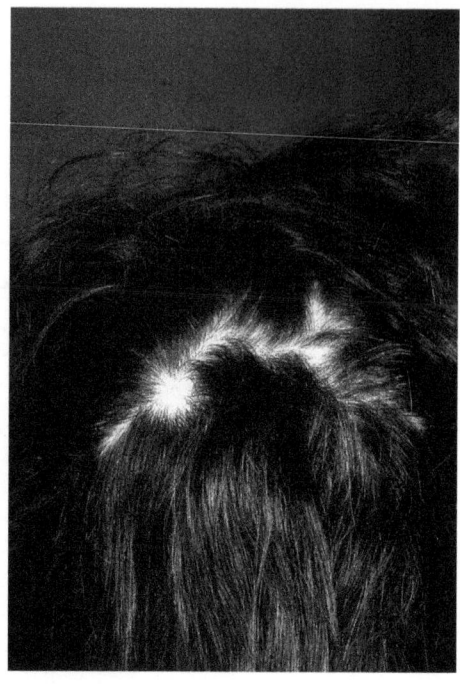

Figuur 69.6
Pleksgewijze haaruitval in het tweede stadium van syfilis.

www.cbo.nl: Richtlijn seksueel overdraagbare aandoeningen en herpes neonatorum 2002.

70

Anamnese

Een man van 58 jaar heeft al jaren een verdikte bovenlip. U had hem eerder daarvoor al naar de dermatoloog verwezen, die een biopt had genomen; op het beeld daarvan was de diagnose cheilitis granulomatosa gesteld, een granulomateuze ontsteking van onbekende oorzaak. Injecties met triamcinolonacetonide hadden weinig geholpen en patiënt had het er maar bij laten zitten.

Nu komt patiënt op een spoedafspraak en wordt vergezeld door zijn echtgenote, die hevig in paniek is: 'Jan heeft een scheef gezicht, hij zal toch geen beroerte hebben?' Jan blijkt echter totaal niet gedesoriënteerd in plaats of tijd, loopt en beweegt normaal en er is ook niets mis met zijn spraak: 'Mens, overdrijf toch niet zo, er is niets aan de hand met me.' U gaat voor patiënt staan en vraagt hem zijn tong uit te steken.

Lichamelijk onderzoek

U ziet de bekende zwelling van de bovenlip en constateert dat de rechtergelaatshelft inderdaad wat afhangt.

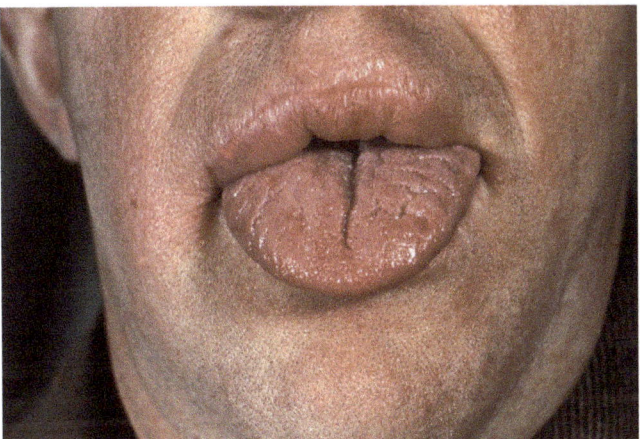

Figuur 70.1

Vragen

1. Wat valt u bij lichamelijk onderzoek nog meer op?
2. Wat is uw diagnose?
3. Als een patiënt met cheilitis granulomatosa vermoeidheid, koorts, diarree en buikpijn krijgt, waar denkt u dan dadelijk aan?
4. Welke oorzaken kent u van een dikke lip?

Antwoorden

1. Het zou u moeten opvallen dat patiënt een lingua plicata (lingua scrotalis) heeft.

2. Deze patiënt heeft met de klassieke trias van cheilitis granulomatosa, lingua plicata en parese van de nervus facialis het SYNDROOM VAN MELKERSSON-ROSENTHAL. De cheilitis granulomatosa wordt beschouwd als de monosymptomatische variant daarvan. Eerst zijn er aanvallen van zwelling van de lip of lippen (bovenlip vaker dan de onderlip), die na enkele uren tot 2 dagen vanzelf weer verdwijnt. Tijdens de aanvallen kunnen de patiënten zich wat ziek voelen met koorts en hoofdpijn. Later wordt de zwelling, die vaak asymmetrisch is, permanent, neemt geleidelijk in omvang toe en voelt aan als rubber. In ongeveer de helft van de gevallen is er (milde) gelokaliseerde lymfadenopathie. Ook de wangen en – minder vaak – het voorhoofd en de oogleden kunnen in het proces betrokken zijn. De aandoening begint meestal op jonge leeftijd en komt even vaak bij vrouwen als bij mannen voor. De oorzaak is onbekend, mogelijk is er een genetische predispositie en soms zou allergie voor voedingsmiddelen of -additiva zoals smaakstoffen een rol spelen.
In 20-40% van de gevallen hebben de patiënten een lingua scrotalis en 30% zal een enkel- of dubbelzijdige parese/paralyse van de nervus facialis ontwikkelen, zodat de diagnose Melkersson-Rosenthal gesteld kan worden.

3. U zou moeten denken aan een granulomateuze ziekte van de darmen en wel de ziekte van Crohn.
Orale afwijkingen bij de ziekte van Crohn zijn zeldzaam (<1%), maar cheilitis granulomatosa kan samenhangen met subklinische ziekte van Crohn en in een aantal gevallen wordt de ileitis regionalis enkele jaren na het ontstaan van de cheilitis granulomatosa manifest.

4 De term macrocheilie wordt gebruikt voor acute of chronische verdikking van een of beide lippen. Mogelijke oorzaken voor een *acute* macrocheilie zijn trauma, infecties (streptokokken, herpes simplex), angio-oedeem (Quincke-oedeem), erythema multiforme, acute actinische cheilitis (verbranding van de onderlip door de zon) en andere vormen van cheilitis zoals allergisch contacteczeem.
Tot de mogelijke oorzaken van *chronische* macrocheilie behoren:
congenitale afwijkingen: familiaire idiopathische macrocheilie, dubbele lip, hemangioom, lymfangioom;
infecties: recidiverende herpes simplex virus infecties, recidiverende erysipelas (eventueel in combinatie met een ontwikkelingsstoornis van het lymfestelsel), tuberculose, lepra, syfilis, leishmaniasis;
tumoren: plaveiselcelcarcinoom met lymfevataantasting, neurofibroom (met name bij neurofibromatose type I), lymfoom, sarcoom;
aandoeningen met granulomateuze ontstekingen: cheilitis granulomatosa, sarcoïdose, ziekte van Crohn, lepra, tuberculose, orofaciale granulomatose (verzamelnaam voor niet-infectieuze, niet-necrotiserende granulomateuze aandoeningen van de lippen, het gelaat en de mondholte);
overige oorzaken: posttraumatisch (bijvoorbeeld georganiseerde trombus), cheilitis glandularis (chronische ontsteking van de speekselklieren van de lippen).

71

Anamnese
Een man van 62 jaar is bekend met diabetes mellitus. Hij heeft sinds enkele weken 'pukkeltjes' ontwikkeld op diverse plaatsen van het lichaam, waaronder de achterzijde van de bovenbenen.

Lichamelijk onderzoek
U ziet een groot aantal gladde papeltjes, maximaal 4 mm groot, huidkleurig of geel, sommigen wat roder. Enkele zijn licht ontstoken.

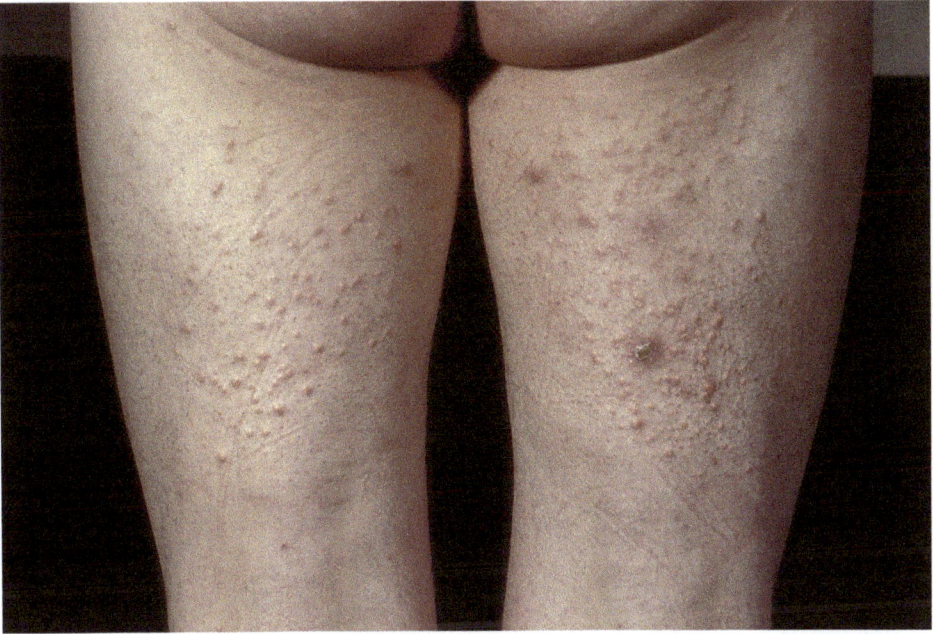

Afbeelding 71.1

Vragen
1. Welke diagnose stelt u?
2. Hoe ontstaat deze aandoening, welke risicofactoren kent u?
3. Vraagt u laboratoriumonderzoek aan?
4. Is er een relatie met de diabetes mellitus?
5. Er zijn van deze huidafwijking ook nog andere vormen. Kent u er enkele?

Antwoorden

1. U stelt de diagnose ERUPTIEVE XANTHOMEN. Deze aandoening wordt gekenmerkt door het 'eruptief' optreden van erythemateuze en gele papels met een diameter van 1-4 mm, meestal gelokaliseerd op de strekzijden van de ledematen, billen en handen (figuur 71.2). In het begin van hun ontwikkeling kunnen individuele laesies een inflammatoire halo hebben, gevoelig zijn en jeuken.

2. Bij eruptieve xanthomen worden lipiden afgezet in de reticulaire dermis, zowel intra- als extracellulair. Het karakteristieke histopathologische kenmerk van (alle vormen van) xanthomen is de aanwezigheid van schuimcellen (foam cells), macrofagen met vet in hun cytoplasma. De stapeling van lipiden is het gevolg van primaire of secundaire hypertriglyceridemie. In de Fredericksonclassificatie van hyperlipidemieën komt hypertriglyceridemie voor bij type I (verhoogd chylomicrongehalte), type IV (verhoogde VLDL [very-low-density lipoproteïne]) en type V (verhoogd chylomicrongehalte en verhoogde VLDL).
Bepaalde omgevingsfactoren en ziekten kunnen genetische defecten van het triglyceridenmetabolisme versterken, leidend tot verergering van de hypertriglyceridemie en eventueel het ontstaan van eruptieve xanthomen. Hiertoe behoren obesitas, inname van hoogcalorisch voedsel, diabetes mellitus, alcoholabusus, oestrogeensuppletie en behandeling met retinoïden (acitretine, isotretinoïne en bexaroteen) of de antiretrovirale middelen lopinavir en ritonavir.

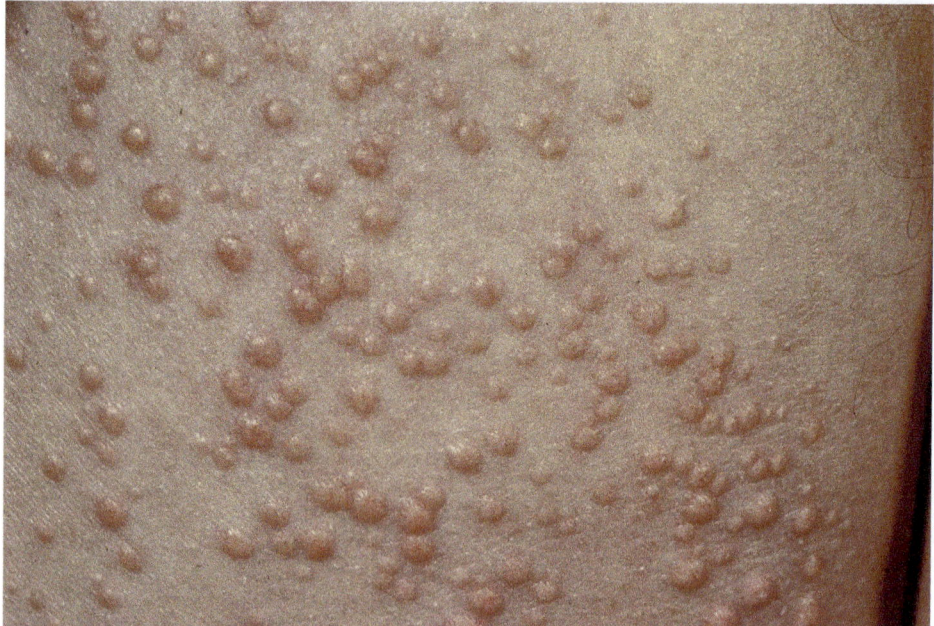

Figuur 71.2
Xanthomata eruptiva: eruptief optredende erythemateuze of gelige papels, 1-4 mm groot.

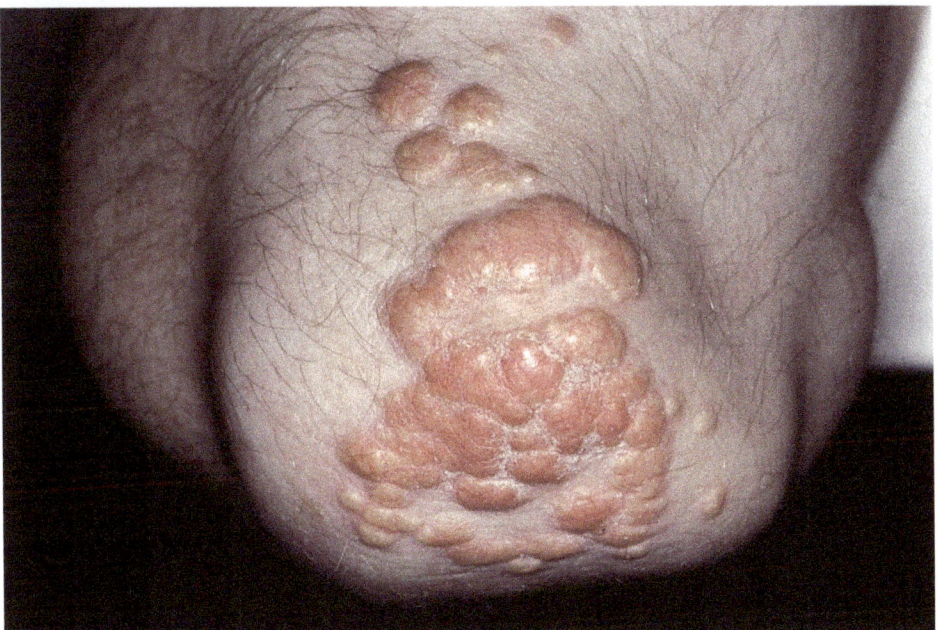

Figuur 71.3
Xanthomata tuberosa op de elleboog.

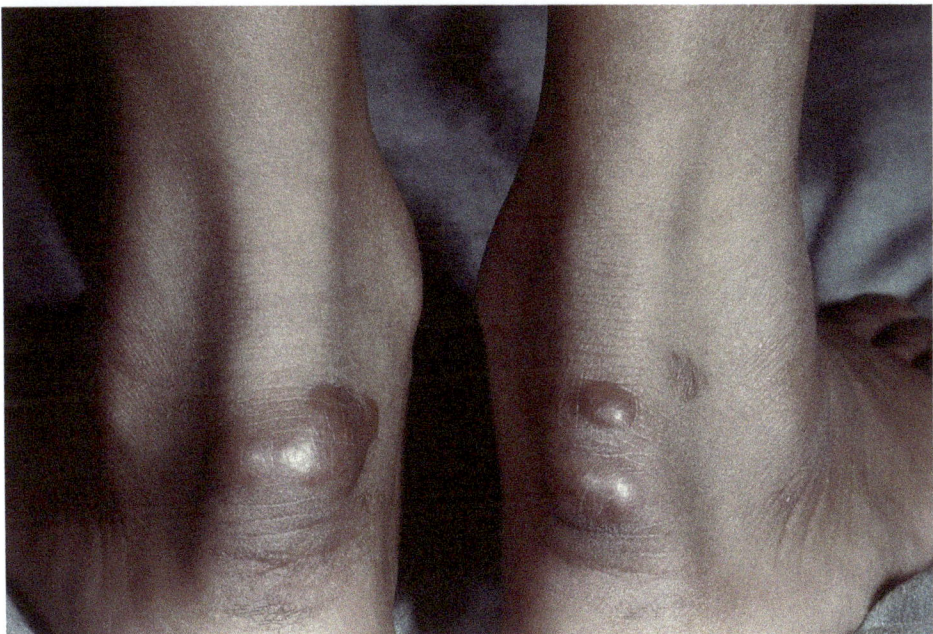

Figuur 71.4
Xanthomata tendinea. Door de ligging in de peesschede en doordat de overliggende huid normaal is, ontbreekt de gelige kleur van de andere xanthomen.

3. U vraagt uiteraard een volledig vetsprectrum aan.

4. Er kan zeker een relatie met diabetes mellitus zijn. Bij Fredrickson type IV reageert de lever van de patiënt met endogene familiaire hypertriglyceridemie door een genetisch defect abnormaal op koolhydraten uit de voeding en op insuline, waardoor er in de lever te veel VLDL (very low-density lipoproteïne) wordt aangemaakt. Diabetes mellitus veroorzaakt een secundaire lipoproteïnelipasedeficiëntie. Door dit tweede defect erbij kan het lipoproteïnelipasesysteem verzadigd raken. Hierdoor worden vetten in de voeding niet meer adequaat verwerkt, waardoor het chylomicrongehalte zal stijgen.

5. Andere vormen van xanthomen zijn xanthomata tuberosa, xanthomata tendinea, xanthomata plana en uiteraard de frequent voorkomende xanthelasmata rond de ogen. *Xanthomata tuberosa* zijn vooral gelokaliseerd op de knieën en ellebogen en kunnen langzaam groeien tot wel 3 cm in diameter (figuur 71.3). Deze afwijking komt voor bij patiënten met hypercholesterolemie zoals bij familiaire hypercholesterolemie (Fredrickson type II) en dysbetalipoproteïnemie (Fredrickson type III). *Xanthomata tendinea* zijn vastaanvoelende, gladde, nodulaire deposities van lipiden in de schacht van de Achillespees of de strekpezen van de handen, knieën of ellebogen. De overliggende huid is normaal (figuur 71.4). Aan de tendineuze xanthomen kunnen diverse afwijkingen van het lipidenmetabolisme ten grondslag liggen, meest frequent familiaire hypercholesterolemie. *Vlakke xanthomen* (xanthomata plana) zijn gele of oranje maculae of lichtverheven plaques, die overal gelokaliseerd kunnen zijn, onder meer in de plooien (knieholte, tussen de vingers) en in de huidlijnen van de handpalmen (xanthoma striatum palmare). Ze kunnen gelokaliseerd of gegeneraliseerd zijn. Er kunnen diverse vetstofwisselingsstoornissen aan ten grondslag liggen; ook cholestase kan vlakke xanthomen veroorzaken. Bij de *gegeneraliseerde* vlakke xanthomen zijn er grote xanthomateuze plaques op het gezicht, in de hals, op de thorax en in de handpalmen (figuur 71.5). Veel van deze patiënten (niet bij de 'gewone' vlakke xanthomen) ontwikkelen een monoklonale gammopathie geassocieerd met een myeloom, macroglobulinemie of een lymfoom. Bij *xanthelasmata*, vlakke xanthomen van de oogleden, is slechts bij ongeveer de helft van de patiënten een verhoogd vetgehalte in het bloed aantoonbaar.

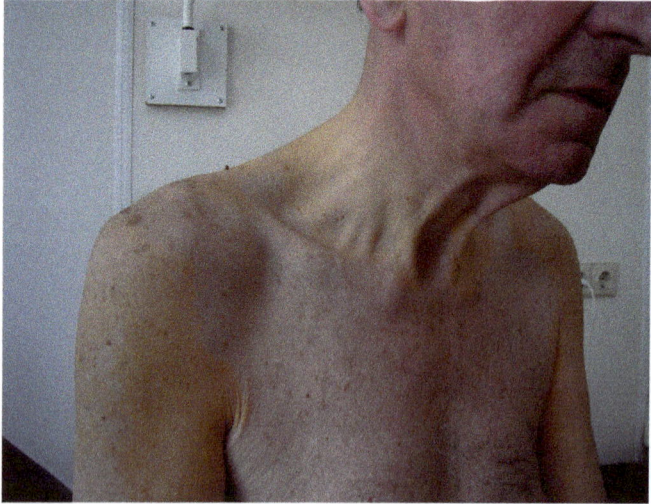

Figuur 71.5
Gegeneraliseerde vlakke xanthomen bij een patiënt met multipel myeloom.

72

Anamnese
Een vrouw van 19 jaar vertelt afwijkingen op het gezicht te hebben, die zodanig jeuken dat ze die wel *moet* openkrabben, waarna de jeuk verdwenen is.

Lichamelijk onderzoek
U ziet op de wangen, de kin en het voorhoofd een aantal erosies en crusteuze laesies, die u direct als veroorzaakt door krabben herkent. Er zijn gehypopigmenteerde littekentjes, soms het hyperpigmentatie rondom. De huid is vet, met soms wijde poriën, en er zijn enkele kleine pusteltjes en comedonen zichtbaar. De mooie beschrijvende Franse diagnose 'acné excoriée des jeunes filles' komt in uw gedachten bovendrijven.

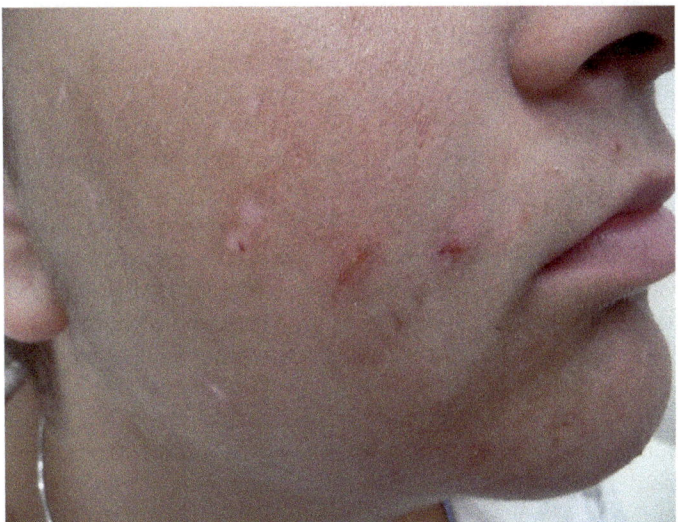

Afbeelding 72.1

Vragen
Individuen met acné excoriée des jeunes filles zijn – nomen est omen - meestal jonge vrouwen. Zij hebben slechts een minimale acne; hun probleem is eerder psychologisch / psychiatrisch dan dermatologisch.

1. Wat zijn twee in de psychiatrie gebruikte namen voor de aandoening, waarvan de acné excoriée deel uitmaakt?
2. Wat zijn de diagnostische criteria daar voor?
3. Welke zijn de kenmerken van deze aandoening?
4. Welke psychologische/psychiatrische comorbiditeit wordt vaak gezien?
5. Is hier sprake van een dermatitis artefacta?
6. Wat is uw beleid bij deze patiënte?

Antwoorden

1. In de psychiatrie worden de namen PSYCHOGENE EXCORIATIES en SKIN-PICKING gebruikt. Deze aandoening wordt beschouwd als een impulscontrolestoornis. Bij ongeveer 40% van de patiënten zijn de klachten ontstaan ten tijde van een dermatologische aandoening, zoals acne. Deze personen maken echter ook gezonde huid kapot en stoppen vaak niet wanneer de huid begint te bloeden of als zij pijn krijgen. Dit wijst erop dat er waarschijnlijk geen sprake is van een complicatie van een dermatologische aandoening.

2. Skin-picking is niet opgenomen in de DSM-IV (Diagnostic and statistical manual of mental disorders, 4de druk) noch in de ICD-10 (International classification of diseases) en is dus geen officiële diagnose met algemeen erkende criteria. Vaak worden de volgende criteria gebruikt: de skin-picking moet minstens zes maanden aanwezig zijn en moet leiden tot waarneembare huidbeschadigingen en tot duidelijk emotioneel lijden of beperkingen in het functioneren. Andere diagnostische criteria zijn een toenemende spanning voorafgaand aan de skin-picking of, wanneer de skin-picking wordt uitgesteld: plezier, bevrediging of opluchting tijdens het gedrag, welk gedrag niet is toe te schrijven aan een andere psychiatrische aandoening (parasietenwaan, dementie, mentale achteruitgang) of aan een lichamelijke aandoening (dermatologische, jeuk veroorzakende aandoeningen).

3. Skin-picking wordt gekenmerkt door het voortdurend krabben, peuteren, uitdrukken of uitknijpen van de gezonde huid of een kleine afwijking aan de huid, vooral in het gezicht. De kleinste pukkel moet worden opengemaakt of uitgedrukt, met de vingers, met naalden of tandenstokers. Het repetitieve gedrag wordt voorafgegaan door een toenemende spanning en wordt gevolgd door een gevoel van verlichting. De meeste onderzoeken beschrijven dat de ontstaansleeftijd van skin-picking tussen de 30 en 45 jaar ligt, maar in één studie was de gemiddelde leeftijd 15. Het merendeel van de patiënten is vrouw en gemiddeld een derde van hen is alleenstaand.

4. Patiënten met skin-picking hebben vaak ook psychologische/psychiatrische stoornissen zoals body dysmorphic disorder, obsessief-compulsieve stoornis, stemmingsstoornis en angststoornissen. Bij 12% komen suïcidale ideeën voor en 61% heeft ook last van nagelbijten. De meest voorkomende persoonlijkheidsstoornis is de borderline persoonlijkheidsstoornis.

5. Neen. Patiënten met skin-picking geven toe dat ze zelf de verwondingen hebben veroorzaakt. Patiënten met dermatitis artefacta presenteren door henzelf veroorzaakte huidlaesies als echte huidafwijkingen en ontkennen (heftig), wanneer ze daarmee geconfronteerd worden.

6 In de dermatologische literatuur wordt aanbevolen om de acne (agressief) te behandelen, waarbij wel wordt aangetekend, dat de aandoening zonder psychologische of psychiatrische begeleiding niet zal genezen. Als deze patiënte aangeeft dat het vooral pukkels van acne zijn die ze moet openkrabben en/of dat ze zich aan haar acne stoort, dan ligt behandeling daarvan voor de hand. Uiteraard zult u een psychologische / psychiatrische anamnese afnemen. De medicamenteuze behandeling van skin-picking kan bestaan uit specifieke serotonineheropnameremmers zoals fluoxetine. Ook reageren sommige patiënten goed op gedragstherapie ('habit reversal').

73

Anamnese
Het is na een lange winter enkele dagen mooi zonnig voorjaarsweer geweest en iedereen is opgewekt. Behalve de patiënte die tegenover u zit. 'Kon ik voor het eerst weer eens lekker op een terrasje zitten in mijn mooie zomerjurkje, dokter, en krijg ik die verdraaide uitslag weer.' Ze blijkt vorig jaar voor het eerst 'zonneallergie' gehad te hebben. In de loop van de zomer werd het vanzelf wat beter (d.w.z. ze kon beter tegen de zon), tot nu...

Lichamelijk onderzoek
U ziet op de aan zonlicht blootgestelde delen van de armen (links meer dan rechts, de zon kwam van links) en het coeur een eruptie van min of meer gegroepeerde erythemateuze papels. Op de linkerschouder zijn deze tot een grote plaque samengevloeid.

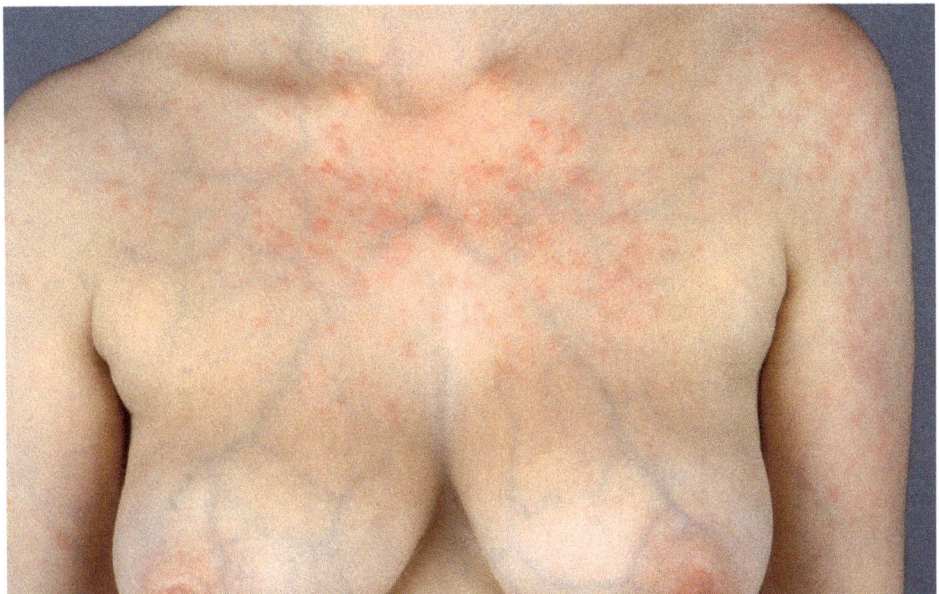

Afbeelding 73.1

Vragen
1. Wat is uw waarschijnlijkheidsdiagnose?
2. Welke adviezen geeft u aan patiënte?
3. Kent u nog andere verworven fotodermatosen?
4. Welke geneesmiddelen kunnen in combinatie met zonlicht een exantheem veroorzaken?
5. Kan men op grond van het klinisch beeld onderscheid maken tussen een fototoxisch en een fotoallergisch geneesmiddelexantheem.
6. Kent u huidziekten die onder invloed van zonlicht kunnen verergeren?

Antwoorden

1. U zult direct denken aan verreweg de meest voorkomende fotodermatose, de CHRONISCH POLYMORFE LICHTDERMATOSE (CPLD). Deze vorm van 'zonneallergie' kan zowel door UVB-straling (zon, hoogtezon) als UVA-straling (zon, zonnebank) geprovoceerd worden. De oorzaak is waarschijnlijk een overgevoeligheidsreactie (type IV volgens Gell en Coombs, net als allergisch contacteczeem) op endogene cutane fotoantigenen. Deze fotoantigenen zouden ontstaan doordat de normaal door zonlicht veroorzaakte immunosuppressie door genetische factoren verminderd is.

CPLD ontstaat meestal in het voorjaar of zomer na expositie aan zonlicht. Bij sommige patiënten is enkele minuten daarvan voldoende, bij anderen is dat uren. Bijna iedereen krijgt jeuk, soms al na enkele minuten, de uitslag volgt na enkele minuten tot uren. De voorkeurslokalisaties voor CPLD zijn de neusrug, de wangen, voorzijde van de kin, zijkanten van de hals, de nek, borst, handruggen, dorsolaterale delen van de armen, voor- en achterzijde van de benen en de voetruggen. De verdeling van het exantheem verschilt tussen individuen maar is bij de individuele patiënt meestal constant. De meest voorkomende efflorescenties bij CPLD zijn kleinere of grotere erythemateuze of huidkleurige papels, veelal in groepjes, die kunnen samenvloeien tot onregelmatige plaques. Ook komen vesikels en papulovesikels voor en – minder frequent – blaren of (gegeneraliseerd) oedeem, het meest uitgesproken op het gezicht (figuur 73.2). Bij uitgebreide erupties kan de patiënt ziek zijn met algehele malaise, hoofdpijn, koorts, koude rillingen en misselijkheid.

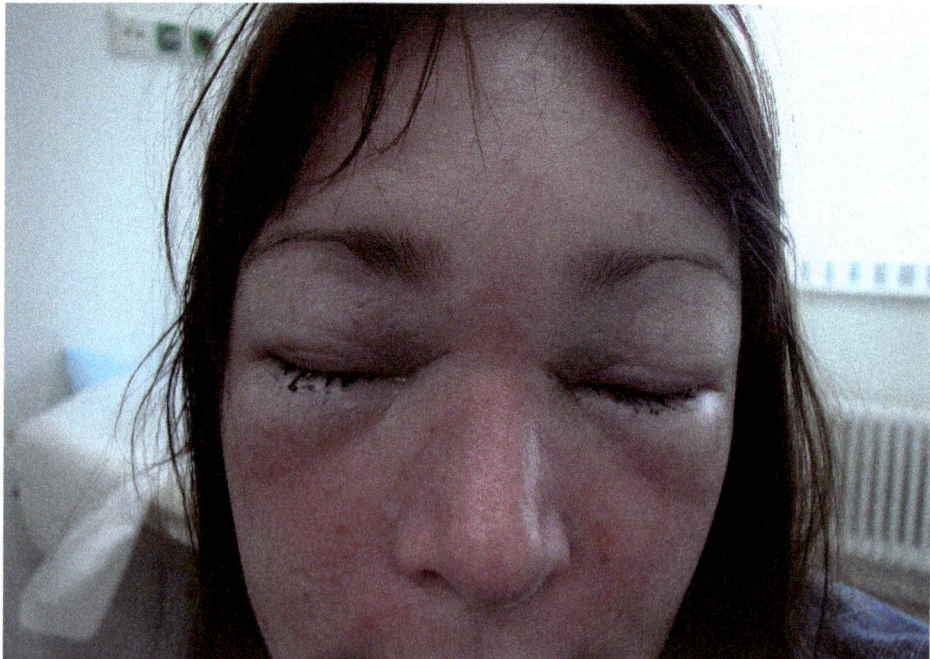

Figuur 73.2
CPLD met erytheem en zeer fors oedeem van het gezicht.

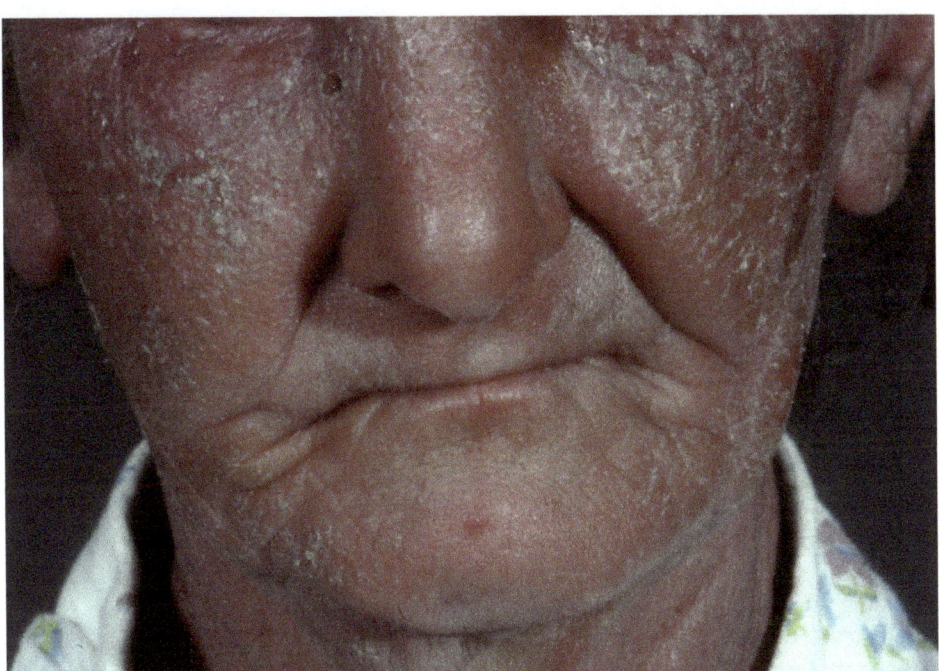

Figuur 73.3
Chronische actinische dermatitis met gelichenificeerd en geïnfiltreerd eczeem.

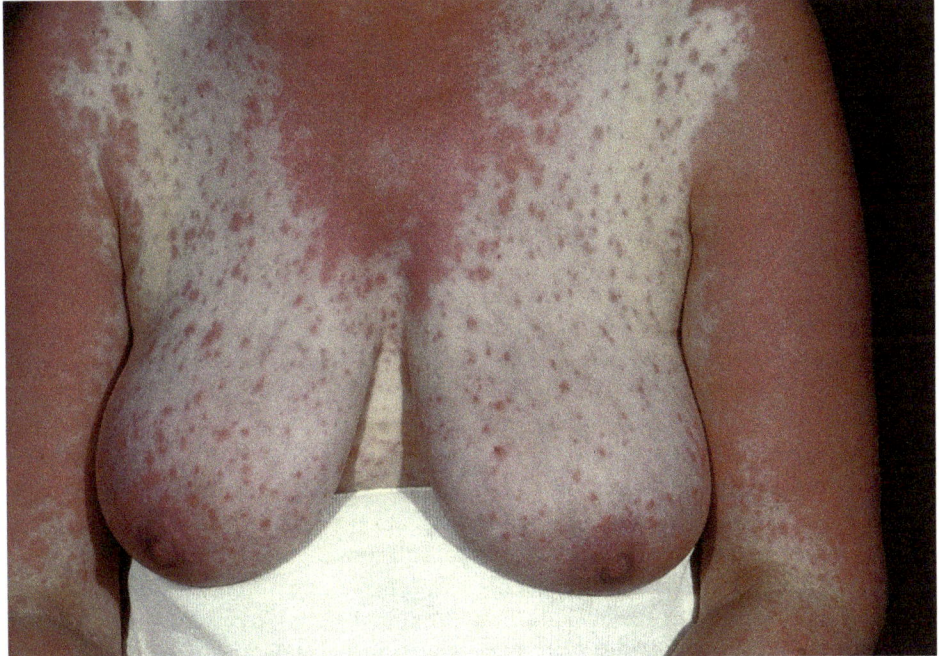

Figuur 73.4
Fotoallergisch geneesmiddelexantheem: fotodistributie met strooi-effecten naar niet-geëxponeerde huid.

Het exantheem verdwijnt na uren tot enkele dagen, maar soms duurt het – vooral bij herhaalde bestraling door de zon – weken. In de loop van de zomer treedt door gewenning vaak geleidelijk verbetering op. CPLD is voor sommigen een levenslange kwelling, maar zal meestal in de loop van de jaren geleidelijk verbeteren of geheel verdwijnen.

2. U adviseert patiënte om ultraviolet licht van de zon (en zonnebank) zoveel mogelijk te vermijden en beschermende kleding te dragen (mooie zomerjurkje in de kast). Tevens dienen breedspectrum antizonnebrandmiddelen te worden aangebracht. Een korte kuur met prednisolon (beginnen met 25-30 mg en snel afbouwen) geeft vaak een snelle verbetering, lokale corticosteroïden zijn echter veel minder effectief. Patiënten met ernstige CPLD of langjarig recidiverende klachten kunnen naar de dermatoloog verwezen worden voor profylactische bestraling met UVB, 2-3x per week gedurende 4-6 weken. Hierna is de huid vaak 'gehard' tegen invloed van UV-licht, althans tijdelijk.

3. Andere verworven fotodermatosen – alle zeldzaam – zijn actinische prurigo, hydroa vacciniforme, urticaria solaris en chronische actinische dermatitis. Hydroa vacciniforme komt vooral bij kinderen voor en geeft aanleiding tot lelijke littekens. Urticaria solaris is vaak gemakkelijk te diagnosticeren: binnen 5-10 minuten na expositie aan zonlicht ontstaat op de blootgestelde huid een urticariële zwelling die binnen 1-2 uur weer is verdwenen. Chronische actinische dermatitis komt vooral bij oudere mannen voor die veel buiten zijn. Vaak hebben zij tevens (foto)allergisch contacteczeem voor allergenen die de huid via de lucht (aërogeen) bereiken zoals planten (vooral van de composietenfamilie) of parfumgrondstoffen, of voor bestanddelen van zonnebrandmiddelen. Chronische actinische dermatitis presenteert zich als geëxcorieerd, geïnfiltreerd en gelichenificeerd eczeem en bevindt zich vooral op de handen, onderarmen en gelaat (figuur 73.3).

4. Medicijnen die regelmatig aanleiding geven tot een lichtgevoelig geneesmiddelexantheem zijn de tetracyclines, amiodaron, diuretica (thiazides, furosemide), fenothiazinen, NSAID's, fluorchinolonen (ciprofloxacine, norfloxacine) en sulfonamiden.

5. Een fototoxische reactie is te vergelijken met zonnebrand. Het geneesmiddel maakt de huid gevoeliger voor de normale effecten van de zon. Hierdoor ontstaat een verbrandingsreactie met erytheem, oedeem en eventueel blaasjes of blaren, die strikt beperkt is tot de aan zonlicht blootgestelde delen van de huid. Bij een fotoallergische reactie is er weliswaar de bekende fotodistributie, maar er zijn ook laesies op delen van de huid die bedekt geweest zijn. Net als een allergisch contacteczeem heeft een fotoallergisch geneesmiddelexantheem namelijk de neiging tot 'strooien' (figuur 73.4).

6. Bekende voorbeelden van huidziekten die onder invloed van zonlicht kunnen verergeren zijn lupus erythematodes, zowel de cutane variant (chronisch discoïde lupus erythematodes) als de SLE (met het vlindervormig exantheem in het gelaat: 'butterfly rash'), rosacea, herpes simplex en erythema multiforme. Ook constitutioneel eczeem en acne kunnen verergeren door zonlicht, vooral wanneer het warm en zweterig weer is. Een subgroep van patiënten met psoriasis, een aandoening die doorgaans juist sterk verbetert onder invloed van de zon, reageert averechts op ultraviolette stralen, vooral oudere mensen met een licht huidtype.

Polman TAL, Eekhof JAH, Knuistingh Neven A. Zonneallergie. Huisarts Wet. 2004;47(5):242-5.

Anamnese

Een 32-jarige vrouw heeft al maandenlang een afwijking onder de nagel van de rechterpink, die zeer pijnlijk is bij druk en stoten, maar ook bij overgang van warmte naar kou. De pijn zou tot in haar schouder doortrekken.

Lichamelijk onderzoek

Bij onderzoek ziet u een rode afwijking onder de nagel van digitus V rechts. De nagel wordt omhooggedrukt tot een opstaande richel en naar perifeer toe splijt de nagel. U wilt er op drukken om te zien of de kleur verdwijnt, maar patiënte trekt schielijk haar hand terug: 'Liever niet, dokter, dat is me veel te pijnlijk.' U denkt in eerste instantie aan het olievlekfenomeen bij psoriasis, maar daarvoor is de afwijking veel te pijnlijk.

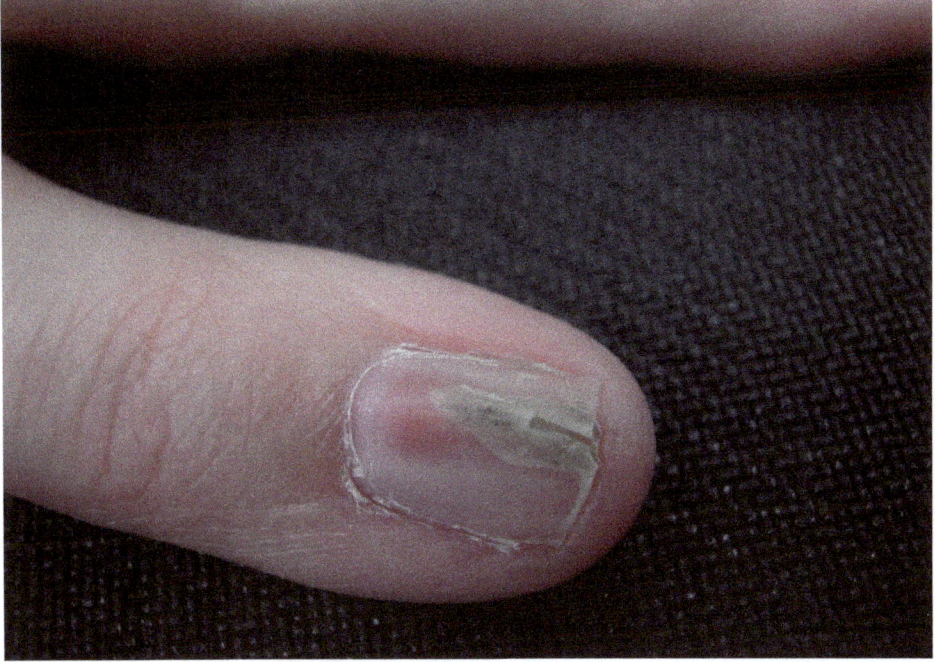

Afbeelding 74.1

Vragen

1. Kent u de naam van deze – inderdaad zeer pijnlijke – afwijking en weet u uit welke weefselcomponenten zij bestaat?
2. Kent u een andere benigne tumor, die ook drukpijnlijk is en die uitgaat van gladde spiercellen van m. arrector pili van de haarfollikel?

Antwoorden

1. Hier is sprake van een GLOMUSTUMOR. Deze benigne maar pijnlijke tumor bestaat uit bloedvaten, glad spierweefsel en glomuscellen. Glomuscellen zijn op gladde spiercellen lijkende cellen die aanwezig zijn in glomuslichaampjes, structuren in de reticulaire dermis die waarschijnlijk als temperatuurreceptoren dienen. Het zijn roze of blauwrode noduli, in driekwart van de gevallen gelokaliseerd aan de vingers (figuur 74.2) en onder de nagels, waar de glomustumor zich manifesteert als een klein roodblauwig of blauwig vlekje dat niet verdwijnt bij druk. In ongeveer de helft van de gevallen zijn er milde nagelveranderingen zoals bij deze patiënte: richelvorming en nagelsplijting. Veel patiënten hebben eerder een trauma gehad op de plaats van de afwijking.

De glomustumor, vooral de subunguale, wordt gekenmerkt door intense, vaak pulserende pijn die spontaan kan optreden of geprovoceerd wordt door druk, stoten of temperatuurdaling en kan uitstralen naar de schouder. De pijn verdwijnt wanneer een tourniquet wordt aangebracht aan de basis van de vinger of een bloeddrukmanchet om de arm tot 300 mm Hg wordt opgepompt. Behandeling is chirurgisch.

Glomustumoren kunnen ook multipel voorkomen. Dan zijn ze vaak groter en donkerblauw. Deze tumoren worden meestal niet herkend en worden aangezien voor hemangiomen, omdat de karakteristieke pijn van de solitaire glomustumor doorgaans afwezig is. Deze variant komt vooral bij kinderen ouder dan 7 jaar voor.

2. We doelen hier op leiomyomen (casus 62).

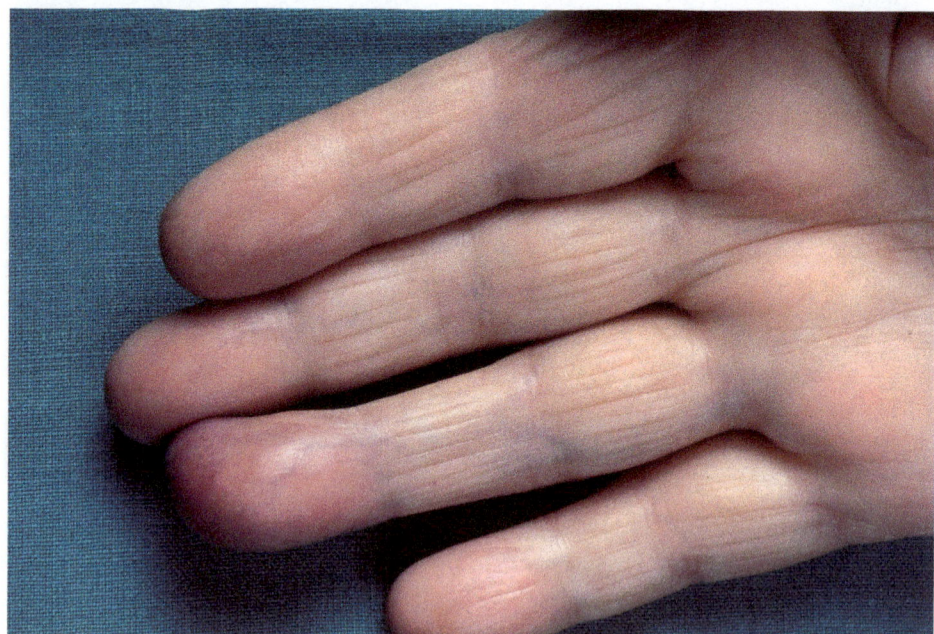

Figuur 74.2
Glomustumor: zeer pijnlijke blauwrode zwelling van de vingertop van digitus IV.

75

Anamnese

Een vrouw van 23 jaar, die net in uw praktijk gekomen is en van wie u geen medische gegevens hebt, heeft al jaren 'pukkeltjes' in het gezicht. Zij vertelt dat dit ook in haar familie voorkomt. Het is volgens patiënte 'een of ander syndroom dat te maken heeft met vallende ziekte'. Ze heeft gehoord dat deze pukkeltjes tegenwoordig weggehaald kunnen worden.

Lichamelijk onderzoek

U ziet op het centrale deel van het gelaat een groot aantal huidkleurige en rode papeltjes, in grootte variërend van 1-3 mm.

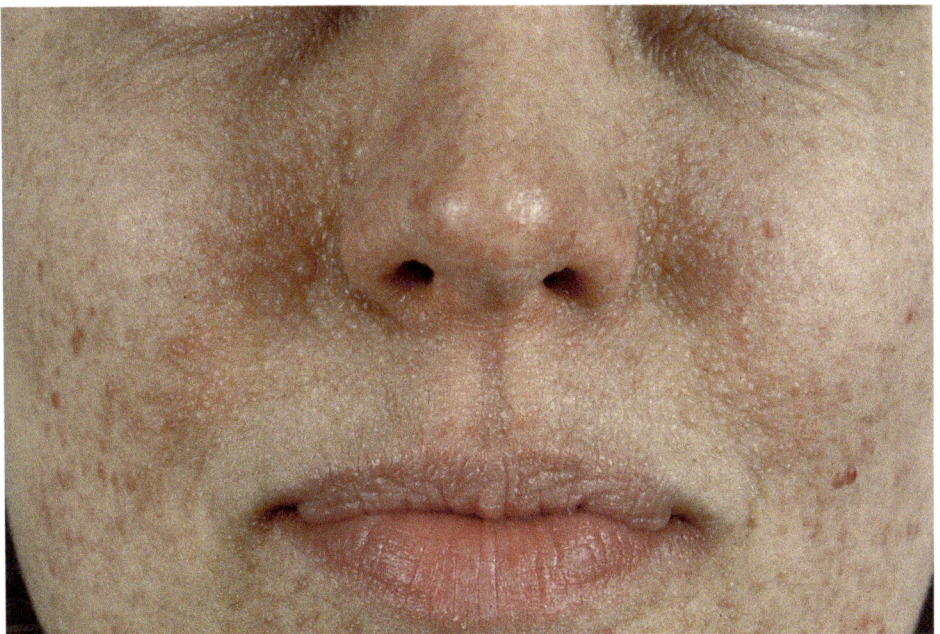

Afbeelding 75.1

Vragen

1. Kent u de naam van dit syndroom met deze kenmerkende afwijkingen op het gezicht en inderdaad ook epilepsie?
2. Welke huidafwijkingen denkt u eventueel nog meer bij patiënte aan te kunnen treffen?
3. Welke zijn de meest voorkomende niet-cutane afwijkingen bij deze ziekte?
4. Kunnen de ontsierende pukkeltjes in het gezicht inderdaad behandeld worden?

Antwoorden

1. Deze genetisch bepaalde aandoening heet TUBEREUZE SCLEROSE. Oudere namen zijn de ziekte van Pringle-Bourneville en epiloia. Tegenwoordig wordt vaak de naam TUBEREUZE SCLEROSE COMPLEX gebruikt om te benadrukken dat het een multiorgaanaandoening is met een spectrum van afwijkingen, dat erg gevarieerd is. Problemen kunnen optreden in alle orgaansystemen behalve de dwarsgestreepte spieren door de aanwezigheid van hamartomen. De meest aangedane organen zijn het centraal zenuwstelsel, de huid (en mondholte), de nieren, het hart en de ogen.

Tubereuze sclerose complex (TSC) wordt autosomaal-dominant overgeërfd. De prevalentie is ongeveer 1 op 6.000-10.000 bij de geboorte en geschat wordt dat er in Nederland 1500-2500 patiënten met TSC zijn. In ongeveer 60-70% van de gevallen is er sprake van sporadische patiënten (de eerst aangedane persoon in de familie [nieuwe oftewel *de novo* mutatie]).

2. Huidafwijkingen worden bij 60-70% van de patiënten met het tubereuze sclerose complex gevonden. Vier typen huidlaesies zijn karakteristiek:
a. *Angiofibromen* ontstaan meestal tussen de leeftijd van 3 en 10 jaar, breiden zich uit tijdens de puberteit en blijven daarna constant. Angiofibromen zijn vast aanvoelende, huidkleurige tot roodbruine teleangiëctatische papels of noduli van 1-10 mm groot, die zich vanuit de nasolabiaalplooien uitbreiden tot op de kin en de wangen. Soms zijn ze zeer talrijk en opvallend (figuur 75.2), in andere gevallen zijn er slechts enkele papeltjes naast de kin of de neus die gemakkelijk over het hoofd gezien worden.

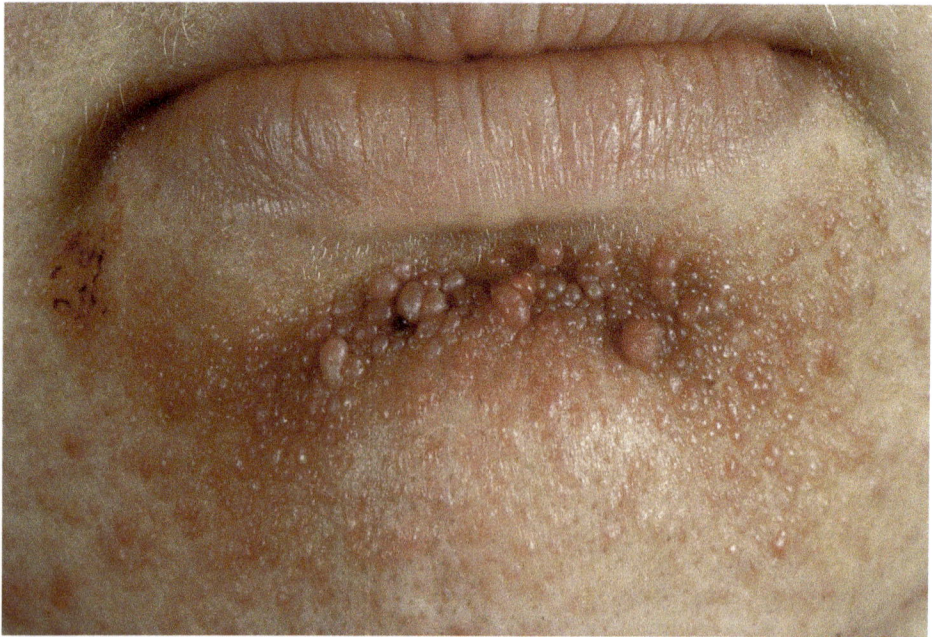

Figuur 75.2
Opvallende angiofibromen onder de mond.

b. *Fibromen rond de nagel* (koenentumoren) ontstaan tijdens of na de puberteit als gladde, stevige, huidkleurige uitgroeisels vanuit de nagelwallen, meestal 5-10 mm in lengte (figuur 75.3).
c. De *'shagreen patch'* is een bindweefselhamartoom, een onregelmatig verdikte, iets verheven, zachte, huidkleurige plaque, meestal in het lumbosacrale gebied (figuur 75.4).
d. De vroegst optredende huidafwijkingen bij TSC zijn de *essenbladvormige witte vlekken* (afgerond aan één zijde en gepunt aan de andere zijde) (figuur 75.5). Deze hypomelanotische maculae kunnen subtiel zijn en in kleine aantallen ook fysiologisch voorkomen. Ze worden beter zichtbaar in het donker onder de lamp van Wood (blacklight).

Andere mogelijke huidafwijkingen zijn stevige fibromateuze plaques (vooral op het voorhoofd en het behaarde hoofd), confetti-achtige hypomelanotische vlekken (1-3 mm grote gedepigmenteerde vlekjes vooral op de armen en benen), fibromata pendulantia in de hals en de oksels en poliose (scherp begrensde plaatselijke grijsheid van het hoofdhaar). In de mondholte kunnen gingivafibromen optreden en zijn er soms putjes in het tandglazuur, met name op de vlakken van de (snij)tanden.

3. De meest aangedane organen naast de huid zijn het centraal zenuwstelsel, de nieren, het hart en de ogen.
Verschijnselen van het CZS. Meer dan 90% van de patiënten met TSC heeft met CT-scan en/of MRI detecteerbare hersenafwijkingen. Ongeveer 70% krijgt op enig moment in het leven epilepsie, die veelal begint als zogenaamde 'salaamkrampepilepsie'. Geregeld treden meer of minder autistiforme gedrags- en contactstoornissen op. Alleen bij patiënten met de ernstige (vroege) epilepsie wordt een matige of ernstige verstandelijke ontwikkelingsstoornis gezien; dit geldt voor ongeveer de helft van de symptomatische TSC-patiënten.

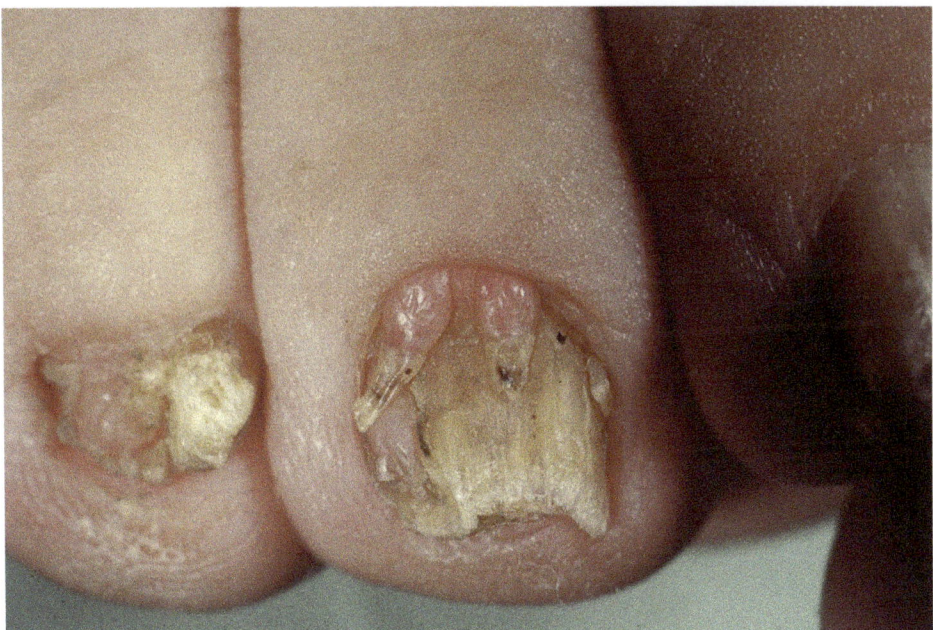

Figuur 75.3
Periunguale fibromen (koenentumoren).

Nierafwijkingen ontstaan na het eerste levensjaar. Zowel multipele niercysten als renale angiomyolipomen komen voor. Bij 40-80% van de volwassen TSC-patiënten zijn nierkenmerken aanwezig, die verantwoordelijk zijn voor aanzienlijke morbiditeit door de kans op retroperitoneale bloedingen.

Congenitale hartafwijkingen. Het vroegste symptoom van TSC is multipel intracardiaal rabdomyoom. In geval van prenataal of congenitaal aangetoonde tumoren in het hart is er bij meer dan de helft van de patiëntjes sprake van TSC.

Oogafwijkingen. Hamartomen van het oog zijn veelal in de perifere retina gelokaliseerd. Gericht onderzoek vereist dus pupilverwijding. Regelmatig komen pigmentafwijkingen van de retina voor en soms gehypopigmenteerde vlekken in de iris. De oogafwijkingen zijn meestal asymptomatisch.

4. De angiofibromen kunnen inderdaad cosmetisch wel wat verbeterd worden met laserbehandeling.

Een zeer uitgebreide, praktische, op de huisarts gerichte folder over het tubereuze sclerose complex is te vinden op de website van de Stichting Tubereuze Sclerosis Nederland (STSN): http://www.stsn.nl/contactblad/VS009612_Tubereuze_6.pdf. http://www.ncbi.nlm.nih.gov/omim/. Mendelian Inheritance in Man (MIM) systeem. 191100, tubereuze sclerose.

Figuur 75.5
Essebladvormige witte vlekken (afgerond aan één zijde en gepunt aan de andere zijde).

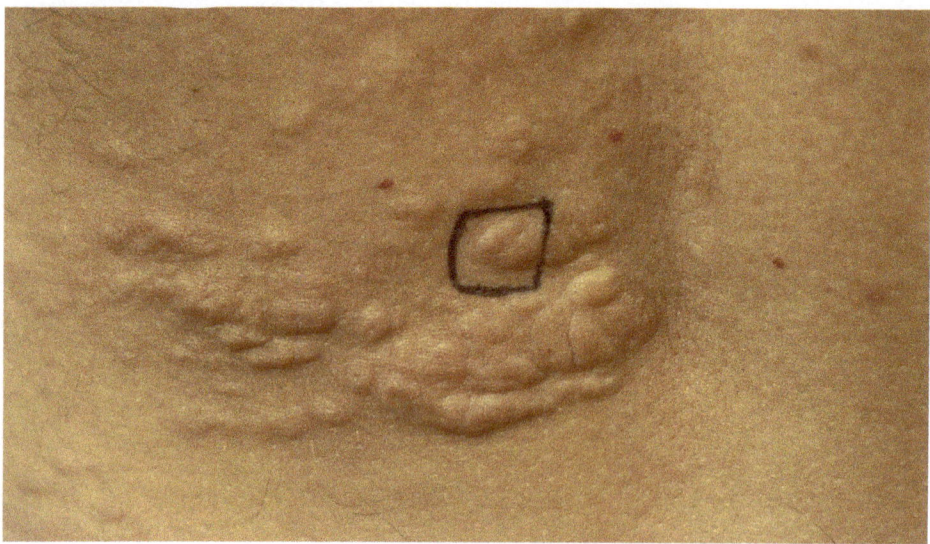

Figuur 75.4
Shagreen skin: karakteristiek voor tubereuze sclerosecomplex.

76

Anamnese
Een 31-jarige vrouw, moeder van twee gezonde met de keizersnede geboren kinderen, bezoekt uw spreekuur vanwege een langzaam groeiende afwijking in de navel die sinds 9 maanden bestaat. Af en toe wordt de zwelling groter en blauwer en is dan pijnlijk bij druk. Dat was vorige week ook weer het geval en toen kwam er wat bloed uit. Patiënte is nu bang dat het kwaadaardig is. Zij is verder gezond.

Lichamelijk onderzoek
U ziet in de navel een 0,5 x 1 cm grote bruine tot blauwige nodulus.

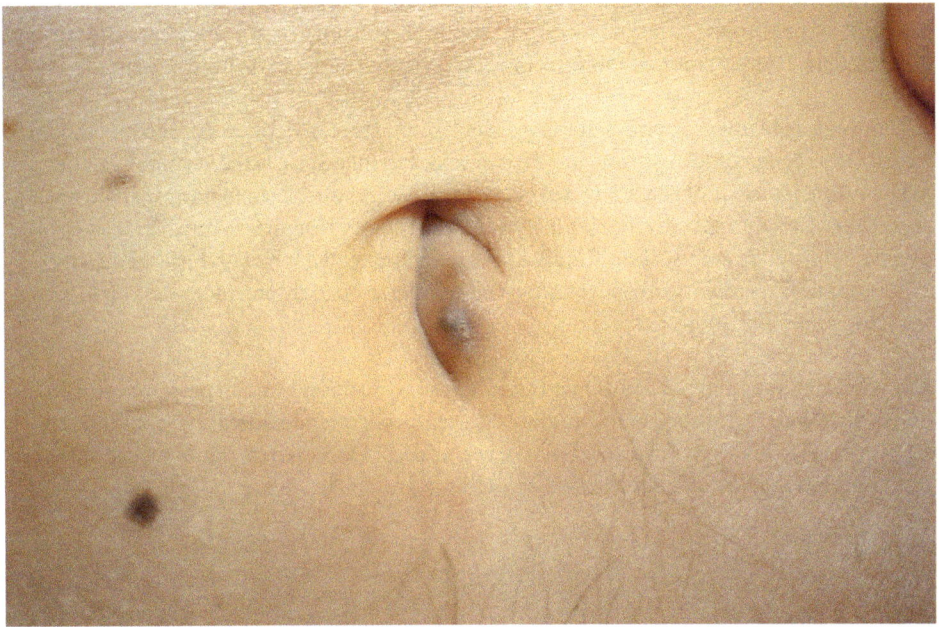

Figuur 76.1

Vragen
1. Wat is hier de 'hamvraag' die u moet stellen?
2. Wat is de waarschijnlijkheidsdiagnose, wanneer uw vraag met ja beantwoord wordt?
3. Op welke andere plaats van de huid manifesteert deze afwijking zich ook vaak?
4. Als deze tumor kwaadaardig zou zijn, aan welke maligniteiten moet u dan denken?
5. Kent u andere (benigne) afwijkingen, die zich met een zwelling in de navel kunnen presenteren?

Antwoorden

1. U vraagt of patiënte vorige week ongesteld was en of dat de keren daarvoor, dat de zwelling groter, blauwer en gevoelig werd, ook het geval was.

2. Wanneer patiënte inderdaad de tijdsrelatie met de menstruatie bevestigt, denkt u dat hier sprake zou kunnen zijn van ENDOMETRIOSE van de huid. Vrouwen met endometriose hebben endometriumweefsel buiten de baarmoeder. Bij ongeveer 0,5-1% van hen zou endometriumweefsel aanwezig zijn in de navel. Hoe het daar terechtkomt is niet bekend, maar men veronderstelt via hematogene of lymfogene verspreiding van endometriumcellen. De patiënte met endometriose van de huid is een vrouw in de vruchtbare leeftijd, meestal moeder van een of meer kinderen. Zij klaagt over een gevoelig knobbeltje dat tijdens de menstruatie groter en gevoeliger wordt en kan bloeden. De behandeling van endometriosis cutis is bij voorkeur chirurgisch.

3. Een andere nog frequentere lokalisatie van endometriose van de huid is in littekens van een buik- of bekkenoperatie zoals een hysterectomie, tubaligatie, keizersnee, episiotomie of laparoscopie. Hierbij komt endometriumweefsel via inoculatie in de huid terecht.

4. Vanwege de blauwig doorschemerende kleur zou u moeten denken aan een melanoom. Daarnaast is een maligne nodulus in de navel vaak een metastase van een tumor van de maag, colon, pancreas of een ander neoplasma in de buikholte. Zo'n metastase in de navel staat bekend als de Sister Mary Joseph Nodule. Sister Mary Joseph was een operatieverpleegkundige in de Mayo Clinic, die als eerste heeft herkend dat een nodulus in de navel (die ze opmerkte tijdens het voorbereiden van de operatiepatiënten) doorgaans op metastasen in de buikholte duidt.

5. Andere aandoeningen die zich met een zwelling in de navel kunnen presenteren zijn onder meer een congenitale malformatie zoals een persisterende ductus omphalomesentericus, navelsteen, naevus naevocellularis, verruca seborrhoica, hemangioom, granuloma teleangiectaticum, keloïd, navelhernia en poliep.

77

Anamnese
Een 43-jarige homoseksuele man, bekend met hiv-infectie, heeft sinds 2 weken een kleine zwelling op de neus. Zijn vriend heeft hem nu geheel gecontroleerd en ook afwijkingen onder de rechtervoetzool ontdekt. Patiënt krijgt HAART-therapie (highly active anti-retroviral therapy), maar u vermoedt dat zijn therapietrouw te wensen overlaat.

Lichamelijk onderzoek
Bij onderzoek ziet u links op de neusvleugel een blauwigbruine halfbolvormige papel met een klein vlekje daarvoor. Onder de rechtervoetzool is er een diepgelegen blauwrode nodulus zichtbaar met daaromheen een aantal kleine blauwrode of bruinrode maculae.

Vragen
1. Aan welke mogelijke diagnose denkt u?
2. Welke vormen kent u van deze aandoening?
3. Wat weet u van het klinisch beeld van deze ziekte?
4. Hoe schat u de prognose in?

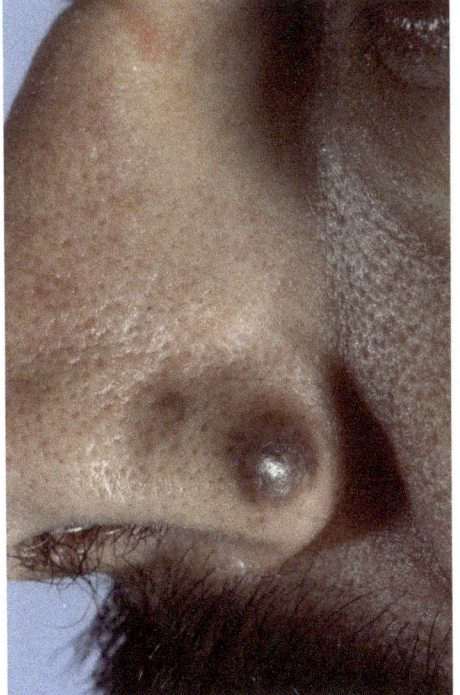

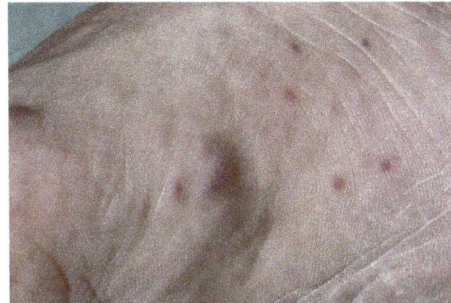

Figuur 77.1   *Figuur 77.2*

Antwoorden

1. U denkt hier aan een maligniteit en wel aan het kaposisarcoom. Dit is een kwaadaardige tumor van de huid en andere organen uitgaande van endotheelcellen van bloedvaten.

2. Er zijn vier subtypen van het kaposisarcoom: de klassieke vorm, endemische vorm, iatrogene vorm en het met hiv-infectie samenhangend kaposisarcoom. Alle vormen van het kaposisarcoom treden vaker op bij mannen. De *klassieke* vorm komt vooral voor bij oudere mannen uit Zuid-Europa of Oost-Europese joden. De *endemische* vorm wordt gezien in de Afrikaanse landen rond de evenaar (vooral Zaïre, Oeganda en Rwanda), doorgaans bij volwassen mannen, maar ook bij kinderen. Het *iatrogene* kaposisarcoom ontstaat bij patiënten die cytostatica of immunosuppressiva hebben gekregen vanwege een orgaantransplantatie of kanker (met name lymfomen). De vorm van het kaposisarcoom die samenhangt met *hiv-infectie* wordt vooral bij homoseksuele mannen gezien, doorgaans in een gevorderd stadium van de infectie.

3. Het kaposisarcoom begint meestal op de ledematen, vooral op de voeten, soms op de handen, incidenteel op de oren of de neus. Het proces wordt gekenmerkt door afwijkingen met aanvankelijk een roze en later een blauwrode, donkerblauwe of paarszwarte kleur (zwart door afzetting van ijzerpigment); soms zijn de afwijkingen meer bruin. Eerst zijn de laesies bijna geheel maculeus, later worden ze papels en noduli. De tumoren groeien tot ze 1-3 cm groot zijn. Het proces zit meestal op verschillende plekken bij elkaar (multifocaal), die aaneen kunnen groeien tot plaques (figuur 77.3) of grote floride tumoren. Sommige afwijkingen verdwijnen vanzelf met achterlaten van gepigmenteerde littekens, terwijl andere

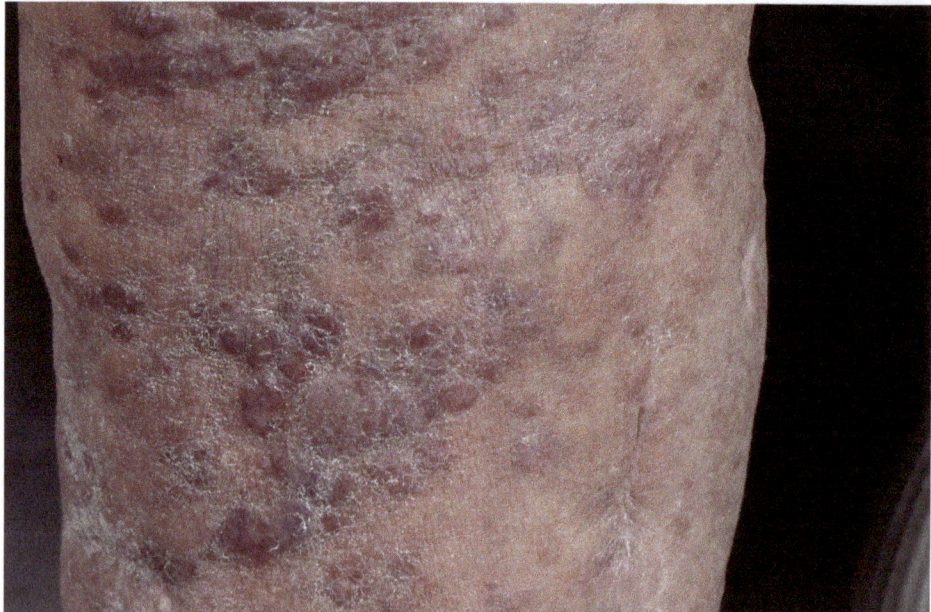

Figuur 77.3
Multipele blauwrode papels die conflueren tot plaques.

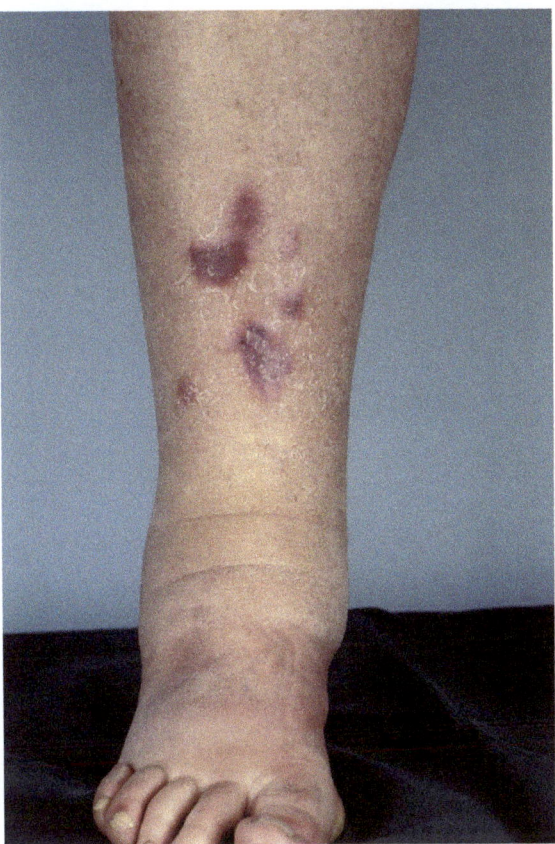

Figuur 77.4
Karakteristieke blauwrode plaques op het onderbeen met lymfoedeem.

erosies vertonen of gaan ulcereren. Lymfoedeem is een bekende complicatie en bij de endemische vorm vaak het presenterend symptoom (figuur 77.4). In het verloop van de ziekte worden lymfeklieren, slijmvliezen en interne organen aangedaan, waaronder de dunne darm en de longen. Bij de aan hiv-infectie gerelateerde vorm kunnen de laesies overal op het lichaam voorkomen en soms explosief groeien tot grote nodi. Het gezicht en de slijmvliezen, waaronder het palatum molle, zijn relatief vaak in het proces betrokken. In het geval van ernstige immunosuppressie zijn de afwijkingen vaak heel subtiel, slechts één of twee op een blauwe plek gelijkende laesies, die op elk deel van het lichaam kunnen ontstaan. De klassieke vorm van het kaposisarcoom verloopt zelden letaal. Wanneer bij de iatrogene vorm de immunosuppressie stopgezet of verminderd wordt, kunnen de laesies vanzelf verdwijnen. In alle andere gevallen is de prognose slecht, zeker bij viscerale aantasting.

Wille J, Waal RIF van der. Diagnose in beeld (381). Een man met pijnlijke, rode vlekken op de voet. Ned Tijdschr Geneeskd. 2008;152:1626-7.
De Groot AC, Toonstra J. Kanker en Huid. Dermato-oncologie voor de huisarts. Houten: Bohn Stafleu van Loghum, 2010 (ISBN 9789031377503).

Anamnese

Een 32-jarige alleenstaande en zichzelf enigszins verwaarlozende man laat u een afwijking zien aan de achterzijde van zijn onderarm. Het is wat pijnlijk. Patiënt kan niet vertellen hoe lang het al bestaat, hoe het begonnen is en of de afwijking zich nog uitbreidt. Hij is bekend met allergie voor penicilline.

Lichamelijk onderzoek

U ziet op de strekzijde van de rechteronderarm een tiental crusteuze laesies omgeven door een fors inflammatoire rand. U kunt met moeite een korst verwijderen, waaronder een ulcus zichtbaar wordt.

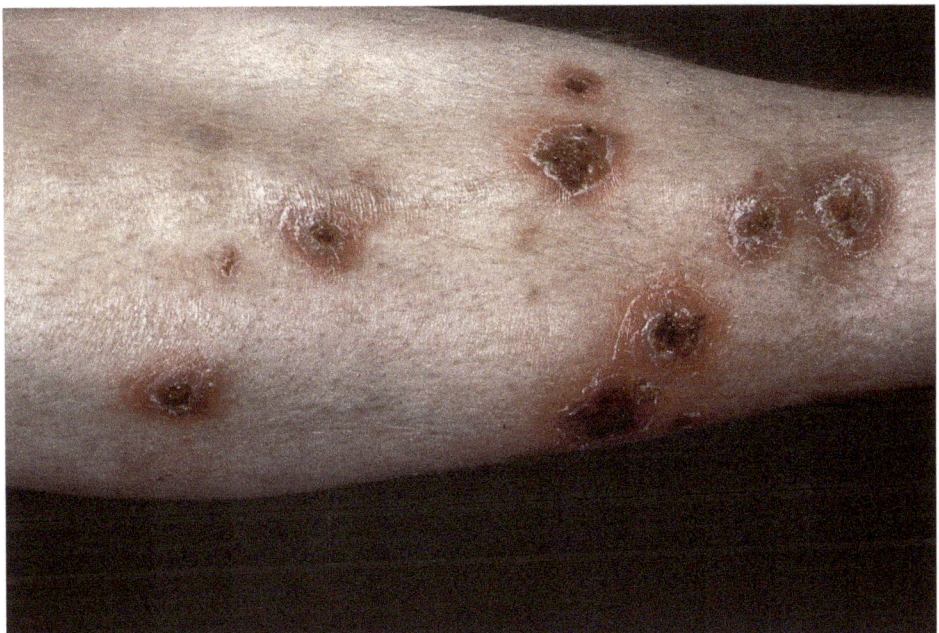

Afbeelding 78.1

Vragen

1. Welke diagnose stelt u?
2. Wat zijn predisponerende factoren voor deze aandoening?
3. Welke behandeling stelt u in?
4. Er is nog een andere huidziekte met dezelfde naam gevolgd door het bijvoeglijk naamwoord 'contagiosum'. Wat is daarvoor een bekendere aanduiding?

Antwoorden

1. U stelt de diagnose ECTHYMA. Dit is een diepe bacteriële infectie van de huid veroorzaakt door streptokokken en/of stafylokokken, meestal in combinatie. Eerst ontstaan blaasjes of vesiculopustels op een erythemateuze ondergrond, die in enkele dagen 0,5-3 cm groot worden en waar al snel een harde korst van ingedroogd hemorragisch exsudaat op komt. De basis van de laesie kan geïndureerd raken en is omgeven door een rode inflammatoire areola. Bij (moeizame) verwijdering van de crusta wordt een onregelmatig purulent ulcus zichtbaar. Er zijn meestal slechts maximaal tien laesies, maar er kunnen ook langdurig nieuwe afwijkingen ontstaan door auto-inoculatie. De voorkeurslokalisaties zijn de billen, dijen en benen. Individuele laesies genezen na enkele weken met achterlaten van littekens.

2. Jonge leeftijd is een risicofactor. Slechte hygiëne en ondervoeding zijn predisponerende factoren, evenals wondjes op de huid. Niet zelden is er sprake van verwaarlozing, vooral ook bij ouderen. Bij mensen met verminderde weerstand zoals bij hiv-infecties, hematologische maligniteiten en gebruik van immunosuppressiva kan een zogeheten ecthyma gangraenosum ontstaan, een ernstige vorm van ecthyma, die gepaard gaat met aanzienlijke necrose (figuur 78.2). Deze afwijking, die vaak gelokaliseerd is in het anogenitale gebied, wordt veroorzaakt door *Pseudomonas aeruginosa* en duidt meestal op een sepsis met deze bacterie.

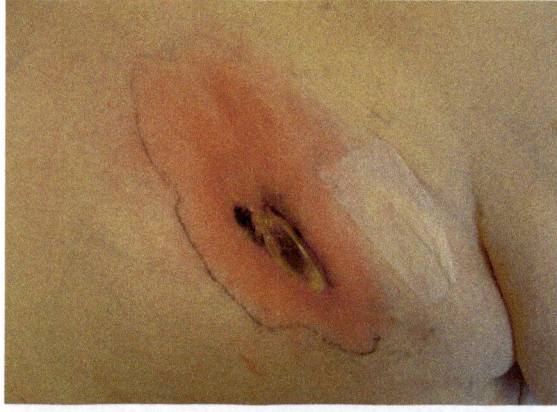

Figuur 78.2
Ecthyma gangraenosum bij een patiënt met leukemie en *Pseudomonas aeruginosa* sepsis.

3. Volgens de NHG-richtlijn Bacteriële huidinfecties zou u moeten behandelenmet flucloxacilline 4dd 500 mg gedurende 10 dagen, ware het niet dat patiënt allergisch is voor penicilline. Daarom schrijft u claritromycine 2dd 500 mg of azitromycine 1dd 500 mg voor gedurende 10 dagen. Uiteraard benadrukt u de noodzaak van goede hygiëne en voeding en informeert u – zo daar aanwijzingen voor zijn – naar mogelijke alcoholabusus of drugsgebruik.

4. We doelen hier op ecthyma contagiosum, beter bekend onder de naam ORF, een infectie met een parapokkenvirus afkomstig van schapen (vooral jonge lammetjes) en geiten (deel 1, casus 14).

nhg.artsennet.nl: NHG-Standaard Bacteriële huidinfecties 2007.

Anamnese

Een 72-jarige man met diabetes had al heel lang eelt onder zijn rechtervoorvoet, waarin enkele maanden geleden een zweer is ontstaan. U stelde de diagnose diabetisch voetulcus en wilde patiënt naar het ziekenhuis verwijzen. Daar voelde hij echter niets voor, want 'ik voel er toch niets van, dokter' en ook een verwijzing naar een podotherapeute werd beleefd doch gedecideerd afgewezen. De wond wordt bedekt met povidonjodium zalfgaas. U heeft patiënt regelmatig gecontroleerd, maar zoals u voorspeld had geneest het ulcus niet en wordt eerder groter. Nu krijgt patiënt er zelf ook een hard hoofd in.

Lichamelijk onderzoek

U ziet onder de rechtervoorvoet een hypergranulerend ulcus van ongeveer 3 bij 2,7 centimeter omgeven door hyperkeratose. In het ulcus zelf zijn geen tekenen van infectie, wel is de omgevende huid naar proximaal wat rood.

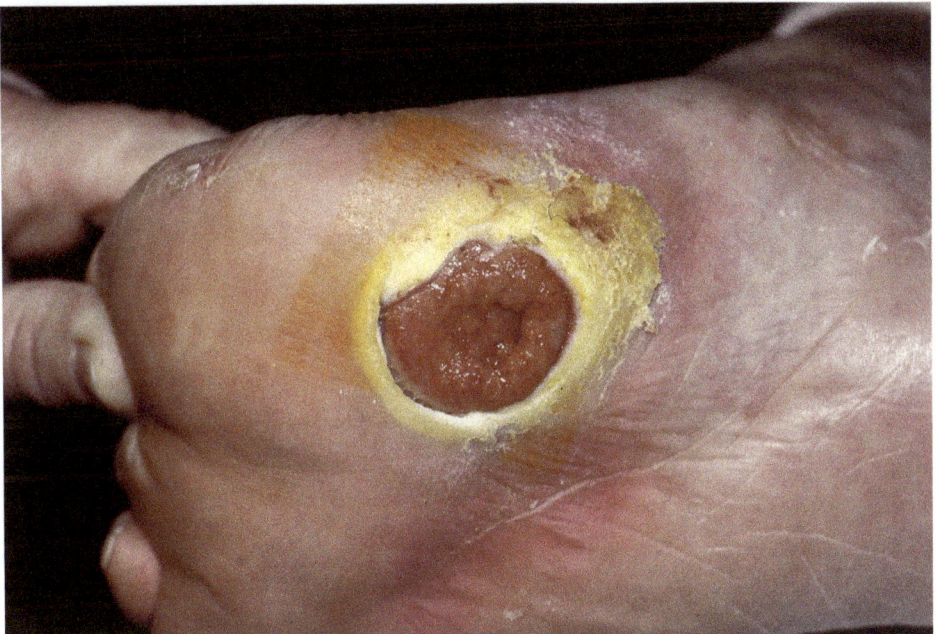

Afbeelding 79.1

Vragen

1. Wat wordt volgens de *Richtlijn Diabetische Voet* (2006) onder een diabetisch voetulcus verstaan?
2. Hoe ontstaat een diabetisch voetulcus?
3. Verwijst u de patiënt nu naar de dermatoloog?
4. Waaruit bestaat de behandeling van een diabetisch voetulcus?

Antwoorden

1. Een diabetisch voetulcus is gedefinieerd als een bij een diabetespatiënt ontstaand huiddefect onder de enkel, ongeacht de bestaansduur van de wond. Huidnecrose en gangreen worden hierbij ook als een ulcus beschouwd.

2. Bij de meerderheid van de patiënten (50-60%) speelt polyneuropathie een centrale rol (neuropathisch voetulcus). De neuropathie kan leiden tot een ongevoelige voet met een abnormaal looppatroon, met verhoogde druk en/of schuifkrachten. Hierdoor wordt de voet abnormaal belast tijdens het gaan en staan. Door de verhoogde druk kan de doorbloeding van subcutane weefsels afnemen, wat kan leiden tot beschadiging van dieper gelegen weefsels zonder dat er zichtbare afwijkingen aan de huid hoeven te zijn. Als reactie op druk en schuifkrachten reageert de huid met de vorming van eelt, dat vaak een voorstadium is van een voetulcus. Door de aanhoudende belasting ontstaat uiteindelijk een blaar of een huiddefect, vaak voorafgegaan door een subcutane bloeding. Door het gevoelsverlies blijft de patiënt lopen op de aangedane voet, waardoor genezing niet mogelijk is.
Obstructief atherosclerotisch perifeer vaatlijden is, vaak in combinatie met een klein trauma, de oorzaak van een zuiver ischemisch ulcus. Een dergelijk (meestal pijnlijk) ulcus treedt bij een minderheid van de patiënten op. Bij de overige patiënten is er een neuro-ischemisch ulcus. Bij deze ulcera zijn symptomen van (ernstige) ischemie, zoals claudicatio

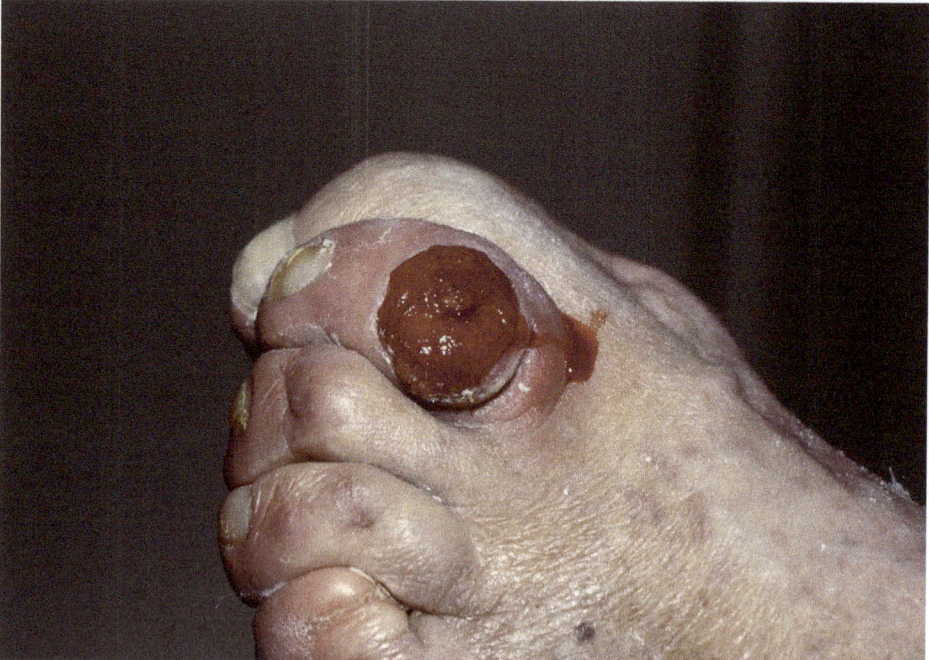

Figuur 79.2
Diabetisch ulcus op de bovenzijde van digitus 2 van de linkervoet door verhoogde druk ten gevolge van afwijkende stand (klauwtenen).

intermittens of rustpijn, door de polyneuropathie vaak afwezig. Micro-angiopathie wordt niet als een primaire oorzaak van een ulcus beschouwd. Bij ischemie/gangreen aan de tenen dient men zich te realiseren dat de arteriële bloedvoorziening van een teen geschiedt via eindarteriën. Een gering oedeem, bijvoorbeeld ten gevolge van een trauma of ontsteking, kan derhalve bij een al gecompromitteerde arteriële bloedvoorziening van de teen leiden tot gangreen. Dit berust dus niet op micro-angiopathische afwijkingen.

De diabetische voetulcera zijn meestal gelokaliseerd onder de voorvoet (omgeven door hyperkeratose), minder vaak op de dorsa van de tenen (figuur 79.2). In dat laatste geval speelt verhoogde druk ten gevolge van afwijkende stand van de tenen (klauwtenen) een belangrijke rol.

Er is berekend dat er in 2005 minimaal 19.500 patiënten (3% van de totale diabetespopulatie) met een voetulcus waren en dat bij ongeveer 15% van hen een amputatie van (een deel van) het been werd verricht. Voetulcera vormen de hoofddoorzaak (80-90%) van amputaties; in de meerderheid is een niet (meer) te bestrijden infectie de uiteindelijke reden tot amputatie. Diabetische ulcera hebben vaak een slechte genezingstendens, een genezingstijd van meestal 2 tot 5 maanden, hebben intensieve behandeling nodig, gaan vaak gepaard met ziekenhuisopnames, en resulteren in verlies van mobiliteit en kwaliteit van leven.

3. Dat is niet de meest voor de hand liggende verwijzing, gelet op de ontstaanswijze. Met wondverzorging alleen zal een diabetisch voetulcus nooit genezen, daarvoor is een multidisciplinaire aanpak nodig. Het beste kunnen deze patiënten verwezen worden naar een multidisciplinair 'voetenteam' volgens lokale of regionale mogelijkheden en/of afspraken.

4. Bij de behandeling zal ieder van de volgende onderwerpen aan bod moeten komen:
    a. *Herstel van gestoorde weefselperfusie.* Adequate weefselperfusie is essentieel voor de wondgenezing. Als lichamelijk onderzoek en non-invasief vaatonderzoek een mate van ischemie doen vermoeden waarbij wondgenezing niet te verwachten is, zal gekozen worden tussen een revascularisatie of amputatie van de aangedane extremiteit.
    b. *Bescherming tegen druk en schuifkrachten.* Mechanische overbelasting (door druk en schuifkrachten) is het centrale mechanisme bij het ontstaan van veel neuropathische of neuro-ischemische ulcera. Volledige drukontlasting en beperking van mobiliteit zijn noodzakelijk voor genezing.
    c. *Behandeling van infectie.* Bij oppervlakkige infecties met beperkte cellulitis wordt oraal behandeld met antibiotica gericht op *S. aureus,* bijvoorbeeld clindamycine, flucloxacilline of de combinatie van amoxicilline met clavulaanzuur. Bij diepe ulcera met infectie dient men uit te gaan van polymicrobiële flora waarvoor breedspectrum therapie is aangewezen, bijvoorbeeld met een tweede of derde generatie cefalosporine (cefuroxim resp. ceftriaxon) aangevuld met clindamycine.
    d. *Diabetesregulatie en behandeling van co-morbiditeit* zoals slechte voedingstoestand, oedeem en cardiovasculaire risicofactoren.
    e. *Wondbehandeling.* Wondbehandeling is nooit een op zich zelf staande therapie maar aanvullend op andere handelingen. Deze geschiedt volgens algemene principes met enkele aanpassingen voor de diabetische ulcera. Necrotisch weefsel dient chirurgisch te worden verwijderd. De keuze van wondbedekkers wordt afgestemd op de vochtbalans van de wond (droge, vochtige of sterk exsudatieve wond) en op de genezingsfase daarvan (zwarte necrose, gele necrose en/of fibrinebeslag, rode granulatie).

f. *Instructie van patiënt en omgeving.* Instructies worden gegeven voor adequate zelfzorg en hoe de patiënt alarmsymptomen van een (verslechterende) infectie kan herkennen, zoals koorts, veranderingen in de wond of hyperglykemie. Er wordt besproken hoe, wanneer en bij wie de patiënt deze alarmsymptomen dient te rapporteren.
g. *Vaststellen van de oorzaken en preventie van recidief.* Voetulcera zijn een recidiverende aandoening en bij iedere patiënt dienen alle factoren die hebben bijgedragen aan het ontstaan van het ulcus te worden opgespoord. Omdat de onderliggende pathologie vaak niet te herstellen is moet de patiënt levenslang participeren in een voetzorgprogramma.

Sloten TT van, Friederichs SAH, Huijberts MSP, Schaper NC. Diabetische voet: nieuwe inzichten in pathofysiologie en behandeling. Ned Tijdschr Geneeskd. 2008;152:2400-5.
www.huidarts.info/documents/uploaded_file.aspx?id=157: Richtlijn diabetische voet 2006.

80

Anamnese
Een vrouw van 27 jaar vertelt last te hebben van jeukende zwellingen van de huid, wanneer ze in de kou is geweest. Ze lijken op 'brandnetelblaren' en verdwijnen na 30 minuten tot enkele uren. Patiënte is verder geheel gezond en gebruikt geen medicijnen. Ze heeft een foto meegenomen, waarop zichtbaar is wat er gebeurt wanneer ze haar hand en onderarm een tijdje in koud water houdt. Bij contact met warm water gebeurt er niets.

Lichamelijk onderzoek
U ziet op de foto een (waarschijnlijk oedemateuze) zwelling van de rechterhand en onderarm, die is ontstaan na onderdompeling in koud water. Er is geen ischemie zoals bij het raynaudfenomeen.

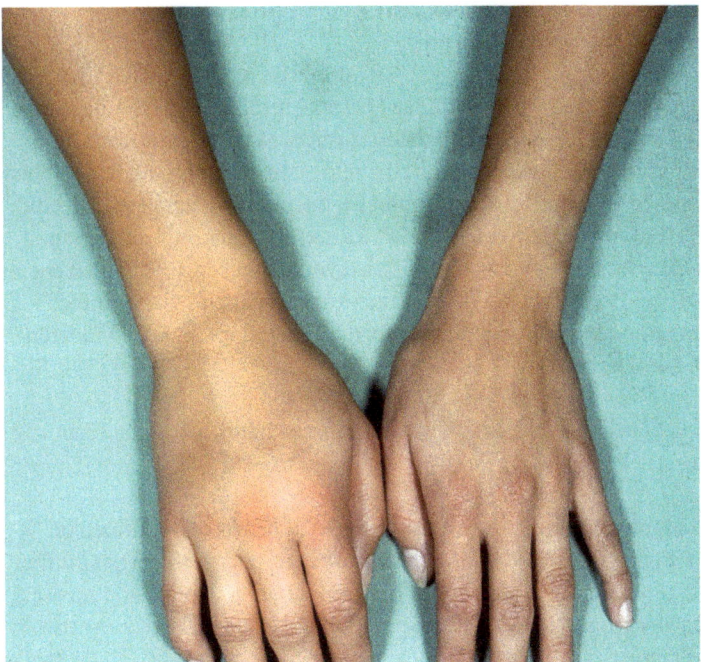

Afbeelding 80.1

Vragen
1. U denkt direct aan koude contacturticaria. Met welke eenvoudige test kunt u de diagnose bevestigen?
2. Doet u laboratoriumonderzoek?
3. U behandelt met orale antihistaminica. Wat vertelt u over de prognose?
4. Wat mag patiënte – en dat benadrukt u – absoluut niet doen?

Antwoorden

1. U legt een ijsblokje in een boterhamzakje op patiëntes onderarm en fixeert dit gedurende 5 tot maximaal 20 minuten. Bij patiënten met koude contacturticaria zal op de contactplaats een urtica ontstaan (figuur 80.2). Koude contacturticaria ontstaat soms in aansluiting aan een luchtweginfectie, een insectenbeet of -steek of mononucleosis infectiosa. Het kan op elke leeftijd optreden, maar komt vooral voor bij jongvolwassenen. Binnen enkele minuten na het opwarmen van aan kou blootgestelde huid gaat de huid jeuken, branden en er ontstaan kwaddels. Dat gebeurt vooral bij regenachtig en winderig weer, na contact met koud water en koude voorwerpen zoals ijsblokjes. Het drinken van koude vloeistoffen kan resulteren in zwelling van de mond en farynx.

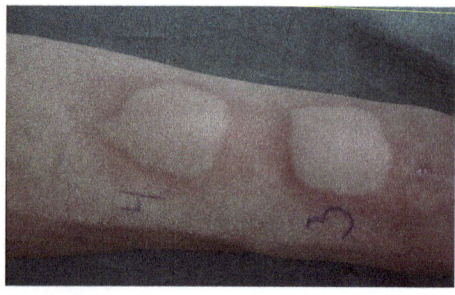

Figuur 80.2
Grote kwaddels op de contactplaats met ijsblokjes: de diagnose koude contacturticaria is bevestigd.

2. Neen, laboratoriumonderzoek is hier niet zinvol. Bij tenminste 95% van de gevallen van koude contacturticaria wordt geen oorzaak gevonden (*primaire*/idiopathische koude contacturticaria). Gevallen van *secundaire* koude contacturticaria veroorzaakt door serumafwijkingen zoals cryoglobulinemie en cryofibrinogenemie zijn zeldzaam en deze patiënten hebben meestal andere verschijnselen zoals het raynaudfenomeen, purpura of necrose van de huid. Wanneer deze manifestaties aanwezig zijn of kwaddels 24 uur of langer blijven bestaan, moet wel labonderzoek ingezet worden: cryoglobulines, cryofibrinogeen, totaal eiwit en immunoelektroforese. Mogelijk onderliggende oorzaken zoals hepatitis B- of -C-infectie , lymfoproliferatieve aandoeningen, mononucleosis infectiosa en collageenziekten moeten uitgesloten worden.

3. Koude contacturticaria blijft vaak vele jaren bestaan; wanneer het volgt op een luchtweginfectie kan het fenomeen sneller spontaan verdwijnen.

4. Patiënten met koude contacturticaria mogen absoluut niet alleen gaan zwemmen of koude douches nemen. Een massaal vrijkomen van histamine en andere vaatactieve stoffen kan namelijk aanleiding geven tot flushing, hoofdpijn, hartkloppingen, piepende ademhaling, buikpijn en zelfs bewusteloosheid. Als dat gebeurt tijdens het zwemmen, kunnen patiënten met koude contacturticaria verdrinken.

Ponsioen BP. Netelroos/urticaria. In: JAH Eekhof, A Knuistingh Neven, W Opstelten, redactie. Kleine kwalen in de huisartspraktijk, 5e druk. Maarssen: Elsevier Gezondheidszorg, 2007. pp.135-9.

81

Anamnese

Een vrouw van 33 jaar heeft regelmatig aanvallen van jeukende blaasjes aan de vingers, soms ook aan de voeten. Deze treden vooral in de zomer op en gaat na een paar weken vanzelf weer weg. Zij is verder gezond en gebruikt geen medicijnen. U informeert naar schimmelinfecties aan de voeten of tussen de tenen (neen). Patiënte blijkt geen atopische manifestaties (gehad) te hebben, maar ze is wel 'allergisch voor goedkope sieraden en de knopen van spijkerbroeken'.

Lichamelijk onderzoek

U ziet in beide handpalmen, aan de zijkanten van de vingers en op de polsen diepgelegen blaasjes, soms confluerend. Er is nagenoeg geen erytheem. U ziet wel roodheid aan de zijkant van de rechterduimmuis rond een opengeknapt blaasje en realiseert zich dat hier beginnende secundaire infectie opgetreden is.

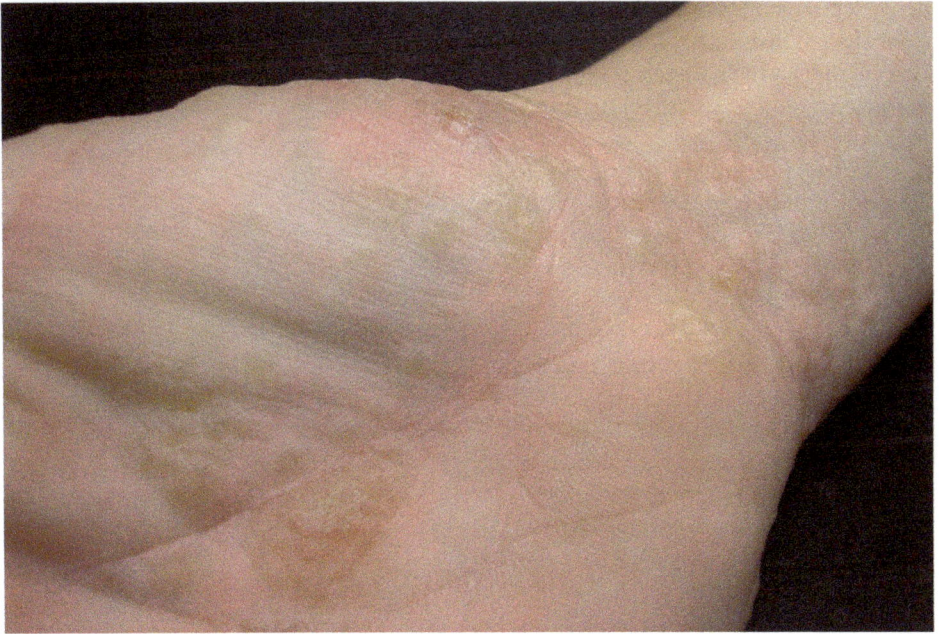

Afbeelding 81.1

Vragen

1. Welke naam of namen kent u voor deze aandoening?
2. Waar komt ze nog meer voor en wat weet u over het klinisch beeld ervan?
3. Kunt u tenminste drie mogelijke oorzaken en enkele predisponerende factoren noemen?
4. Wat is uw beleid?

Antwoorden

1. De meest geschikte naam is ACROVESICULEUS ECZEEM ('eczeem met blaasjes aan de uiteinden'). De oudere – maar nog steeds vaak gebruikte – naam dyshidrotisch eczeem wordt tegenwoordig als minder geschikt beschouwd, omdat de oorspronkelijk veronderstelde relatie met zweetklieren en zweetretentie niet kon worden bevestigd (niettemin oordeelt 40% van de patiënten met deze aandoening hyperhidrose van de handpalmen te hebben). In de Angelsaksische literatuur wordt ook de term pompholyx gebezigd voor acrovesiculeus eczeem; veel Nederlandse dermatologen gebruiken deze aanduiding alleen voor acrovesiculeus eczeem met (grote) blaren.

2. De andere lokalisatie van acrovesiculeus eczeem zijn de voetzolen. In ongeveer 70% is de afwijking beperkt tot de handen, 10% is alleen aan de voeten en bij de overige 20% van de patiënten is de vesiculeuze eruptie zowel op de handen als op de voeten aanwezig. De aandoening wordt gekenmerkt door plotseling optredende erupties van diepgelegen blaasjes, meestal symmetrisch gelokaliseerd in de handpalmen, aan de laterale zijden van de vingers of onder de voetzolen (figuur 81.2). De vesikels kunnen conflueren tot blaren (pompholyx, figuur 81.3). De jeuk varieert van licht tot hevig. Meestal treedt spontane genezing op binnen 2-3 weken, maar recidieven komen frequent voor. Secundaire infectie met pustels en lymfangitis is niet ongewoon.

Belangrijk voor het stellen van de diagnose acrovesiculeus eczeem is dat er alleen diepliggende blaasjes en blaren zijn, maar GEEN (of vaag) erytheem. Als dat wel (prominent) aanwezig is, zeker bij een vesiculeuze eruptie op de dorsale zijde van de voeten, dan is dat geen acrovesiculeus eczeem, maar een acuut (waarschijnlijk allergisch contact-) eczeem (figuur 81.4). Uiteraard kan aanwezig erytheem ook duiden op een secundaire infectie (figuur 81.1).

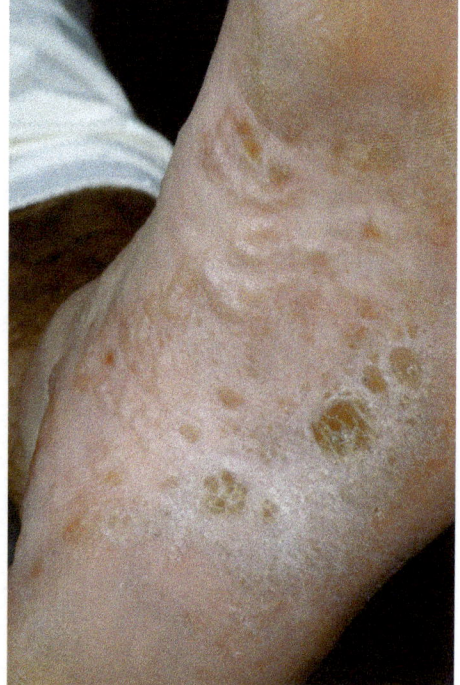

Figuur 81.2
Acrovesiculeus eczeem met blaasjes en blaren onder de voet.

3. De 'klassieke' oorzaak is een schimmelinfectie aan de voeten. Het vesiculeuze eczeem op de handen en soms ook aan de voeten is een zogeheten 'ide'-reactie op de infectie, een mycide dus. Vaak is het een inflammatoire bulleuze mycose aan één voet met een pompholyxreactie naar de handen. Dit is overigens een relatief zeldzame oorzaak. Veel vaker zou er volgens recent onderzoek aan acrovesiculeus eczeem een contactallergie ten grondslag

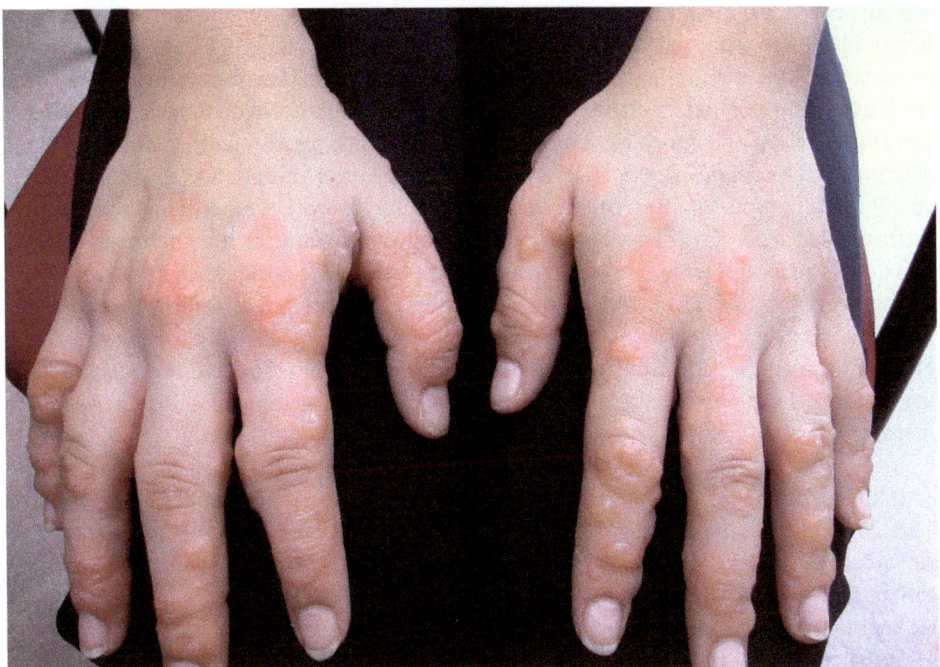

Figuur 81.3
Pompholyx. Door conflueren van vesikels ontstaan blaren.

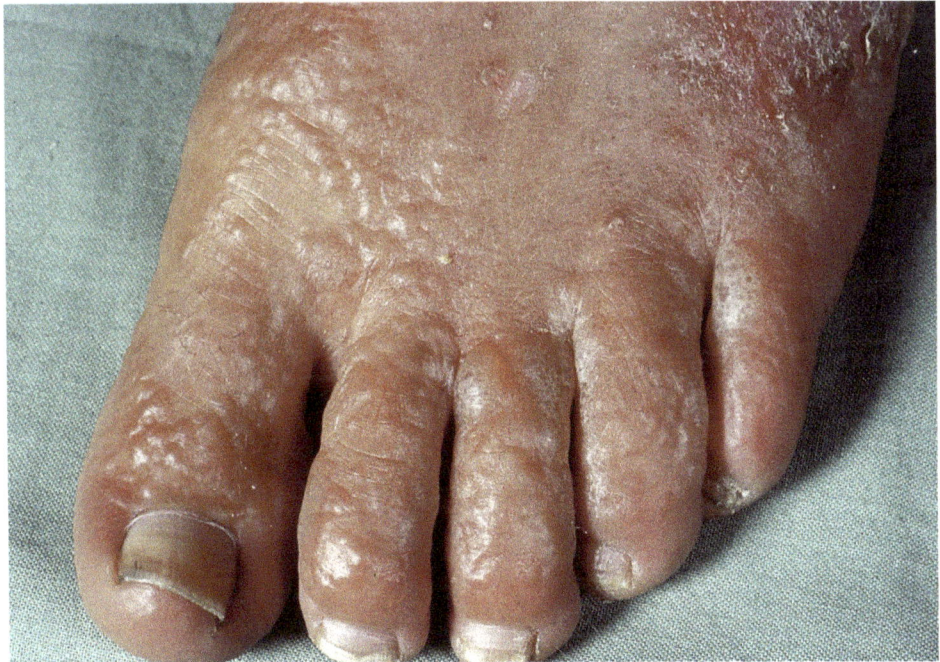

Figuur 81.4
Erythemateus en vesiculeus eczeem op de tenen en de voetrug: *geen* acrovesiculeus eczeem.

liggen. Bekend was al dat een allergisch contacteczeem aan de voeten, bijvoorbeeld voor bestanddelen van schoenen, als 'ide'-reactie een acrovesiculeus eczeem kan veroorzaken (eczematide). Ook was al bekend dat contactallergie voor nikkel (en andere metalen) acrovesiculeus eczeem kan induceren, waarbij in enkele gevallen nikkel in de voeding een cofactor kan zijn. In recent onderzoek werd bij een groot deel van de patiënten een contactallergie voor producten voor de hygiëne zoals shampoo en douchegel gevonden, veroorzaakt door vooral parfumgrondstoffen en conserveermiddelen. Incidenteel kunnen acrovesiculeuze reacties worden geprovoceerd door (overgevoeligheid voor) voeding en door geneesmiddelen. Aan de rol van focale (verborgen) infecties wordt tegenwoordig minder belang toegekend. In ongeveer 15% van de gevallen (tenminste wanneer er intensief naar gezocht is) wordt geen oorzaak gevonden. Dat zijn vaak mensen met hyperhidrose van de handen en/of een atopische aanleg. Hyperhidrose, roken en stress (dat bij een aantal patiënten ongetwijfeld ook een aanval kan provoceren) worden als predisponerende factoren beschouwd. De relatie met atopie is onduidelijk.

4. U kijkt eerst of er een schimmelinfectie is aan de voeten van patiënt of een eczeem dat verdacht is voor allergisch contacteczeem. Is dat er niet en heeft patiënt regelmatig last van dit acrovesiculeus eczeem, dan ligt verwijzing naar de dermatoloog voor de hand voor contactallergologisch onderzoek.

De beginnende secundaire infectie zou u kunnen behandelen met fusidinezuurcrème. Voor symptomatische behandeling worden vaak corticosteroïdcrèmes voorgeschreven, maar die zijn veel minder effectief dan bij andere vormen van eczeem. Aanvallen van heftige jeuk kunnen doorbroken worden met koude natte kompressen of door de handen/voeten in een bak met koud water te houden.

Anamnese
Een jongen van 6 jaar krijgt steeds meer 'sproetjes' rond de mond. Hij is verder gezond. Volgens zijn moeder komen er geen huidafwijkingen in de familie voor, wel suikerziekte en schildklierafwijkingen.

Lichamelijk onderzoek
U ziet rond de mond, vooral bij de mondhoeken, ongeveer 100 pigmentvlekjes, de meeste kleiner dan 1 mm. Op de onderlip zijn een paar grotere die ook donkerder van kleur zijn.

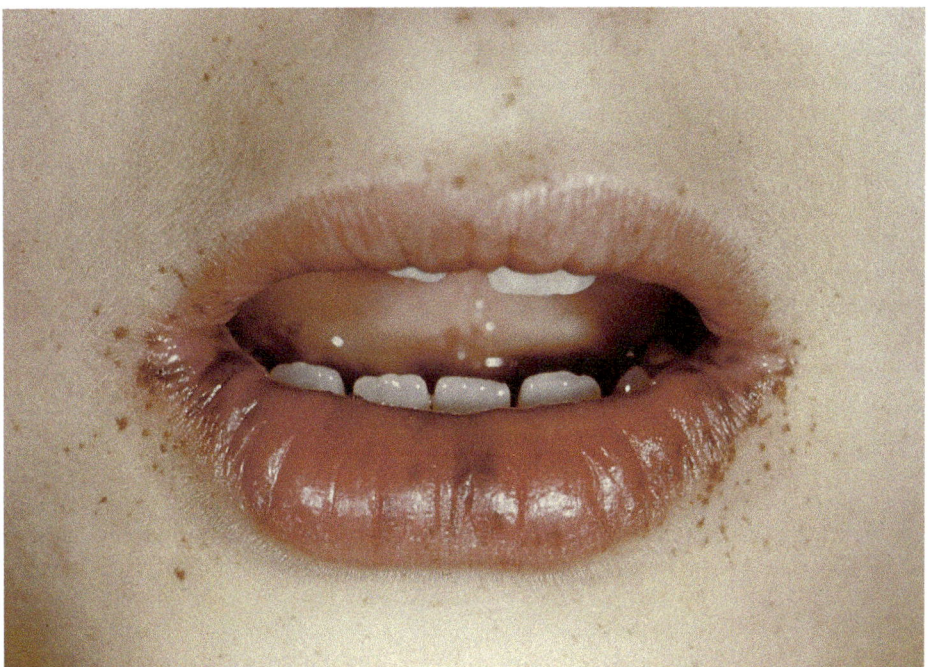

Afbeelding 82.1

Vragen
1. Waar kijkt u nog meer?
2. Aan welke diagnose moet u denken bij pigmentvlekken rond de mond en op de lippen?
3. Welke interne manifestaties horen bij deze ziekte?
4. Verwijst u patientje voor nader onderzoek?

Antwoorden

1. U kijkt of er ook pigmentvlekjes zijn op de handen, de voetzolen en in de mondholte.

2. Bij op sproeten gelijkende vlekjes rond de mond en op de lippen moet men denken aan het SYNDROOM VAN PEUTZ-JEGHERS. Het peutz-jegherssyndroom is een autosomaal-dominant erfelijke aandoening. In 40% van de gevallen is er sprake van een nieuwe mutatie. Het syndroom wordt gekenmerkt door lentigines in de huid (rond de mond en neus, lippen, handen, voetzolen) en de slijmvliezen van lippen en mondholte, in combinatie met poliepen in het maag-darmkanaal, vooral de dunne darm. Op de huid zijn de lentigines meestal (licht)bruin en klein, de laesies op de slijmvliezen en de lippen zijn 1-5 mm groot en kunnen bijna zwart zijn (figuur 82.2).

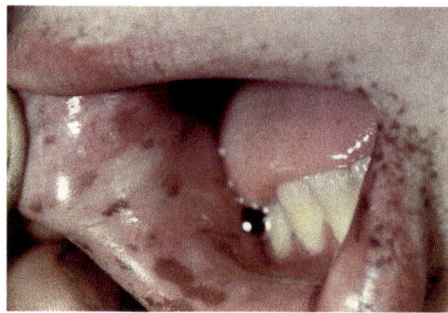

Figuur 82.2
Multipele lentigines op de binnenzijde van de lippen en in de mondholte bij het peutz-jegherssyndroom.

3. Een variabel aantal poliepen kan zich in het gehele maag-darmkanaal bevinden, vooral in de dunne darm. Ze groeien doorgaans langzaam. Mogelijke symptomen (vanaf jongvolwassen leeftijd) zijn anemie door bloedingen uit poliepen, buikpijn door verstopping van de darm, melena of rectale bloeding, invaginatie met eventueel ileus en acute buik, en prolaps van een rectumpoliep. Daarnaast is er een verhoogde kans op kanker (60% kans op 60-jarige leeftijd), vooral in de dunne darm, maar ook elders in het spijsverteringskanaal, in de baarmoeder, eierstokken, borst en longen.

4. Ja, u verwijst deze patiënt naar de kinder-MDL-arts, die DNA-onderzoek zal laten uitvoeren en hem bij bevestiging van de diagnose peutz-jegherssyndroom zal begeleiden volgens de *Richtlijn Peutz-Jeghers Syndroom* van de Vereniging Integrale Kankercentra.

http://www.oncoline.nl/richtlijn/item/index.php?pagina=/richtlijn/item/pagina.php&richtlijn_id=529: Richtlijn Peutz-Jeghers Syndroom.
http://www.ncbi.nlm.nih.gov/omim. Mendelian Inheritance in Man (MIM) systeem. 175200, peutz-jegherssyndroom.

83

Anamnese
Een overigens gezonde blanke man van 46 jaar heeft sinds 8 maanden een bruine lijn in de nagel van de middelvinger van zijn linkerhand. Hij heeft de indruk dat deze wat donkerder en breder wordt.

Lichamelijk onderzoek
U ziet in de nagelplaat van digitus 3 links een 2 mm brede donkerbruine band die in de lengterichting door de gehele nagel loopt. Met enige fantasie is ook de nagelwal daar wat donkerder.

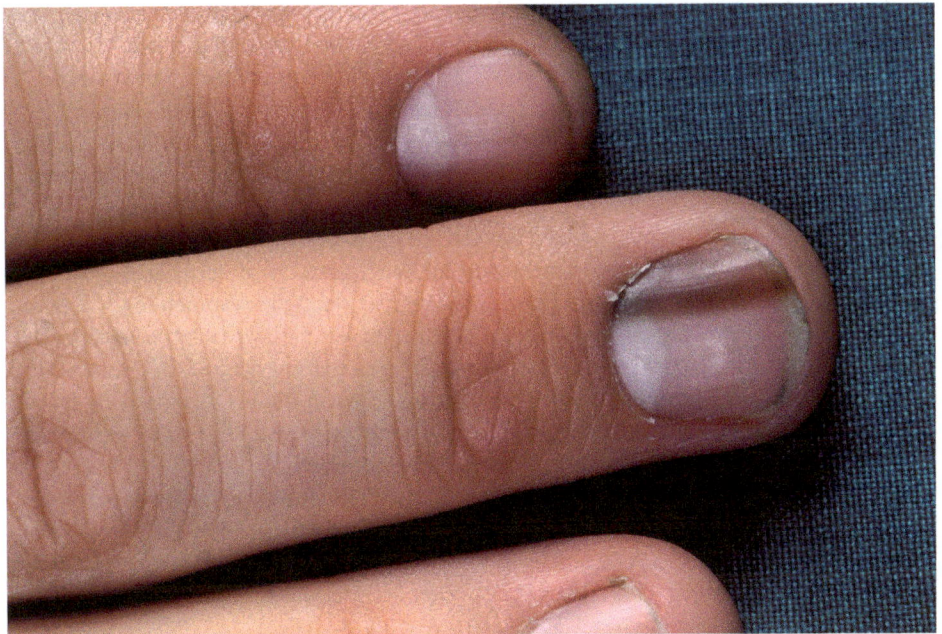

Afbeelding 83.1

Vragen
1. Hoe heet deze aandoening (beschrijvende Latijnse naam)?
2. Hoe ontstaan bruine longitudinale lijnen in de nagel?
3. Bij wie komen ze veel voor?
4. Wat zijn mogelijke oorzaken?
5. Welk advies geeft u deze patiënt?

Antwoorden

1. Hier is sprake van een MELANONYCHIA STRIATA LONGITUDINALIS ('gestreepte zwarte nagel in de lengterichting').

2. Melanonychia striata longitudinalis (MSL) wordt gekenmerkt door een in de lengterichting lopende lichtbruine, bruine of zwarte streep (of strepen) in de nagelplaat van de vinger of teen, die meestal bestaat uit melaninepigment. Bij blanken zijn er melanocyten aanwezig in de nagelmatrix, maar deze zijn functioneel inactief. Depositie van melanine in de nagel kan het gevolg zijn van toename van pigmentvorming in deze (voorheen) niet-functionerende melanocyten of door een toename van het aantal melanine-synthetiserende melanocyten in de matrix; in beide gevallen kunnen de melanocyten normaal of abnormaal zijn. Ook kan MSL bestaan uit (oud) bloed (trauma) en gekleurde materialen (bijvoorbeeld minocycline).

3. MSL komt als fysiologisch fenomeen veel voor bij donkergepigmenteerde rassen. De frequentie is 10-20% bij Japanners en bijna 100% bij Afro-Amerikanen ouder dan 50 jaar. De meest aangedane vingers zijn de duim, wijsvinger en middelvinger van de handen en de grote teen. Vaak vertonen meer vingers MSL en soms zijn er 2 of meer banden per nagel.

4. Aan een MSL kunnen diverse oorzaken ten grondslag liggen, afhankelijk van het aantal lijnen.
Eén lijn. Bij één streep moet men denken aan een naevus in de nagelmatrix (meer melanocyten), een lentigo (meer pigment in melanocyten), een hematoom of –uiteraard – aan een melanoom. Deze maligne tumor is weliswaar een relatief weinig voorkomende oorzaak van MSL, maar een bruine of zwarte lijn is wel vaak het eerste verschijnsel daarvan. Het is helaas klinisch moeilijk onderscheid te maken met MSL van niet-maligne origine. Ook traumata door wrijving, nagelbijten of bijvoorbeeld boksen kunnen aan MSL ten grondslag liggen. Incidenteel veroorzaken niet-melanocytaire aandoeningen een MSL band, zoals een basaalcelcarcinoom, ziekte van Bowen, myxoïdcyste, of histiocytoom.
Twee of meer lijnen. Twee of meer gepigmenteerde longitudinale banden in één of meer nagels kunnen (onder meer) voorkomen als 'etnische' MSL (zie antwoord 3), bij gebruik van sommige medicijnen (minocycline, zidovudine, cytostatica zoals hydroxycarbamide), PUVA-therapie, huidafwijkingen (lichen planus, SLE, sclerodermie), AIDS, ziekte van Addison, hyperthyreoïdie en zwangerschap.

5. Omdat hier geen duidelijke oorzaak is voor het ontstaan van de bruine band, moet met de mogelijkheid van een melanoom rekening gehouden worden. Patiënt wordt derhalve verwezen naar de dermatoloog, die de laesie eerst met de dermatoscoop bekijkt en eventueel een biopt uit de proximale nagelwal en matrix zal nemen.

84

Anamnese
Een meisje van 16 jaar met huidtype III-IV heeft al jarenlang witte vlekken op de buik, heupen en bovenbenen. Ze breiden zich geleidelijk uit. Patiënte wordt op school bij het sporten gepest, krijgt het er steeds moeilijker mee en dreigt zich sociaal te isoleren. Ze is verder gezond en gebruikt geen medicijnen.

Lichamelijk onderzoek
U ziet een uitgebreide eruptie van scherpbegrensde gedepigmenteerde vlekken op de buik, heupen en bovenbenen en bevestigt de eerder al gestelde diagnose vitiligo.

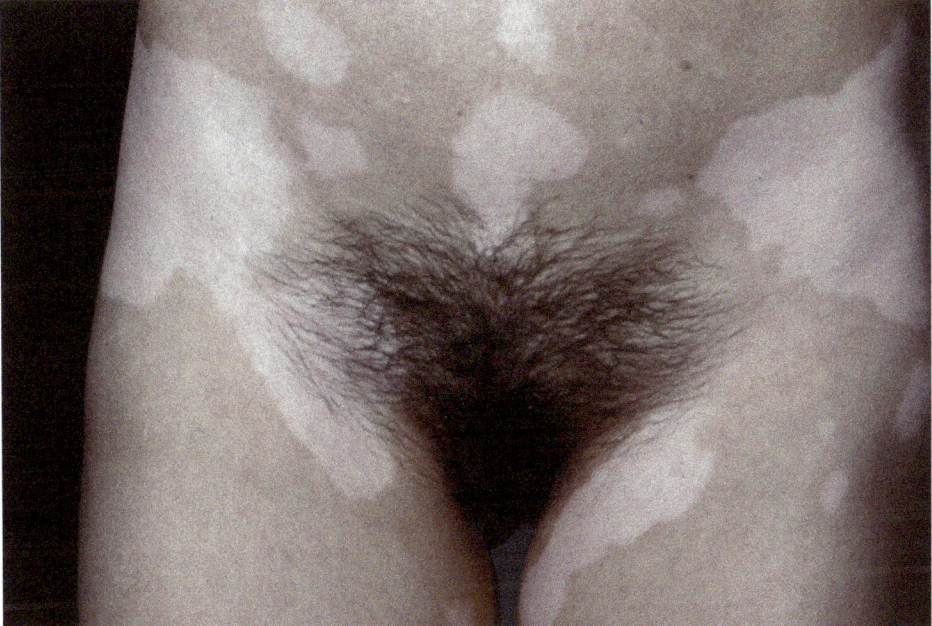

Afbeelding 84.1

Vragen
1. Hoe wordt vitiligo ingedeeld naar vorm, lokalisatie en uitgebreidheid?
2. Welke andere aandoeningen komen vaak voor bij patiënten met vitiligo? Doet u daar labonderzoek naar?
3. Welke behandelmogelijkheden zijn er voor vitiligo en hoe effectief zijn die?
4. Welke andere huidaandoeningen die met pigmentverlies gepaard gaan kent u?

Antwoorden

1. Vitiligo wordt ingedeeld in drie hoofdtypen: *gegeneraliseerde* (oftewel *niet-segmentale*) vitiligo, *segmentale* vitiligo (figuur 84.2) en *focale vitiligo*. Bij depigmentatie van minder dan 20% van het lichaamsoppervlak spreekt men van gelokaliseerde, en bij >20% depigmentatie van uitgebreide vitiligo. Een overzicht van de diverse typen en hun kenmerken wordt gegeven in tabel 84.1. Het is belangrijk om bij elke patiënt te bepalen welk type vitiligo hij heeft en hoe uitgebreid, omdat dit de keuze van de behandeling beïnvloedt.

Tabel 84.1	Indeling van vitiligo
type vitiligo	klinische kenmerken
gegeneraliseerde (niet-segmentale) vitiligo	meerdere afwijkingen, min of meer symmetrisch verdeeld
- acrofaciale vitiligo	gelaat en distale deel van de extremiteiten aangedaan
- vulgaire vitiligo	talrijke afwijkingen, verspreid over het hele lichaam
- universele vitiligo	meer dan 80% van de huid is gedepigmenteerd
segmentale vitiligo	unilateraal, daarom ook wel genoemd: unilaterale of zosteriforme vitiligo (figuur 84.2)
focale vitiligo	slechts een of enkele dicht bijeen gelegen afwijkingen, waarbij onduidelijk is of het gaat om al dan niet beginnende gegeneraliseerde dan wel segmentale vitiligo
afhankelijk van de uitbreiding	
gelokaliseerde vitiligo	depigmentatie van minder dan 20% van het lichaamsoppervlak
uitgebreide vitiligo	depigmentatie van meer dan 20% van het lichaamsoppervlak

2. Vitiligo wordt beschouwd als een auto-immuunziekte, die soms gepaard gaat met andere auto-immuunziekten zoals schildklierziekten, diabetes mellitus en de ziekte van Addison en met het voorkomen van orgaanspecifieke autoantistoffen, zoals die tegen schildklierweefsel. De *Richtlijn Vitiligo* geeft aan dat laboratoriumonderzoek hiernaar alleen zinvol is als anamnese en lichamelijk onderzoek hiervoor aanwijzingen geven.

3. Vitiligo wordt vaak afgedaan als een onschuldige aandoening. Behalve de witte vlekken, die gevoelig zijn voor zonlicht waardoor verbrandingsverschijnselen kunnen ontstaan, ondervinden patiënten weinig lichamelijke last. Toch vinden veel patiënten dat vitiligo niet louter een cosmetische aandoening is, zij ervaren de ziekte als een psychosociale last; daarom wordt vaak op verwijzing en behandeling aangedrongen. Dat is vooral het geval bij mensen met donkere huidtypen, bij wie de witte vlekken extra goed zichtbaar zijn en vitiligo voor veel schaamte zorgt, psychische problemen kan geven en de kwaliteit van leven vermindert.

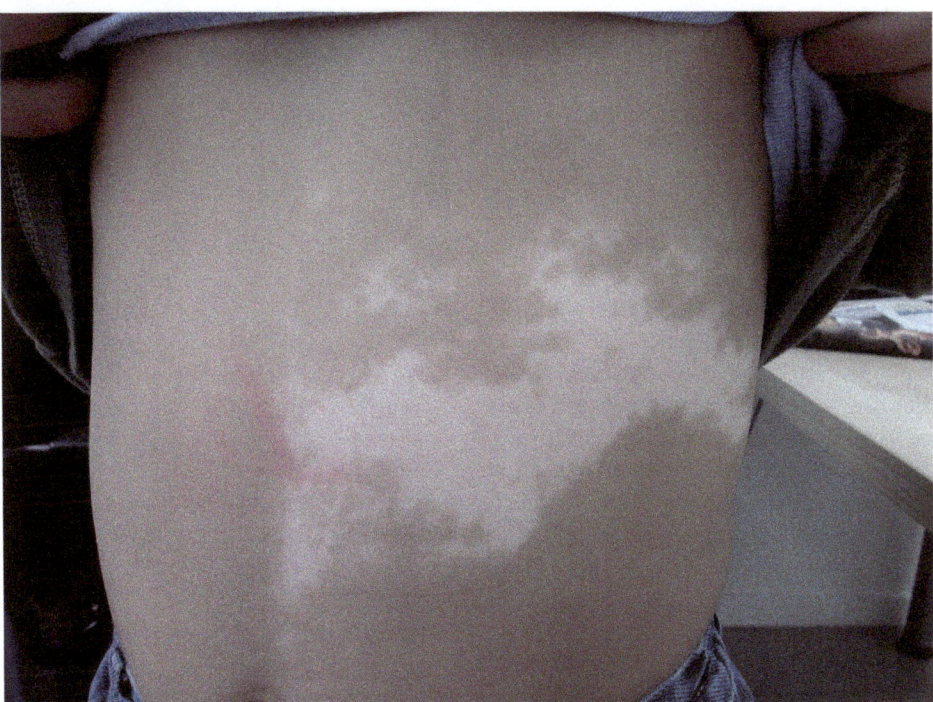

Figuur 84.2
Segmentale (zosteriforme) vitiligo.

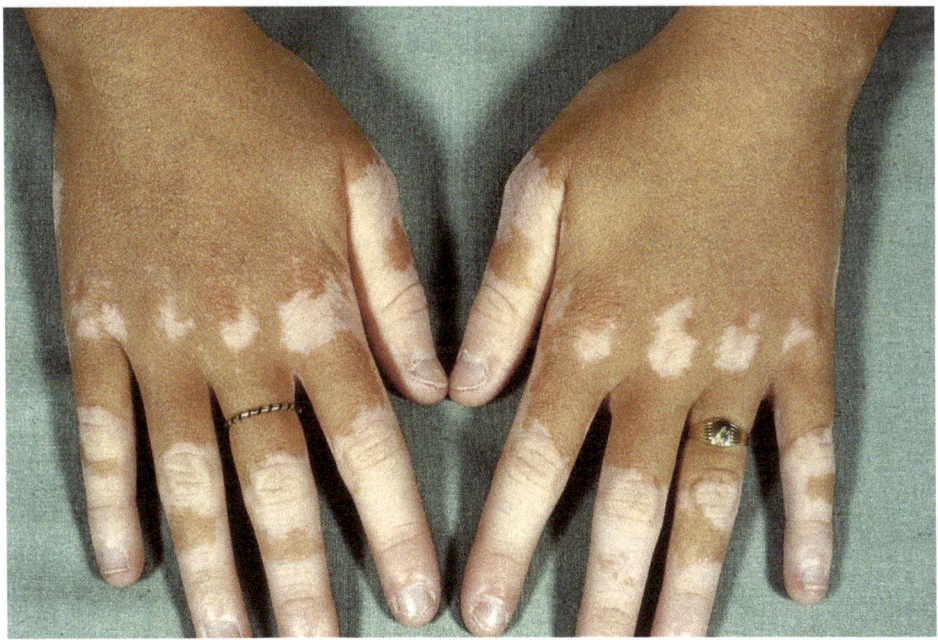

Figuur 84.3
Acrale vitiligo reageert niet of nauwelijks op smalspectrum UVB-therapie.

Gelokaliseerde vitiligo (<20% lichaamsoppervlak) werd vroeger veel behandeld met lokale corticosteroïden. Deze middelen blijken echter weinig effectief te zijn en hebben veel potentiële bijwerkingen, zodat ze tegenwoordig niet meer worden geadviseerd.

Uitgebreide vitiligo (>20% lichaamsoppervlak gedepigmenteerd) kan behandeld worden met smalspectrum ultraviolet B(UVB)-licht. De kans op succes (gedefinieerd als >75% repigmentatie) is ongeveer 60%. Men moet zich daarbij realiseren dat het een intensieve en langdurige behandeling kan zijn (2 à 3 maal per week bestralen gedurende 2 jaar of zelfs langer), dat niet bekend is of het effect na staken van de behandeling behouden blijft en of deze behandeling een verhoogd risico op het ontstaan van huidkanker geeft. Vitiligo op de acra reageert niet of nauwelijks op deze therapie (figuur 84.3).

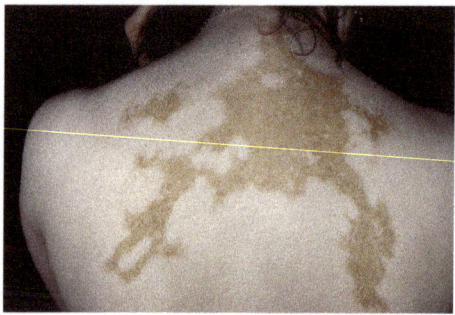

Figuur 84.4
Vitiligo universalis: het resterende pigment kan worden verwijderd met lokaal geappliceerde chemische stoffen in combinatie met laserlicht.

Focale vitiligo en een beperkt deel (< 200 cm²) van segmentale vitiligo en van stabiele gegeneraliseerde vitiligo kan – in gespecialiseerde centra zoals het Nederlands Instituut voor Pigmentstoornissen te Amsterdam (www.pigmentdisorders.com) - worden behandeld met chirurgische technieken (autologe transplantatie), maar de moeilijkheidsgraad bij het toepassen van deze therapie is niet onaanzienlijk en er kunnen ongewenste bijwerkingen optreden. De kans op repigmentatie varieert van 60 tot 80%, afhankelijk van het type transplantatie.

Patiënten met *universele vitiligo* (meer dan 80% depigmentatie) (figuur 84.4) kunnen in aanmerking komen voor depigmentatie van het resterend pigment. De belangrijkste doelstelling hierbij is het verkrijgen van een uniforme, zij het gedepigmenteerde, huidskleur. Dat gebeurt eveneens in een gespecialiseerd centrum en wel met lokaal geappliceerde chemische middelen in combinatie met laserlicht.

4. Andere huidaandoeningen die met pigmentverlies gepaard gaan zijn pityriasis versicolor (deel 1, casus 88), pityriasis alba (casus 11), postinflammatoire hypopigmentatie en hypomelanosis guttata idiopathica (deel 1, casus 42).

www.cbo.nl: CBO-Richtlijn vitiligo 2006.
Arnold IA. Vitiligo. In: JAH Eekhof, A Knuistingh Neven, W Opstelten, redactie. Kleine kwalen in de huisartspraktijk, 5e druk. Maarssen: Elsevier Gezondheidszorg, 2007. pp. 149-152.

85

Anamnese
Een jongen van 6 jaar heeft sinds 2 dagen jeukende afwijkingen op de bovenzijde van zijn rechtervoet.

Lichamelijk onderzoek
U ziet op zijn rechtervoet drie erythemateuze laesies met centraal een oedemateuze papel.

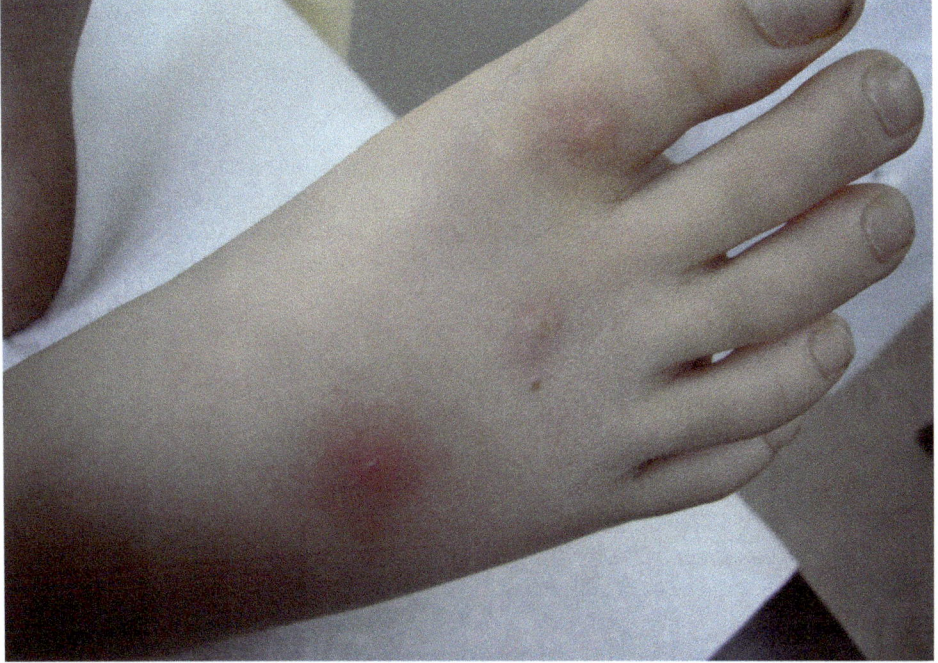

Afbeelding 85.1

Vragen
1. Welke vragen stelt u?
2. Wat is uw diagnose?
3. Wat zijn mogelijke oorzaken?
4. Er is van deze aandoening ook een bulleuze variant. Hoe heet die en wat zijn de mogelijke complicaties daarvan?
5. Welke adviezen geeft u?

Antwoorden

1. U vraagt of patiëntje gebeten of gestoken is door insecten, of hij huisdieren heeft, of hij regelmatig ergens komt waar dieren zijn (familie, vrienden) en of hij (binnen en buiten) op blote voeten loopt.

2. U stelt de diagnose STROPHULUS; u kunt ook de term PRURIGO PARASITARIA gebruiken. Dit is een overgevoeligheidsreactie op beten of steken van insecten. Het wordt meestal bij kinderen gezien op de armen en benen. Strophulus begint met roodheid en een kwaddel (urtica), gevolgd door de ontwikkeling van een oedemateuze papel, vaak met een vesiculeus topje. Soms is er middenin een hemorragisch puntje te zien (de prik/beetopening). Deze laesies blijven enkele dagen bestaan. Ze verschijnen veelal in groepjes van drie ('breakfast, lunch and dinner') of meer en dergelijke aanvallen herhalen zich met onregelmatig interval. De afwijkingen jeuken heftig en worden door de kinderen opengekrabd met risico op secundaire eczematisatie en infectie. Bij patiënten met verminderde weerstand, zoals bij leukemie, kunnen de reacties ernstiger verlopen met necrose en zelfs ulceratie.

3. Strophulus is een overgevoeligheidsreactie veroorzaakt door een beet of steek van insecten. Dat zijn vaak muggen of vlooien van honden of katten. Andere mogelijke veroorzakers zijn cheyletiëllamijten (hond, kat, konijn), de vogelmijt *Dermanyssus gallinae* (vogels in kooien, volières, in vogelnesten onder dakpannen) en *Sarcoptes* (schurftmijt, konijnen). Wanneer kinderen buiten op gras of lage vegetatie op blote voeten of met blote benen lopen, moet nog gedacht worden aan de oogstmijt *Neotrombicula autumnalis*, ofschoon die de neiging heeft om dunnere huid zoals de oksels, liezen en genitalia op te zoeken. De oogstmijt geeft de voorkeur aan het konijn als natuurlijke gastheer.

4. De bulleuze variant van strophulus heet CULICOSIS BULLOSA (deel 1, casus 18). Een culicosis bullosa komt ook vooral voor bij kinderen en is meestal gelokaliseerd aan de benen. Het zijn pralgespannen blaren op een normale achtergrond. Als er perilesionaal erytheem is, dient men alert te zijn op een zich ontwikkelende secundaire infectie, die bij culicosis bullosa verre van zeldzaam is. Een complicerende infectie kan zich uiten als impetigo, folliculitis, cellulitis of lymfangitis.

5. U adviseert de ouders om op zoek te gaan naar de insecten die dit beeld veroorzaken. Wanneer een huisdier inderdaad vlooien of andere parasieten blijkt te hebben moet het dier daarvoor behandeld worden. Ook is het verstandig om flink te stofzuigen en de mand van het dier goed schoon te maken. Zonodig moet de dierenarts geconsulteerd worden. Ondanks intensief speurwerk wordt het oorzakelijke insect lang niet altijd geïdentificeerd. Als profylaxe kan bij patiënten met recidiverende strophulus of culicosis bullosa een tegen insecten beschermend middel met diethyl-m-toluamide (DEET) gebruikt worden.

Diederen BMW, Loomans H, Berg HF. Jeuk, huidafwijkingen en een dode duif naast het slaapkamerraam. Huisarts Wet. 2006;49(4):213-5.

86

Anamnese
Een vrouw van 67 jaar heeft niet-jeukende rode vlekken op haar gezicht. Deze zijn ontstaan nadat haar echtgenoot plotseling ernstig ziek was geworden.

Lichamelijk onderzoek
U ziet een eruptie van vaagbegrensde rode plekken met enige schilfering in de nasolabiaalplooien, op de bovenlip, de kin en in de plooien van de mond. Op het behaarde hoofd ziet u lichte roos.

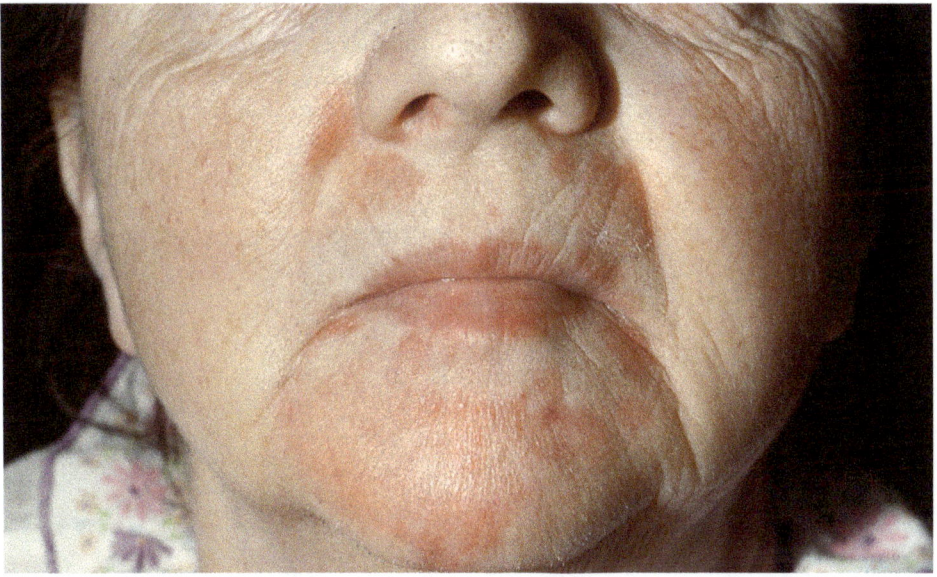

Afbeelding 86.1

Vragen
1. Wat is uw diagnose?
2. Op welke plaatsen komt deze aandoening bij volwassenen vooral voor?
3. Wat weet u van de oorzaak?
4. Hoe behandelt u de afwijkingen in het gezicht? En welke therapie kunt u geven voor eventuele andere lokalisaties?
5. Komt deze huidziekte ook bij baby's en kinderen voor en zo ja, wat zijn de klinische verschijnselen?
6. Welke regelmatig voorkomende aandoeningen staan in de differentiële diagnose bij een niet-jeukende rode en schilferende uitslag in het gezicht of op het behaarde hoofd?
7. Kent u twee huidafwijkingen die een etiologische overeenkomst hebben met de hier gepresenteerde aandoening?

Antwoorden

1. U stelt op deze afwijking in het gezicht, in combinatie met de schilfering op het behaarde hoofd, de diagnose SEBORROÏSCH ECZEEM. Dit is een zeer frequent voorkomende aandoening: de prevalentie in de (Amerikaanse) bevolking is 10%. Het eczeem wordt gekenmerkt door – meestal niet-jeukende – vaagbegrensde en lichtschilferende rode plekken (vaak wat gelige, 'vettige' schilfering) met zeer wisselende uitgebreidheid en lokalisatie (figuur 86.2).

2. Voorkeurslokalisaties voor seborroïsch eczeem (SE) zijn het behaarde hoofd (pityriasis capitis = 'roos' is de mildste variant), de haargrenzen, in en achter de oren, het gezicht (nasolabiaalplooien, wenkbrauwen, wimpers [blepharitis seborrhoica], mondplooien), het sternum en de plooien (oksels, liezen, bilspleet, submammair, navel).

3. De oorzaak van SE is niet geheel duidelijk. Schimmels van het geslacht *Malassezia* (tot voor kort *Pityrosporon ovale* genaamd) lijken een rol te spelen, omdat ze worden aangetroffen in aangedane huid en de afwijking goed reageert op antimycotische therapie. Er is echter een verbazingwekkend gebrek aan correlatie tussen de groeidichtheid van de gisten en de aan- of afwezigheid en de ernst van SE. De inflammatoire reactie wordt misschien bij daarvoor gevoelige individuen gemediëerd door metabolieten van de schimmel.

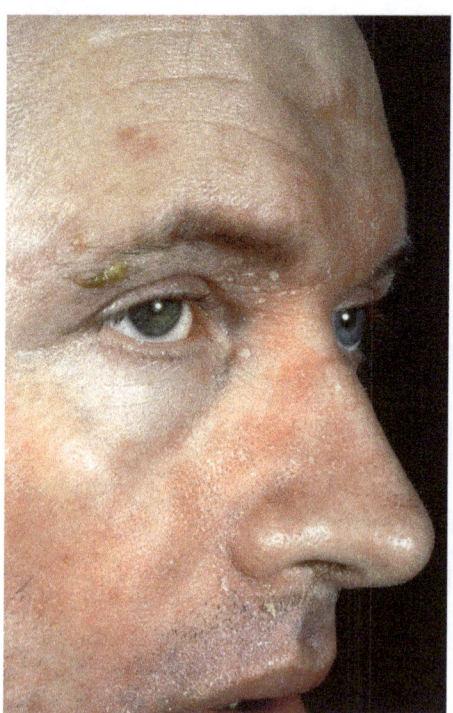

Figuur 86.2
Uitgebreid seborroïsch eczeem met gelige 'vettige' schilfering.

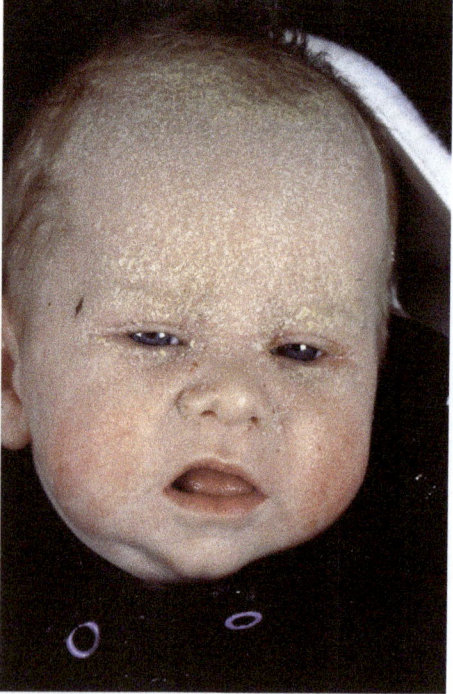

Figuur 86.3
Seborroïsch eczeem van het behaarde hoofd en gelaat bij een baby.

In tegenstelling tot wat de naam seborroïsch (vettig) suggereert, hebben deze patiënten meestal geen verhoogde talgproductie. Wel spelen de talgklieren misschien een faciliterende rol: de lokalisatie van SE is meestal in gebieden met een grote hoeveelheid talgklieren en komt vaak voor op leeftijden waarin er actieve talgproductie is (zoals na de geboorte). Bij patiënten met AIDS komt seborroïsch eczeem vaker voor en is doorgaans ernstiger.

4. Er is zeer weinig gecontroleerd onderzoek gedaan naar de behandeling van seborroïsch eczeem. Er is een effect aangetoond van lokale antimycotica zoals ketoconazol en bifonazol en van lokale corticosteroïden, de combinatie is niet goed onderzocht. U zou deze patiënte kunnen behandelen met ketoconazolcreme 1dd in combinatie met hydrocortisoncrème FNA 1dd, later alleen ketoconazolcrème. Roos op het hoofd reageert goed op ketoconazol shampoo of gel. Alternatieven zijn shampoos met koolteer/levomenthol en met seleensulfide. In de plooien kunt u beginnen met dagelijkse applicatie van corticosteroïden van klasse 2 of 3 tot 'genezing', later intermitterend toegepast en eventueel aangevuld met een antimycoticum. Het is belangrijk dat u de patiënt vertelt dat elke vorm van therapie zuiver symptomatisch is en dat de afwijking na het staken van de behandeling kan en vaak ook zal terugkomen.

5. Ja, ongeveer zeven op de tien baby's ontwikkelen in de eerste drie levensmaanden in mindere of meerdere mate seborroïsch eczeem op het behaarde hoofd ('berg'), het gezicht en/of de luierstreek (figuur 86.3). Op de leeftijd van een jaar zijn de afwijkingen doorgaans weer (spontaan) verdwenen.

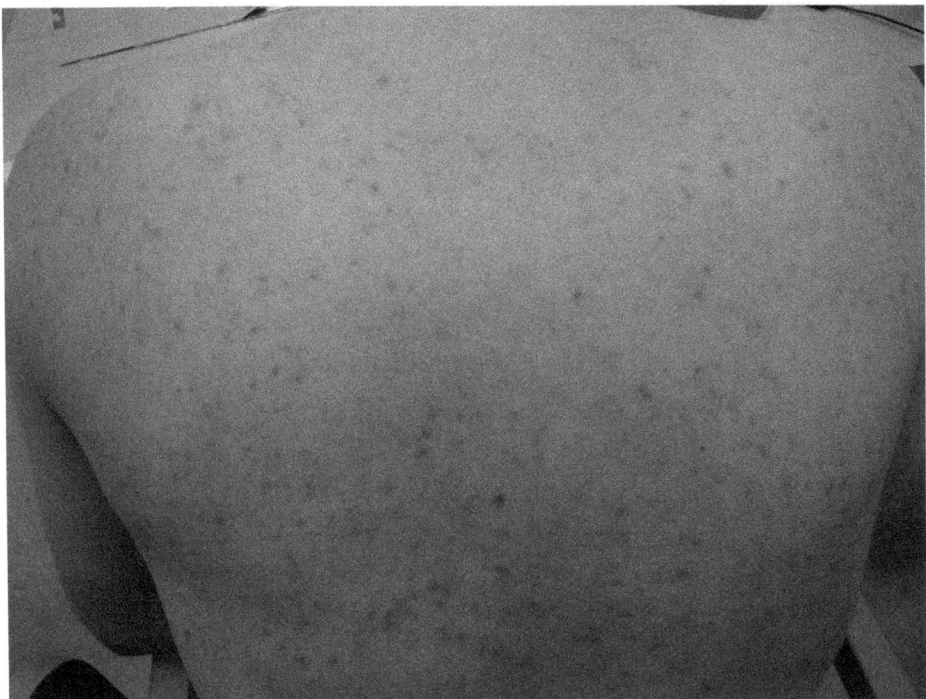

Figuur 86.4
Op acne gelijkende *Malassezia* folliculitis met folliculaire papels en pustels op de rug.

6. Bij niet-jeukende rode en schilferende afwijkingen in het gelaat of op het behaarde hoofd moet men vooral denken aan seborroïsch eczeem, psoriasis en een schimmelinfectie (tinea faciei, tinea capitis). Ook allergisch contacteczeem en atopisch eczeem kunnen zich in het gelaat als erythematosquameus manifesteren, maar deze aandoeningen jeuken eigenlijk altijd.

7. *Malassezia folliculitis* (casus 49) is een jeukende uitslag met erythemateuze folliculaire papels en soms pustels op delen van de huid die rijk zijn aan talgklieren, zoals de bovenzijde van de rug en de borst (figuur 86.4). Deze aandoening komt vaak samen met SE voor, vooral bij patiënten met een verminderde immuniteit. *Pityriasis versicolor* (deel 1, casus 88) is eveneens een infectie met een gist van het genus *Malassezia*, vaak *Malassezia globosa*.

Arnold IA, Eekhof JAH, Knuistingh Neven A. Seborroïsch eczeem. Huisarts Wet. 2003;46(8):456-8.

87

Anamnese

Een man van 45 jaar heeft gemerkt dat zijn teennagels veranderen, ze worden dikker en geler en sommige gaan een beetje scheef staan. Hij heeft er geen last van. Patiënt is enthousiast voetballer en traint tenminste tweemaal per week intensief. De coach had in overleg met de keeper de diagnose schimmelinfectie gesteld en zij wisten dat de huisarts daarvoor wel een pilletje heeft. Nu draagt uw sportieve patiënt verplicht slippers bij het douchen te midden van zijnsgelijken.

Lichamelijk onderzoek

U ziet dat de vierde en vijfde teennagel wat boller zijn met distale gele verkleuring en wat subunguale keratose. De nagels van digitus 1,2 en 3 hebben een onregelmatig oppervlak met een aantal longitudinale en transversale lijntjes. De nagel van de grote teen is geel, ondoorschijnend en verdikt en dat geldt ook, zij het in wat mindere mate, voor de distale delen van de andere twee nagels. Het meest opvallende (en dat is een belangrijke aanwijzing voor de juiste diagnose) is echter dat de nagels van de tweede en derde teen niet recht vooruit groeien, maar schuin naar mediaal.

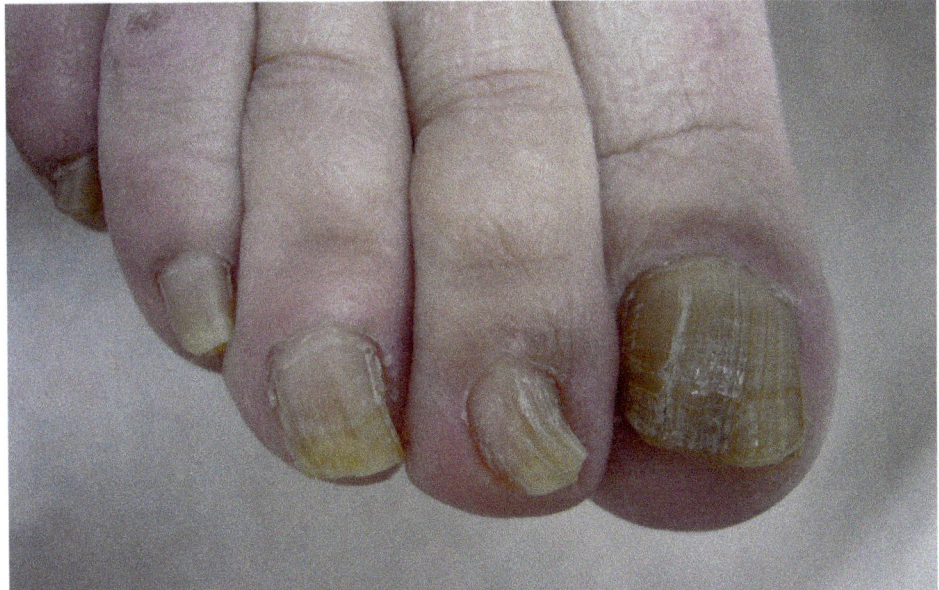

Afbeelding 87.1

Vragen

1. Hoe heet deze nagelaandoening?
2. Wat is de meest waarschijnlijke oorzaak?

Antwoorden

1. Hier is sprake van een beginnende ONYCHOGRYFOSE. Deze nagelafwijking begint vaak met hypertrofie van de nagels: verdikt, geel of geelbruin en ondoorzichtig. Bij de onychogryfose groeit de nagel scheef uit door een ongelijke groeisnelheid in de nagelmatrix. In dit geval is de nagelgroei lateraal sneller, waardoor de nagel krom zal worden en naar mediaal gericht is. Vaak zijn er ook transversale lijntjes zichtbaar in het nageloppervlak. Wanneer de nagels niet op tijd afgeknipt worden, ontstaat het beeld van een lange, gekromde nagel die doet denken aan een ramshoorn (figuur 87.2). Dergelijke beelden worden vooral gezien bij ouderen die zichzelf verwaarlozen.

2. Een veel voorkomende oorzaak is herhaalde traumatisering van de nagels (en daardoor van de nagelmatrix) door slecht passend schoeisel of door sporten. Dat laatste zou bij deze patiënt zeker de oorzaak kunnen zijn. Andere mogelijke oorzaken van onychogryfose zijn:
   - *huidziekten en infecties*: psoriasis, ichthyosis, schimmelinfectie van de nagel, hypostatisch eczeem;
   - *lokale oorzaken*: trauma aan de nagelmatrix, herhaald mild trauma door slecht passend schoeisel of sporten, standsafwijkingen van de voet zoals hallux valgus, slechte perifere circulatie;
   - *regionale oorzaken*: spataderen, veneuze hypertensie, tromboflebitis, aneurysmata, elefantiasis, afwijkingen in het perifere zenuwstelsel;
   - *algemene oorzaken*: ouderdom, urikemie, verwaarlozing, ziekten van het centrale zenuwstelsel;
   - *idiopathisch*: erfelijk, verworven.

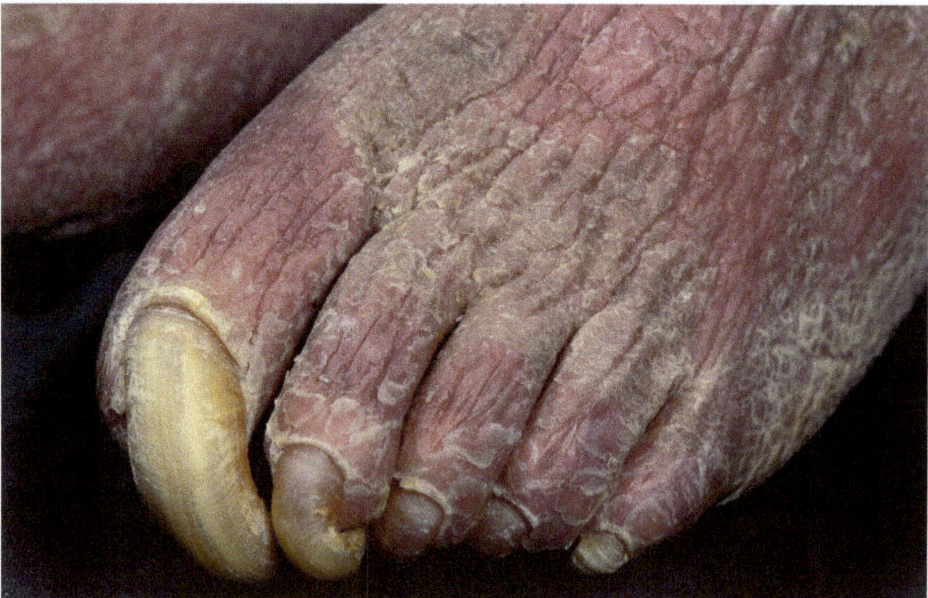

Figuur 87.2
Onychogryfose bij veneuze hypertensie en hypostatisch eczeem.

Anamnese

Een jongen van 17 jaar komt vanwege een huidafwijking in zijn linkerknieholte. Al bij de geboorte was te zien dat de huid daar niet normaal was, maar de 'wratten' zijn er pas later opgekomen. Hij wil graag van u weten wat het is, of het kwaad kan, of het erfelijk is en of er iets aan te doen is.

Lichamelijk onderzoek

U ziet in de linkerknieholte, doorlopend op de kuit, een min of meer lineaire laesie, onregelmatig opgebouwd uit discrete bruine (deels hyperkeratotische) papels en hyperkeratotische plaques, soms met een verruceus aspect.

Vragen

1. Wat is het?
2. Kan het kwaad?
3. Is het erfelijk?
4. Is er iets aan te doen?

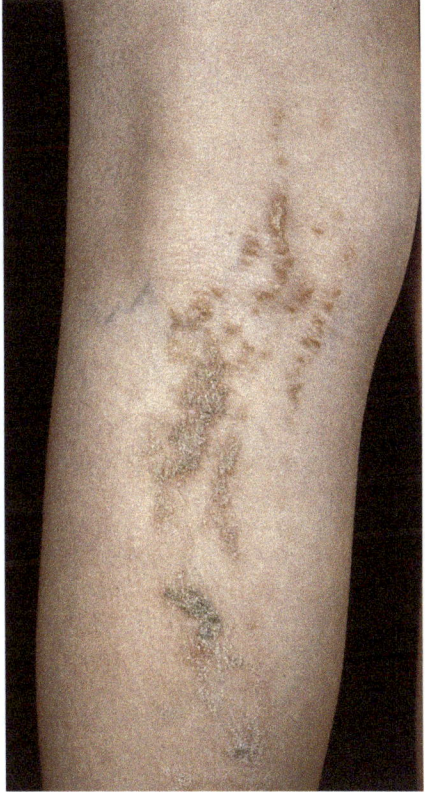

Afbeelding 88.1

Antwoorden

1. Dit is een NAEVUS VERRUCOSUS (synoniemen: verruceuze epidermale naevus, naevus unius lateris). Een naevus verrucosus is een congenitaal cutaan hamartoom dat bestaat uit keratinocyten. Bij een naevus verrucosus is sprake van genetisch mozaïcisme; er wordt uitsluitend in de laesie zelf, maar niet in normale huid, een genetische mutatie aangetroffen. De prevalentie onder volwassenen wordt geschat op 0,1-0,5%. De meeste naevi verrucosi zijn aanwezig bij de geboorte. Dan hebben ze een wittig gemacereerd aspect; binnen enkele dagen worden het roze of licht gepigmenteerde fluweelachtige lijnen of plaques. Later wordt de kleur donkerder en ontstaat het wratachtige (verruceuze) aspect, soms op een erythemateuze ondergrond. De laesies zijn meestal asymptomatisch; in plooien kunnen ze gaan macereren en dan onaangenaam ruiken. De lokalisatie en uitgebreidheid variëren sterk; sommige patiënten hebben zeer uitgebreide laesies verlopend volgens de lijnen van Blaschko, de groeipatronen van de huid tijdens de ontwikkeling (figuur 88.2). Er zijn twee varianten, de epidermolytische en de niet-epidermolytische naevus verrucosus. Het is belangrijk om – via histopathologisch onderzoek – hiertussen onderscheid te maken in verband met mogelijke bijkomende verschijnselen.

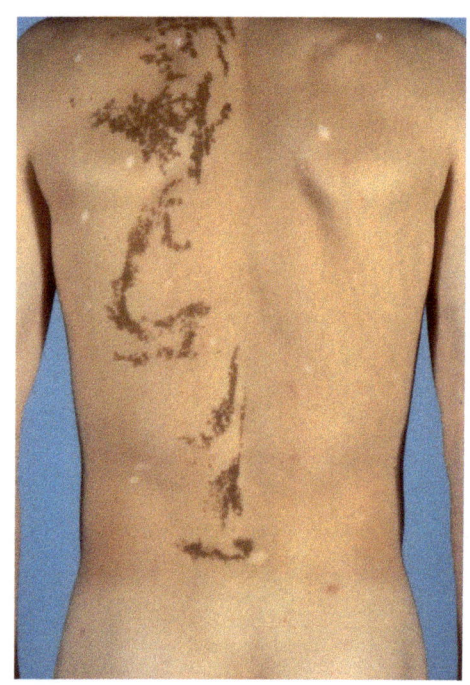

Figuur 88.2
Zeer uitgebreide naevi verrucosi verlopend volgens de lijnen van Blaschko.

2. Dat hangt af van of het een epidermolytische dan wel een niet-epidermolytische naevus verrucosus is. In de niet-epidermolytische varianten kan in zeldzame gevallen een carcinoom ontstaan. Incidenteel, vooral bij multipele naevi, kunnen andere ontwikkelingsstoornissen worden gevonden. Voor de epidermolytische variant geldt dit *niet*.

3. Neen, patiënten met een naevus verrucosus zullen die niet op hun kinderen overerven. Patiënten met de *epidermolytische* vorm van naevus verrucosus hebben in die laesie een mutatie die ook gezien wordt bij een ernstige vorm van ichthyosis, de bulleuze ichthyosiforme erytrodermie. Omdat het genetisch mozaïek hierbij vaak niet alleen in de huid, maar ook in de gonaden aanwezig is, kan een patiënt met een epidermolytische naevus verrucosus dus een kind met de bulleuze ichthyosiforme erytrodermie krijgen.

4. Lokale applicatie van preparaten met salicylzuur of vitamine A-zuur (tretinoïne) kan de hyperkeratose (tijdelijk) verminderen. Vernietiging van het afwijkende weefsel met cryotherapie, dermabrasie, chirurgie (schaaftechniek) of laserlicht kan het aspect aanzienlijk verbeteren, maar recidieven zijn regel eerder dan uitzondering.

Anamnese

De jongen van 18 jaar, die enigszins bozig tegenover u zit, kent u al vanaf kort na zijn geboorte met constitutioneel eczeem. Hij heeft het altijd met klasse 1- en toen hij wat ouder werd met klasse-2-corticosteroïden goed kunnen onderdrukken. 'Ik heb het op internet nagezocht, dokter, en ik heb atrofie van de huid van mijn arm. En dat is uw schuld, want ik heb altijd nieuwe tubes van uw assistente gekregen, terwijl u het had moeten controleren'. U kijkt naar zijn elleboogsplooi en ziet inderdaad het klassieke beeld van atrofia cutis: de huid is dun, wat glanzend, de onderliggende bloedvaten zijn goed zichtbaar en er is een uitgebreide teleangiectasia. U antwoordt dus: 'Je hebt gelijk, Jochem, dat is inderdaad atrofie en ja, ik had je beter moeten controleren. Gelukkig kan de huid zich nog wel grotendeels herstellen'.

Vragen

1. Welke lokale bijwerkingen van corticosteroïden kent u en wat zijn hun klinische kenmerken?
2. Welke systemische bijwerkingen kunnen optreden bij het langdurige en overmatige gebruik daarvan?
3. Wat zijn de maximale hoeveelheden dermatocorticosteroïden die per week mogen worden gebruikt bij volwassenen; en hoeveel mogen kinderen voorgeschreven krijgen?

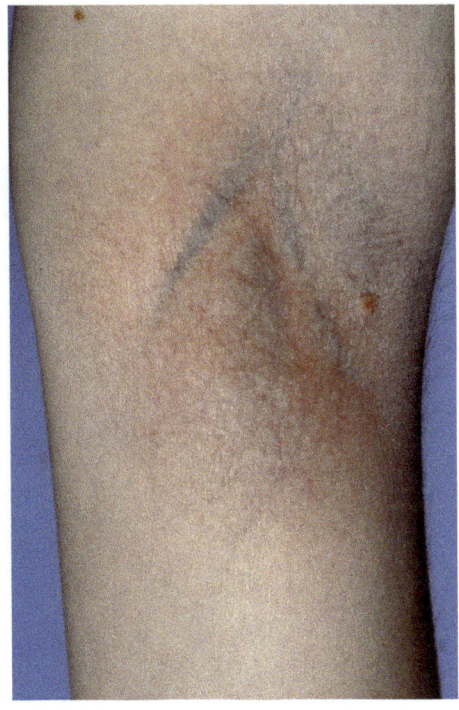

Afbeelding 89.1

Antwoorden

1. De volgende lokale bijwerkingen kunnen ontstaan bij langdurig en continu gebruik van dermatocorticosteroïden:
   - atrofische veranderingen: atrofie van de huid (epidermis en dermis), teleangiëctasieën, striae, purpura, neiging tot bloeduitstortingen, ulceratie, vertraagde wondgenezing;
   - infecties: maskeren van schimmelinfecties (tinea incognito), verergering van infecties (candida, herpes simplex, *Demodex folliculorum*, scabies);
   - farmacologische effecten: tachyfylaxie, rebound fenomeen, steroïdverslaving;
   - overige bijwerkingen: periorale en perioculaire dermatitis, steroïdrosacea, hypertrichose, hyper- en hypopigmentatie, contactallergie, granuloma gluteale infantum, steroïdacne, fotosensibilisatie.

Atrofie
Atrofische huid is doorschijnender en glanzender dan normale huid en vertoont vaak teleangiëctasieën (figuur 89.1). Bij zeer langdurig gebruik kunnen striae ontstaan, vooral bij adolescenten en met name in de liezen, onder de oksels en in de elleboogsplooien.

Dermatitis perioralis
Dermatitis perioralis (deel 1, casus 93) begint in de nasolabiaalplooien en spreidt zich daarna snel uit naar het gebied rond de mond, waarbij de randen van de lippen altijd vrij blijven. Incidenteel zijn ook het voorhoofd, de oogleden en de glabella aangedaan (dermati-

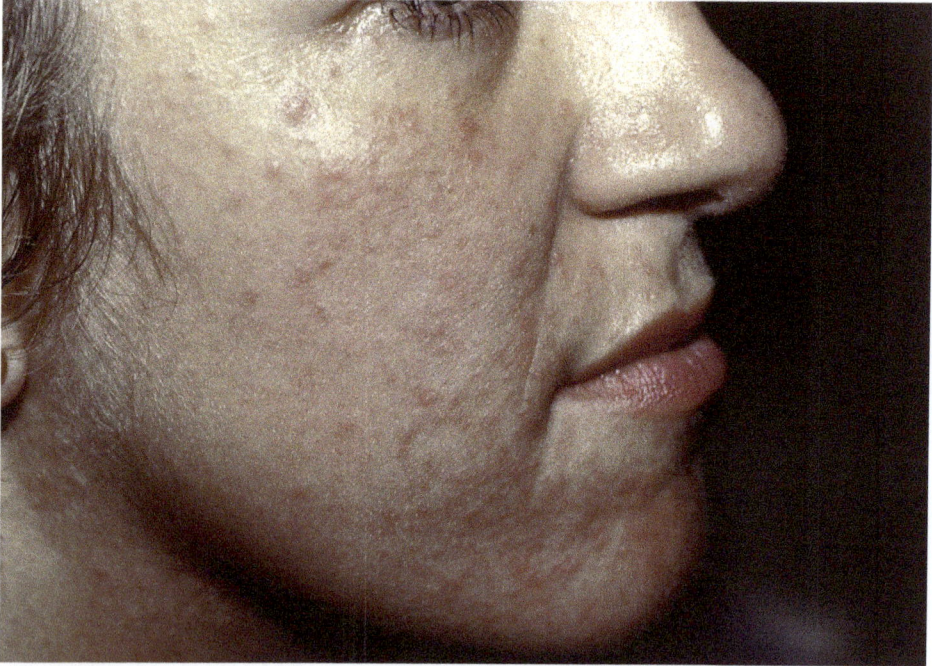

Figuur 89.2
Dermatitis perioralis.

tis periocularis). De laesies bestaan uit monomorfe kleine papeltjes en papulopustels op een erythemateuze ondergrond met een wisselende mate van schilfering (figuur 89.2). Jeuk en branderigheid zijn prominent aanwezig. De meeste patiënten weten dat het staken van de corticosteroïden resulteert in een verergering van hun uitslag en raken dus 'verslaafd' aan de behandeling die de uitslag zowel veroorzaakt maar gelijktijdig ook onderdrukt.

Steroïdrosacea
Steroïdrosacea is een door dermatocorticosteroïden veroorzaakte, op rosacea gelijkende, eruptie in het gelaat met erytheem, papels, pustels en teleangiëctasieën, die vooral bij vrouwen van middelbare leeftijd gezien wordt. Sommige vrouwen hebben al milde rosacea, en bij hen zullen de daarvoor (ten onrechte) voorgeschreven corticosteroïden het beeld na aanvankelijke verbetering doen verergeren (figuur 89.3).

Maskering van schimmelinfecties (tinea incognito)
Onder tinea incognito verstaat men schimmelinfecties waarvan het klinische beeld gewijzigd is door het lokale gebruik van corticosteroïden. In eerste instantie lijkt de behandeling goed aan te slaan: de jeuk wordt aanzienlijk minder en de ontstekingsverschijnselen verdwijnen. Wanneer de behandeling gestaakt wordt, treedt al snel een recidief op. De behandeling wordt hervat, de verschijnselen verdwijnen weer snel en de cycli herhalen zich. De voor een dermatomycose karakteristieke verheven rand en schilfering zijn bij tinea incognito verminderd of nagenoeg afwezig. Er ontstaan enkele inflammatoire noduli die niet reageren op de corticosteroïden (figuur 89.4).

Overige lokale bijwerkingen
Met *tachyfylaxie* wordt het fenomeen aangeduid dat dermatocorticosteroïden bij langer durend gebruik minder werkzaam worden. Een *rebound fenomeen* is een plotselinge verergering

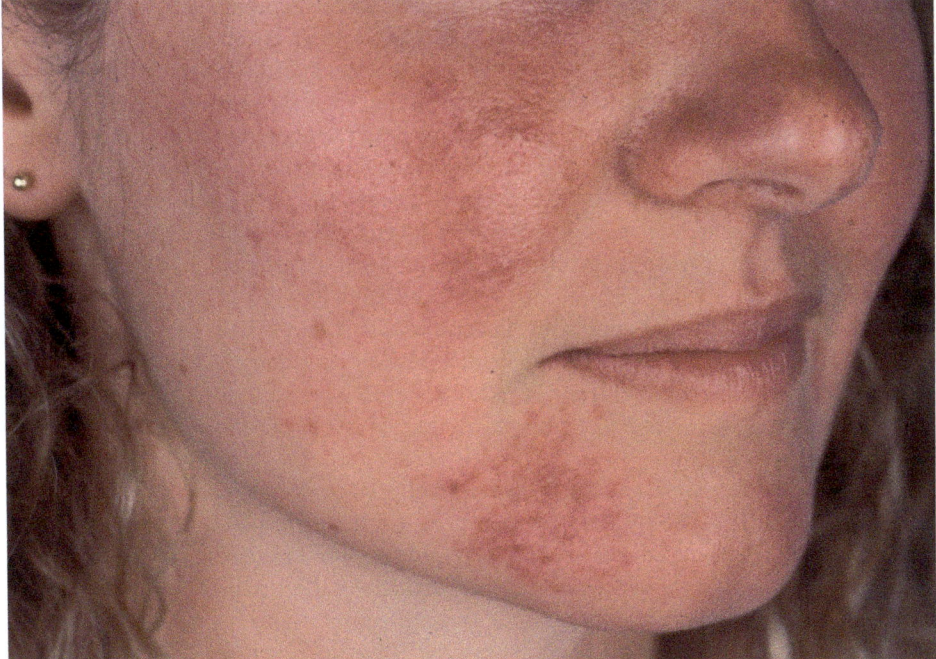

Figuur 89.3
Steroïdrosacea.

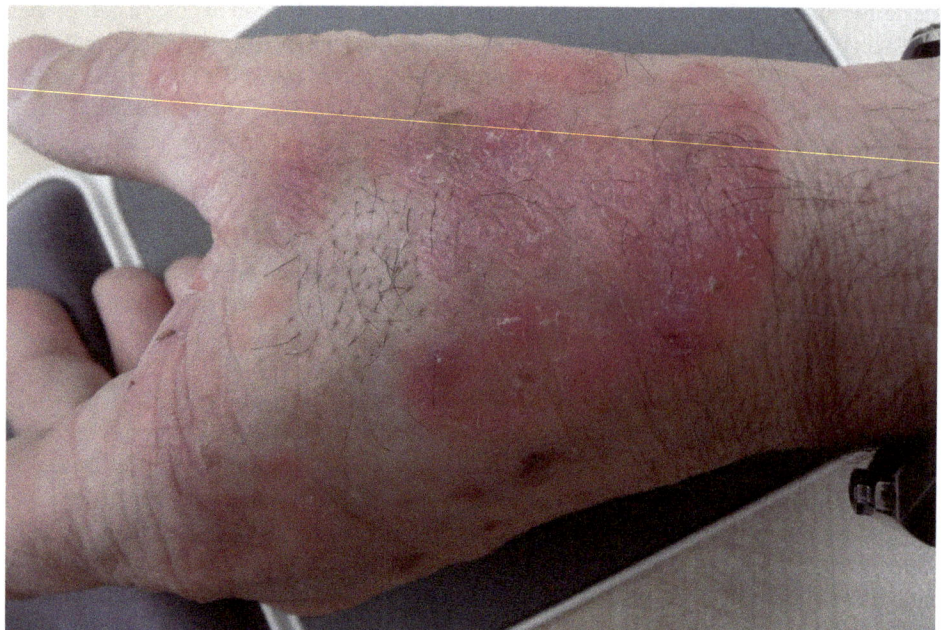

Figuur 89.4
Tinea incognito: de klassieke verheven en schilferende rand ontbreekt.

van de met succes met corticosteroïden behandelde huidaandoening na het staken of afbouwen van de therapie. *Hypertrichose* door lokale corticosteroïden komt meestal op het gezicht voor maar is relatief zeldzaam. *Granuloma gluteale infantum* is een eruptie op de billen en de dijen van kinderen, die het gevolg is van de behandeling van luieruitslag met sterkwerkende lokale corticosteroïden. Het beeld wordt gekenmerkt door een of enkele livide paarse ovale noduli. Een *contactallergie* ontstaat vooral bij behandeling van hypostatisch eczeem en handeczeem met corticosteroïden. Het beeld van een acuut allergisch contacteczeem wordt zelden gezien, omdat het veroorzakende corticosteroïd de reactie niet alleen veroorzaakt maar gelijktijdig onderdrukt. Men moet er vooral aan denken indien de huidaandoening niet goed (meer) reageert op een op zich juiste therapie of tijdens de behandeling erger wordt.

2. Bij langdurige overmatige applicatie van dermatocorticosteroïden kunnen in zeldzame gevallen, bijna altijd bij kinderen, door percutane resorptie systemische bijwerkingen optreden, zoals een iatrogene Cushing, de ziekte van Addison bij het staken van de behandeling, osteoporose, groeiremming, glaucoom, cataract en aseptische botnecrose.

3. De geadviseerde maximale hoeveelheden te appliceren corticosteroïden per week *bij volwassenen* zijn voor klasse-1-corticosteroïden geen maximum, klasse 2 en klasse 3 100 gram en klasse 4 maximaal 50 gram per week. *Kinderen onder de 2 jaar* krijgen maximaal 30 gram per week van klasse-1- en klasse-2-corticosteroïden (klasse 3 alleen gebruiken als crisismanagement). Bij *kinderen boven de 2 jaar* zijn de maximale hoeveelheden uit klassen 1 en 2 30-60 gram en klasse 3 maximaal 30 gram per week. Klasse-4-corticosteroïden worden bij kinderen nooit toegepast.

www.huidziekten.nl/richtlijnen/nvdvlocalesteroiden.htm: Nederlandse Vereniging voor Dermatologie en Venereologie Richtlijn Dermatocorticosteroïden 2001.

Anamnese

Een 46-jarige man heeft een afwijking op de zijkant van zijn linkerbil die heel langzaam wat groter wordt. U ziet een 9x6 mm grote iets verheven bruinrode laesie met een klein korstje centraal. Van opzij voelt de afwijking, zoals u verwachtte, plaquevormig hard aan en u stelt de diagnose dermatofibroom (histiocytoom). U deelt dit aan patiënt mede en vertelt dat voor deze goedaardige afwijking geen behandeling nodig is. Patiënt echter blijkt er toch niet helemaal gerust op en vraagt of u bereid bent om het ding er 'even uit te wippen'. Dat bent u uiteraard.
Een week later krijgt u de uitslag en u schrikt behoorlijk, want het blijkt een maligniteit te zijn en wel een dermatofibrosarcoma protuberans. De patholoog-anatoom schrijft erbij dat hij geen fibrosarcomateuze transformatie gezien heeft. De laesie is incompleet verwijderd.

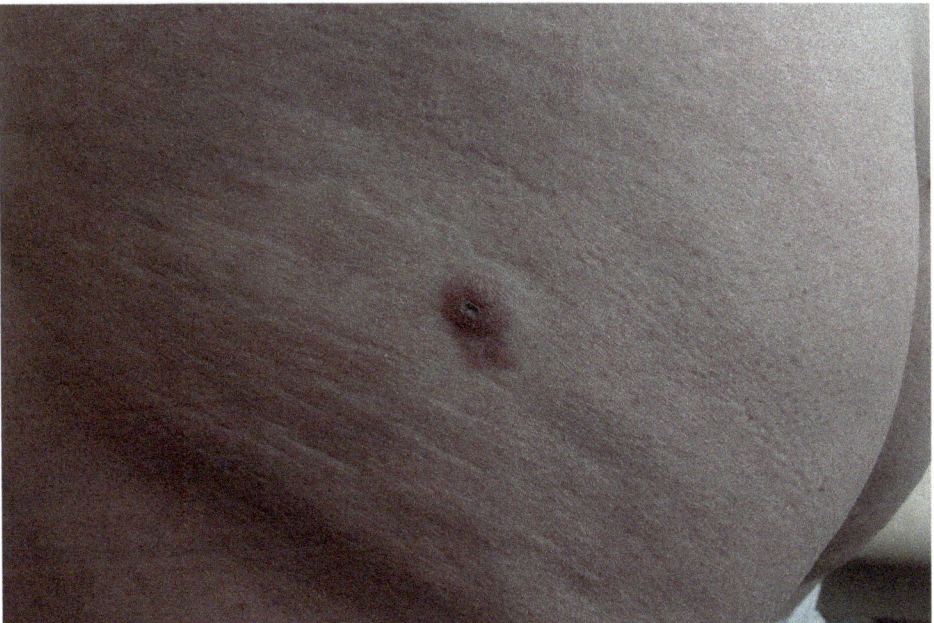

Figuur 90.4

Vragen

1. Wat weet u van de kliniek van dit sarcoom?
2. Hoe schat u de prognose in?

Antwoorden

1. Dermatofibrosarcoma protuberans (DFSP) is een lokaal agressieve tumor van fibroblastische origine met een middelmatige maligniteit. Het is het meest voorkomende sarcoom van de huid. De afwijking is meestal gelokaliseerd op de romp (50-60%, vooral op het sternum en in de plooien), minder vaak op de proximale ledematen (20-30%) of in het hoofd-halsgebied (10-15%). De gemiddelde leeftijd van de patiënten is 40 jaar. De tumor begint vaak als een huidkleurige of wat bruine papel of een asymptomatische plaque. Er is langzame groei en in de loop van de jaren ontstaan paarsige of roodbruine noduli en nodi die enkele centimeters groot kunnen worden. Sommige tumoren worden pijnlijk en gaan ulcereren (figuur 90.2). In het begin kan de tumor veel lijken op een dermatofibroom, dermale naevus, op een keloïd of morfea. De diagnose wordt histopathologisch gesteld, vaak als toevalsbevinding.

2. De 'gewone' dermatofibrosarcoma protuberans zaait niet vaak uit (<5%), maar wanneer er histopathologisch fibrosarcomateuze transformatie te zien is, zal in ongeveer 20% van de gevallen metastasering optreden, vooral naar de longen. Na chirurgische verwijdering is er een hoog recidiefpercentage (15-60% voor het 'gewone type', 75% voor het fibrosarcomateuze type). De tumor dient dan ook met een ruime marge normaal uitziend weefsel van minimaal 2-4 centimeter geëxcideerd te worden. Hiertoe verwijst u patiënt naar de (oncologisch) chirurg met als tweede verzoek om onderzoek te doen naar eventuele metastasering of patiënt hiertoe door te verwijzen naar de internist-oncoloog.

De Groot AC, Toonstra J. Kanker en Huid. Dermato-oncologie voor de huisarts. Houten: Bohn Stafleu van Loghum, 2010 (ISBN 9789031377503).

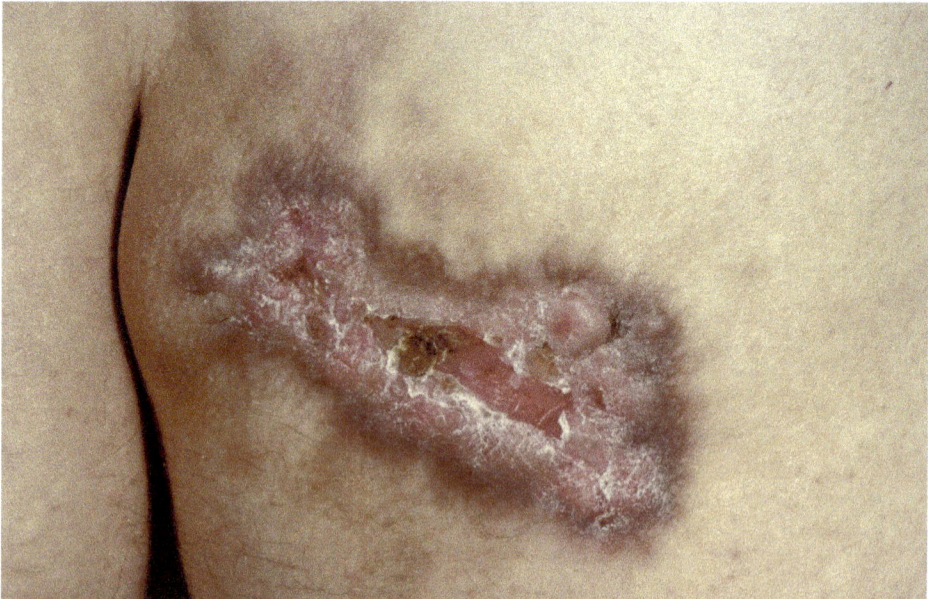

Figuur 90.2
Groot plaquevormig dermatofibrosarcoma protuberans met centrale ulceratie.

91

Anamnese
U wordt tijdens de waarneming voor een collega verzocht om visite te maken bij een 72-jarige dame in verzorgingshuis de Rietkraag. Patiënte zit volgens de verpleging 'van top tot teen onder de uitslag en ze heeft koorts'.

Lichamelijk onderzoek
U ziet dat de verpleging niet heeft overdreven: patiënte is voor 100% rood en er is een uitgebreide lamellaire schilfering. Enkele erosies lijken met korsten in te drogen.

Vragen
1. Hoe heet dit niet zo heel veel voorkomende, maar dramatische beeld?
2. Wat wilt u van patiënte, haar familie en het verplegend personeel weten?
3. Wat zijn de mogelijke oorzaken bij volwassenen?
4. Welke cutane verschijnselen kunnen naast het erytheem en de schilfering nog meer bij deze aandoening gezien worden?
5. Welke systemische gevaren kunnen patiënten met deze ziekte bedreigen?
6. Wat is uw beleid? **Geef hiervoor eerst uw reactie op vraag 2 en kijk naar het antwoord op de volgende pagina.**

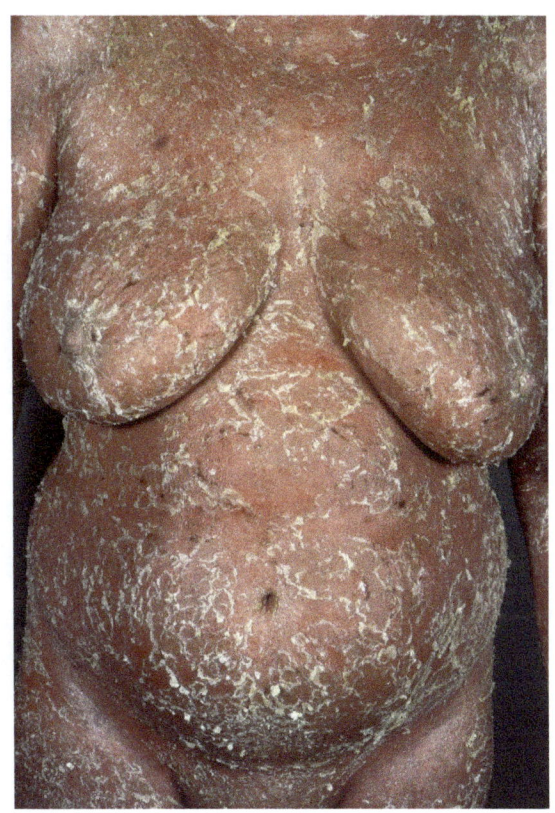

Afbeelding 91.1

Antwoorden

1. Dit beeld heet ERYTRODERMIE (letterlijk: rode huid). Bij erytrodermie is (nagenoeg) de gehele huid rood en schilferend. Het is geen ziekte-entiteit, maar een klinische presentatie waaraan diverse aandoeningen ten grondslag kunnen liggen.

2. U vraagt hoe lang dit beeld al bestaat en wat eraan voorafgegaan is. U vraagt specifiek of patiënte bekend is met psoriasis, constitutioneel eczeem (of andere manifestaties van het atopisch syndroom) en of deze aandoeningen in haar familie voorkomen. Daarnaast wilt u weten welke medicijnen ze gebruikt of gebruikt heeft en sinds wanneer.
De verpleging vertelt u dat patiënte 10 dagen voor het ontstaan van de uitslag penicilline heeft gekregen van haar huisarts voor een keelinfectie. Kort daarop kreeg ze uitslag, 'het lijkt wel mazelen', had de huisarts gezegd en de penicilline werd gestaakt. Toch breidde het exantheem zich daarna over het gehele lichaam uit.

3. In veel gevallen ontstaat erytrodermie uit een voorheen al bestaande psoriasis (figuur 91.2) of constitutioneel eczeem. Ook is een aanzienlijk deel van de gevallen het gevolg van een reactie op geneesmiddelen; er is dan eerst een op roodvonk of mazelen gelijkend geneesmiddelexantheem, vaak met oedeem van het gezicht. Minder vaak liggen een cutaan T-cellymfoom (mycosis fungoides, sézarysyndroom) (deel 1, casus 7), pityriasis rubra pilaris, niet-atopische eczemen (bijvoorbeeld allergisch contacteczeem, hypostatisch eczeem met strooireacties (deel 1 (casus 69), seborroïsch eczeem (casus 86), chronische actinische dermatitis, of blaarvormende ziekten aan een erytrodermie ten grondslag. Incidenteel is het een uiting van een onderliggende maligniteit (paraneoplasie), vooral van lymfoproliferatieve aandoeningen. Bij 25-30% van de patiënten wordt geen oorzaak gevonden. Dat zijn vaak oudere mannen met een chronisch recidiverend beloop van de erytrodermie.

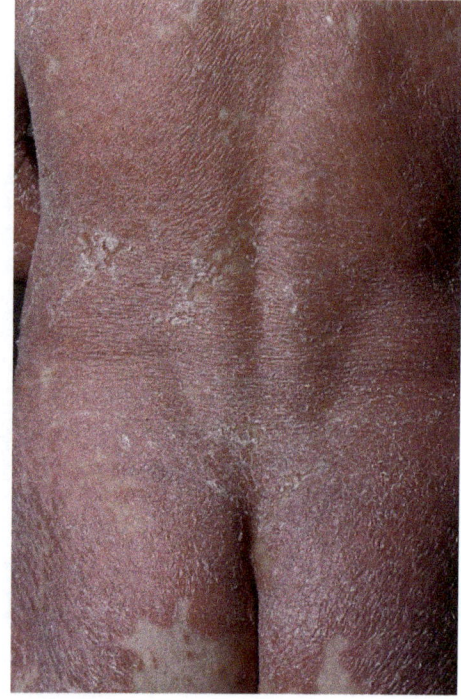

Figuur 91.2
Erytrodermie. In de scherpe begrenzing met nog resterende normale huid en de zilverwitte schilfering is de onderliggende psoriasis herkenbaar.

4. Ondanks de verscheidenheid aan onderliggende oorzaken, hebben de erytrodermieën verscheidene klinische kenmerken gemeenschappelijk. Zo klaagt meer dan 90% van de patiënten over (heftige) jeuk. Door het langdurig krabben wordt de huid verdikt en op plaatsen gelichenificeerd. Bij langer bestaande gevallen treden pigmentverschuivingen op, vaker hyper- dan

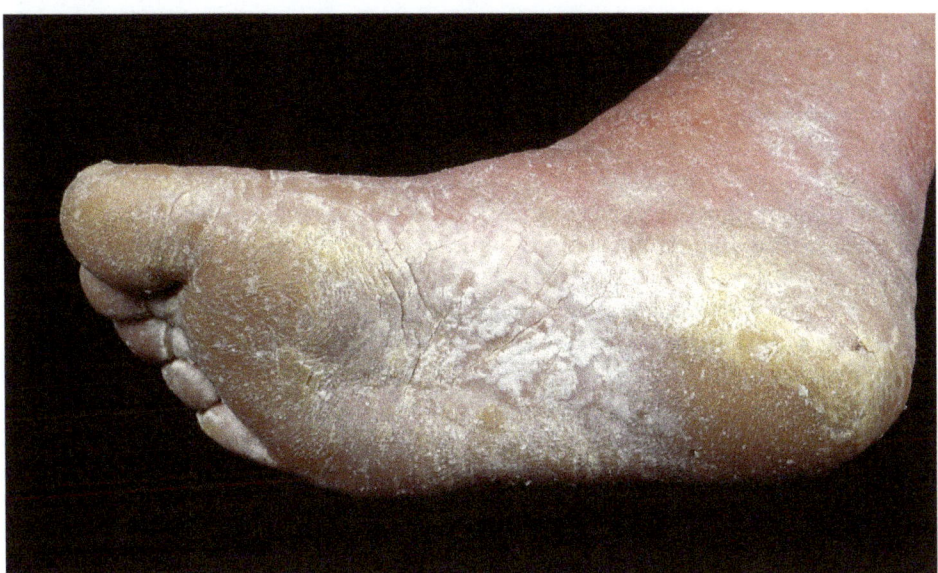

Figuur 91.3
Keratodermie van de voetzool bij erytrodermie.

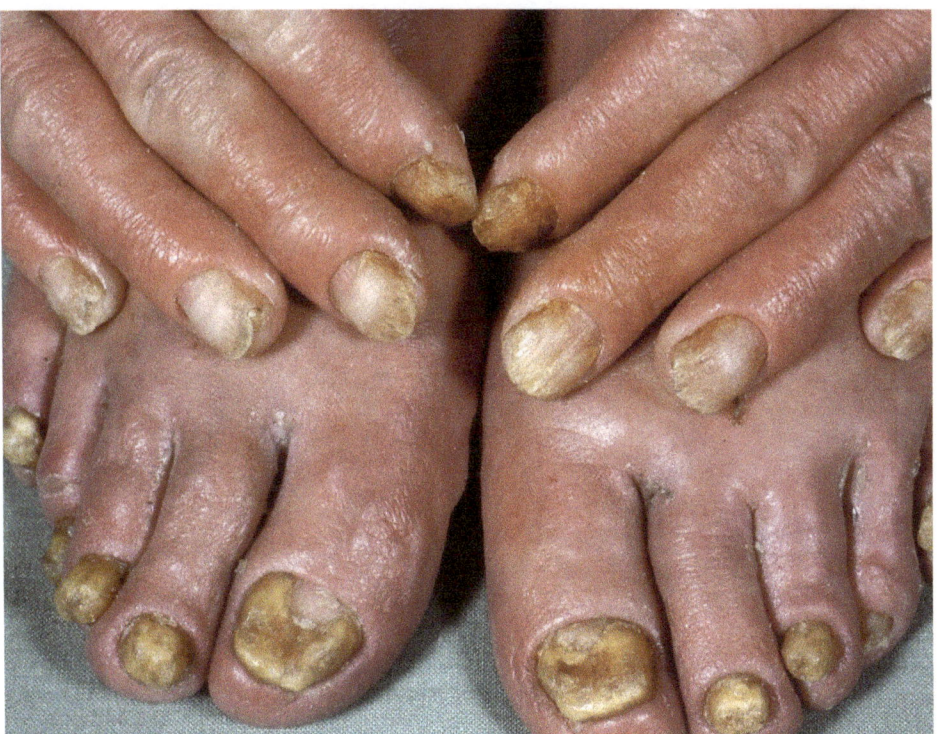

Figuur 91.4
Onychodystrofie van alle 20 nagels bij erytrodermie.

hypopigmentatie. Bij ongeveer 30% van de patiënten ontstaat een palmoplantaire keratodermie (figuur 91.3). Bij 40% van de patiënten zijn er nagelafwijkingen. In het geval van pre-existente huidafwijkingen kunnen die al bestaan vóór het optreden van de erytrodermie (bijvoorbeeld putjesnagels of het olievlekfenomeen bij psoriasis), andere ontstaan pas naderhand. Vaak zouden de nagels extra glanzen, maar verkleuringen, broosheid, doffe nagels, subunguale hyperkeratose, lijnen van Beau (deel 1, casus 91), paronychia en splinterbloedingen onder nagels komen ook voor en de nagels kunnen zelfs helemaal afgestoten worden (figuur 91.4). Bij patiënten met chronische erytrodermie wordt regelmatig een diffuse haaruitval gezien. Ook kunnen er plotseling veel seborroïsche wratten ontstaan, die vaak lichter (geler) van kleur zijn dan de onderliggende roodheid. Kolonisatie met *Staphylococcus aureus* kan leiden tot secundaire infectie van de huid. Onafhankelijk van de oorzaak van de erytrodermie worden als oculaire complicaties regelmatig dubbelzijdig ectropion en purulente cconjunctivitis gezien.

5. Ongeveer de helft van de patiënten met erytrodermie heeft enkeloedeem. Door de sterk toegenomen bloedcirculatie in de huid en vochtverlies door transcutane verdamping en transpiratie ontstaat tachycardie en vooral bij ouderen is er het risico op hartfalen. Ook leidt de toegenomen doorbloeding in de huid tot problemen met de warmtehuishouding, vaker hyper- dan hypothermie. Chronisch overmatig warmteverlies leidt tot compensatoir hypermetabolisme en vervolgens cachexie. Ook anemie treedt vaak op. Andere mogelijke niet-cutane manifestaties zijn gegeneraliseerde lymfadenopathie (ook in afwezigheid van een onderliggende lymfoproliferatieve aandoening) en hepatomegalie.

6. Het is zeer waarschijnlijk dat aan deze erytrodermie een geneesmiddelexantheem op penicilline ten grondslag ligt. Omdat de behandeling daarmee al gestaakt is, is een expectatief beleid verantwoord. Erytrodermie door een overgevoeligheidsreactie op een geneesmiddel zal binnen 2-6 weken verdwijnen. Uiteraard geeft u de verpleging instructies om systemische complicaties te voorkomen en wordt er met grote rode letters in de papieren geschreven dat patiënte allergisch is voor penicillines en wordt een allergiesticker aangebracht.

92

Anamnese

Een 46-jarige vrouw bezoekt uw spreekuur 'omdat iedereen altijd zegt dat ik zo'n oude hals heb'. Patiënte heeft daar vanaf haar jeugd een gelige verkleuring, maar de laatste jaren wordt de huid er inderdaad wel erg slap bij. Zij is bang dat het misschien erfelijk is. Haar ouders zijn nog kerngezond, maar haar zuster heeft het ook en dat 'heeft iets te maken met de elastische vezels of zo. Marie heeft al toen ze nog maar 42 jaar was een hartinfarct gehad, dokter, en haar oogarts heeft pas geleden iets gezien waardoor ze blind zou kunnen worden'. Samen met alle op- en aanmerkingen op haar hals dus alle redenen om u te consulteren.

Lichamelijk onderzoek

U ziet dat de huid in de hals inderdaad erg los en (daardoor) rimpelig is. Bij nauwkeurige inspectie ziet u ook de verkleuring, opgebouwd uit kleine gelige papeltjes, die – soms lijnvormig – ook op de huid van de schouder goed te zien is.

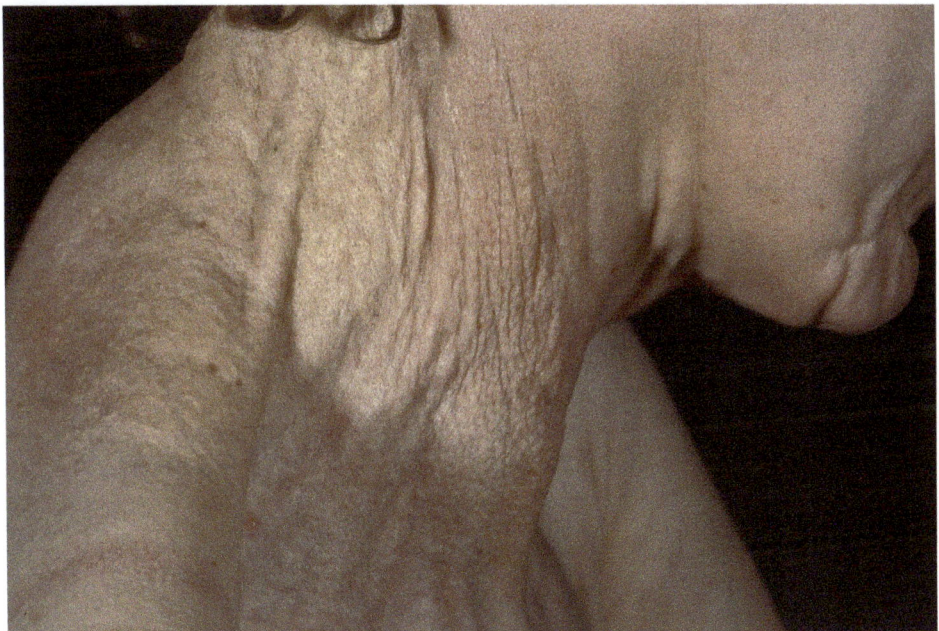

Afbeelding 92.1

Vragen

1. Aan welke ernstige aandoening, waarbij inderdaad het netwerk van elastische vezels wordt aangetast, denkt u?

Antwoorden

1. U zou moeten denken aan PSEUDOXANTHOMA ELASTICUM. Deze autosomaal recessieve aandoening wordt gekenmerkt door aantasting van de anatomie en functie van de elastische vezels in de dermis van de huid, de media en intima van middelgrote arteriën, en het bruchmembraan in het oog. Pseudoxanthoma elasticum dankt zijn naam aan de karakteristieke huidafwijkingen, die wat lijken op xanthomen. Ze beginnen in de jeugd als discrete, gelige vlakke papels in de plooien, vooral de hals. In de loop van de tijd nemen de papels toe en vloeien samen in een 'kinderkopjes' configuratie, waardoor het aspect van de huid van een geplukte kip kan ontstaan (figuur 92.1 net onder de haren).

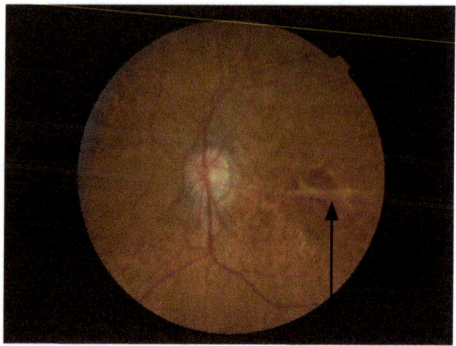

Figuur 92.2
Angioid streaks bij pseudoxanthoma elasticum (de geelwitte dikke streep rechts).

Ook andere plooien zoals de elleboogsplooien, knieholtes, polsen, oksels en liezen kunnen worden aangedaan. In een vergevorderd stadium wordt kalk afgezet in de elastische vezels, waardoor harde papels en plaques ontstaan. Door het gebrek aan elasticiteit zakt de huid – zoals ook bij deze patiënte – uit en gaat hangen.

De oogafwijkingen bij pseudoxanthoma elasticum zijn potentieel ernstig. Bij fundoscopie kunnen zogeheten 'angioid streaks' gezien worden (figuur 92.2), boven de 30 jaar bij nagenoeg iedereen. Angioid streaks zijn het gevolg van scheurtjes in de verkalkte elastische lamina van het bruchmembraan. Op termijn kan dit aanleiding geven tot visusstoornissen en zelfs blindheid.

In de middelgrote arteriën leidt progressieve calcificatie van de intima en de media tot atheromateuze plaques, waardoor patiënten al op jonger dan normale leeftijd claudicatio intermittens, afwezigheid van perifere arteriële pulsaties, angina pectoris, renovasculaire hypertensie, hartinfarct en cerebrale ischemie kunnen krijgen. Verkalkte bloedvaten in de wand van het maag-darmkanaal kunnen gastro-intestinale bloedingen tot gevolg hebben, vooral maagbloeding.

Bergen AAB, Plomp AS, Gorgels TGMF, Jong PTVM de. Van gen naar ziekte; pseudoxanthoma elasticum en het ABCC6-gen. Ned Tijdschr Geneeskd. 2004;148:1586-9.

93

Anamnese

U bent gebeld door de ouders van een jongen van 18 maanden, die helemaal in paniek zijn. Hun Lars was eerst alleen wat neusverkouden, maar vervolgens werd zijn gezicht rood en hij kreeg wat koorts. Nu, nog geen 2 dagen later, zou het kind ernstig ziek zijn met een temperatuur van 39,5 °C en is zijn hele huid 'pijnlijk, rood en kapot'.

Lichamelijk onderzoek

U ziet een zieke peuter met een purulente snotneus. De huid is bijna helemaal erythemateus, vooral in de plooien. Er zijn diverse grotere en kleinere slappe blaren. Een aantal daarvan is kapotgegaan, waarbij een vochtig oppervlak ontstaat, soms met een dun korstje (ingedroogd vocht).

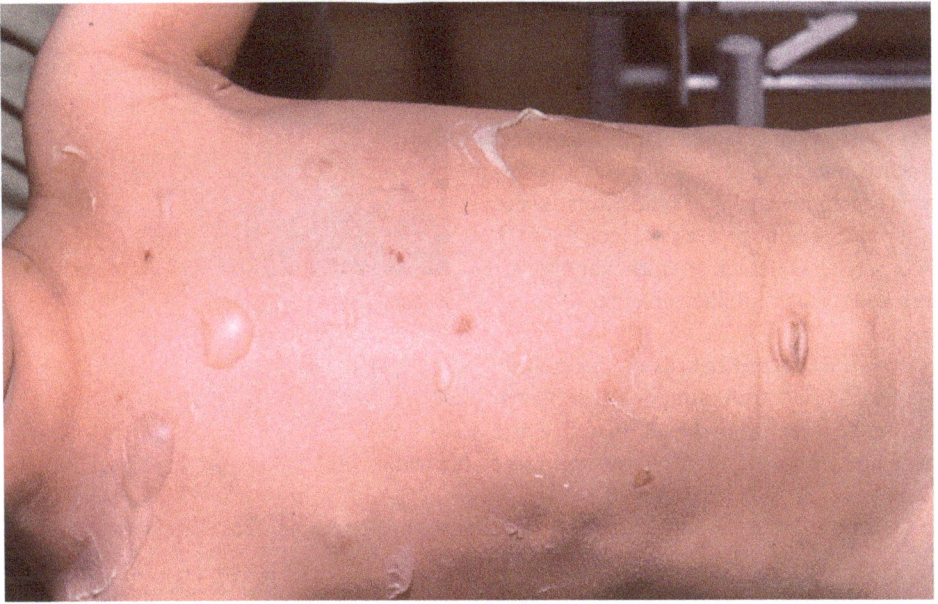

Afbeelding 93.1

Vragen

1. Welke diagnose stelt u?
2. Wat is hiervan de oorzaak en wat zijn de klinische verschijnselen?
3. Bij wie wordt deze ziekte meestal gezien?
4. Hoe heet de mildere variant van deze aandoening?
5. Kent u een andere ernstige multisysteemziekte, die een vergelijkbare oorzaak heeft?
6. Wat is uw beleid?

Antwoorden

1. U stelt de waarschijnlijkheidsdiagnose STAPHYLOCOCCAL SCALDED-SKIN SYNDROME.

2. Staphylococcal scalded-skin syndrome (ssss) wordt veroorzaakt door *Staphylococcus aureus* van het faagtype II. Deze bacterie produceert epidermolytische exotoxines die in de bloedbaan terechtkomen en verantwoordelijk zijn voor het huidbeeld met blaren en systemische verschijnselen. ssss begint vaak met prodromale verschijnselen van algehele malaise, koorts, keelpijn en gevoeligheid van de huid. De patiënt kan een purulente rinorroe hebben of conjunctivitis. Het erytheem begint op het hoofd en in het gelaat en generaliseert binnen 48 uur. Later ontstaan slappe blaren in de epidermis. Het teken van Nikolsky (niet door blaren aangedane huid kan door wrijving van de onderlaag afgeschoven worden, figuur 93.2) is positief. Na 1-2 dagen knappen de blaren, waarna een vochtig oppervlak zichtbaar wordt waarop snel een dunne, op lak lijkende, korst komt. Dit proces gaat ongeveer 3-5 dagen door, waarna in 10-14 dagen re-epithelialisatie optreedt zonder littekenvorming.

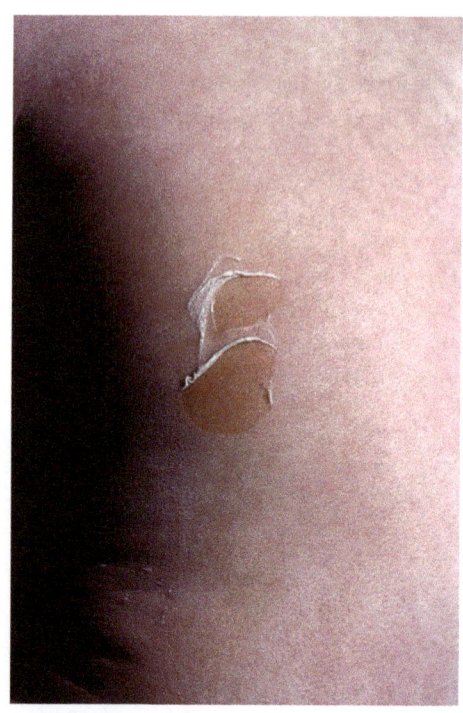

Figuur 93.2
Positief teken van Nikolsky: door wrijven laat (een deel van) de epidermis los.

3. ssss is vooral een ziekte van kinderen onder de 6 jaar, maar komt ook voor bij volwassenen met chronische nierinsufficiëntie en bij patiënten die verminderde immuniteit hebben.

4. Met de mildere variant van het ssss bedoelen we de impetigo bullosa (deel 1, casus 103).

5. We doelen hier op het toxischeshocksyndroom (TSS), een multisysteemaandoening die eveneens door toxineproducerende stammen van *Staphylococcus aureus* (of *Streptococcus pyogenes*) wordt veroorzaakt. TSS kenmerkt zich door het plotseling optreden van koorts, koude rillingen, hypotensie en exantheem. Daarbij komen in veel gevallen braken en diarree voor, eventueel met spierpijn, hyperemie van de slijmvliezen, verwardheid, nier- en leverfunctiestoornissen en trombocytopenie.

6. Dit patiëntje is ernstig ziek. Bij ssss op de kinderleeftijd bestaat een kans van ongeveer 3% op overlijden. U regelt een spoedconsult bij de kinderarts. Het kind zal worden opgenomen en parenteraal behandeld met penicillinase-resistente antibiotica zoals flucloxacilline.

94

Anamnese
Een overigens gezonde vrouw van 26 jaar zit sinds 10 dagen 'helemaal onder de uitslag'. Zij zegt dat het van de penicilline komt die zij 5 weken daarvoor van uw collega heeft gekregen, maar u kunt daarover niets in haar gegevens vinden.

Lichamelijk onderzoek
Patiënte blijkt een zeer uitgebreid exantheem te hebben van vrij vlakke erythemateuze papels, vooral op de romp maar ook op de armen en benen. Veel laesies hebben enige schilfering, vaak in de vorm van een collerette.

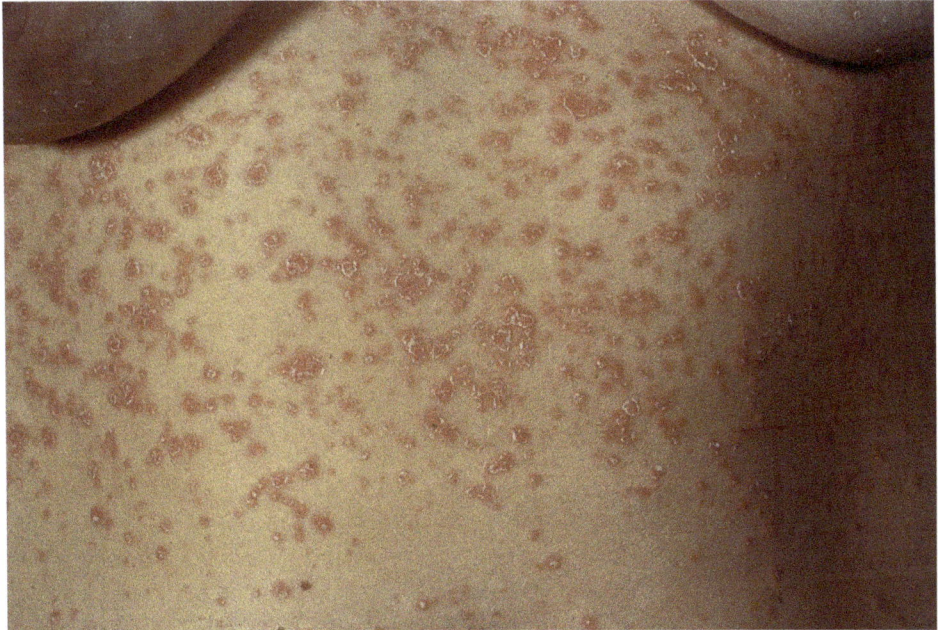

Afbeelding 94.1

Vragen
1. Wat vraagt u en komt het inderdaad van de penicilline, denkt u?
2. Wat is uw diagnose? **Beantwoord deze vraag voordat u naar de volgende vraag kijkt.**
3. Welke omgevingsfactoren kunnen een bestaande psoriasis verergeren of een aanval luxeren?
4. Stel: u overweegt bij een erythematosquameuze aandoening de mogelijkheid van een psoriasis, maar op grond van het huidbeeld (morfologie, verdeling) komt u er niet uit en de familieanamnese op psoriasis is negatief: a. waar kijkt u dan nog meer en b. welk fysisch-diagnostisch trucje past u toe?

Antwoorden

1. U vraagt of patiënte de penicilline misschien voor een keelontsteking heeft gehad (ja). Penicilline is hier niet de oorzaak. De periode van 4 weken tussen het afmaken van de kuur en het ontstaan van de eruptie is eigenlijk te lang voor een geneesmiddelexantheem.

2. U overweegt sterk de diagnose PSORIASIS GUTTATA. Dit is een acuut optredende vorm van psoriasis met een exanthematisch beeld van druppelgrote (guttata) papels. Het kan optreden bij mensen die voorheen niet bekend waren met psoriasis. De bekendste oorzaak is een doorgemaakte streptokokkenangina.

3. Bij mensen die de erfelijke aanleg voor psoriasis hebben, kunnen diverse zogeheten omgevingsfactoren psoriasis laten uitbreken of een al bestaande psoriasis verergeren. Voorbeelden hiervan zijn: beschadiging van de huid, infecties, geneesmiddelen, blootstelling aan zonlicht, hormonale factoren, psychologische stress, alcohol en roken.

Beschadiging van de huid Op de plaats waar (normale) huid beschadigd wordt kan na gemiddeld 7-14 dagen een psoriasisplek ontstaan. Dit heet het köbnerfenomeen. Allerlei soorten beschadiging van de huid kunnen hiervoor verantwoordelijk zijn, zoals schaafplekken, brandwonden, operatiewonden en chemische wonden. Ook infecties van de huid (bijvoorbeeld herpesinfecties, steenpuisten) en inflammatoire huidaandoeningen zoals eczeem kunnen een köbnerfenomeen geven. De kans dat er na een beschadiging psoriasis ontstaat wordt geschat op 40-75% en is waarschijnlijk het grootst wanneer de psoriasis uitgebreider en actief is, dat wil zeggen dat er ook spontaan al wat nieuwe plekken ontstaan.

Infecties Een bacteriële infectie met streptokokken, vooral van de keel (angina), kan aanleiding geven tot psoriasis guttata. Ook bij 'gewone' psoriasis kunnen streptokokken een rol spelen en bij sommige mensen verdwijnt de psoriasis na behandeling met antibioticakuren tegen de streptokokken. Bij mensen met AIDS en andere hiv-infecties is het beloop van psoriasis vaak ernstiger.

Geneesmiddelen In veel boeken en artikelen wordt geschreven dat bepaalde geneesmiddelen psoriasis kunnen veroorzaken of verergeren. Tot die medicijnen behoren antihypertensiva (bètablokkers en ACE-remmers), lithium, middelen tegen malaria, en NSAID's. Ook het plotseling *stoppen* van prednison zou een psoriasis kunnen veroorzaken of verergeren. Er is echter weinig goed onderzoek gedaan. Lithium en de antimalariamiddelen lijken inderdaad dit effect te kunnen hebben, maar van de andere genoemde medicijnen is dat erg onzeker.

Blootstelling aan zonlicht Over het algemeen zal zonlicht psoriasis verbeteren. Bij ongeveer 5% van de mensen met psoriasis treedt door de zon juist een verergering op. Vaak zijn dat oudere mensen (vrouwen wat vaker dan mannen) met een lichte huid. Nogal eens vertellen ze 'zonneallergie' te hebben en gaan de plekjes van deze zonlichtovergevoeligheid naderhand door het köbnerfenomeen over in psoriasisplekken.

Hormonale factoren Er zijn verscheidene aanwijzingen dat hormonen invloed kunnen hebben op (het beloop van) psoriasis. Zo begint psoriasis bij meisjes vaak in de puberteit, kan de ziekte veranderen tijdens en na een zwangerschap en kunnen anticonceptiepillen met hoge doses oestrogenen soms een psoriasis provoceren. De kans dat psoriasis verbetert in de zwangerschap (40%) is veel groter dan dat de ziekte zal verergeren (14%). In de 3 maanden na de bevalling is de situatie precies andersom: verbetering bij 11% en verergering bij 54%. In enkele gevallen kan tijdens de zwangerschap een zeldzame variant van psoriasis ontstaan, de zogeheten gegeneraliseerde psoriasis pustulosa.

Psychologische stress
Er zijn diverse aanwijzingen dat stress een belangrijke rol speelt bij het ontstaan en verergeren van psoriasis. Ongeveer 60% van de mensen met psoriasis wijst stress als een belangrijke oorzaak voor hun huidziekte aan. De mate van stress komt vaak overeen met de ernst van de psoriasis. Anderzijds kan het hebben van psoriasis zelf natuurlijk ook aanleiding zijn tot stress. De kwaliteit van leven kan daardoor ernstig worden aangetast. Deze mensen reageren vaak minder goed op behandeling van hun psoriasis dan mensen die daar niet zoveel moeite mee hebben. Wanneer ze hiervoor begeleiding krijgen (bijvoorbeeld door een psycholoog) en de stress vermindert, dan kan ook de behandeling van de psoriasis betere resultaten geven.

Alcohol
Het gebruik van alcohol kan – vooral bij mannen – een bestaande psoriasis verergeren, maar lijkt het niet te kunnen veroorzaken. Zware drinkers hebben over het algemeen een ernstigere en actievere psoriasis. Natuurlijk kan het overmatig gebruik van alcohol ook een reactie zijn op de stress die het hebben van psoriasis met zich meebrengt. Deze mensen reageren vaak slecht op behandeling, ook al omdat ze zich veelal niet aan de behandelvoorschriften en –adviezen houden.

Roken
Het percentage vrouwen met psoriasis dat rookt is hoger dan bij vrouwen zonder psoriasis. Of roken psoriasis provoceert of dat de stress van psoriasis meer vrouwen aanzet tot het roken van sigaretten (vergelijkbaar met het meer drinken bij mannen) is niet bekend. Vooral de psoriasis pustulosa palmoplantaris komt tien keer vaker voor bij vrouwen die meer dan 15 sigaretten per dag roken. Onder mannen met psoriasis is het percentage rokers niet verhoogd.

4a U kijkt naar de nagels en zoekt naar afwijkingen zoals onycholyse (deel 1, casus 79), putjesnagels (deel 1, casus 91), onychodystrofie, subunguale hyperkeratose en het olievlekfenomeen (deel 1, casus 91). Putjesnagels zijn karakteristiek voor psoriasis, maar komt ook bij andere afwijkingen zoals alopecia areata voor. Het olievlekfenomeen daarentegen is pathognomonisch en wordt gekenmerkt door een of meer oranjegele vlekken onder een normale nagelplaat, een uiting van beginnende psoriasisplekken (figuur 94.2).

4b U krabt aan een voor psoriasis verdachte laesie. Is het inderdaad psoriasis, dan zult u een zilverwitte schilfering zien opkomen waar u gekrabd heeft: het kaarsvetfenomeen (figuur 94.3). Gaat u door met krabben, dan ontstaan puntvormige bloedinkjes: het auspitzfenomeen (figuur 94.4).

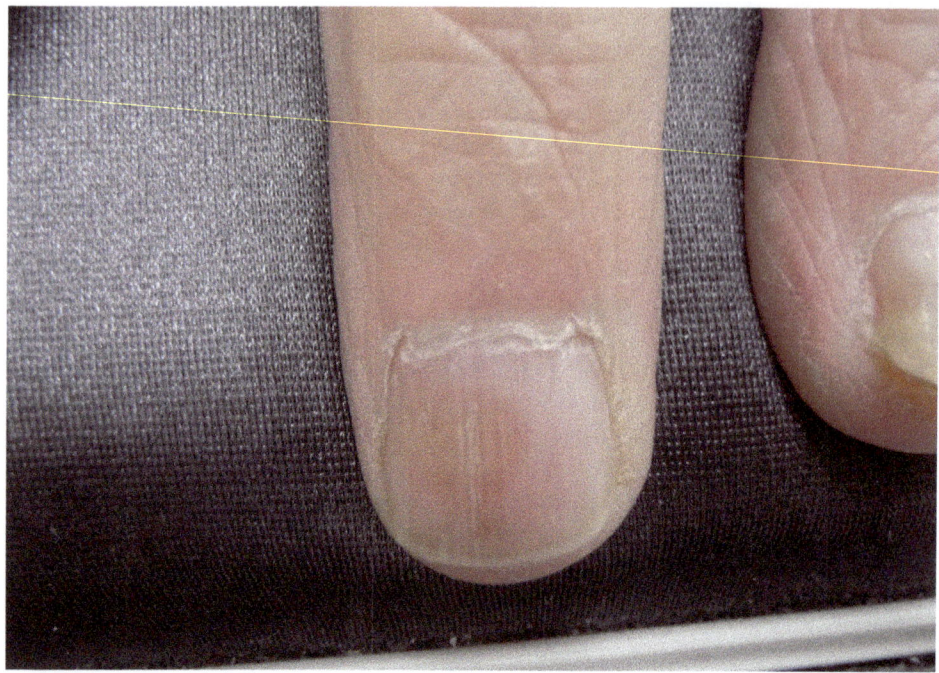

Figuur 94.2
Olievlekfenomeen: voor psoriasis pathognomonische nagelafwijking.

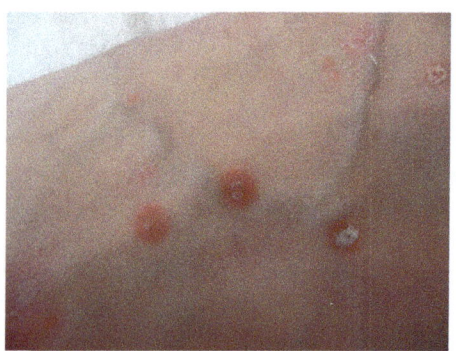 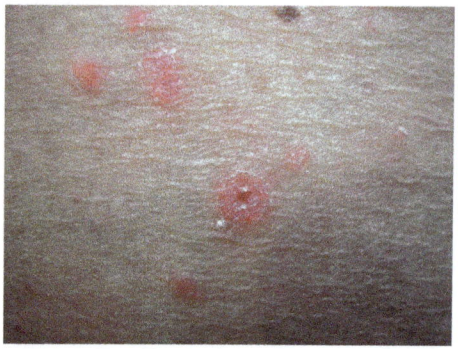

Figuur 94.3
Kaarsvetfenomeen: ontstaan van zilverwitte schilfering bij het krabben over een psoriasislaesie (alleen over de rechterplek is gekrabd).

Figuur 94.4
Puntvormige bloedinkjes bij krabben: auspitzfenomeen.

www.cbo.nl: CBO-Richtlijn psoriasis 2005.
nhg.artsennet.nl: NHG-standaard psoriasis 2004.

95

Anamnese
Een 82-jarige man heeft een wat gevoelige zwelling onder de steun van zijn bril rechts op de neus.

Lichamelijk onderzoek
U ziet rechts op de neus een centraal en aan de bovenzijde ingezonken huidkleurige, zacht aanvoelende plaque.

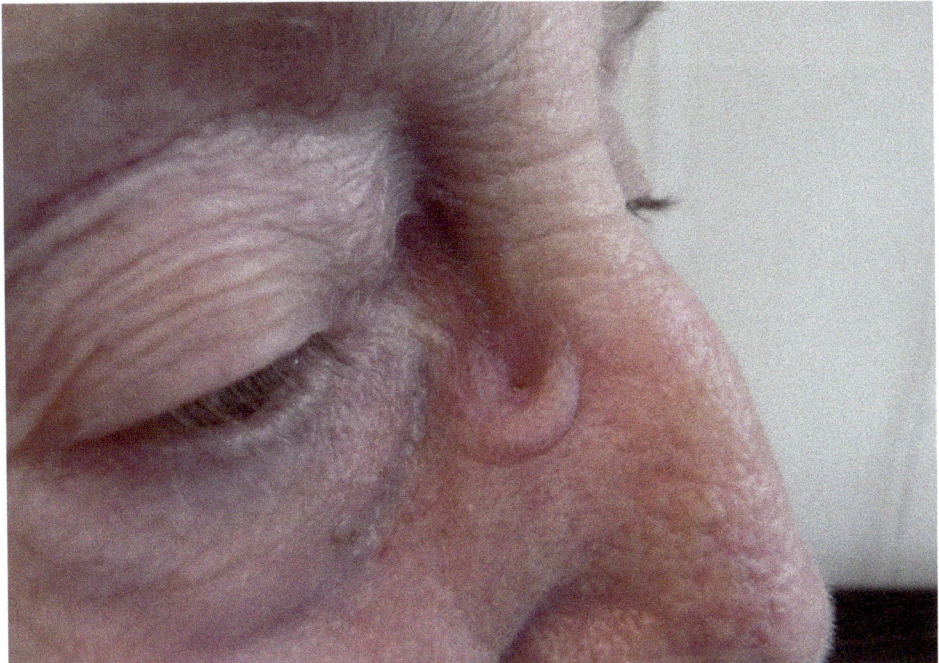

Afbeelding 95.1

Vragen
1. Hoe heet deze aandoening en wat doet u er aan?

Antwoorden

1. Dit is een BRILACANTHOOM (synoniem: acanthoma fissuratum). De naam is afkomstig van het histopathologisch beeld, dat gedomineerd wordt door acanthose (en hyperkeratose). Aan deze benigne reactieve afwijking ligt druk, wrijving en maceratie door de poot (achter de oren) of de steun (neus) van een bril ten grondslag. Een brilacanthoom kenmerkt zich door een zachte huidkleurige of erythemateuze papel, nodulus of plaque onder de bril, vaak met een centrale groeve op de contactplaats. De afwijking is meestal eenzijdig gelokaliseerd en komt wat vaker bij mannen voor. Sommige brilacanthomen lijken sterk op een basaalcelcarcinoom (figuur 95.2). Uiteraard kunnen echte basaalcelcarcinomen (waarvan sommige door trauma ontstaan) ook onder de brilpoot of –steun gelokaliseerd zijn. Aangezien de oorzaak is gelegen in (het huidcontact met) de bril, geeft u het advies om de opticien te vereren met een bezoek. Wanneer de druk ter plekke opgeheven is, zal het brilacanthoom na enkele maanden vanzelf verdwijnen.

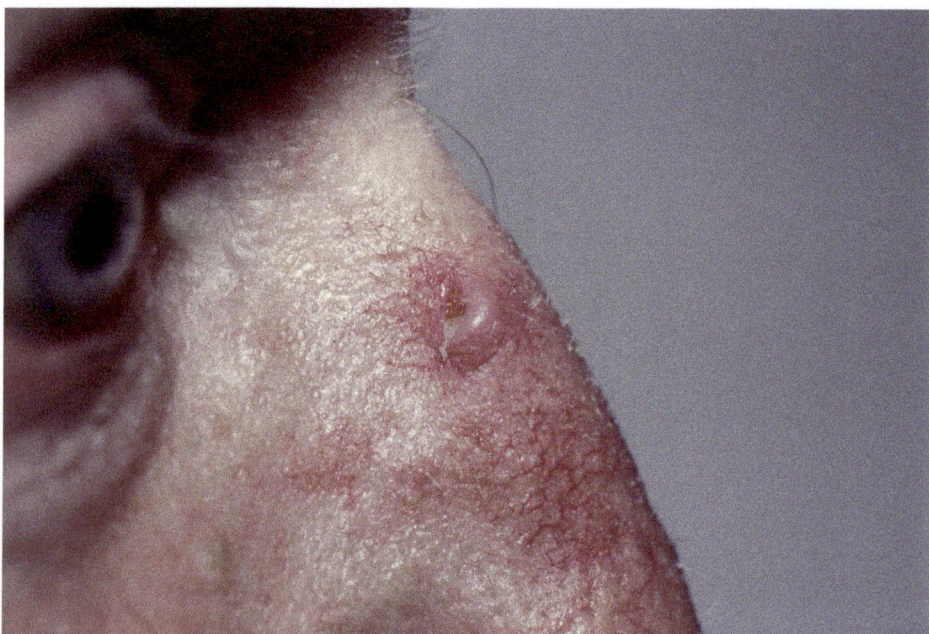

Figuur 95.2
Brilacanthoom: hier klinisch niet te onderscheiden van een basaalcelcarcinoom.

96

Anamnese

Een man van 44 jaar heeft gemerkt dat hij steeds meer 'rooie vlekjes en een soort bloedblaartjes' krijgt op de lippen en rond de mond. Hij heeft al jaren met enige regelmaat een bloedneus. De KNO-arts schreef dat er veel bloedvaatjes zijn in het neusslijmvlies, die hij dan dichtbrandt. Zijn vader heeft – zo weet patiënt te vertellen – 'een of andere ziekte aan de bloedvaten'.

Lichamelijk onderzoek

U ziet op de lippen en rond de mond een groot aantal rode teleangiëctatische vlekjes en vasculaire papeltjes.

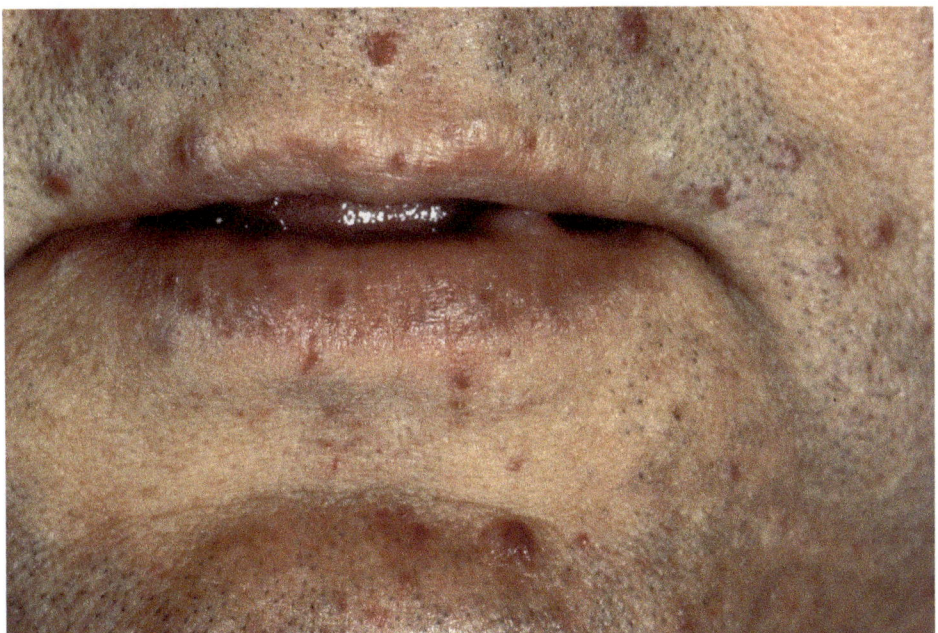

Figuur 96.1

Vragen

1. Wat is uw diagnose?
2. Welke verschijnselen horen bij deze erfelijke aandoening?

Antwoorden

1. U stelt de diagnose TELEANGIECTASIA HEREDITARIA HEMORRHAGICA (hereditaire hemorragische teleangiëctasieën) of – waarschijnlijker – de diagnose ZIEKTE VAN RENDU-OSLER-WEBER, de veel bekendere naam van deze autosomaal dominante genodermatose. Ongeveer 1 op 5000 Nederlanders heeft Rendu-Osler-Weber, op Curaçao en Bonaire is de prevalentie 1:1300.

2. De kenmerken zijn: 1. Recidiverende spontane neusbloedingen; 2. Multipele teleangiëctasieën in de huid en de slijmvliezen; 3. Arterioveneuze malformaties in diverse organen en 4. Familiair optreden. De neusbloedingen zijn doorgaans het presenterend symptoom en beginnen vanaf de leeftijd van 10 jaar. Teleangiëctasieën kunnen al op de kinderleeftijd aanwezig zijn, maar ontstaan meestal tussen de leeftijd van 20 en 40 jaar. Individuele laesies zijn punctiform, lineair, maculeus of het zijn kleine papeltjes. De voorkeurslokalisaties zijn het gezicht, lippen, oren, conjunctivae, romp (figuur 96.2), onderarmen, handen en vingers (ook onder de nagels). De slijmvliezen zijn eigenlijk altijd aangedaan, vooral in de neus, de mond, nasofarynx, en het (gehele) maag-darmkanaal. Arterioveneuze malformaties kunnen optreden in de longen, lever, hersenen, milt, urinewegen en de wervelkolom. Alle laesies kunnen bloeden, die in de huid overigens zelden. De symptomen zijn afhankelijk van de lokalisatie van de bloedingen en de ernst daarvan. Vaak treedt anemie op. De ziekte heeft meestal geen invloed op de levensverwachting; niettemin bedraagt de mortaliteit ongeveer 10%.

Westermann CJJ, Rosina AF, Vries V de, Mager JJ. Hoge prevalentie van de ziekte van Rendu-Osler-Weber in de Afro-Caribische bevolking van de Nederlandse Antillen: een familieonderzoek. Ned Tijdschr Geneeskd. 2003;147:1595-600.

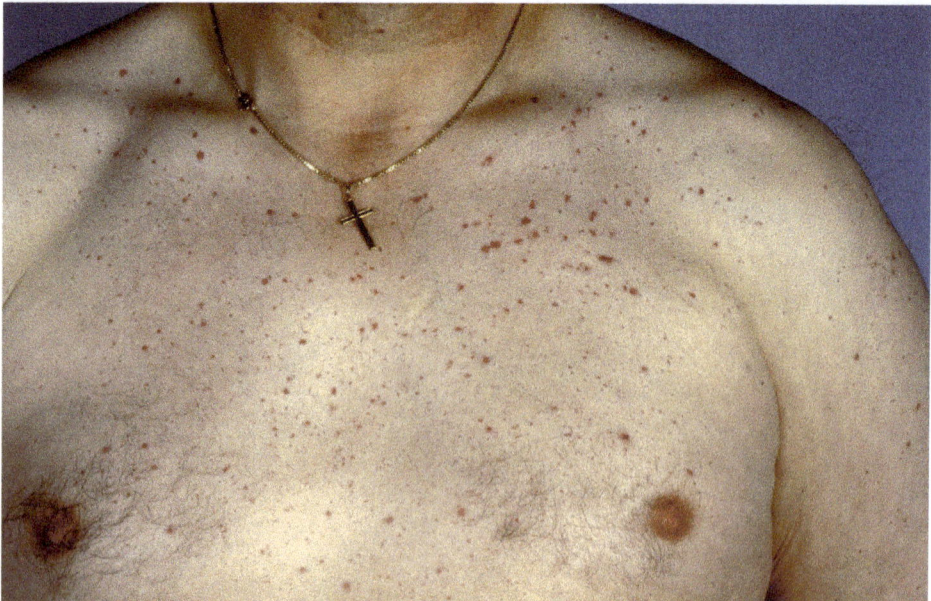

Figuur 96.2
Uitgebreide punctiforme en maculeuze teleangiectasia op het bovenste deel van de romp.

97

Anamnese
Een vrouw van 34 jaar komt op uw 5 uur-spreekuur vanwege een huidafwijking op de linkerwang en rond het oog. Ze is er 'vanmorgen mee wakker geworden'. De afwijking breidt zich niet uit. Ze heeft er eigenlijk weinig last van. Patiënte is er ook niet ziek bij en heeft geen koorts.

Lichamelijk onderzoek
U ziet dat de linkerwang oedemateus en erythemateus is. De huid is grotendeels erosief en nattend. Het onderooglid is gezwollen en rood en ook het oog zelf is geïrriteerd.

Vragen
1. Wat is uw waarschijnlijkheidsdiagnose?
2. Wat is uw beleid?
3. Kunt u iets zeggen over de prognose van deze aandoening?

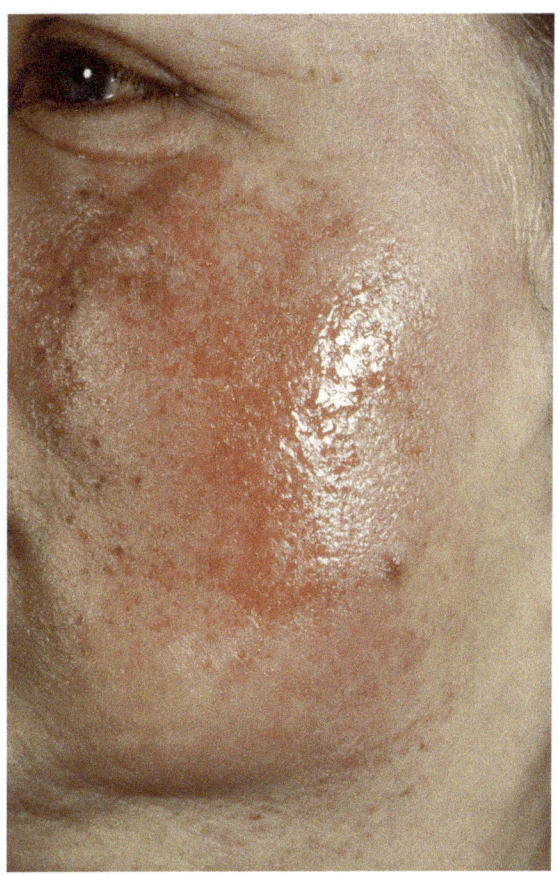

Afbeelding 97.1

Antwoorden

1. U denkt ongetwijfeld aan een DERMATITIS ARTEFACTA. Een dergelijk beeld dat in één nacht ontstaat en zijn maximale omvang bereikt, past niet in het patroon van een bekende dermatose.

Dermatitis artefacta is de naam voor een psychocutane aandoening, waarbij patiënten zelf bewust afwijkingen aan de huid, slijmvliezen, haren (deel 1, casus 1) of nagels maken om een psychologische behoefte te bevredigen en om de status van (dermatologische) patiënt te verwerven. Deze mensen verbergen dat zij de afwijkingen zelf hebben veroorzaakt en ontkennen hun betrokkenheid, wanneer ze ermee geconfronteerd worden. Het zijn meestal meisjes en jonge vrouwen in de leeftijdsgroep van 14-30 jaar, die opmerkelijk genoeg vaak in de gezondheidszorg werken of zorgverleners in de naaste familie hebben.

De onderliggende psychische problematiek kan variëren van mild (onaangepaste reactie op een met psychosociale stress gepaard gaande gebeurtenis) tot ernstig met depressie of andere psychiatrische stoornissen. Veel patiënten hebben een borderline persoonlijkheidsstoornis.

Laesies van dermatitis artefacta zijn vaak gelokaliseerd op het gezicht, de handrug en de onderarm, meestal de niet-dominante kant. De klinische beelden zijn zeer gevarieerd en afhankelijk van de wijze waarop de huidafwijkingen worden gemaakt. Enkele voorbeelden:
– ernstige wonden door hitte, chemicaliën of gereedschappen (figuur 97.2);
– ontvellingen door een nagelvijl, schuurpapier of een metaalborstel, waardoor lijn- of boogvormige afwijkingen ontstaan met erosies en korsten (figuur 97.3);

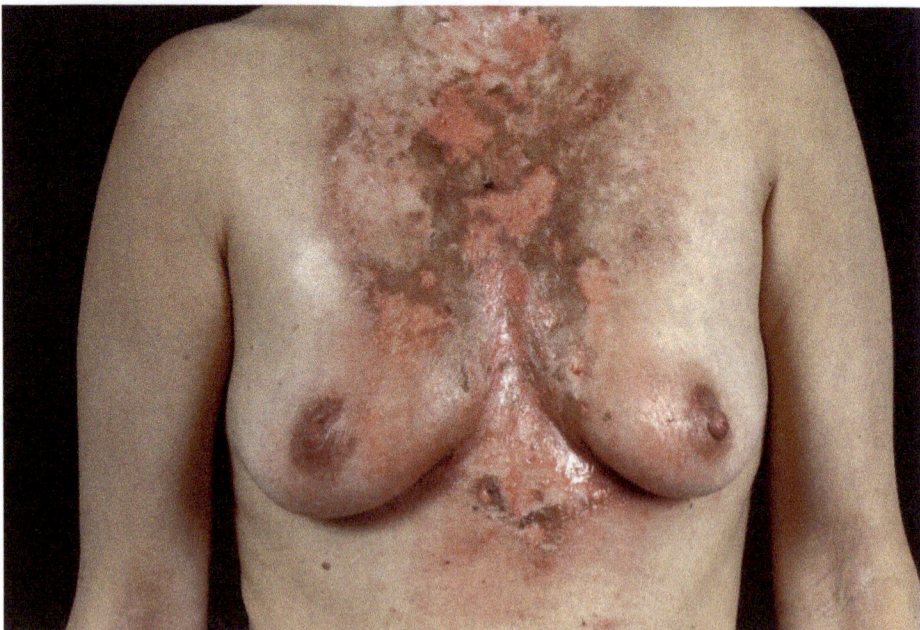

Figuur 97.2
Uitgebreide ontvellingen door een caustisch middel.

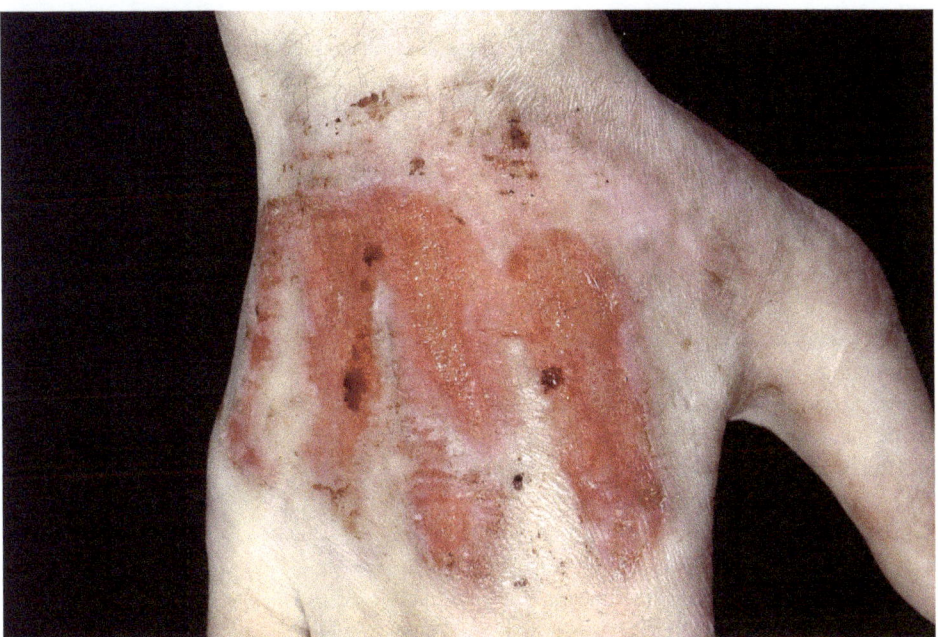

Figuur 97.3
Erosies door afschuren van de huid met schuurpapier.

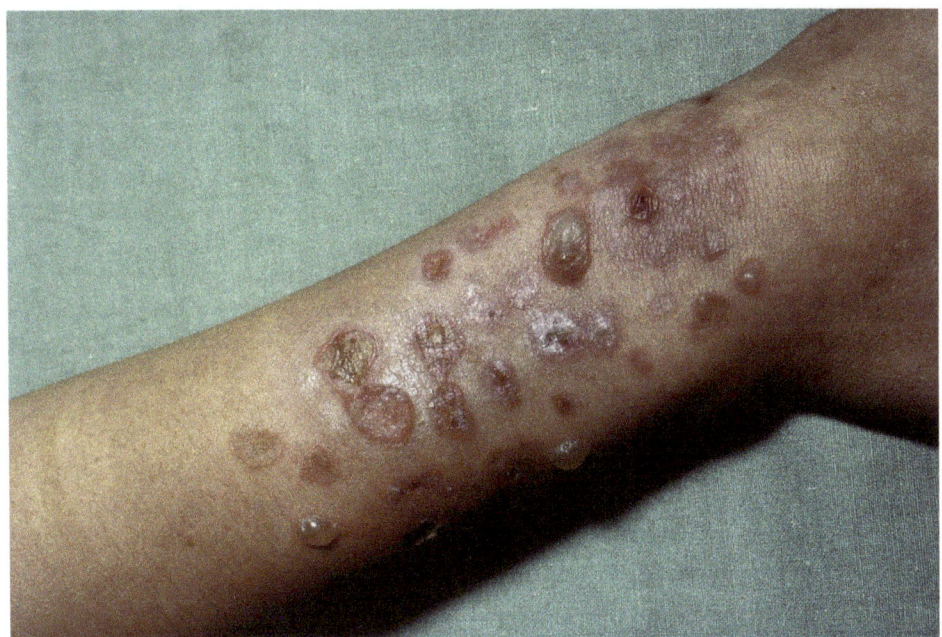

Figuur 97.4
Brandblaren gepresenteerd als huidziekte.

- brandblaren (figuur 97.4);
- scherpbegrensde ronde gebieden van necrose die soms gepaard gaan met blaren en die overgaan in uitgeponste ulcera en worden veroorzaakt door bijvoorbeeld brandwonden van sigaretten of soldeerbouten;
- purpura en grotere bloeduitstortingen door zuigen, wrijven of stomp trauma;
- vlekjes op de huid worden met een kleurstof aangebracht.

Laesies van dermatitis artefacta genezen vaak met gehyper- of gehypopigmenteerde littekens (figuur 97.5). Ook bij patiënten met niet-genezende chirurgische wonden (bijvoorbeeld na hechten van een traumatische wond, verwijdering van een moedervlek, artroscopie, biopsie) moet rekening gehouden worden met de mogelijkheid van artefacten. De patiënten vertellen bijna altijd dat de huidafwijkingen er 'opeens' waren en ook direct al in hun volle ontwikkeling. Sommige vormen van dermatitis artefacta zijn – mede aan hun onnatuurlijke vorm - gemakkelijk te herkennen, maar de diagnostiek kan soms zeer moeilijk zijn. De patiënt zal bijna altijd blijven ontkennen.

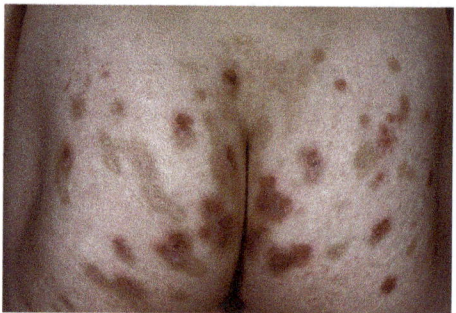

Figuur 97.5
Littekens met uitgebreide postinflammatoire hyperpigmentatie.

2. Het is controversieel of patiënten al dan niet direct met het vermoeden op dermatitis artefacta geconfronteerd moeten worden. Vaak wordt ervoor gekozen om de afwijking eerst symptomatisch te behandelen, bijvoorbeeld met wondbedekkers en (zomogelijk) een occlusief verband, waarna de afwijking zal 'genezen'. In de loop van enkele vervolgconsulten probeert u de patiënt voorzichtig te evalueren op eventuele psychopathologie en geleidelijk toe te werken naar het uitspreken van uw vermoeden. Afhankelijk van de bevindingen en onderliggende psychiatrische aandoening kan zonodig behandeld worden met antidepressiva, anxiolytica of antipsychotica. U kunt er ook voor kiezen om al in een vroeg stadium een psycholoog of psychiater te betrekken om onderzoek te doen naar eventueel aanwezige psychiatrische problematiek. Daarnaast kan hij de motivatie van de patiënt en de functies van het zelfbeschadigend gedrag in beeld brengen en een uitspraak doen over behandelopties. Mocht u niet heel zeker zijn van de diagnose dermatitis artefacta, dan ligt verwijzing naar de dermatoloog voor de hand om andere dermatosen uit te sluiten en uw vermoeden te bevestigen.

3. De prognose is goed bij kinderen en volwassenen die de laesies hebben aangebracht als onaangepaste reactie op tijdelijke psychosociale stress (75% van de gevallen). Regelmatig echter is de automutilatie een chronisch of regelmatig terugkerend fenomeen en resulteert niet zelden in een (chronische) psychiatrische opname.

Rijssen A van, Molier L, Vrijlandt AJW, Jonkman MF. Bulleuze dermatitis artefacta. Ned Tijdschr Geneeskd. 2000;144:1465-9.

98

Anamnese

Een meisje van 14 jaar heeft een week geleden een tijdelijke hennatatoeage (*op* de huid, niet er *in*) onderop haar rug laten aanbrengen. Na 3 dagen begon het te jeuken en nu zijn er allemaal pukkeltjes en blaasjes op gekomen. 'Misschien ben je wel allergisch voor henna', oppert u. 'Neen, dat kan niet, want ik heb het al twee keer eerder laten doen, en toen was er niets aan de hand'.

Lichamelijk onderzoek

U ziet een beeld van erythemateuze papeltjes en blaasjes, waarbij de distributie van de laesies exact overeenkomt met de lijnen van de opgebrachte tatoeage.

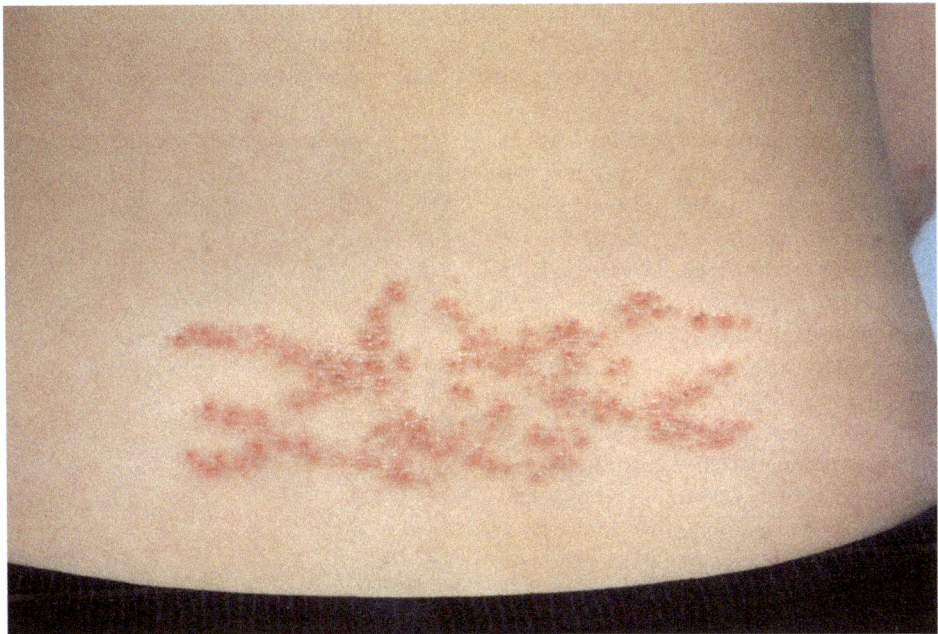

Afbeelding 98.1

Vragen

1. Wat vindt u van de gedachtegang van patiënte?
2. Over eventuele allergie voor henna: wie heeft gelijk, patiënte of u?
3. Welke consequenties kan dit voor patiënte hebben?

Antwoorden

1. Patiëntes gedachtegang is logisch, maar onjuist. Een contactallergie is een *verworven* fenomeen, wat inhoudt dat men kortere of langere tijd contact gehad moet hebben met de stof om er allergisch voor te kunnen worden. Huisartsen vragen bij het vermoeden op een allergische reactie vaak aan hun patiënten of ze een *nieuw* product zijn gaan gebruiken. Wanneer het antwoord neen is, maakt dat een contactallergie dus niet minder waarschijnlijk.

2. Het antwoord is: geen van beiden! Patiënte heeft zeker een allergie voor de hennatatoeage (mogelijk is ze door de vorige tatoeage gesensibiliseerd), maar *niet* voor henna. De stof in henna, die de huid de karakteristieke roodachtig bruine kleur geeft is lawson; allergische reacties hierop zijn extreem zeldzaam en meestal van een type I reactie volgens Gell en Coombs. Aan hennatatoeages, die *per se* volstrekt onschuldig zijn, worden echter vaak – vooral in exotische vakantieoorden, waar jonge westerlingen zich gemakkelijk laten verleiden tot het laten zetten van een tatoeage - diverse stoffen toegevoegd om gewenste eigenschappen van kleur en vooral snel opdrogen te realiseren. Het gaat daarbij vaak om parafenyleendiamine, een kleurstof die ervoor zorgt dat de hennakleur wat donkerder en intenser wordt en langer blijft zitten ('zwarte henna'). De kans is zeer groot dat patiënte hiervoor allergisch is geworden; dat moet met plakproeven worden onderzocht.

3. Een consequentie voor patiënte is dat zij de meeste permanente haarverven niet meer kan gebruiken, omdat die parafenyleendiamine of verwante (kruisreagerende) parakleurstoffen bevatten. Het verven van haren met deze middelen kan bij gesensibiliseerde individuen aanleiding geven tot heftige contactallergische reacties van de oren, hals, nek en gezicht (figuur 98.2). Ook kan men zich nu afvragen of het nu wel een goed idee is voor patiënte om, zoals ze graag wil, kapster te worden. Ook zou ze problemen kunnen krijgen met sommige (donkergekleurde) kleding. Tenslotte moet ze ook andere mogelijk kruisreagerende stoffen vermijden, zoals benzocaïne en procaïne (lokaalanesthetica), sulfonamides, sommige zonnebrandmiddelen en antihistaminica en bepaalde stoffen die in producten van rubber aanwezig kunnen zijn.

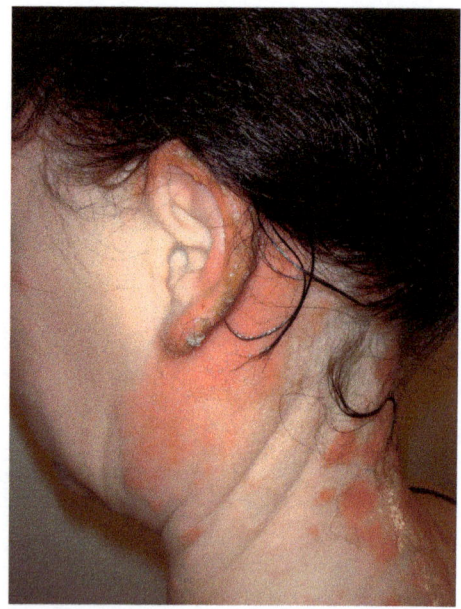

Figuur 98.2
Heftig acuut allergisch contacteczeem door overgevoeligheid voor parafenyleendiamine in haarverf.

99

Anamnese

Het is maart en het is 3 dagen opvallend mooi, maar nog wel koud, weer geweest. Een jongen van 7 jaar komt op uw spreekuur met een jeukende en pijnlijke afwijking op zijn oorschelpranden. Vorig jaar heeft patiëntje dit ook gehad in het voorjaar, toen waren de afwijkingen na ongeveer 8 dagen weer genezen. Moeder denkt dat het van de zon komt, omdat hij op de eerste zonnige dag urenlang buiten heeft gespeeld en de afwijkingen 's avonds al begonnen op te komen. Het speelkameraadje van haar zoon heeft het ook. Zij vraagt zich daarom af of het besmettelijk kan zijn.

Lichamelijk onderzoek

U ziet op beide oren, vooral op de randen van de oorschelpen, een polymorf beeld van roodheid, zwelling, erosies, indrogende blaasjes en crustae.

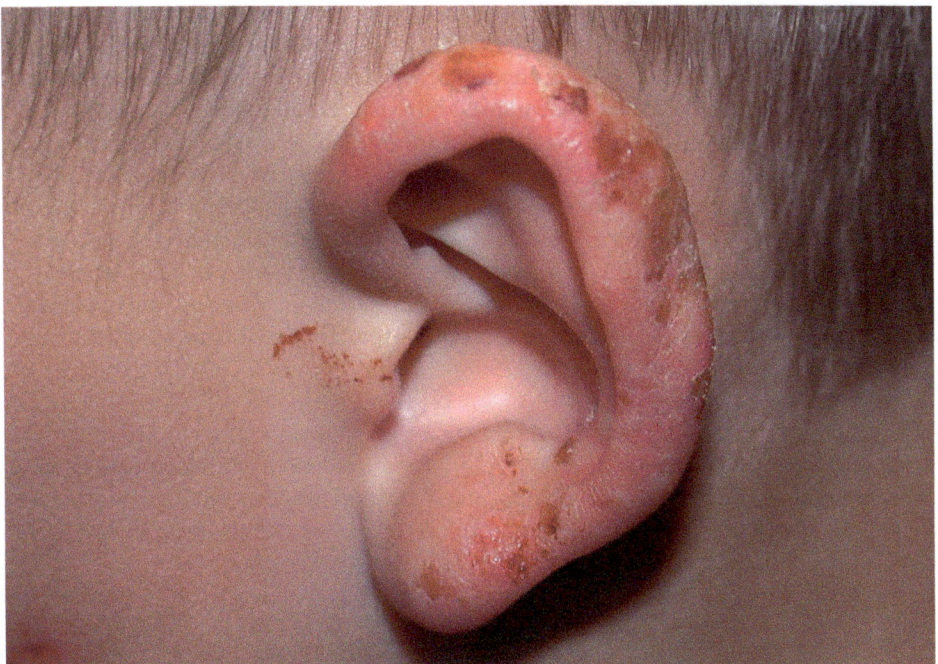

Afbeelding 99.1

Vragen

1. Is dit een besmettelijke aandoening, door zonlicht veroorzaakt of een combinatie daarvan?
2. Heeft u op dit karakteristieke beeld een diagnose?
3. Welke adviezen geeft u?

Antwoorden

1. Bij een besmettelijke aandoening zou men denken aan impetigo vulgaris. Deze infectieuze aandoening gaat gepaard met erytheem, blaasjes die snel kapot gaan, erosies en korsten, een beeld dat hier dus wel wat op kan lijken. Gelet op het gelijktijdig optreden bij de twee jongens en bij beiden de symmetrische lokalisatie op de oorschelpen, is een infectieuze genese echter zeer onwaarschijnlijk. Het ontstaan enkele uren na intensieve expositie aan zonlicht, de symmetrische verdeling op de meest aan zonlicht blootgestelde delen van de oren en de anamnese van een identieke eruptie een jaar geleden, eveneens na een zonnige dag in het voorjaar, zijn zeer suspect voor een door ultraviolet licht geïnduceerde afwijking, oftewel een fotodermatose.

2. Dit beeld is alleen onder een Engelse naam bekend en wel als JUVENILE SPRING ERUPTION. Een mogelijke Nederlandse naam zou 'lenteoren' kunnen zijn. Het beeld wordt vooral gezien bij jongens en jongvolwassen mannen met kort haar en wat uitstekende oren en wel in het voorjaar en de vroege zomer. Het komt waarschijnlijk veel vaker voor dan aangenomen wordt, maar omdat veel gevallen mild verlopen en altijd spontane genezing optreedt, komt lang niet iedereen met deze klacht bij de huisarts. De lokalisatie van de juvenile spring eruption is op de oorschelpranden. Enkele uren tot een dag na intensieve expositie aan zonlicht wordt de huid rood en wat gezwollen, en er ontstaan jeukende papels, blaasjes en secundair korsten, die na 1-2 weken zonder of met minimale littekenvorming genezen. Opmerkelijk is dat er vaak kleine epidemietjes zijn onder schoolkinderen, maar ook onder militairen op exercitie op zonnige winter- (Griekenland, Spanje) en voorjaarsdagen.
De exacte pathogenese van de juvenile spring eruption is onbekend, maar het wordt als een gelokaliseerde variant van de chronisch polymorfe lichtdermatose (CPLD) ('zonneallergie') (casus 73) beschouwd. Ongeveer 10% van de kinderen ontwikkelt namelijk ook huidafwijkingen zoals die bekend zijn van CPLD op andere door zonlicht beschenen delen van de huid. Niet zelden zou de aandoening ook bij andere kinderen in de familie voorkomen. In het merendeel van de gevallen houden de aanvallen vanzelf op, maar soms blijft het tot op volwassen leeftijd terugkomen.

3. U vertelt dat de afwijking vanzelf zal verdwijnen, geen kwaad kan en na kortere of langere tijd spontaan weg zal blijven. Een volgend voorjaar kan enkele malen per dag een breedspectrum zonnebrandmiddel met een hoge beschermingsfactor worden aangebracht bij zonnig weer in het voorjaar of de moeder kan de kapper instrueren om de oren wat bedekt te houden.

Anamnese

Een vrouw van 62 jaar heeft sinds 3 jaar een plekje op haar rechteronderbeen, dat heel langzaam groter wordt en soms iets irriteert. Desgevraagd vertelt patiënte er niet aan te krabben. De anamnese is geheel blanco.

Lichamelijk onderzoek

U ziet op de zijkant van het rechteronderbeen een 4 bij 3,4 cm grote vlakke, deels iets verheven afwijking. De kleur is rood tot roodbruinig. De begrenzing is scherp, er is wisselende schilfering (niet speciaal aan de randen) en er is een kleine crusta zichtbaar. U krabt eroverheen: geen zilverwitte schilfering (negatief kaarsvetfenomeen), dus psoriasis is minder waarschijnlijk. Tegen neurodermitis circumscripta pleit dat ze niet krabt, bovendien is de laesie te weinig verheven en er is geen lichenificatie. Voor een mycose groeit de plek eigenlijk te langzaam en ook ontbreekt de randschilfering. Voor een actinische keratose is de laesie wat aan de grote kant en bij straktrekken ziet u ook niet het karakteristieke parelmoerglanzende randje van het oppervlakkige basaalcelcarcinoom.

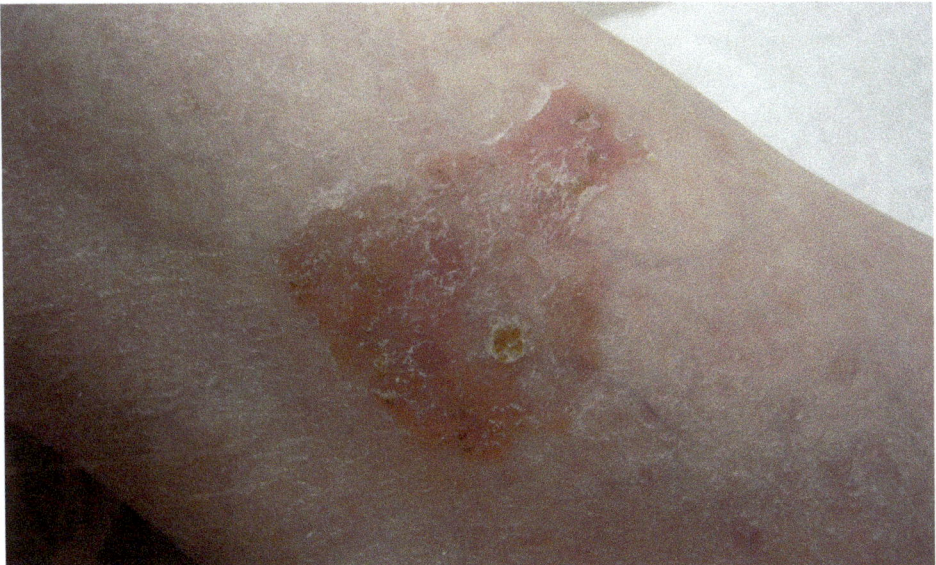

Afbeelding 100.1

Vragen

1. Aan welke aandoening denkt u, na aldus uw differentiële diagnose afgewerkt te hebben? Wat is daarvan de oorzaak?
2. Wat is uw beleid?
3. Als uw waarschijnlijkheidsdiagnose correct blijkt te zijn, welke therapeutische mogelijkheden heeft u (of de dermatoloog) dan?

Antwoorden

1. U zult denken aan de ZIEKTE VAN BOWEN. Dit is een tot de epidermis beperkte (*in situ*) vorm van plaveiselcelcarcinoom. De ziekte van Bowen kan overal op de huid optreden, maar de onderbenen van oudere blanke vrouwen zijn duidelijke voorkeurslokalisaties. Ook het hoofd (wangen, oren) en de armen zijn bekende lokalisaties. De laesie is asymptomatisch en begint als een klein rood vlekje met enige witte of geelwitte schilfering, dat zich geleidelijk en onregelmatig uitbreidt. Later ontstaan crustae (figuur 100.2). De begrenzing is meestal scherp. De laesie is doorgaans iets verheven en vlak, maar kan ook hyperkeratotisch zijn. In 10 tot 20% van de gevallen zijn er multipele afwijkingen, hetzij op (grote) afstand of dichtbij elkaar (multifocaal) (figuur 100.3). Ulceratie is meestal een teken van invasieve groei, die vaak pas na vele jaren optreedt. Laesies van de ziekte van Bowen onder en rondom nagels zijn vaak verruceus, soms met ontsteking, korstvorming en ulceratie; afwijkingen onder de nagel veroorzaken onycholyse. Er is een kleine kans (3-5%) op het ontstaan van een invasief groeiend plaveiselcelcarcinoom, dat overigens wel een relatief groot risico op metastasering heeft.

Expositie aan ultraviolet licht is een belangrijke oorzaak voor het ontstaan van de ziekte van Bowen. Vooral bij laesies van het nagelbed, rond de nagels en op de vingers kunnen oncogene HPV-stammen (vooral HPV-16) een rol spelen (figuur 100.4). Immuundeficiëntie is een predisponerende factor. Vroeger was de ziekte van Bowen niet zelden het gevolg van

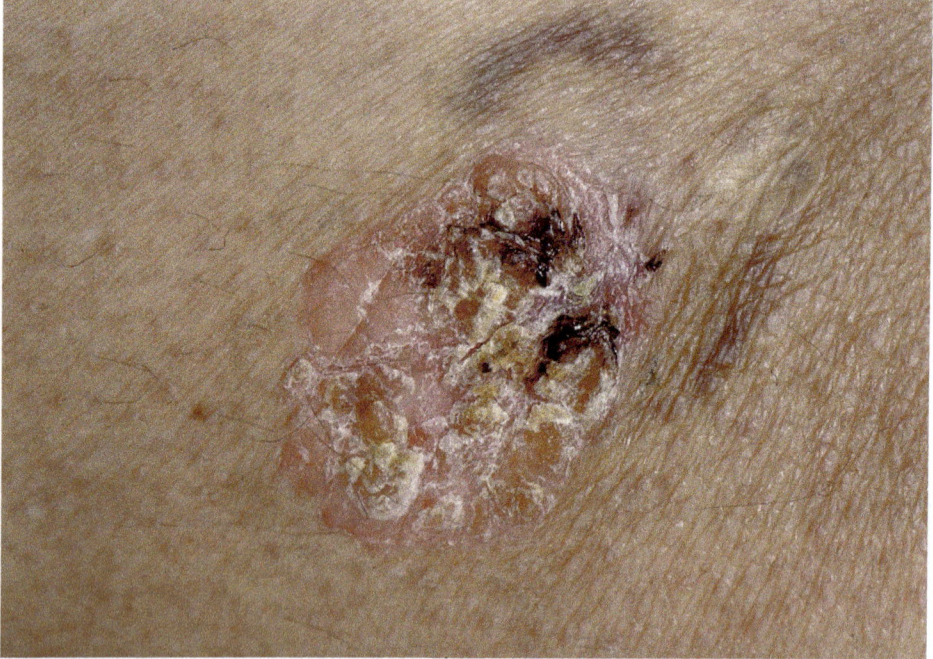

Figuur 100.2
De ziekte van Bowen, scherp begrensde iets verheven plaque met schilfering en crustae.

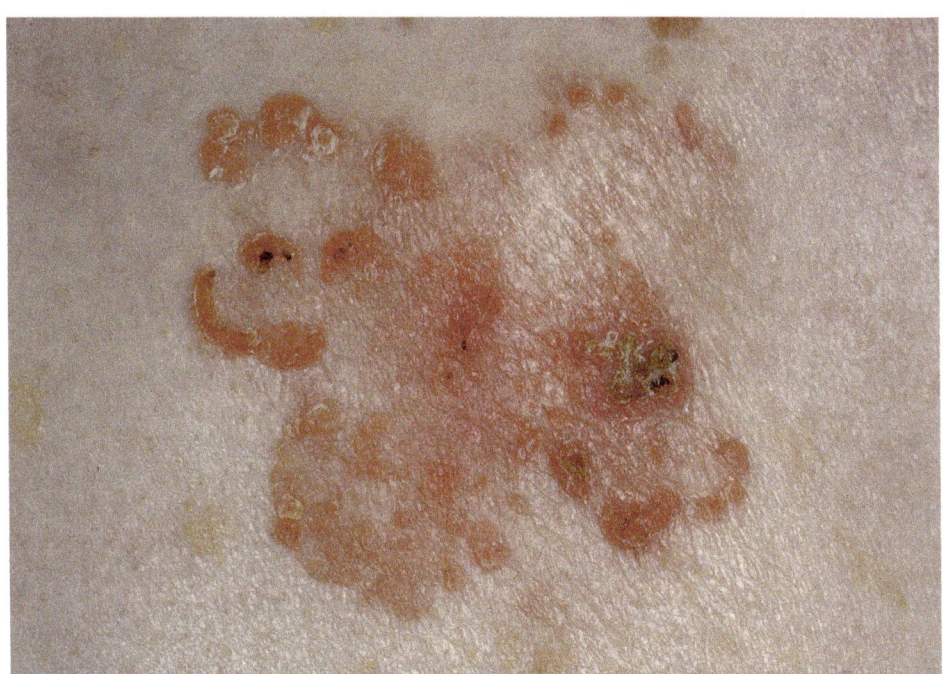

Figuur 100.3
De ziekte van Bowen met multipele foci van activiteit.

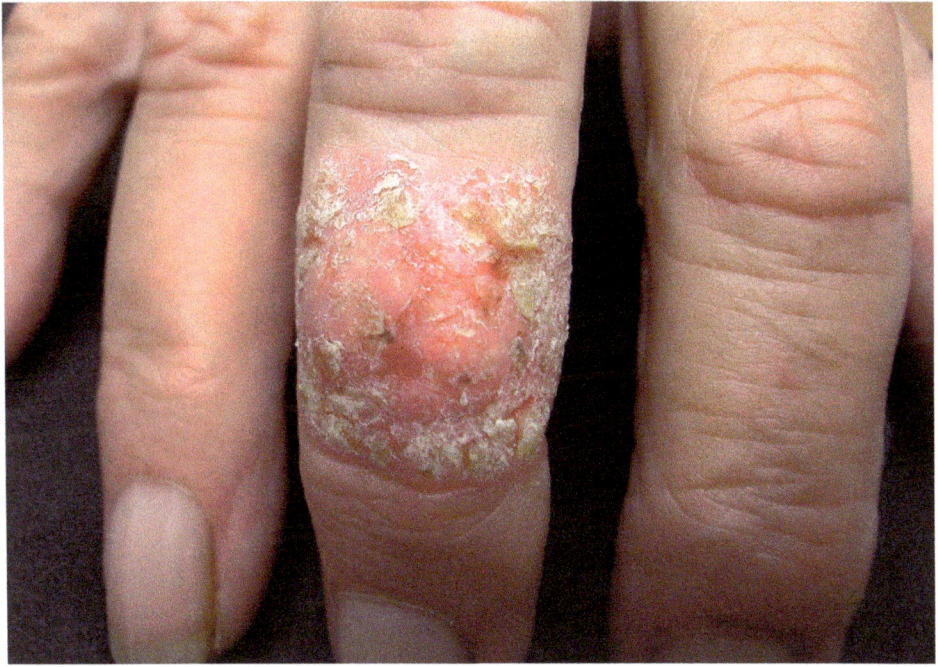

Figuur 100.4
De ziekte van Bowen aan een vinger wordt vaak veroorzaakt door oncogene HPV-stammen.

langdurige blootstelling aan arsenicum. Röntgenstraling veroorzaakte intra-epidermale plaveiselcelcarcinomen op de vingers van tandartsen, radiologen en chirurgen. Een vroeger veronderstelde associatie met interne vormen van kanker is in recent onderzoek niet bevestigd.

2. De diagnose dient histopathologisch bevestigd te worden, zodat een biopt genomen moet worden door u of de dermatoloog. Bij voorkeur twee biopten van de meest geïnfiltreerde delen, zodat een eventueel al aanwezige doorbraak door het basaalmembraan (waardoor een invasief groeiend plaveiselcarcinoom is ontstaan) door de patholoog-anatoom ontdekt kan worden.

3. De keuze van de behandeling is afhankelijk van de grootte van de laesie(s), hun aantal, de lokalisatie(s) en de leeftijd van de patiënt. Chirurgische excisie is de standaardtherapie. Cryotherapie is ook een effectieve behandeling, met een recidiefpercentage van minder dan 10% na een jaar bij adequate toepassing van de therapie. Het is niet bekend welk behandelregime (duur van bevriezing, aantal vries-dooicycli, herhalen van de behandeling) de beste resultaten geeft. Behandeling van grotere laesies op de voorzijde van de onderbenen met vloeibare stikstof resulteert niet zelden in moeilijk genezende wonden. Behandeling met 5-fluorouracil crème 1 dd gedurende 4-8 weken is eveneens effectief. Occlusie verhoogt mogelijk de effectiviteit. Recidieven treden overigens regelmatig op. Imiquimodcrème is effectief bij ongeveer 75% van de behandelde patiënten (1dd gedurende 16 weken) en is vooral geschikt voor grote laesies, afwijkingen op de benen en in het gezicht (de ziekte van Bowen is geen geregistreerde indicatie). In de tweede lijn is fotodynamische therapie effectief gebleken met goede cosmetische resultaten.

De Groot AC, Toonstra J. Kanker en Huid. Dermato-oncologie voor de huisarts. Houten: Bohn Stafleu van Loghum, 2010 (ISBN 9789031377503).

101

Anamnese
Een 25-jarige vrouw, in de 34ste week van haar eerste zwangerschap, heeft sinds 4 dagen een heftig jeukende afwijking. Het begon met jeuk op de buik. Eerst was er nog niets te zien, maar al heel snel werden de zwangerschapsstriemen rood en opgezet. Daarna breidde de huidafwijking zich snel uit naar de billen en de bovenbenen.

Lichamelijk onderzoek
U ziet dat de striae op de buik rood zijn en opgezet met vele (deels oedemateuze) papels. Op de billen en de buitenkant van de bovenbenen zijn er grote velden van oedemateuze papels en plaques.

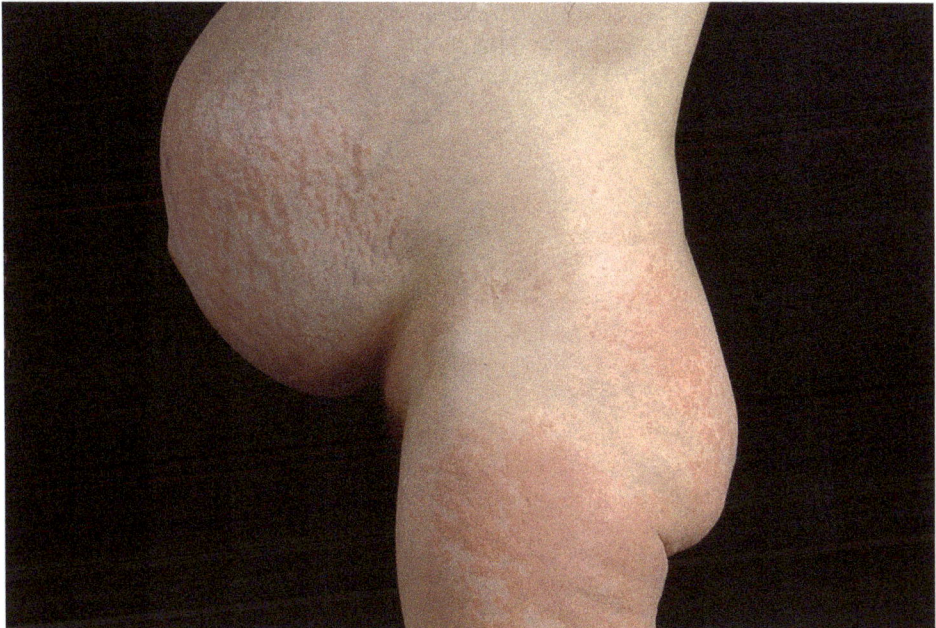

Afbeelding 101.1

Vragen
1. Hoe heet deze aandoening, die alleen in de zwangerschap voorkomt?
2. Wat is de prognose voor moeder en voor kind?
3. Moet patiënte vrezen dat ze dit in een volgende zwangerschap weer zal krijgen?
4. Hoe behandelt u patiënte?
5. Aan welke andere aandoeningen moet u denken, wanneer het beeld niet geheel klassiek is?
6. Welke huidveranderingen worden als fysiologisch beschouwd in de zwangerschap?

Antwoorden

1. Deze aandoening heet (beschrijvend) PRURITIC URTICARIAL PAPULES AND PLAQUES OF PREGNANCY (PUPPP). Synoniemen zijn 'late prurigo gravidarum' en 'polymorfe zwangerschapseruptie' (polymorphic eruption of pregnancy). PUPPP is de meest vóórkomende zwangerschapsdermatose met een incidentie van 1:130 tot 1:300 zwangerschappen. Klassiek treedt de aandoening bij primigravidae op in het 3e trimester van de zwangerschap, gemiddeld rond de 35e week van de amenorroeduur.
De pathogenese van PUPPP is onbekend. De mechanische rek van de buikhuid wordt als mogelijke oorzakelijke factor genoemd, aangezien PUPPP voornamelijk in de striae van de primigravida begint. De snelle rek van de buikwand die optreedt in een eerste zwangerschap, bij zwangeren in verwachting van een meerling en bij zwangeren met een snelle gewichtstoename zou beschadiging aan het bindweefsel aanrichten en een ontstekingsreactie in de striae uitlokken.
Het klassieke beeld van PUPPP is polymorf en bestaat uit erythemateuze urticariële papels en plaques, maar ook wel uit vesikels, purpura, schietschijflaesies en polycyclische afwijkingen. De ziekte begint vaak met jeuk op de buik in de striae; hierbij blijft de navel over het algemeen gespaard. Binnen enkele dagen kunnen de afwijkingen zich naar de billen, de bovenbenen, de borsten en de armen uitbreiden; het gelaat, de voetzolen, de handpalmen en de slijmvliezen blijven relatief gespaard. De diagnose kan meestal worden gesteld op basis van het klinische beeld.

2. PUPPP heeft noch risico's voor de foetus noch voor de moeder en gaat binnen 7-10 dagen na de bevalling in regressie.

3. Over het algemeen treedt tijdens volgende zwangerschappen (met uitzondering van meerlingzwangerschappen) en bij het gebruik van orale anticonceptiva geen recidief op.

4. U kunt behandelen met lokale klasse 3- of 4-corticosteroïden, zonodig aangevuld met levomentholcrème of emollientia. Sederende antihistaminica, ofschoon werkzaam, kunt u beter niet geven vanwege mogelijke ademdepressie bij het kind tijdens de bevalling. De jeuk kan echter ondraaglijk zijn; aan patiënten bij wie dat het geval is, worden kortdurend orale corticosteroïden gegeven.

5. In de differentiële diagnose van PUPPP staan allergisch contacteczeem (bij vesikels), urticaria en een geneesmiddelexantheem. Het kan soms heel moeilijk zijn om de afwijking te onderscheiden van de urticariële fase van de herpes gestationis (dat tegenwoordig beter pemfigoïd van de zwangerschap genoemd kan worden), wanneer er nog geen blaren zijn. Bij de geringste twijfel dient de patiënte direct verwezen te worden naar de dermatoloog. Bij bevestiging van de diagnose pemfigoïd van de zwangerschap met behulp van immunofluorescentie-onderzoek van een huidbiopt wordt behandeld met orale corticosteroïden.

6. Tot de huidafwijkingen die als fysiologisch beschouwd worden in de zwangerschap behoren hyperpigmentatie van de areola mammae, de genitale huid, de linea alba en het gelaat (melasma, zwangerschapsmasker), versterkte beharing van het behaarde hoofd (met uitval na de bevalling: telogeen effluvium), hypertrichose van het gezicht en het schaamhaar, striae, vasculaire veranderingen zoals spider naevi en erythema palmare, gingivitis en epulis gravidarum (bloedend tandvlees, vasculaire gingivazwelling). In de zwangerschap ontstaan vaak varices aan de benen, in de vulvaire regio en de anus (hemorroïden).

Zupan-Kajcovski B, Broeshart JH, Faber WR. Specifieke zwangerschapsdermatosen. Ned Tijdschr Geneeskd. 2006;150:1549-56.

102

Anamnese
Een man van 22 jaar heeft sinds 3 dagen een pijnlijke rode uitslag op de bovenzijde van zijn rechterwijsvinger. Sinds gisteren zijn er blaasjes bijgekomen. Het is net alsof de pijn uitstraalt naar zijn oksel.

Lichamelijk onderzoek
U ziet dat de bovenzijde van het eindkootje van digitus 2 van de rechterhand vanaf het distale interfalangeale gewricht tot en met de proximale nagelwal erythemateus en gezwollen is met enkele blaasjes.

Vragen
1. Wat is uw diagnose?
2. Bij welke patiëntengroepen komt dit vooral voor?
3. Wat vertelt u uw patiënt?

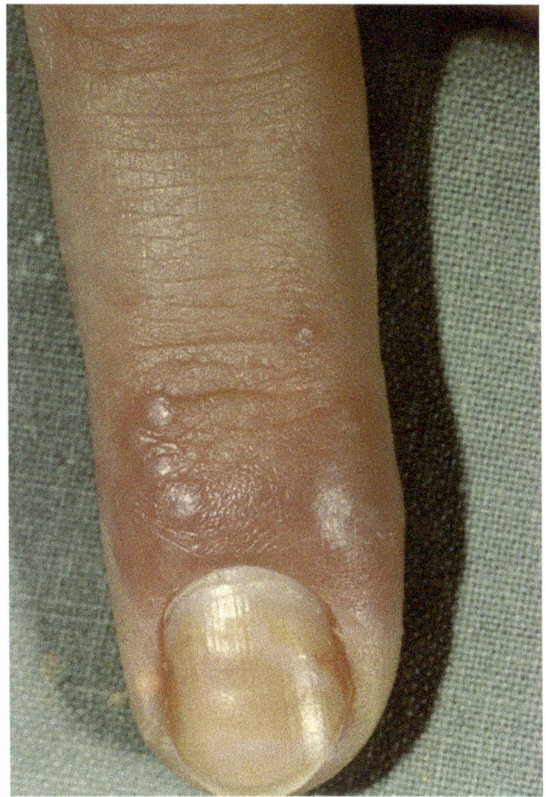

Afbeelding 102.1

Antwoorden

1. Dit is een HERPES SIMPLEX virusinfectie van de vingertop. De veelgebruikte Engelse benaming is herpetic whitlow. Whitlow betekent infectie van de vingertop en niet – zoals vaak gedacht wordt - infectie van de nagelwal (paronychium). Symptomen zijn erytheem, oedeem, blaasjes (later pustels), erosies, heftige lokale pijn en soms symptomatische neuritis, lymfangitis of lymfadenopathie.

2. Een herpes simplex-infectie van de vinger ontstaat door inoculatie van met HSV-1 of HSV-2 besmet materiaal op een huid die beschadigd is, bijvoorbeeld een (schaaf)wondje. Er zijn drie hoofdgroepen patiënten: werkers in de gezondheidszorg, jonge kinderen en volwassenen van 18-30 jaar.
Werkers in de gezondheidszorg zoals tandartsen, medici, vroedvrouwen en verpleegkundigen liepen vroeger een herpesinfectie aan de vingertop op door contact van de dominante hand met actieve orale of genitale laesies of geïnfecteerd materiaal van asymptomatische dragers van het virus. Het routinematig gebruik van handschoenen heeft het aantal infecties aanzienlijk verminderd.
Kinderen tussen 1-3 jaar met een herpesinfectie van de vinger zijn meestal duimzuigers; bij hen ontstaat de afwijking door zelfbesmetting vanuit een primaire herpesinfectie in de mond (gingivostomatitis herpetica). In de groep van volwassenen van 18-30 jaar is er meestal een infectie met HSV-2 afkomstig van contact van de vingers met besmette genitalia, hetzij die van henzelf, hetzij van hun partner.

3. U vertelt dat deze infectie met herpes simplex-virus na 3-4 weken vanzelf zal verdwijnen, maar dat het (regelmatig) terug kan komen en uiteraard dat het besmettelijk is. U vraagt of patiënt of zijn partner wel eens koortsblaasjes heeft. Dat blijkt niet het geval, maar zijn nieuwe vriendin heeft wel verteld dat zij soms pijnlijke blaasjes bij de vagina heeft. 'Dat zou dan best eens de bron van de besmetting kunnen zijn, een herpes genitalis', zegt u, waarop patiënt grijnst als een boer die kiespijn heeft: 'voortaan ook nog een vingercondoom erbij dus'.

103

Anamnese

Een vrouw van 72 jaar komt voor een 'open been'. Ze heeft haar rechterbeen een week geleden gestoten aan de tafelpoot.

Lichamelijk onderzoek

U ziet een ulcus en een dreigend ulcus aan de mediale malleolus rechts (details van lichamelijk onderzoek worden hierna besproken).

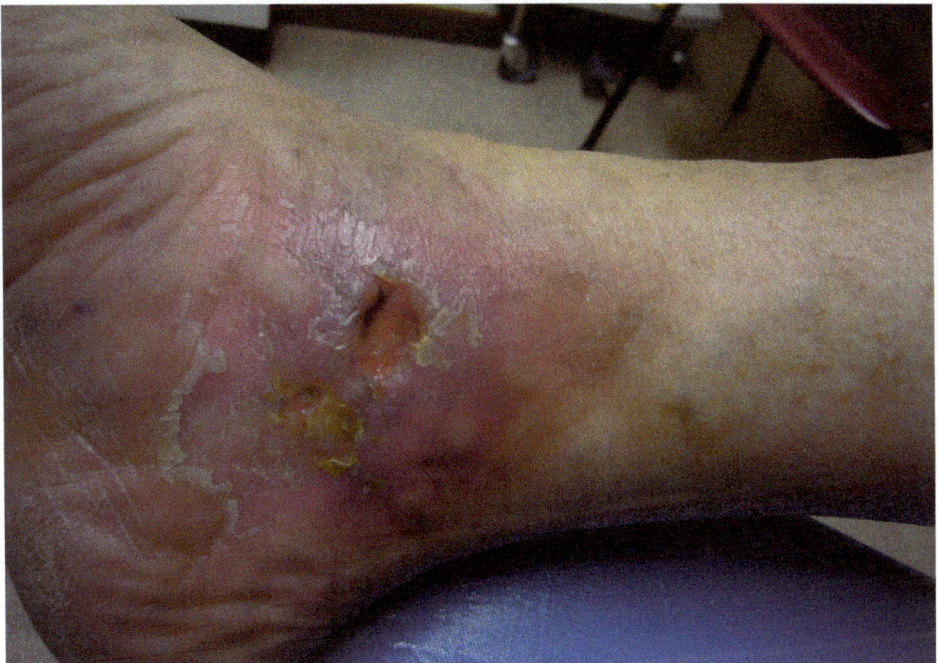

Afbeelding 103.1

Vragen

1. Welke circulatiestoornissen kunnen aan een ulcus cruris ten grondslag liggen en wat zijn daarvan de mogelijke oorzaken?
2. Waaraan besteedt u in de anamnese aandacht? (NHG-standaard Ulcus cruris venosum)
3. Waar let u op bij het lichamelijk onderzoek? (NHG-standaard Ulcus cruris venosum)
4. Welke verschijnselen kunt u aantreffen bij een patiënte met het meest voorkomende type open been, het ulcus cruris venosum?
5. Wat is het belangrijkste onderdeel van de behandeling van een ulcus cruris veroorzaakt door chronische veneuze insufficiëntie?

Antwoorden

1. Er kunnen vier typen circulatiestoornissen aan een ulcus cruris ten grondslag liggen. Deze zijn weergegeven in tabel 103.1.

Tabel 103.1	Mogelijke circulatiestoornissen bij een ulcus cruris
type circulatiestoornis	mogelijke oorzaken
veneuze circulatiestoornis	diepe veneuze trombose, varicositas (posttrombotisch, primair), verminderde spierpompfunctie (dependency), aangeboren vaatmalformatie
arteriële circulatiestoornis	arteriosclerose, hypertensie, arteriële trombose, thrombangiitis obliterans, polyarteriitis nodosa
microcirculatiestoornis	diabetes mellitus, hypertensie, vasculitis van verschillende oorsprong, verhoogde viscositeit van het bloed, neurotrofische stoornissen
lymfecirculatiestoornis	status na recidiverende erysipelas, congenitale lymfevatafwijking, filariasis, status na operatief ingrijpen, ruimte-innemend proces

2. U informeert naar duur en beloop van het ulcus; eerder doorgemaakt open been; trombose, tromboflebitis, varices, claudicatieklachten, lymfoedeem, ingrepen aan vaatstelsel van benen en/of bekken; immobiliteit, langdurig staan, roken, overgewicht, slechte voedingstoestand; diabetes mellitus, hartfalen, hypertensie en paresen.

3. Bij het lichamelijk onderzoek let u op:
   - lokalisatie en grootte van het ulcus (maten noteren);
   - wondrand: begrenzing, ondermijning van de rand, re-epithelisatie;
   - wondbodem: necrose, beslag, granulatie;
   - wondinfectie: pussende en/of stinkende wond;
   - cellulitis: koorts, roodheid en pijnlijke zwelling rond de wond;
   - tekenen van chronische veneuze insufficiëntie aan het onderbeen;
   - pulsaties van de arteria femoralis, arteria tibialis posterior en arteria dorsalis pedis, huidtemperatuur;
   - bij diabetes: kop-puntdiscriminatie, aanrakingszin met watje en achillespeesreflex.

4. U kunt de volgende symptomen verwachten bij patiënten met een ulcus cruris venosum, die alle het gevolg zijn van chronische veneuze insufficiëntie: varices, oedeem, hemosiderose, corona phlebectatica paraplantaris, atrophie blanche (deel 1, casus 78), lipodermatosclerose (non-pitting oedeem door fibrosering van de dermis en de subcutis, casus 3) en hypostatisch eczeem (deel 1, casus 69). Hemosiderose is een bruine verkleuring van de mediale zijde van het onderbeen; de kleur wordt veroorzaakt door hemosiderinepigment (ijzer), dat afkomstig is van uit capillairen uitgetreden erytrocyten en opgeslagen wordt in de macrofagen (figuur 103.2). De corona phlebectatica is een waaier van uitgezette venen aan de mediale voetrand (figuur 103.3). Atrophie blanche wordt gekenmerkt door wit verkleurde atrofische gebieden met rode puntjes daarin (uitgezette capillairen). Hierin kunnen gemakkelijk zeer pijnlijke en moeilijk te behandelen ulcera ontstaan (figuur 103.4). Hypostatisch eczeem is een erythemateuze, schilferende en vaak exsudatieve eruptie van de onderbenen en de enkels (figuur 103.5).

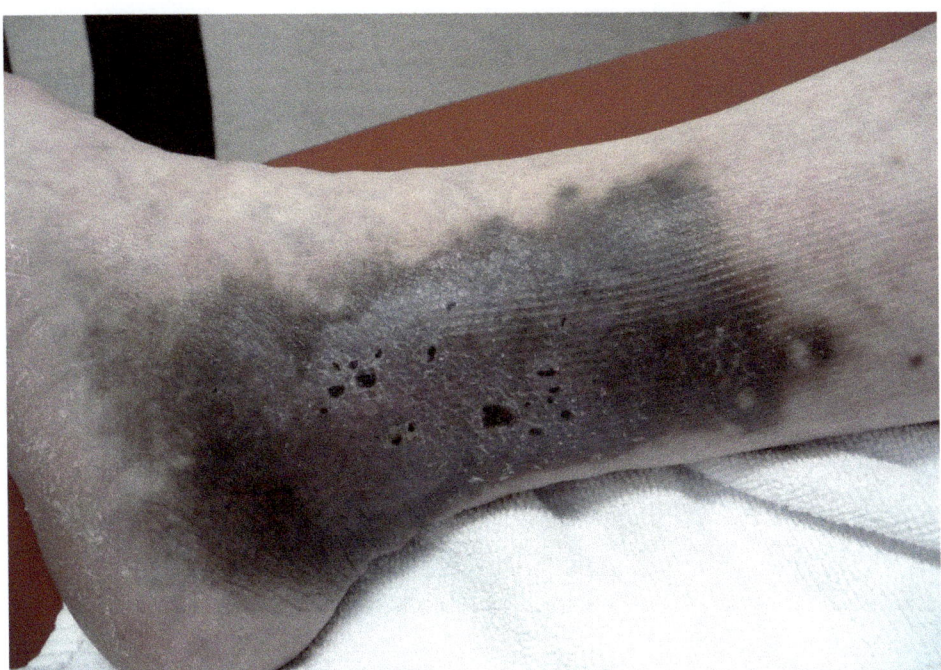

Figuur 103.2
Hemosiderose: van erytrocyten afkomstig ijzerpigment, opgeslagen in macrofagen.

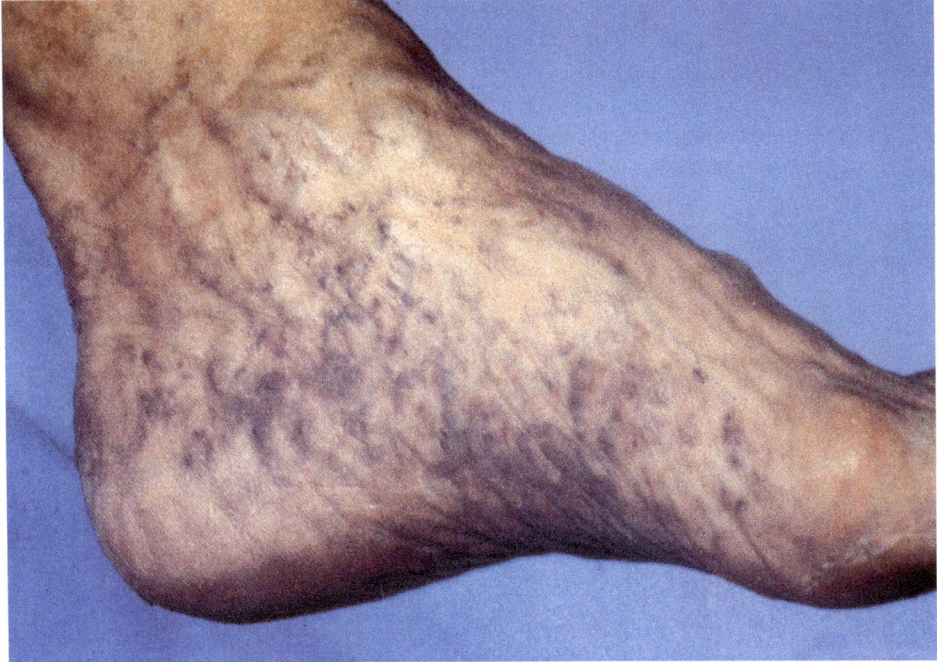

Figuur 103.3
Corona phlebectatica paraplantaris: uiting van veneuze hypertensie.

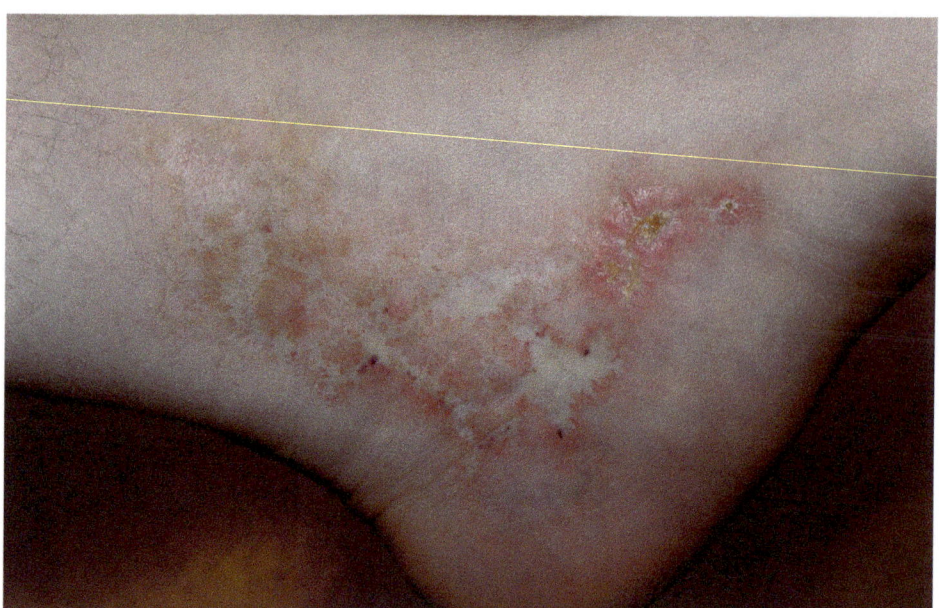

Figuur 103.4
Atrophie blanche met vooraan twee dreigende ulcera.

5. Het belangrijkste onderdeel van de behandeling van een ulcus cruris venosum is het opheffen van de veneuze hypertensie: zwachtelen met korterekzwachtels, been omhoog bij zitten, niet lang staan, veel bewegen. De wijze van wondbehandeling – hoe belangrijk ook – is van secundair belang. Bij inadequate aanpak van de veneuze hypertensie zal geen enkel ulcus cruris venosum genezen.

nhg.artsennet.nl: NHG-Standaard Ulcus cruris venosum 2000.
www.cbo.nl: CBO-Richtlijn Diagnostiek en behandeling van het ulcus cruris venosum 2005.

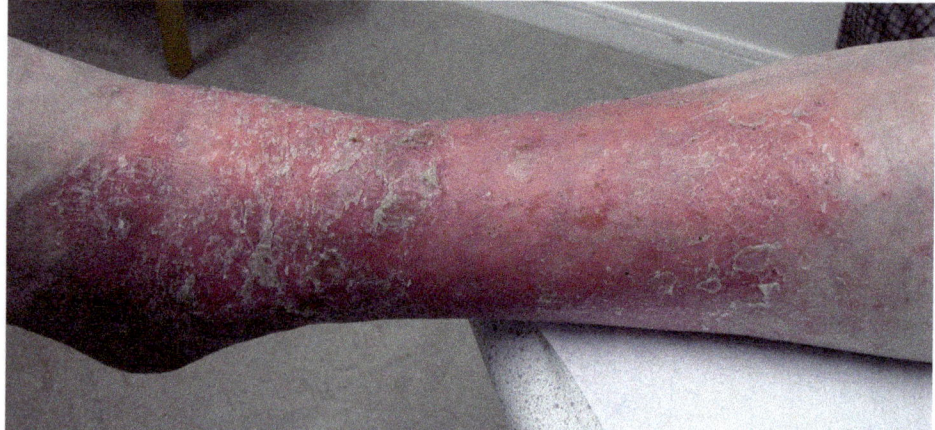

Figuur 103.5
Hypostatisch eczeem.

Anamnese

Triomfantelijk legt de moeder van Jules diens arm op uw bureau. 'Ziet u nu wel, dat ik gelijk had, het is gif, die hormoonzalven. En ik had u nog zo gewaarschuwd.' Tevreden leunt ze achterover en kijkt u uitdagend aan. Jules heeft vanaf de leeftijd van 3 maanden eczeem. De moeder wilde nooit hormoonzalven. De laatste tijd was het eczeem weer erger geworden en omdat u vond dat het kind er recht op had, heeft u – min of meer tegen beter weten in – de moeder ervan overtuigd toch maar te behandelen met triamcinolonzalf en haar gerustgesteld dat dit op termijn van 2 weken tot de controleafspraak echt geen kwaad kan. Zucht...

Lichamelijk onderzoek

U ziet dat de roodheid en de schilfering van het constitutioneel eczeem geheel verdwenen zijn. Ook zijn er geen krabeffecten meer. Wel is er nu een eruptie van gehypopigmenteerde niet-schilferende maculae voor in de plaats gekomen en de huid is nog wat droog.

Vragen

1. Is dit inderdaad een bijwerking van hormoonzalven?
2. Wat is uw diagnose, wat is de oorzaak?
3. Wat kunt u de moeder uitleggen over het beloop?

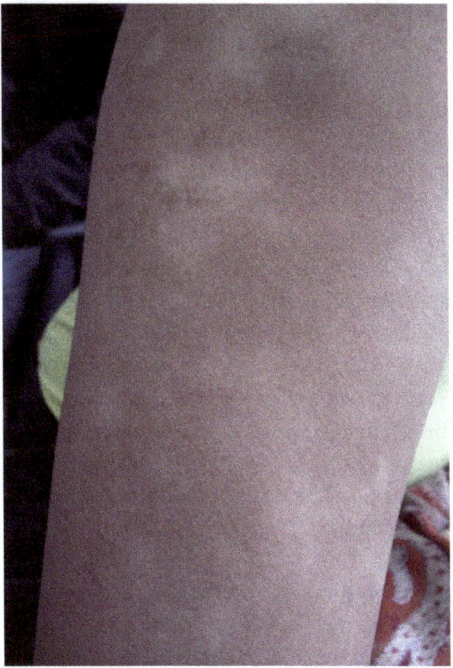

Afbeelding 104.1

Antwoorden

1. Neen. Dit is geen bijwerking van corticosteroïden. Er zijn wel hypopigmentaties beschreven als bijwerking van lokale corticosteroïden, maar alleen na langdurig gebruik. Wel kan de huid binnen enkele uren na applicatie van de zalf lichter worden door vasoconstrictie, vooral bij gebruik op het gezicht en meer bij de sterker werkende corticosteroïden van klasse 3 en 4. Dit 'blanching' fenomeen herstelt zich binnen een dag. Het is verstandig om dit altijd van tevoren aan de (ouders van de) patiënt uit te leggen.

2. Dit is een POSTINFLAMMATOIRE HYPOPIGMENTATIE. Het wordt gezien bij genezing van inflammatoire huidziekten, waaronder psoriasis (figuur 104.2), eczeem, lupus erythematodes en lichen planus. Het aantal melanocyten in de huid is normaal, maar de hoeveelheid melanine is minder dan in de omgevende huid. Dit kan veroorzaakt worden doordat de huidaandoening de zon tegenhoudt of verminderd doorlaat ('paraplu-effect'), waardoor er minder melanine wordt geproduceerd in de melanocyten. Andere mogelijkheden zijn verminderde overdracht van melanosomen aan de keratinocyten of – zoals in het geval van psoriasis – een snellere celdeling en afschilfering van de keratinocyten, die daardoor minder melanine overgedragen krijgen. Het bekendste voorbeeld van postinflammatoire hypopigmentatie is pityriasis alba (casus 11), een aandoening met licht schilferende gehypopigmenteerde vlekken op de wangen van kinderen, die vaak als een milde (postinflammatoire) vorm van constitutioneel eczeem wordt beschouwd. Sommige patiënten met postinflammatoire hypopigmentatie hebben gelijktijdig ook wat donkerder vlekken, de postinflammatoire *hyper*pigmentatie, vooral individuen met donkerder huid (casus 35).

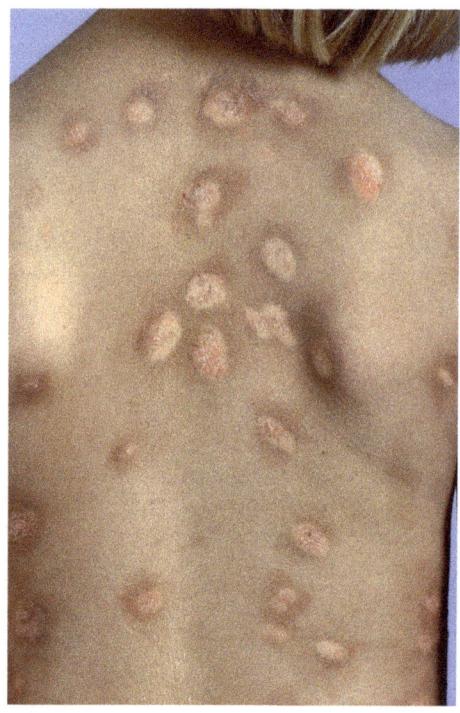

Figuur 104.2
Postinflammatoire hypopigmentatie na behandeling van psoriasis met ditranol. De donkerder verkleuring rondom komt van de ditranol.

3. U legt uit dat het eczeem is genezen dankzij de corticosteroïden, dat dit geen bijwerking van deze zeer waardevolle geneesmiddelen is (die, wanneer op de juiste wijze toegepast, nooit ernstige bijwerkingen zullen veroorzaken, zie casus 89) en dat de witte vlekken in de loop van weken tot maanden vanzelf zullen bijtrekken, en dat blootstelling aan zonlicht dat proces versnelt.

Anamnese

Een jongetje van 5 maanden heeft luieruitslag. Zijn jonge moeder van 19 jaar heeft het er maar moeilijk mee en schaamt zich zichtbaar om u dit te laten zien. 'Ik snap het niet, dokter, ik zorg zo goed voor mijn Ingmar, verschoon hem steeds, maak de huid voorzichtig schoon, koop de beste luiers, doe er zalf tegen luieruitslag op en toch wordt het steeds erger. Mijn schoonmoeder zit me op de kop en zegt zelfs dat ik een slechte moeder ben. Wat moet ik doen. Helpt u me alstublieft!'

Lichamelijk onderzoek

U ziet een diffuse erythemateuze en schilferende uitslag waarvan de uitbreiding precies overeenkomt met het gebied dat door de luier bedekt wordt.

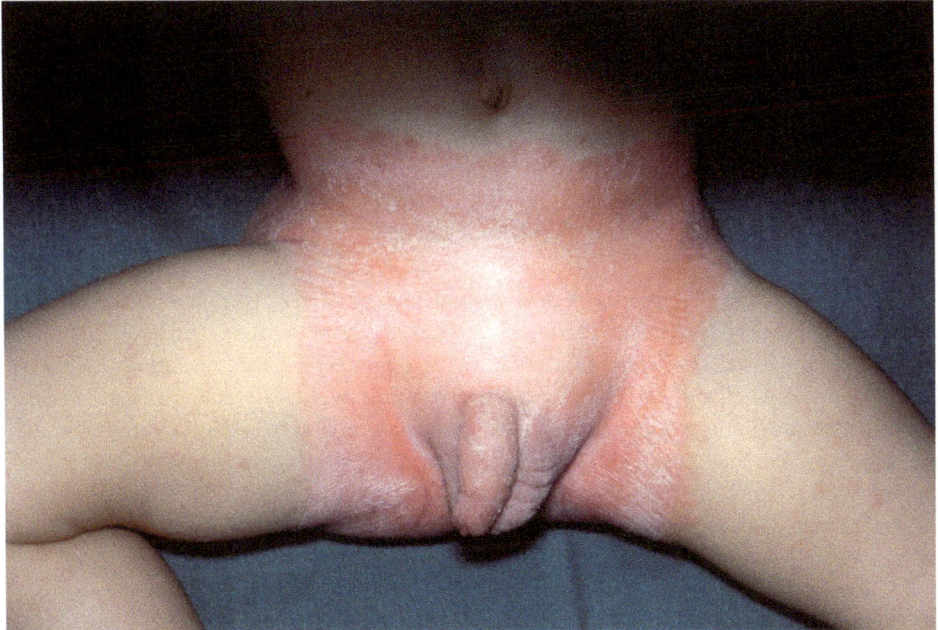

Afbeelding 105.1

Vragen

1. Welke klinische beelden kan men zien bij luiereczeem?
2. Welke huidaandoeningen kunnen zich presenteren als 'luiereczeem'?
3. Wat is de rol van *Candida albicans* bij luieruitslag?
4. Als een kind met hardnekkige luieruitslag een erosief-crusteuze uitslag rond de mond en/of de neus en/of de ogen heeft, aan welke ziekte moet u dan denken?
5. Hoe helpt u Ingmars moeder en zorgt u ervoor dat dit beeld snel opknapt?

Antwoorden

1. Luiereczeem is een vorm van ortho-ergisch eczeem, dat wordt veroorzaakt door maceratie van de huid door langdurig contact met water uit urine en feces, door wrijving en door enzymen in de feces die de huid irriteren. Het begint met roodheid op de bolle gebieden van de huid onder de luier die het meeste contact hebben met de luier, dat zijn de billen, genitalia, buik, regio pubica en binnenzijde van de bovenbenen, terwijl de diepliggende plooien (in eerste instantie) gespaard blijven. Later gaat de huid schilferen. In actievere gevallen ontstaan oppervlakkige erosies (figuur 105.2). Bij ernstige luieruitslag kunnen blaasjes optreden die overgaan in oppervlakkige ronde ulcera met karakteristieke kraterachtige randen, de zogeheten pseudosyfilide van Jacquet (figuur 105.3). Soms, vooral bij zeer actief luiereczeem, treedt disseminatie op in de vorm van nummulaire laesies op de romp en samenvloeiende erythematosquameuze plaques in de hals en de oksels.

2. Sommige huidaandoeningen kunnen zich als 'luieruitslag' presenteren. Hiertoe behoren onder meer constitutioneel eczeem (deel 1, casus 86), seborroïsch eczeem op de kinderleeftijd (eczema seborrhoicum infantum) en psoriasis inversa (deel 1, casus 81). Seborroïsch eczeem op de kinderleeftijd is een slecht gedefinieerd ziektebeeld met roodheid en schilfering, soms heel kleine vesikels, op het behaarde hoofd ('berg'), het gelaat, de hals, oksels en de navel. De uitslag jeukt, in tegenstelling tot atopisch eczeem, nauwelijks. In zeldzame gevallen kan de uitslag zich uitbreiden tot een erytrodermie (ziekte van Leiner); dan moet aan een aangeboren immunodeficiëntie gedacht worden. Psoriasis begint zelden op de kinderleeftijd. Wel heeft luieruitslag, hetzij op basis van ortho-ergisch eczeem, hetzij als uiting van seborroïsch eczeem, niet zelden een psoriasiform aspect. In een aantal gevallen zullen deze kinderen later een 'echte' psoriasis ontwikkelen.

3. In veel gevallen van luieruitslag kan *Candida albicans* worden aangetoond door een KOH-preparaat te maken of te kweken van de huid of de feces. Over het algemeen heeft deze gist de huid secundair gekoloniseerd en heeft de aanwezigheid ervan pathogenetisch weinig belang. Toch kan behandeling met lokale antimycotica zinvol zijn. Het komt ook voor dat er klinische aanwijzingen zijn voor een candida-infectie, zoals een scherpe begrenzing van het erytheem met pusteltjes en een schilferende rand met daarbuiten kleine vesikels of pusteltjes, de zogeheten 'eilandjes voor de kust' (figuur 105.4). In dergelijke gevallen dient uiteraard met lokale en eventueel systemische (voor de *Candida* in de darm) antimycotica behandeld te worden.

4. Bij luieruitslag in combinatie met afwijkingen rond de mond moet gedacht worden aan de acrodermatitis enteropathica, een autosomaal recessieve aandoening die gepaard gaat met zinkdeficiëntie. Andere symptomen daarbij zijn paronychia, huiduitslag op de armen en benen, haaruitval en diarree.

5. Uiteraard neemt u de gebruikelijke algemene maatregelen, die bij luieruitslag toegepast worden, met de moeder van patiëntje door. Daarnaast schrijft u triamcinolonzalf 0,1% FNA voor, 2dd aan te brengen. Verder laat u voor de zekerheid (ofschoon het klinisch beeld daar niet direct aanleiding toe geeft) een feceskweek op *Candida albicans* inzetten. Uiteraard wordt een controleafspraak gemaakt, bijvoorbeeld na een week.

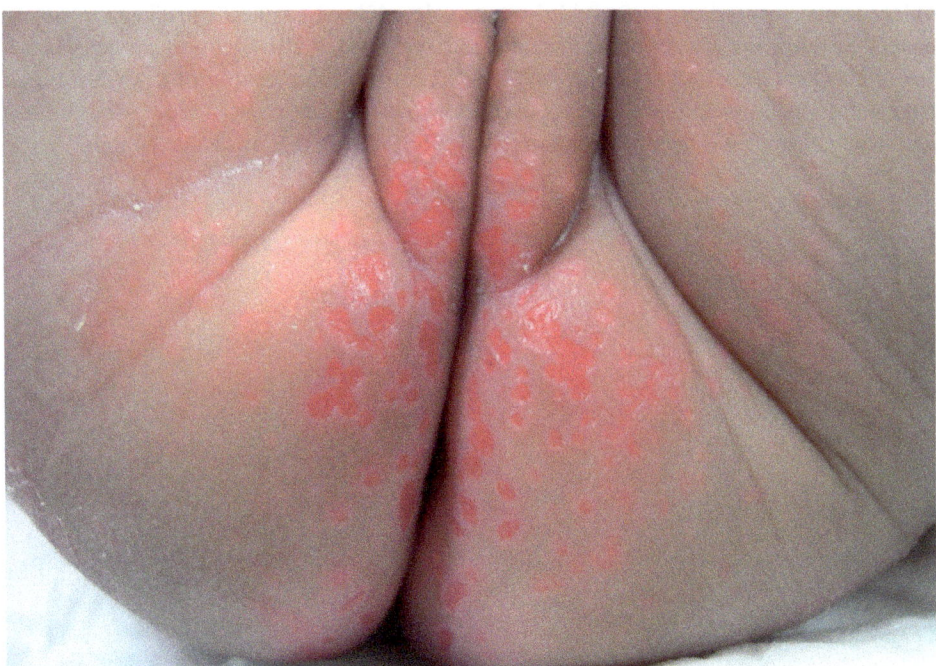

Figuur 105.2
Luiereczeem met oppervlakkige erosies.

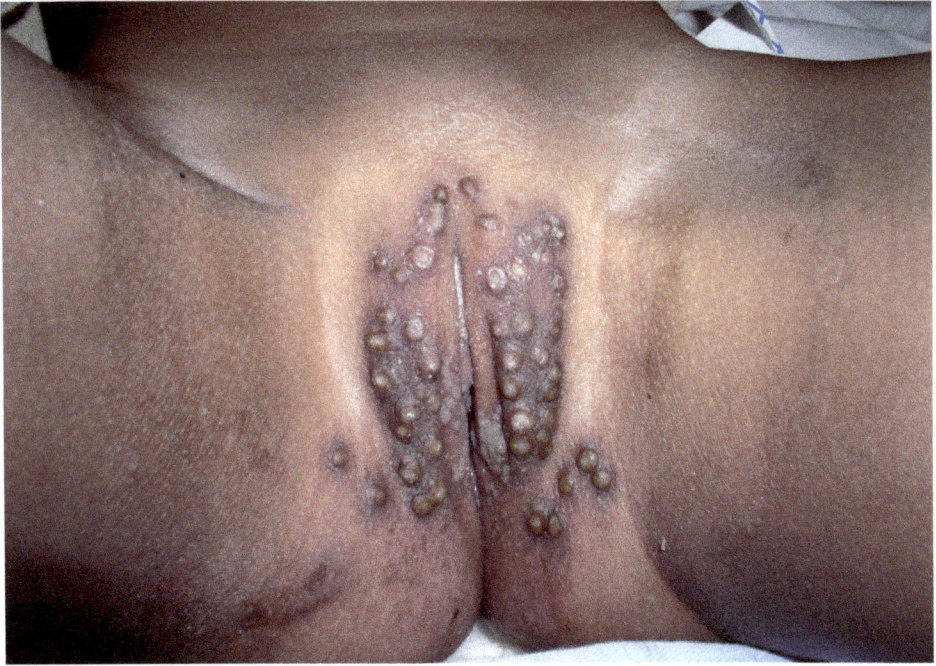

Figuur 105.3
Ernstige luierdermatitis met blaasjes en kleine ulcera met opgeworpen randen: pseudosyfilide van Jacquet.

U legt de moeder uit dat – als ze de bijsluiter van de zalf leest – wel zal schrikken van alle mogelijke bijwerkingen, maar dat zij (en haar schoonmoeder) zich daar geen zorgen over hoeft te maken. Weliswaar is het luiergebied extra gevoelig voor verdunning van de huid en zal meer van het corticosteroïd percutaan geresorbeerd worden, maar in een tijdsbestek van een tot enkele weken is het optreden van ernstige bijwerkingen feitelijk uitgesloten.

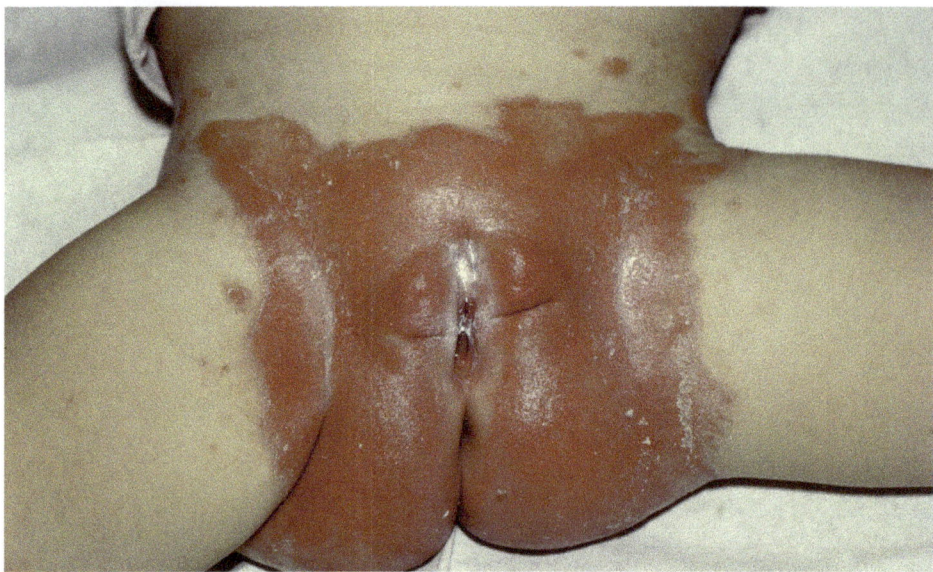

Figuur 105.4
Luierdermatitis gecompliceerd door cutane candidiasis.

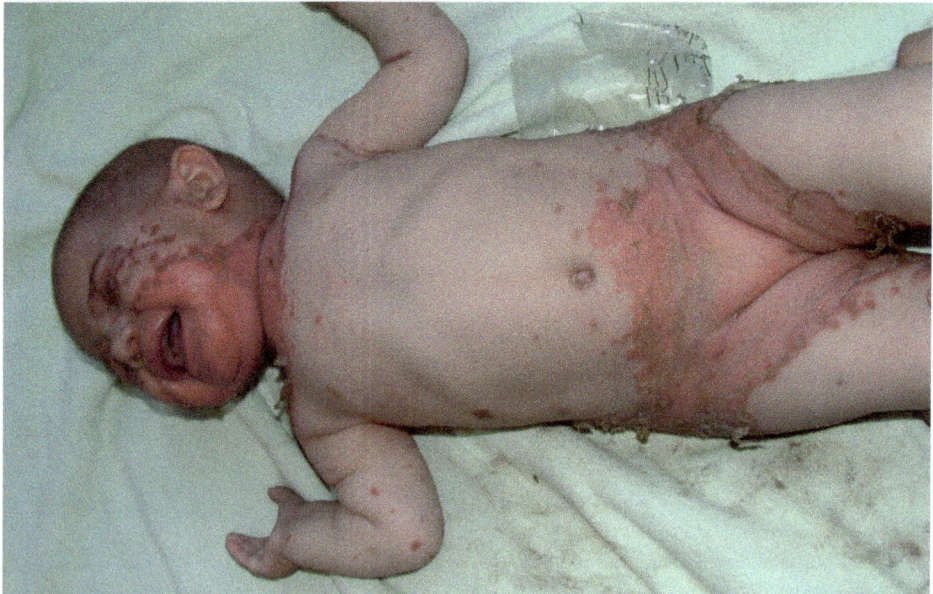

Figuur 105.5
Acrodermatitis enteropathica met zinkdeficiëntie.

Anamnese

Een jongetje van 2 jaar heeft in 3 dagen tijd een jeukende uitslag ontwikkeld op zijn gezicht, billen, armen en benen. Hij is volgens de moeder niet echt ziek, maar is wel wat hangerig. De buurjongen zou het een week geleden al gekregen hebben.

Lichamelijk onderzoek

U ziet een uitgebreid symmetrisch exantheem van erythemateuze en deels oedemateuze papels op het gezicht, de billen en de strekzijden van de armen en benen. Opvallend is dat de romp geheel vrij is van afwijkingen. Het kind maakt geen zieke indruk.

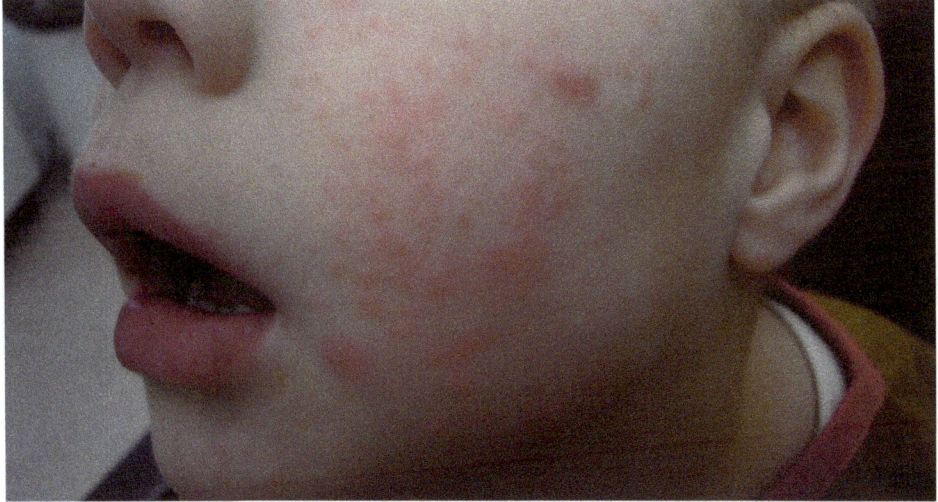

Afbeelding 106.1

Vragen

1. Hoe heet deze aandoening, wat is de oorzaak en de prognose?
2. Vraagt u laboratoriumonderzoek aan?

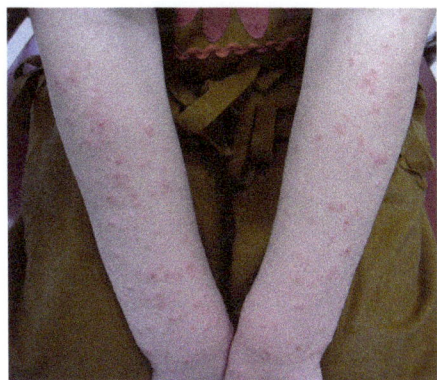

Afbeelding 106.2

Antwoorden

1. Dit kind vertoont het GIANOTTI-CROSTI-SYNDROOM, ook wel 'papuleuze acrodermatitis van de kinderleeftijd' genoemd (acrodermatitis papulosa infantilis). Dit is een cutane reactie op een virale infectie, meestal met het hepatitis B-virus (HBV), soms met het Epstein-Barr-virus. Andere mogelijke – minder frequente - veroorzakers zijn het hepatitis A-virus, cytomegalievirus, humaan immuundeficiëntievirus (hiv), Coxsackievirus, varicella-zostervirus en het adenovirus. Het kan ook een reactie zijn op sommige vaccinaties en op bacteriele infecties met streptokokken en *Mycoplasma pneumoniae*.
Het Gianotti-Crosti-syndroom komt vooral voor bij kinderen tussen de 6 maanden en 12 jaar met een gemiddelde leeftijd van 2 jaar. Kleine epidemieën of geclusterde gevallen worden regelmatig gezien en de aandoening treedt het meest frequent op in het voorjaar en de vroege zomer. In een periode van 3-4 dagen ontwikkelt zich een uitgebreide eruptie van huidkleurige of rozerode vlakke (soms oedemateuze) papels 5-10 mm in diameter, eerst op de billen en de heupen, vervolgens over de strekzijden van de armen en benen en tenslotte in het gezicht. Op de benen kunnen purpura in de papels voorkomen en soms ontstaan blaasjes. De romp blijft meestal vrij, soms zijn daar enkele papels te zien. De kinderen kunnen lichte koorts hebben en wat sloom zijn en er gaat niet zelden een fase van luchtwegklachten aan vooraf. Vaak is lymfadenopathie in de oksels en de liezen aanwezig, die maanden na het verdwijnen van de huidverschijnselen (na 2-8 weken, gemiddeld 3-4) kan blijven bestaan. Eventueel aanwezige jeuk kan symptomatisch behandeld worden met dermatocorticosteroïden, emollientia en zonodig orale sederende antihistaminica.

2. Aangezien het mogelijk gaat om gevolgen van een HBV-infectie is het raadzaam hiernaar serologisch onderzoek te verrichten en eventueel de leverfuncties te bepalen. Bij patiëntjes, bij wie de uitslag is veroorzaakt door het hepatitis B-virus, is de lever altijd aangedaan, maar meest mild en icterus treedt niet vaak op. Persisterende hepatitis is uitzonderlijk.

107

Anamnese
Een man van 76 jaar, die u al heel lang begeleidt in verband met zijn diabetes, heeft plotseling blaren gekregen aan zijn voeten. Hij heeft wel eens eerder een blaar aan zijn hand gehad, die na verloop van tijd vanzelf weer verdween.

Lichamelijk onderzoek
U ziet aan de zijkanten van digitus 1 en 2 links en van digitus 2 rechts drie gespannen blaren met licht bloederige inhoud.

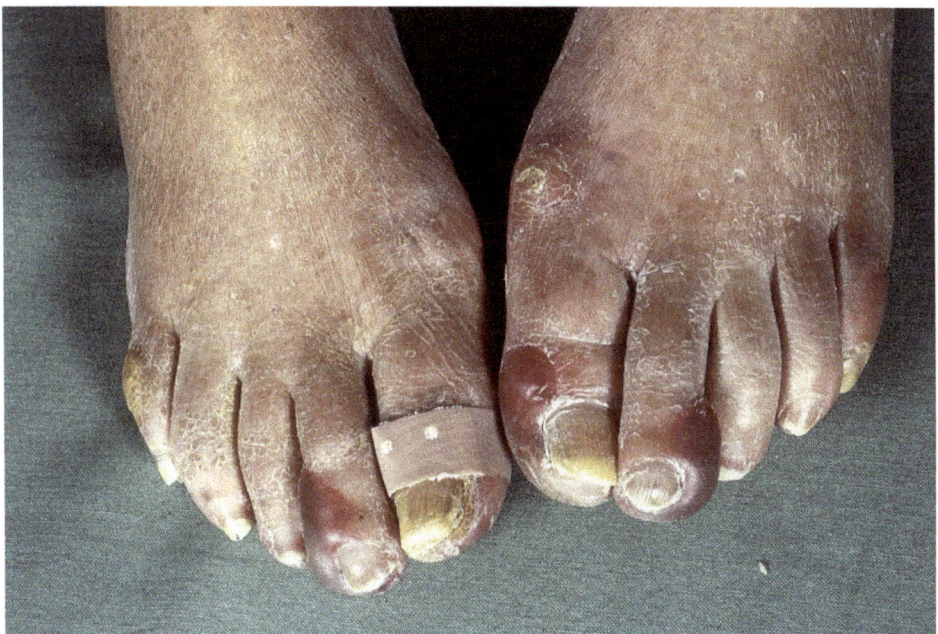

Afbeelding 107.1

Vragen
1. Dit is een aandoening die alleen bij diabetes mellitus voorkomt. Wat is de naam daarvan?
2. Huidafwijkingen bij diabetes mellitus worden onderverdeeld in huidsymptomen van diabetische vasculaire afwijkingen, huidinfecties, dermatologische complicaties van de behandeling en huidafwijkingen die frequenter bij diabetes (zouden) voorkomen. Kunt u er een aantal van noemen?
3. Een frequent optredende huidafwijking bij diabetes mellitus is gelokaliseerd aan de voorzijde van de onderbenen en wordt (onder meer) gekenmerkt door bruine vlekjes. Kent u de naam hiervan?

Antwoorden

1. Deze complicatie van suikerziekte heet – beschrijvend en dus eenvoudig te onthouden – BULLOSIS DIABETICORUM. Diabetische blaren ontstaan snel en zonder voorafgaand trauma. Ze treden eenzijdig of bilateraal op en zijn gelokaliseerd onder de voetzolen of de zijkant van de voeten en de tenen en minder frequent op de handen of de benen. Dit is de enige dermatologische aandoening die exclusief voorkomt bij patiënten met diabetes mellitus (vaker bij insulineafhankelijke diabetes), vooral bij diegenen die al lang aan suikerziekte lijden en meer bij mannen dan bij vrouwen. De meesten lijden ook aan polyneuropathie, nefropathie of retinopathie. De bullae zijn pijnloos, strakgespannen en gevuld met sereus vocht en hebben een diameter die varieert tussen de 0,5 en 3-10 centimeter. Wanneer geen infectie optreedt en de huid intact blijft, genezen de blaren na 2-6 weken spontaan zonder littekenvorming. De oorzaak is niet bekend, maar veel patiënten hebben hypoglykemie of sterk wisselende bloedsuikers bij het optreden van de blaren. De behandeling is conservatief. Doorprikken wordt meestal alleen geadviseerd wanneer de blaren – bijvoorbeeld door hun lokalisatie – last veroorzaken.

2. De huidmanifestaties van diabetes mellitus zijn hieronder opgesomd.

   - huidsymptomen van diabetische vasculaire afwijkingen
     - op erysipelas gelijkend erytheem
     - gangreen van de voet
     - rubeosis faciei
     - diabetische dermopathie
     - diabetische voet (angiopathie, neuropathie, ulcera, standsafwijkingen, infecties, gangreen) (casus 79)
     - teleangiëctasieën rond de nagels

   - huidinfecties bij diabetes mellitus
     - huidinfecties met *Candida albicans, Staphylococcus, Streptococcus*
     - necrotiserende fasciitis
     - maligne otitis externa
     - erythrasma (deel 1, casus 54)

   - dermatologische complicaties van de behandeling van diabetes mellitus
     - allergische reacties
     - lipoatrofie
     - lipohypertrofie
     - complicaties van continue subcutane insuline-infusie (insulinepomp)
     - reacties op orale antidiabetica

   - overige (mogelijk) met diabetes mellitus geassocieerde huidaandoeningen
     - acanthosis nigricans (deel 1, casus 48)
     - necrobiosis lipoidica (deel 1, casus 29) (figuur 107.2)
     - verdikking van de huid (diabetic thick skin)

- stijve gewrichten en wasachtige huid (diabetisch handsyndroom) (casus 43)
- scleroedema
- carotenodermie (gele huid) (deel 1, casus 116)
- diabetische bullae (bullosis diabeticorum) (deze casus)
- skin tags (acrochordon)
- eruptieve xanthomen (casus 71)
- vitiligo (casus 84)
- verworven perforerende dermatose
- lichen planus van het mondslijmvlies (deel 1, casus 25)
- pruritus (anogenitaal, zelden gegeneraliseerd)
- nagelafwijkingen (onychomycose, dystrofie, onycholyse, gele verkleuring, paronychia)

3. We doelen hier op de diabetische dermopathie. Deze complicatie van diabetes treedt bij 40-55% van de patiënten op. De frequentie neemt toe met de leeftijd en de duur van het bestaan van de ziekte, maar wordt ook veel gezien bij jonge mensen met jarenlang bestaande type 1 diabetes. De laesies van dermopathie zijn meestal op de voorzijde van de onderbenen gelokaliseerd en soms op de onderarmen, de dijen en over botuitsteeksels. In een periode van ongeveer een week ontstaan in aanvallen vier of vijf dofrode maculae of papels met een diameter van 5-12 mm. Deze kunnen blijven bestaan of geleidelijk verdwijnen. De persisterende afwijkingen evolueren tot gehyperpigmenteerde iets verzonken littekens (figuur 107.3). Diabetische dermopathie komt tweemaal zo vaak bij mannen als bij vrouwen voor en

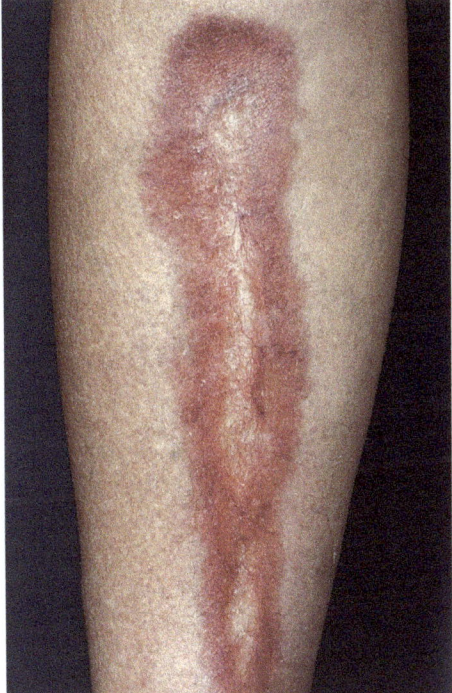

Figuur 107.2
Klassiek beeld van necrobiosis lipoidica (diabeticorum) met inflammatoire rand, centraal geelwitte atrofie en uitgebreide teleangiëctasieën.

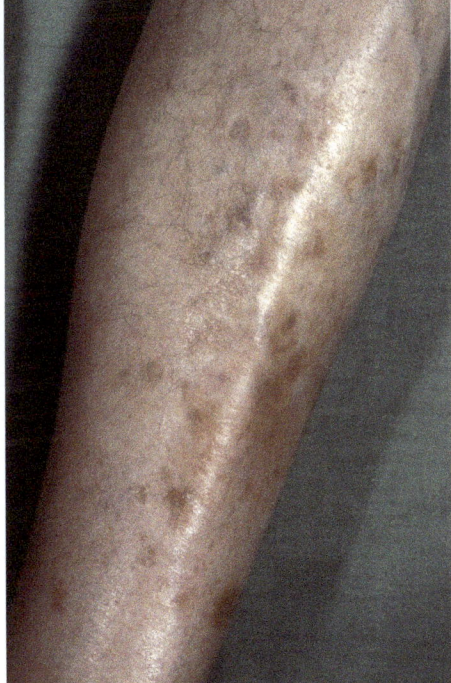

Figuur 107.3
Diabetische dermopathie.

vooral bij patiënten die al andere orgaanschade door de diabetes hebben zoals retinopathie, neuropathie en nierbeschadiging. Identieke afwijkingen worden ook gezien bij mensen die geen diabetes hebben, maar meer dan vier laesies zou karakteristiek voor diabetes zijn. Er zijn geen effectieve behandelingen bekend. Sommige laesies verdwijnen vanzelf.

108

Anamnese
Een man van 77 jaar is ongeveer 30 jaar geleden bestraald onder zijn hals. Waarvoor weet hij niet: 'ja, dat vertelden ze je toen nog niet, dokter'.

Lichamelijk onderzoek
U ziet in een atrofisch en deels gehypopigmenteerd röntgenlitteken een vlakke nodulus met een geeloranje crusteus oppervlak en een diameter van ongeveer een centimeter.

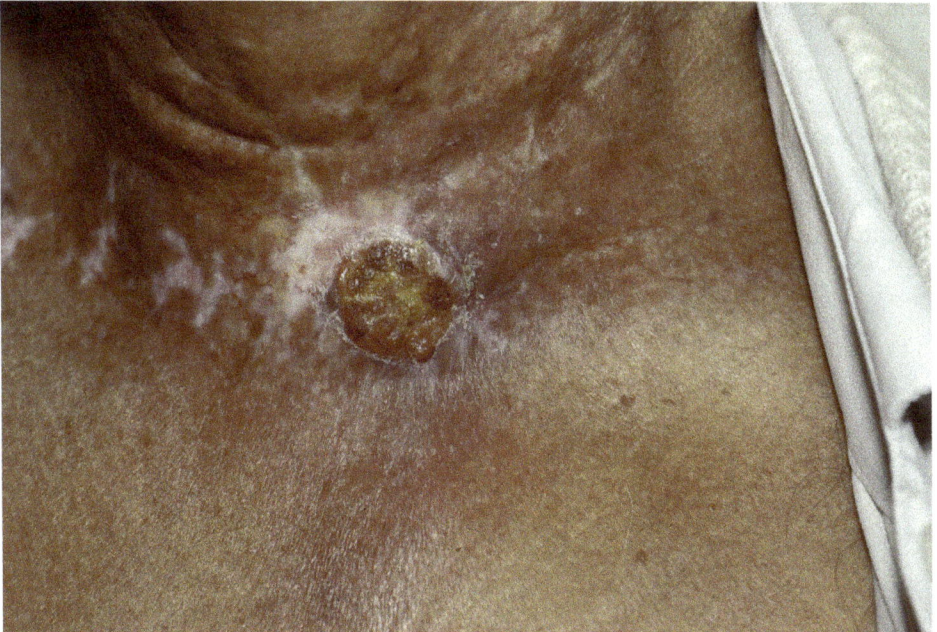

Afbeelding 108.1

Vragen
1. Wat zijn de klinische kenmerken van een röntgenlitteken en welke complicaties kunnen daarin optreden?
2. Wat is hier de waarschijnlijke diagnose? **Beantwoord deze vraag alvorens naar vraag 3 te kijken.**
3. Welke andere aandoeningen kent u die regelmatig of incidenteel maligne degenereren?

Antwoorden

1. Expositie aan ioniserende straling (röntgenstraling, gammastraling van radioactief materiaal) veroorzaakt beschadiging van de huid en andere weefsels. Afhankelijk van de dosis kunnen röntgendermatitis, keratosen en carcinomen ontstaan. De chronische röntgendermatitis wordt gekenmerkt door atrofie, pigmentverschuivingen (zowel hypo- als hyperpigmentatie) en teleangiëctasieën. De huid heeft vaak een gelige waas (elastoïdose), is sclerotisch en droog en de huidaanhangselen (haren, zweetklieren, talgklieren) ontbreken (figuur 108.2). Omdat er onvoldoende cutane vascularisatie is, ontstaan gemakkelijk – al bij gering trauma – ulcera, die zeer slecht genezen (figuur 108.3). Er ontwikkelen zich keratosen, die vergelijkbaar zijn met actinische keratosen, maar die meer hyperkeratotisch zijn en een grotere kans hebben om maligne te degenereren. Niet zelden zullen zich bij patiënten met chronische röntgendermatitis maligniteiten ontwikkelen, meestal basaalcelcarcinomen, minder vaak een plaveiselcelcarcinoom.

2. Dit is waarschijnlijk een zich ontwikkelend PLAVEISELCELCARCINOOM.

3. Aandoeningen die maligne kunnen degenereren zijn hieronder opgesomd. De meeste daarvan ontaarden in een plaveiselcelcarcinoom (waar dat niet het geval is, is tussen haakjes de resulterende maligne tumor aangegeven). De bekendste premaligne aandoening is de actinische keratose (deel 1, casus 64), die kan degenereren tot een plaveiselcelcarcinoom

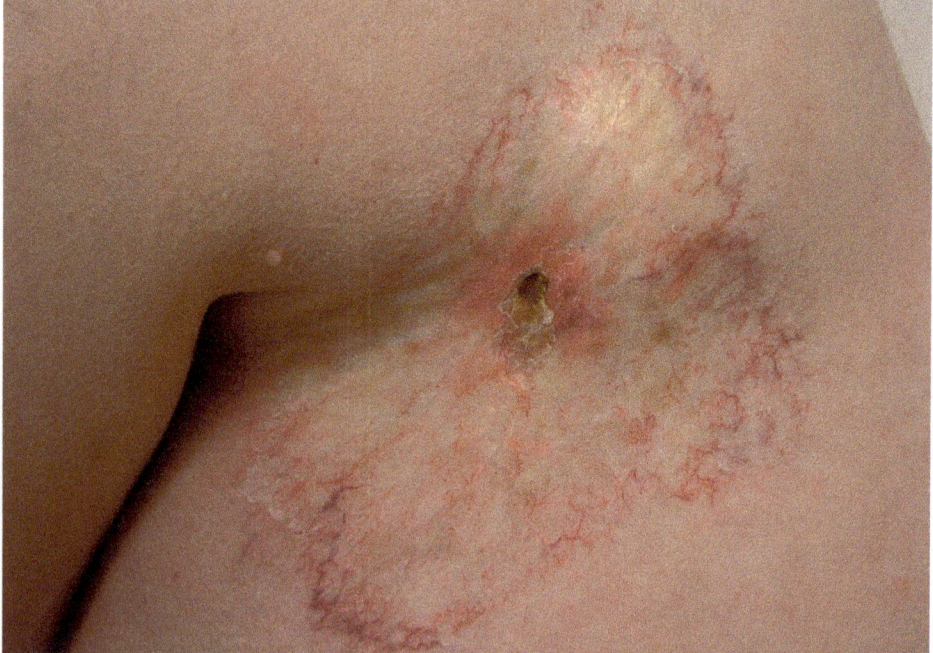

Figuur 108.2
Röntgenlitteken.

(casus 4 en deel 1, casus 49). De kans hierop is overigens gering. Niettemin wordt geschat dat iemand met tenminste acht keratosen een kans van 10% heeft dat in een periode van 10 jaar een ervan een plaveiselcelcarcinoom zal worden. Cheilitis actinica (deel 1, casus 5) is een premaligne afwijking van de lippen vergelijkbaar met de actinische keratose. De kans dat de homogeen witte leukoplakie van de mondholte (casus 8) degenereert tot een plaveiselcelcarcinoom is gering; naarmate de laesie meer rode elementen bevat (gespikkelde leukoplakie, erytroleukoplakie) neemt het risico toe.

Tabel 108.1	Aandoeningen die maligne kunnen degenereren
'Klassieke' premaligne aandoeningen	actinische keratose, cheilitis actinica, leukoplakie/erytroplakie, lichen sclerosus et atrophicus (casus 1, deel 68), arseenkeratosen, teerkeratosen
Aandoeningen met chronische irritatie/ontsteking	chronische sinus, chronische ulcera (van elk type, ook ulcus cruris), hidradenitis suppurativa (casus 26), lichen planus (vooral de erosieve variant) (deel 1, casus 25), erythema ab igne (deel 1, casus 100)
Aandoeningen met atrofie of littekens	brandwonden, lupus vulgaris, chronisch discoïde lupus erythematodes, dystrofische epidermolysis bullosa, acrodermatitis chronica atrophicans (casus 57)
Benigne tumoren die maligne kunnen veranderen	naevi naevocellulares: gewone naevus, dysplastische naevus (casus 18), zeer grote congenitale melanocytaire naevus (deel 1, casus 40) (melanoom), naevus sebaceus (basaalcelcarcinoom) (deel 1, casus 102)

De Groot AC, Toonstra J. Kanker en Huid. Dermato-oncologie voor de huisarts. Houten: Bohn Stafleu van Loghum, 2010 (ISBN 9789031377503).

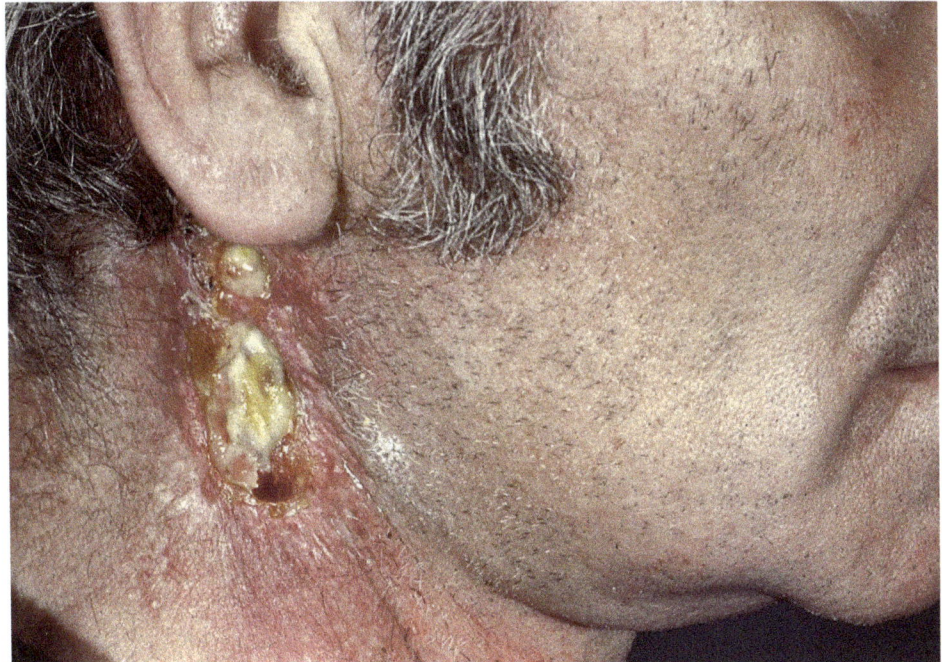

Figuur 108.3
Ulceratie in röntgenlitteken: zeer hardnekkig, pas op voor maligniteit.

Anamnese
Een 66-jarige vrouw komt in paniek en zonder afspraak op uw spreekuur. Ze is vanmorgen bij de gynaecoloog geweest voor een routinecontrole na een hysterectomie. De specialist had bruine vlekjes gezien op het slijmvlies van de vagina en iets gemompeld over een melanoom. Zij moest direct een afspraak gaan maken bij de dermatoloog, maar daar kan ze pas over 3 weken terecht.

Lichamelijk onderzoek
U ziet op het slijmvlies van de vulva en bij de introïtus een aantal pigmentmaculae, waarvan de kleur varieert van licht- tot donkerbruin, in een onregelmatige verdeling. Er is ook een gebied van hypopigmentatie. In speculo ziet u geen afwijkingen. U voelt geen pathologische lymfeklieren.

Vragen
1. Is dit een goedaardige of een kwaadaardige afwijking?
2. Wat doet u?

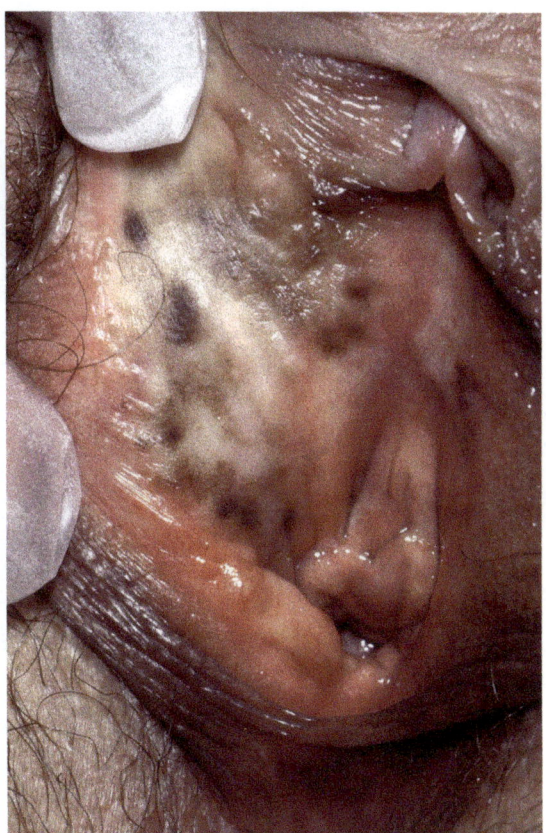

Afbeelding 109.1

Antwoorden

1. De vraag of dit een goed- of kwaadaardige aandoening is kunt u zonder verder onderzoek niet beantwoorden. Het zou een melanoom kunnen zijn (*in situ* of infiltratief groeiend), maar ook – en dat is het hier – een zogenaamde MELANOSIS VULVAE. Melanosis vulvae is een goedaardige gepigmenteerde afwijking, die zich kenmerkt door multipele asymmetrische lichtbruine tot blauwzwarte maculae, onregelmatige grenzen en wisselende grootte. De melanose is meestal gelokaliseerd op de labia minora, maar komt ook voor op de labia majora, vulva, introïtus, in de vagina en op de cervix. Histopathologisch wordt de melanosis vulvae gekenmerkt door toename van melaninepigment in de epidermale basale cellaag. Soms is het aantal melanocyten iets toegenomen en er kan wat pigmentincontinentie zijn (pigment dat door de basaalmembraan heen de dermis in is 'gelekt'), maar proliferatie van atypische melanocyten of naevuscellen zoals bij een melanoom ontbreekt. Soortgelijke afwijkingen komen ook voor op de penis (figuur 109.2), het mondslijmvlies en de lip (melanotische macula van de lip, deel I, casus 89). Maligne degeneratie van melanosis vulvae is niet beschreven.

2. Bij dit beeld met zijn onregelmatige pigmentatie, grenzen en vorm moet zeker gedacht worden aan een melanoom, ook vanwege de aanwezige hypopigmentatie (mogelijke regressie bij een melanoom). U neemt ofwel zelf een biopt uit een donker gebied of u belt de dermatoloog voor een spoedconsult (uiteraard ook vanwege de onzekerheid bij patiënte).

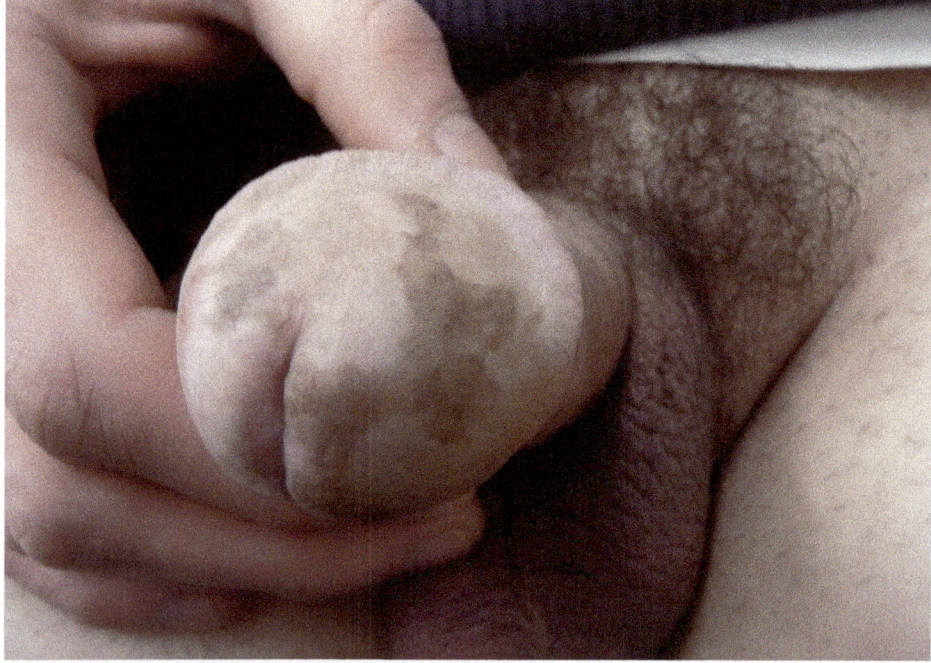

Figuur 109.2
Melanosis penis.

110

Anamnese

Een vrouw van 34 jaar heeft een kale plek op haar achterhoofd ontdekt. Ze heeft het niet eerder gehad en in de familie komt geen haaruitval van dit type voor. Patiënte is verder gezond en gebruikt geen medicijnen. Haar man zegt dat de plek niet meer groter wordt en er komen ook geen nieuwe plekken bij.

Lichamelijk onderzoek

U ziet rechts op het achterhoofd een geheel kale plek met een diameter van ongeveer drie centimeter. De kleur van de overigens normale huid is gelig en rondom, waar de haarinplant dunner is, is enig erytheem te zien. U denkt direct aan alopecia areata.

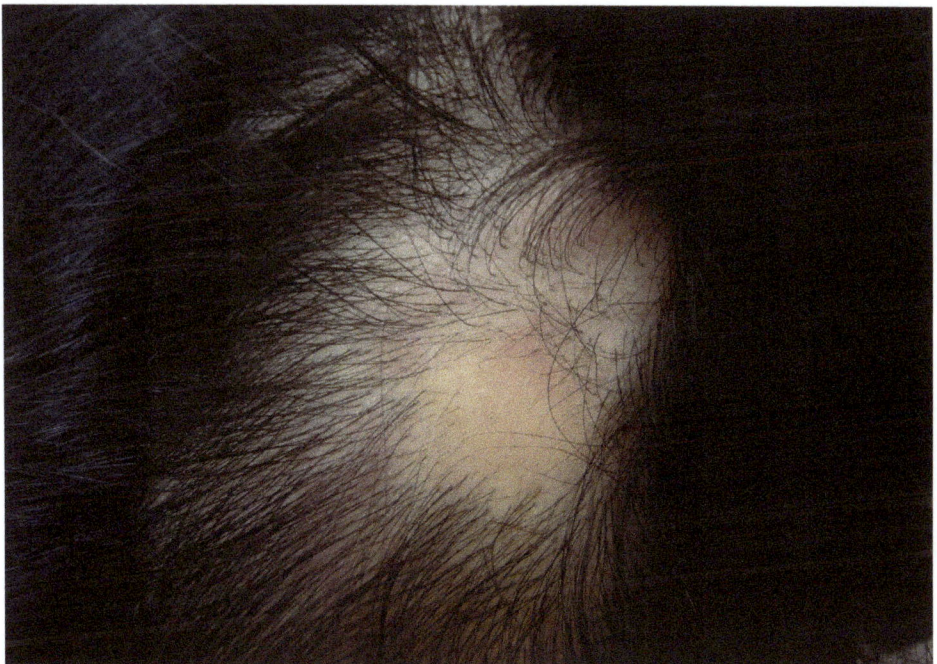

Afbeelding 110.1

Vragen

1. Hoe onderscheidt u alopecia areata van twee andere ziekten die met pleksgewijze haaruitval gepaard gaan, te weten tinea capitis en trichotillomanie?
2. Welke andere aandoeningen komen bij alopecia areata in verhoogde frequentie voor?
3. Welke vormen van alopecia areata kent u hoe is de prognose daarvan?
4. Wat weet u van de therapeutische mogelijkheden en de effectiviteit daarvan?

Antwoorden

1. Bij ALOPECIA AREATA (AA) is de plek of zijn de plekken meestal mooi rond en geheel kaal; de hoofdhuid vertoont meestal geen afwijkingen en is glad; soms is er iets erytheem te zien of een gelig-oranje 'perzikachtige' kleur. Er kunnen korte haarstompjes te zien zijn, die aan het uiteinde breder zijn en daarom 'uitroeptekenharen' genoemd worden (figuur 110.2). Deze uitroeptekenharen zijn kenmerkend voor alopecia areata. Haren aan de randen van de kale plek kunnen vaak gemakkelijk uitgetrokken worden. Bij tinea capitis, een schimmelinfectie van hoofdhuid en haren, zijn er afgebroken haren en is er schilfering van de hoofdhuid te zien of ernstiger tekenen van ontsteking (deel 1, casus 1). Bij trichotillomanie (deel 1, casus 1), een psychiatrische aandoening, waarbij de patiënt een obsessief-compulsieve gewoonte heeft om het haar uit te trekken, is de plek niet geheel kaal, er zijn haren van wisselende lengte, de haren kunnen er *niet* gemakkelijk uitgetrokken worden en de hoofdhuid vertoont geen afwijkingen. Als men over de kale plek heen wrijft, voelt het stoppelig aan. De vorm van de plekken kan asymmetrisch zijn, golvend lineair of zeer onregelmatig.

2. Bij patiënten met AA kan een breed scala aan nagelafwijkingen gevonden worden, vooral putjes (figuur 110.3). Andere auto-immuunziekten komen frequenter voor bij AA, vooral schildklierpathologie (8-28%) en vitiligo (3-8%). Patiënten hebben tweemaal vaker een atopische aanleg dan in de algemene bevolking. Velen zouden oogafwijkingen hebben zoals

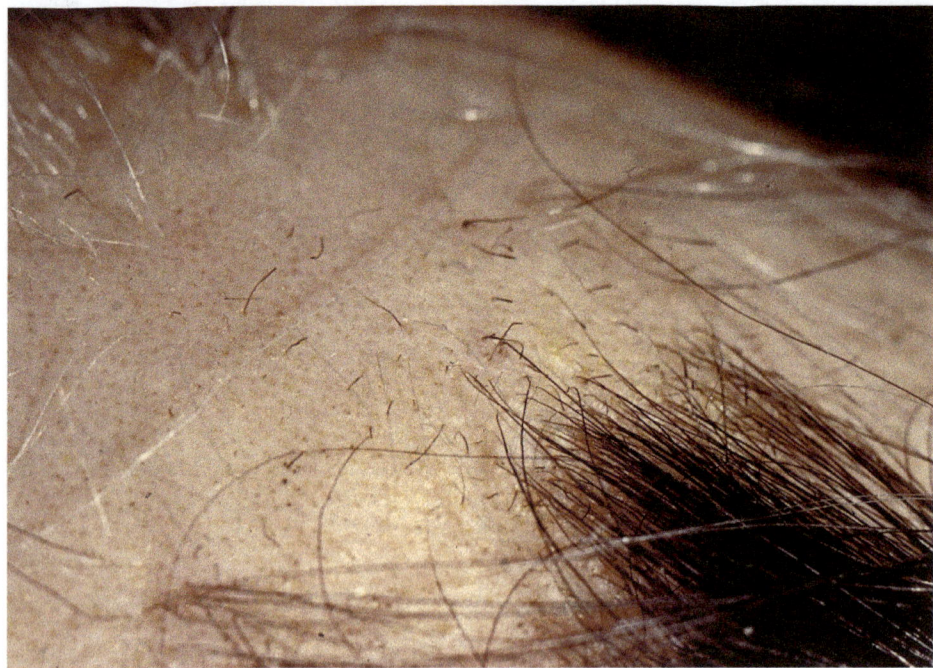

Figuur 110.2
Afgebroken haren, die (op de foto niet allemaal) aan de bovenzijde wat breder zijn: uitroeptekenharen.

asymptomatische lenstroebelingen of fundusafwijkingen. Er is een hoge psychiatrische morbiditeit, vooral angst- en stemmingsstoornissen.

3. Alopecia areata komt in de bevolking bij 1 of 2 op de 1000 mensen voor; de kans om tijdens het leven AA te krijgen wordt geschat op ongeveer 1,5%. Van de patiënten is 20% kind en meer dan de helft zal zijn eerste kale plek voor het twintigste levensjaar krijgen. Vaak is er slechts één of zijn er enkele plekken, minder vaak is de haaruitval uitgebreid. Ongeveer 5% van de patiënten zal een alopecia totalis (AT, alle hoofdhaar uitgevallen) of alopecia universalis (AU, alle hoofdhaar en lichaamsbeharing uitgevallen) ontwikkelen. Bij de ophiasis variant is er een 'slangvormige' kale kronkelende band aan de onderste haargrens (figuur 110.4). Bij diffuse alopecia areata valt het haar zeer snel diffuus uit.

Het beloop en daarmee de prognose van AA is onvoorspelbaar. Ongeveer de helft tot driekwart zal binnen een jaar spontaan genezen. De meeste patiënten zullen echter meer dan één episode van haarverlies hebben. De slechtste prognose hebben patiënten met de ophiasis variant en patiënten met AT of AU, waarvan slechts 10% geheel zal genezen. Andere prognostisch slechte kenmerken zijn: langdurig haarverlies, atopische aanleg, AA in de familie, de aanwezigheid van andere auto-immuunaandoeningen, nagelaantasting en jonge leeftijd bij eerste manifestatie van de AA.

4. Er is zeer weinig gecontroleerd onderzoek gedaan naar de effectiviteit van behandelingen voor alopecia areata. Zeker is dat het normale beloop van de aandoening niet (in positieve zin) wordt beïnvloed. Dat houdt in dat er een aanzienlijke kans is op recidieven na staken van de therapie. Lokale corticosteroïden worden veel voorgeschreven, maar hun effectiviteit

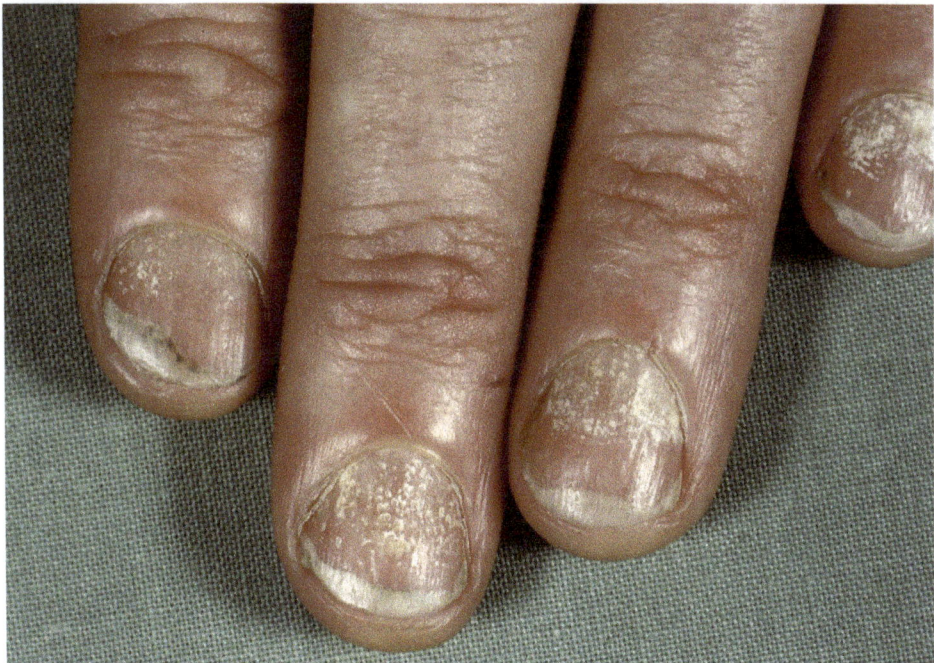

Figuur 110.3
Putjes in de nagels, de meest voorkomende nagelafwijking bij alopecia areata.

is zeer beperkt. Atrofie van de huid zou niet vaak optreden, wel wordt regelmatig folliculitis gezien. Intralesionale injecties met triamcinolonacetonide eenmaal per 4-6 weken is effectiever en wordt als de voorkeursbehandeling voor volwassenen met beperkte alopecia areata beschouwd. De injecties zijn echter pijnlijk en er is kans op atrofie van de huid. De effectiviteit van lokaal minoxidil en ditranol (dat de huid moet irriteren) is niet goed aangetoond. De meest effectieve therapie is lokale applicatie van het contactallergeen difencypron, dat niet als geneesmiddel geregistreerd is. Deze behandeling, waarbij na sensibilisering van de patiënt voor difencypron door wekelijkse applicatie van de stof een gelokaliseerd allergisch contacteczeem wordt opgewekt, wordt door een beperkt aantal dermatologen uitgevoerd bij patiënten met tenminste 50% haaruitval, bij AT en AU. Bij 50-60% van hen wordt na een half tot 1 jaar een 'cosmetisch acceptabele' haargroei gezien; bij 60% treedt na het staken een recidief na gemiddeld 2,5 jaar op. Ernstige AA/AT/AU wordt soms behandeld met orale corticosteroïden, PUVA-therapie of ciclosporine, maar er is gevaar voor ernstige bijwerkingen en het recidiefpercentage is hoog.

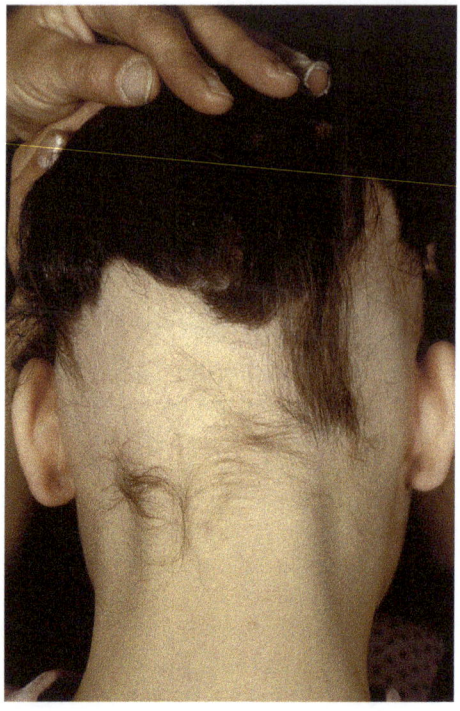

Figuur 110.4
Alopecia areata van het type ophiasis.

De beperkte mogelijkheden voor effectieve behandeling van AA mogen overigens niet leiden tot therapeutisch nihilisme ('er is niets aan te doen, je moet er maar mee leren leven'). Bij een patiënt die voor het eerst komt met een of enkele plekken (zoals bij deze patiënte) kan, na goede uitleg, in overleg besloten worden om geen therapie toe te passen, vanwege de grote kans op spontaan herstel.

Duijn HJ van. Haaruitval/alopecia. In: JAH Eekhof, A Knuistingh Neven, W Opstelten, redactie. Kleine kwalen in de huisartspraktijk, 5e druk. Maarssen: Elsevier Gezondheidszorg, 2007. pp. 321-6.

Register van aandoeningen met casusnummer

acne	
-, conglobata	6
-, inversa	26
acné excoriée des jeunes filles	72
acrodermatitis	
-, chronica atrophicans	57
-, papulosa infantilis	106
acrovesiculeus eczeem	81
allergie voor hennatatoeage	98
alopecia areata	110
angiokeratoom	20
balanitis plasmocellularis	40
Bierse vlekken	1
bijwerkingen van corticosteroïden	89
blaren door oedeem	5
Bowen, ziekte van	100
brilacanthoom	95
broze nagelsyndroom	56
bullosis diabeticorum	107
callus	23
cheilitis granulomatosa	70
chronisch discoïde lupus erythematodes	14
chronisch polymorfe lichtdermatose	73
chronisch recidiverende polychondritis	7
clavus	23
contacteczeem, ortho-ergisch	37
corticosteroïden, bijwerkingen	89
cutis rhomboidalis nuchae	39
dentogene huidfistel	33
dermatitis	97
-, artefacta	97
-, bullosa striata pratensis	32
dermatofibrosarcoma protuberans	90
dermatomyositis	61
diabetes mellitus	
-, bullosis diabeticorum	107
-, diabetisch voetulcus	79
-, prayer sign	43
diabetisch voetulcus	79
Dubreuilh, ziekte van	30
dyshidrosis lamellosa sicca	60
dyshidrotisch eczeem	81
dysplastische moedervlekken	18
dysrafie	2
ecthyma	78
eczeem	
-, acrovesiculeus	81
-, nummulair	58
-, ortho-ergisch	37
- rond de ogen	64
-, seborroïsch	86
-, tylotisch	10
eczema hyperkeratoticum et rhagadiforme	10
eeltpit	23
endometriose	76
epiloia	75
eruptieve xanthomen	71
erysipeloïd	51
erythema	
-, multiforme	28
-, palmare	55
-, toxicum neonatorum	46
erytrodermie	91
erytroplasie van Zoon	40
erythrosis interfollicularis colli	27
extramammaire morbus Paget	52
fistel, dentogeen	33
fixed drug eruption	16
folliculitis	
-, *Malassezia*	49
-, *Pseudomonas*	22
fytofotodermatitis	32

geneesmiddelexantheem, fixed drug eruption	16
Gianotti-Crosti, ziekte van	106
glomustumor	74
gordelroos	67
haaruitval, telogeen effluvium	17
halonaevus	34
harige tong	63
hennatatoeage, allergie voor	98
herpes	102
-, simplex	102
-, zoster ophthalmicus	67
herpetic whitlow	102
hidradenitis suppurativa	26
hypertrofisch litteken	9
ichthyosis vulgaris	45
impetigo bullosa	93
juveniele plantaire dermatose	29
juvenile spring eruption	99
kaposisarcoom	77
keratolysis exfoliativa	60
koude	
-, contacturticaria	80
-, panniculitis	13
leiomyoom	62
lenteoren	99
lentigo maligna	30
leucaemia cutis	59
leukoplakie	8
likdoorn	23
lingua villosa nigra	63
lipodermatosclerose	3
lipo-oedeem	54
litteken, hypertrofisch	9
lues	69
luierdermatitis	105
lupus erythematodes, chronisch discoïde	14
lymeborreliose	57
Malassezia folliculitis	49
melanonychia striata longitudinalis	83
melanoom	
-, lentigo maligna	30
-, superficial spreading	66
melanosis circumscripta praecancerosa	30
melanosis vulvae	109
Melkersson-Rosenthal, syndroom van	70
moedervlekken, dysplastische	18
mollusca contagiosa	42
morbus	100
-, Bowen	100
-, Gianotti-Crosti	106
-, Rendu-Osler-Weber	96
mozaïekwratten	53
myxoedeem, pretibiaal	24
naevus	
-, dysplastisch	18
-, halo	34
-, spilus	65
-, verrucosus	88
nagels	
-, broze nagelsyndroom	56
-, melanonychia striata longitudinalis	83
-, onychogryfose	87
-, pincet	31
-, Terrys	44
-, twenty-nail dystrophy	68
notalgia paraesthetica	41
nummulair eczeem	58
oedeemblaren	5
onychogryfose	87
onychorrexie	56
onychoschisis lamellaris	56
ortho-ergisch contacteczeem	37
panniculitis, koude	13
paronychium	21
pediculosis pubis	36
peutz-jegherssyndroom	82
pincetnagels	31
pityriasis alba	11
plaveiselcelcarcinoom	4
-, in röntgenlitteken	108
polychondritis, chronisch recidiverende	7
polymorfe zwangerschapsdermatose	101
pompholyx	81
postinflammatoire	

-, hyperpigmentatie	35
-, hypopigmentatie	104
prayer sign	43
pretibiaal myxoedeem	24
Pringle-Bourneville, ziekte van	75
prurigo parasitaria	85
pruritic urticarial papules and plaques of pregnancy	101
pruritus senilis	19
Pseudomonas folliculitis	22
pseudoxanthoma elasticum	92
psoriasis guttata	94
Rendu-Osler-Weber, ziekte van	96
röntgenlitteken	108
sarcoïdose	50
schaamluis	36
schimmelinfectie, tinea barbae	38
seborroïsch eczeem	86
sluitingsdefect	2
spinocellulair carcinoom	4, 108
staphylococcal scalded skin syndrome	93
strophulus	85
superficial spreading melanoom	66
syfilis	69
syndroom	70
-, van Melkersson-Rosenthal	70
-, van Peutz-Jeghers	82
teleangiectasia hereditaria hemorrhagica	96
telogeen effluvium	17
Terrys nagels	44

tinea barbae	38
tong, lingua villosa nigra	63
tromboflebitis	25
tubereuze sclerose	75
tungiasis	47
twenty-nail dystrophy	68
tylotisch eczeem	10
ulcus	
-, cruris	103
-, diabetisch voet-	79
urticaria	
-, factitia	48
-, koude contact	80
veneuze malformatie	12
vitiligo	84
wratten, mozaïek	53
xanthelasma	15
xanthomen, eruptief	71
ziekte van	
-, Besnier-Boeck-Schaumann	50
-, Bowen	100
-, Dubreuilh	30
-, Gianotti-Crosti	106
-, Paget, extramammair	52
-, Pringle-Bourneville	75
-, Rendu-Osler-Weber	96
zonneallergie	73
Zoon, erytroplasie van	40

GPSR Compliance
The European Union's (EU) General Product Safety Regulation (GPSR) is a set of rules that requires consumer products to be safe and our obligations to ensure this.

If you have any concerns about our products, you can contact us on

ProductSafety@springernature.com

In case Publisher is established outside the EU, the EU authorized representative is:

Springer Nature Customer Service Center GmbH
Europaplatz 3
69115 Heidelberg, Germany